Cuidados Paliativos

no paciente crítico

MEDICINA USP

HC FMUSP

DISCIPLINA DE EMERGÊNCIAS CLÍNICAS HC - FMUSP

Cuidados Paliativos

no paciente crítico

EDITORA

Sabrina Corrêa da Costa Ribeiro

EDITORES ASSOCIADOS

Paula Damaris Chagas Barrioso

Gisela Biagio Llobet

Saionara Maria Nunes Nascimento

Gabriel Afonso Dutra Kreling

2ª EDIÇÃO
revisada, atualizada e ampliada

manole editora

Primeira edição publicada com o título *Cuidados paliativos na emergência.*

"A edição desta obra foi financiada com recursos da Editora Manole Ltda., um projeto de iniciativa da Fundação Faculdade de Medicina em conjunto e com a anuência da Faculdade de Medicina da Universidade de São Paulo – FMUSP."

Editora: Eliane Usui
Projeto gráfico: Departamento Editorial da Editora Manole
Editoração eletrônica: HiDesign Estúdio
Ilustrações: HiDesign Estúdio, Formato Editoração
Capa: Departamento de Arte da Editora Manole
Imagem de capa: istockphoto.com

CIP-BRASIL. CATALOGAÇÃO NA PUBLICAÇÃO
SINDICATO NACIONAL DOS EDITORES DE LIVROS, RJ

C973
2. ed.

Cuidados paliativos no paciente crítico / editor Sabrina Corrêa da Costa Ribeiro ... [et al.]. - 2. ed. - Santana de Parnaíba [SP] : Manole, 2023.

Inclui bibliografia e índice
ISBN 9786555768817

1. Doentes em estado crítico - Emergências médicas. I. Ribeiro, Sabrina Corrêa da Costa.

22-80172 CDD: 616.029
CDU: 616-083.98

Gabriela Faray Ferreira Lopes - Bibliotecária - CRB-7/6643

1ª edição – 2021
2ª edição – 2023

Direitos adquiridos pela:
Editora Manole Ltda.
Alameda América, 876 – Tamboré
Santana de Parnaíba
06543-315 – SP – Brasil
Tel.: (11) 4196-6000
www.manole.com.br | https://atendimento.manole.com.br

Impresso no Brasil | *Printed in Brazil*

Sobre a Editora

Sabrina Corrêa da Costa Ribeiro

Médica Emergencista titulada pela Associação Brasileira de Medicina de Emergência (ABRAMEDE) e Intensivista titulada pela Associação de Medicina Intensiva Brasileira (AMIB) com área de atuação em Cuidado Paliativo pela Academia Nacional de Cuidados Paliativos (ANCP). Doutora em Ciências pela Faculdade de Medicina da Universidade de São Paulo (FMUSP). Coordenadora da Unidade de Cuidados Intensivos do Hospital das Clínicas da FMUSP (HC-FMUSP). Idealizadora e apresentadora do podcast Papo Paliativo, pela Editora Manole, coidealizadora e apresentadora do Pallicast, podcast da ANCP. Instrutora do Palio, curso de Cuidados Paliativos da AMIB.

Sobre os Editores Associados

Paula Damaris Chagas Barrioso

Enfermeira licenciada no Brasil e *Registered Nurse* nos EUA. Atua como *Oncology Nurse Navigator* nos EUA. Professora Colaboradora do Instituto Paliar. Mestre pela Escola de Enfermagem da Universidade de São Paulo (EEUSP) na temática Cuidados Paliativos na Atenção Primária à Saúde. Especialização em Oncologia pelo Instituto Israelita de Ensino e Pesquisa Albert Einstein. Atuou como enfermeira do Serviço de Cuidados Paliativos do Hospital Estadual do Servidor Público de São Paulo de 2012 a 2019. Conteudista e colunista do Nursebook app e Pebmed de 2019 a 2020. *Bereveament Outreach Specialist* pelo *State of Utah* de 2020 a 2021. Experiência na área de pesquisa, navegação, assistência e educação em Cuidados Paliativos e Oncologia.

Gisela Biagio Llobet

Graduada em Biomedicina pela Universidade Federal do Rio Grande do Sul e em Medicina pela USP. Residência em Medicina Interna pelo HC-FMUSP. Complementação Especializada em Cuidados Paliativos pelo HC-FMUSP. Médica Assistente da equipe de Cuidados Paliativos do Instituto do Câncer do Estado de São Paulo e da equipe de Clínica Médica e Cuidados Paliativos do Hospital Paulistano.

Saionara Maria Nunes Nascimento

Graduada em Medicina pela Universidade Federal da Bahia. Emergencista pelo HC-FMUSP. Médica Assistente e Coordenadora do Estágio de Ultrassonografia *Point-of-Care* da Residência em Medicina de Emergência do HC-FMUSP. *Fellow* em Ultrassonografia *Point-of-Care* pela Ultrasound Leadership Academy. Especializanda em Educação em Saúde pela FMUSP.

Gabriel Afonso Dutra Kreling

Graduado em Medicina pela Universidade Estadual de Londrina (UEL). Residência Médica em Clínica Médica pelo HC-FMUSP. Pós-graduação em Cuidados Paliativos pelo Instituto Pallium Latinoamerica – Universidad del Salvador – Buenos Aires, Argentina. Residência em Medicina Intensiva pelo HC-FMUSP.

Sobre os Autores

Amanda Pinto Botêga

Intensivista plantonista das UTIs da Gastroenterologia do Hospital das Clínicas da Faculdade de Medicina da Universidade de São Paulo (HC-FMUSP), do Hospital Samaritano Paulista e do Hospital Paulistano. Residência em Medicina Intensiva pelo HC-FMUSP. Pós-graduanda em Cuidados Paliativos pelo Instituto de Ensino e Pesquisa do Hospital Sírio-Libanês.

Ana Cláudia Mesquita Garcia

Enfermeira Paliativista. Docente na Escola de Enfermagem da Universidade Federal de Alfenas (UNIFAL-MG). Doutora em Ciências pela Escola de Enfermagem de Ribeirão Preto da USP. Graduação em Enfermagem pela Escola de Enfermagem da UNIFAL-MG. Líder do Centro Interdisciplinar de Estudos em Cuidados Paliativos (CIECP).

Arabella Claudine Soares de Freitas

Médica Especialista em Neurologia, com atuação em Medicina Paliativa. Médica Assistente da Equipe de Cuidados Paliativos do Instituto do Câncer do Estado de São Paulo (ICESP) e da Equipe de Cuidados de Suporte do Hospital Municipal Vila Santa Catarina/SBIBHAE.

Arthur de Campos Soares

Pessoa trans não binária e médico graduado pela FMUSP. Residente em Medicina de Emergência pelo HC-FMUSP.

Camila de Castello Branco Boccato

Médica pela Pontifícia Universidade Católica de Campinas. Residente em Medicina de Emergência no HC-FMUSP.

Carine Carrijo de Faria

Graduada em Medicina pela Universidade Federal do Rio de Janeiro (UFRJ). Residência em Medicina de Emergência pelo HC-FMUSP. Complementação Especializada (*fellowship*) em Terapia Intensiva pelo HC-FMUSP. Médica Assistente do Pronto-socorro de Clínica Médica e das UTIs Clínicas do HC-FMUSP.

Carolina Neiva Guedes da Silva

Graduada em Medicina pela Universidade Federal Fluminense, com Residência em Clínica Médica pelo Hospital Adventista Silvestre e em Medicina Paliativa pelo

Hospital do Servidor Público Estadual de São Paulo (IAMSPE-SP). Pós-graduação em Medicina Paliativa pelo Instituto Paliar. Mestranda em Cuidados Paliativos pela Faculdade de Medicina de Lisboa. Conteudista de Cuidados Paliativos da PEBMED. Professora e uma das Coordenadoras Pedagógicas dos cursos de pós-graduação do Instituto Paliar.

Caroline Souza dos Anjos

Oncologista Clínica formada pela USP de Ribeirão Preto. Oncologista Clínica do Instituto Vincité (Manaus-AM). Doutora em Ciências pela USP. Área de atuação em Medicina Paliativa (AMB).

Cecília Rezende

Especialista em Psicologia Clínica pela Pontifícia Universidade Católica do Rio de Janeiro (PUC-Rio) e em Psico-oncologia pelo Instituto Nacional de Câncer (INCA). Mestranda em Psicologia Clínica na PUC-Rio.

Claudia Inhaia

Médica Assistente na Casa Humana Supportive Care e Preceptora da Pós-graduação de Dor do Albert Einstein Instituto Israelita de Ensino e Pesquisa. Mestre pela Universidade Estadual de Campinas (Unicamp). Pós-graduada em Cuidados Paliativos no Pallium Latinoamérica e em Terapia da Dor no Instituto Israelita Albert Einstein.

Cristina Terzi

Médica Intensivista com Título de Especialista pela Associação de Medicina Intensiva Brasileira (AMIB) e Título na área de atuação em Cuidados Paliativos pela AMB. Mestre e Doutora em Ciências Médicas pela Universidade Estadual de Campinas. *Fellowship* em Cuidados Paliativos na Universidade da Carolina do Norte (UNC), Chapel Hill. Médica Vice-coordenadora do Serviço de Cuidados Paliativos do Hospital das Clínicas da Unicamp. Coordenadora da Pós-graduação em Cuidados Paliativos do Instituto Terzius.

Daniel Neves Forte

Médico graduado pela FMUSP. Especialista em Clínica Médica e em Terapia Intensiva pelo HC-FMUSP. Doutor em Ciências pela FMUSP. Professor Livre-docente em Bioética pela FMUSP. Médico Diarista da Unidade de Cuidados Intensivos da Unidade de Emergência Referenciada/UCI do ICHC-FMUSP. Gerente Médico de Humanização e Cuidados Paliativos do Hospital Sírio-Libanês.

Danielle Brito-Rodrigues

Fonoaudióloga. Doutoranda em Saúde, Interd. e Reabilitação e Mestre em Saúde Coletiva, ambos pela FCM/UNICAMP. Fundadora da PaliCare Reabilitação. Facilitadora do curso "Últimos Socorros". Docente do curso de Pós-graduação em Cuidados Paliativos do Instituto Terzius.

Ednalda Maria Franck

Enfermeira do Núcleo Técnico Científico em Cuidados Paliativos do HC-FMUSP. Tutora e Representante da Coordenação do Programa de Residência Multiprofissional em Saúde do Idoso em Cuidados Paliativos do HC-FMUSP. Vice-presidente da Estadual São Paulo da Academia Nacional de Cuidados Paliativos (ANCP-SP). Coordenadora Adjunta do Programa de Pós-graduação em Enfermagem em Estomaterapia da Universidade de Taubaté (UNITAU). Mestre em Ciências da Saúde pelo Programa de Pós-graduação em Enfermagem na Saúde do Adulto da Escola de Enfermagem da USP.

Edvaldo Leal de Moraes

Pós-doutorado em Gerenciamento em Enfermagem.

Erika Pallottino

Psicóloga Clínica. Sócia Fundadora do Instituto Entrelaços. Coordenadora do Ambulatório de Intervenções e Suporte ao Luto. Docente e Supervisora da Pós-graduação em Psico-oncologia da PUC-Rio. Docente do Instituto Paliar e do Instituto de Ensino Albert Einstein. Formação em Intervenção em Luto Normal e Luto Complicado pelo Instituto IPIR – Duelos y Pérdidas (Espanha). Certificada no Level 2 em *Complicated Grief* pela Columbia University School of Social Work – NY. Aprimoramento em Famílias Enfrentam Crises: Psicoterapia com base na Teoria do Apego pelo 4 Estações Instituto de Psicologia. Mestre em Psicologia Clínica pela PUC-Rio. Especialista em Psicologia Médica pela Faculdade de Ciências Médicas da Universidade do Estado do Rio de Janeiro (UERJ). Especialista em Psicologia Oncológica pelo INCA. Membro da atual Diretoria da Associação Brasileira Multiprofissional sobre o Luto (ABMLuto). Realiza assessoria, consultoria e treinamentos para empresas com ênfase em Gestão Emocional de Resposta de Emergência, Catástrofes e Desastres.

Eslaine Barbosa Borges

Enfermeira do Pronto-socorro do HC-FMUSP. Bacharel em Enfermagem pela Universidade Federal de São Paulo (Unifesp). Pós-graduada em Enfermagem em Cuidados Intensivos pela Faculdade Metropolitanas Unidas.

Fabiana Tomie Becker Chino dos Santos
Enfermeira graduada pela USP. Mestre em Ensino em Ciências da Saúde pela Unifesp. Especialista em Cuidados Paliativos pelo Insituto Pallium. Coordenadora do Grupo de Trabalho de Cuidados Paliativos e Dor do Coren-SP.

Fátima Martins de Oliveira Paula
Residência em Geriatria no Hospital das Clínicas da FMRP-USP e em Cuidados Paliativos no HC-FMUSP. Médica Assistente do Núcleo de Suporte e Cuidados Paliativos do Hospital Beneficência Portuguesa de São Paulo.

Fernanda Greco
Fisioterapeuta Emergencista formada pela Residência Multiprofissional em Urgência e Trauma do HC-FMUSP. Fisioterapeuta Assistencial e Supervisora do Pronto-socorro do HC-FMUSP.

Fernanda Vieira Bastos
Graduada em Medicina pela Faculdade de Medicina de Marília. Residência em Clínica Médica pelo Hospital Sírio-Libanês e em Medicina Interna pelo HC--FMUSP. Especialização em Cuidados Paliativos pelo HC-FMUSP e em Cuidados Paliativos Pediátricos pelo Instituto Pallium Latinoamérica – Argentina. Curso e Mentoria em Cuidados de Transição em Pacientes com Doenças Crônicas – da Pediatria para o Serviço de Adultos pela Harvard Medical School/Boston Children's Hospital.

Fernando Kawai
Hospitalista Acadêmico. Diretor Associado, Residência de Cuidados Paliativos, New York – Presbyterian Queens Hospital. Professor Assistente de Medicina do Weill Medical College/Cornell University.

Flávia Vanessa Carvalho Sousa Esteves
Graduada em Medicina pela Universidade Federal do Piauí (UFPI). Especialista em Clínica Médica pelo HC-FMUSP. Residente de Terapia Intensiva no HC-FMUSP.

Giordano Floripe Ginani
Graduado em Medicina pela Universidade Federal do Rio Grande do Norte (UFRN). Residência em Clínica Médica pela Unifesp/EPM. Residência em Nefrologia pelo HC-FMUSP. Pós-graduação em Cuidados Paliativos pelo Instituto de Ensino e Pesquisa do Hospital Sírio-Libanês. Título de Especialista pela AMB. Médico Assistente do Serviço de Nefrologia do Hospital Geral de Palmas Dr. Francisco Ayres. Coordenador Médico do Serviço de Nefrologia da Rede Kora Palmas

e do Serviço de Nefrologia, Diálise e Transplante Renal do Hospital Regional Público do Araguaia.

Giuliana Bersani Calice

Graduada em Medicina pela FMUSP. Residência em Clínica Médica e Especialista em Cuidados Paliativos pelo HC-FMUSP. Médica Assistente de Cuidados Paliativos pelo ICESP.

Glauco Cabral Marinho Plens

Médico Preceptor do Programa de Residência de Clínica Médica do HC-FMUSP (2020-2021). Residência Médica em Clínica Médica pelo HC-FMUSP. Residente de Pneumologia pelo HC-FMUSP.

Guilherme de Abreu Pereira

Graduado em Medicina pela Faculdade de Ciências Médicas da Santa Casa de São Paulo. Residência em Medicina Interna pelo HC-FMUSP. Médico Assistente da Disciplina de Emergências Clínicas do HC-FMUSP.

Iago Navas Perissinotti

Médico Neurologista pelo HC-FMUSP. Subespecialização em Doenças Cerebrovasculares pelo HC-FMUSP. Médico Diarista da UTI do Instituto do Câncer do Estado de São Paulo. Coordenador do Grupo de Neurologia e Cuidados Paliativos em Neurologia da Associação Cuidados Especiais Hospital Personal.

Ian Ward Abdalla Maia

Médico Emergencista pelo HCPA. Médico Assistente da Unidade de Emergência Clínica do HC-FMUSP e da UTI do Departamento de Infectologia do HC-FMUSP. Doutorando em Ciências Médicas pela FMUSP.

Ionara de Medeiros

Médica Preceptora do Programa de Emergências Clínicas (2020-2021). Residência Médica em Clínica Médica pelo HC-FMUSP. Residente de Medicina Intensiva pelo HC-FMUSP.

Janete Maria da Silva

Fisioterapeuta. Mestre em Ciências da Reabilitação pela FMUSP. Título de Especialista em Fisioterapia em Terapia Intensiva Adulto pela ASSOBRAFIR/COFFITO e em Fisioterapia em Gerontologia pela ABRAFIGE/COFFITO. Docente do Instituto Paliar e do Centro Universitário São Camilo.

Jerocílio Maciel de Oliveira Júnior

Médico Geriatra do Serviço de Terapia da Dor e Cuidados Paliativos da Fundação Centro de Controle de Oncologia do Amazonas. Residência Médica em Geriatria pelo Hospital do Servidor Público Estadual de São Paulo.

Jessica de Freitas Orsolin Borges

Graduação em Medicina pelo Instituto Tocantinense Presidente Antônio Carlos – ITPAC Porto. Residência em Saúde da Família pela Fundação Escola de Saúde Pública de Palmas (FESP) e em Cuidados Paliativos pela Secretaria Estadual de Saúde do Distrito Federal (SESDF). Coordenadora Médica do Serviço de Cuidados Paliativos do Hospital Geral de Palmas Dr. Francisco Ayres.

José Pedro Soares Baima

Graduado em Medicina pela Universidade Federal do Ceará (UFC). Neurologista pelo HC-FMUSP. *Fellow* em Doenças Neuromusculares pelo HC-FMUSP. Eletroneuromiografia pelo HC-FMUSP.

José Renato G. do Amaral

Médico Assistente do Serviço de Geriatria do HC-FMUSP.

Juliana Corrêa da Costa Ribeiro

Médica Hematologista titulada pela Sociedade Brasileira de Hematologia e Hemoterapia. Especialização em Citometria de Fluxo. Analista Judiciária Médica no Tribunal Regional Federal da 5ª Região (TRF-5).

Juliana Costa de Oliveira Galvão

Graduada em Medicina pela Universidade Nove de Julho. Residente em Medicina de Emergência no HC-FMUSP.

Juliana de Toledo Pierri Ribeiro Sampaio

Geriatra pelo HC-FMUSP. Preceptora da Residência de Geriatria do Serviço de Geriatria do HC-FMUSP. Médica Assistente da UTI do ICESP.

Juliana Mandato Ferragut

Médica Infectologista formada pela Faculdade de Medicina de Jundiaí (FMJ). Residência Médica em Doenças Infecciosas pela Unicamp. Pós-graduação *Lato Sensu* em Cuidados Paliativos pelo Instituto de Saúde e Educação Pinnus Longaeva e Mestranda em Saúde Pública pela Universidade Federal do Ceará na temática "Cuidados Paliativos em Doenças Infecciosas Graves".

Juliana Tameirão Cangussú

Médica Geriatra pela UERJ. Médica Paliativista pelo IAMSPE. Médica Assistente do Serviço de Telemedicina do Hospital Albert Einstein.

Juliane Garcia de Alencar

Psicóloga graduada pela Universidade Federal do Ceará. Mestra em Psicologia pela Universidade Federal Fluminense. Especialista em Cancerologia na modalidade Residência Multiprofissional pela Escola de Saúde Pública do Ceará.

Júlio César Garcia de Alencar

Doutor em Ciências pela FMUSP. Médico Assistente e Pesquisador da Disciplina de Emergências Clínicas da FMUSP.

Julio Flávio Meirelles Marchini

Supervisor da Residência de Medicina de Emergência da FMUSP. Professor Colaborador do Departamento de Clínica Médica da FMUSP.

Karina Turaça

Residência em Medicina de Emergência no HC-FMUSP. Preceptora de Emergências Clínicas – HC-FMUSP (2021). Médica Assistente do Pronto-socorro de Clínica Médica do HC-FMUSP.

Leonardo Borges de Barros e Silva

Médico Clínico Geral. Coordenador da Organização de Procura de Órgãos do HC-FMUSP.

Letícia Andrade

Pós-doutorado em Serviço Social pela PUC-SP. Especialista em Gerontologia pela Sociedade Brasileira de Geriatria e Gerontologia (SBGG). Assistente Social Coordenadora da Comissão de Treinamento e Ensino em Serviço Social do HC-FMUSP.

Lílian Mariane Bresque de Cesar

Residência em Clínica Médica pelo Hospital Municipal Dr. Carmino Caricchio e em Geriatria pela Unifesp. Preceptora da Residência de Cuidados Paliativos do Hospital do Servidor Público Estadual.

Lívia de Kássia Leal Interaminense Olsen

Paliativista e Geriatra no Hospital Hapvida Ilha do Leite. Paliativista do Hospital do Câncer de Pernambuco. Mestre em Cuidados Paliativos no Instituto de Medicina Integral de Pernambuco (IMIP). Residências Médicas em Clínica Médica pelo Hospital Agamenom Magalhães, Geriatria pelo Real Hospital Português de Beneficência de Pernambuco e Medicina Paliativa pelo IMIP.

Lívia Gomes da Silva

Chefe Substituta da Divisão de Enfermagem do Instituto Nacional de Câncer unidade 3. Mestre em Enfermagem pela UFRJ. Doutoranda em Enfermagem pela Universidade Federal do Estado do Rio de Janeiro (UNIRIO).

Livia Melro

Médica Intensivista pelo HC-FMUSP. *ECMO Specialist* e Instrutora da ELSO. Coordenadora da UTI do Hospital Samaritano Paulista.

Lívia Ponte Correia Mota

Residência em Clínica Médica no Hospital Universitário Walter Cantídio – UFC e em Cuidados Paliativos no HC-FMUSP. Médica Assistente do Núcleo de Suporte e Cuidados Paliativos do Hospital Beneficência Portuguesa de São Paulo. Médica Diarista da Enfermaria de Cuidados Paliativos do Hospital Cruz Azul.

Lucas Lentini Herling de Oliveira

Graduado em Medicina pela Universidade Federal de Ciências da Saúde de Porto Alegre. Residência em Clínica Médica pelo HC-FMUSP. Preceptor da Disciplina de Emergências Clínicas da FMUSP em 2019. Residência em Cardiologia no InCor-HC-FMUSP. *Fellowship* em Emergências Cardiovasculares no InCor (2022-2023).

Lucas Leopoldino Resende de Oliveira

Graduado pela Faculdade de Medicina de Barbacena. Residente em Medicina de Emergência no HC-FMUSP.

Luciana Dadalto

Doutora em Ciências da Saúde pela Faculdade de Medicina da Universidade Federal de Minas Gerais (UFMG). Mestre em Direito Privado pela PUC-Minas. Advogada com atuação exclusiva em Direito Médico e da Saúde. Administradora do portal www.testamentovital.com.br.

Magali Batista Marques Filgueira

Enfermeira da Unidade de Emergência Referenciada do Instituto Central do HC-FMUSP. Bacharel em Enfermagem pela Faculdade Pitágoras Vale do Aço. Especialista em Urgência e Emergência pela Universidade do Leste de Minas Gerais. Especialista em Unidade Terapia Intensiva pelas Faculdades Metropolitanas Unidas.

Márcio Veronesi Fukuda

Residência em Clínica Médica pelo HC-FMUSP. Especialista em Cuidados Paliativos pelo Instituto Pallium. Médico da Equipe de Cuidados Paliativos do HC-FMUSP.

Mariana Aguiar Bezerra

Assistente Social. Mestra em Serviço Social pela PUC-SP. Graduada pela UNESP. Especialista em Saúde do Idoso em Cuidados Paliativos pela USP e Especialista em Gênero e Sexualidade pela UERJ.

Millena Gomes Pinheiro Costa

Graduada em Medicina pela Universidade Federal de Goiás (UFG). Médica Emergencista pelo HC-FMUSP. Membro da Associação Brasileira de Medicina de Áreas Remotas (ABMAR). Médica do Corpo Clínico do Hospital São Lucas – Fernando de Noronha.

Mirlane Guimarães de Melo Cardoso

Anestesiologista com Certificado de Área de Atuação em Dor e Medicina Paliativa. Doutora em Farmacologia e Professora Associada da Universidade Federal do Amazonas. Responsável pelo Serviço de Terapia da Dor e Cuidados Paliativos da Fundação Centro de Controle de Oncologia do Estado do Amazonas. Presidente da Comissão de Treinamento em Medicina Paliativa da Sociedade Brasileira de Anestesiologia.

Octacílio Martins Junior

Doutor em Cirurgia pela FMUSP. Médico Assistente do Serviço de Cirurgia de Emergência da Divisão de Clínica Cirúrgica III do HC-FMUSP. Membro Titular do Colégio Brasileiro de Cirurgiões. *Fellow of American College of Surgeons* (FACS). Instrutor dos cursos *Advanced Trauma Life Support* (ATLS), *Advanced Trauma Operative Management* (ATOM), *Disaster Management and Emergency Preparedness Course* (DMEP), *Trauma Evaluation and Management* (TEAM) do Comitê de Trauma do American College of Surgeons, Capítulo do Brasil. *Ex-International Trauma Fellow – Division of Trauma and Critical Care, Department of Surgery University of Tennessee Medical Center*, Knoxville, USA.

Paula Pereira Pineli

Mestre em Ciências da Saúde pelo IAMSPE. Residência em Medicina Paliativa pelo IAMSPE e em Medicina de Família e Comunidade pelo HC-USP de Ribeirão Preto.

Paulo Novita

Médico Preceptor da Residência de Clínica Médica da Santa Casa de Misericórdia de Ourinhos. Responsável pelo Ambulatório de Cuidados Paliativos do Hospital do Câncer de Ourinhos. Graduado em Medicina pela Faculdade de Ciências Médicas de Santos (FCMS). Residência em Clínica Médica pela PUC-Sorocaba e em Hematologia e Hemoterapia pela Unifesp. Especialização em Cuidados Paliativos pelo Instituto de Ensino e Pesquisa (IEP) do Hospital Sírio-Libanês.

Pedro Henrique Rodrigues Santana

Médico-residente em Medicina de Emergência no HC-FMUSP.

Philip Bachour

Coordenador da Hematologia e Transplante de Medula Óssea do Centro de Oncologia e Hematologia do Hospital Alemão Oswaldo Cruz.

Rafael Lima von Hellmann

Graduado em Medicina pela UERJ. Médico Emergencista pelo HCPA – RS.

Rodrigo Lima dos Santos

Médico Especialista em Clínica Médica com atuação em Medicina Paliativa. Paliativista na Rede D'Or São Luiz.

Silvana Aquino

Mestre em Sexologia e Especialista em Sexualidade Humana pela Universidade Gama Filho (UGF). Especialista em Psicologia em Oncologia pelo INCA.

Stéfany Franhan Barbosa de Souza

Fellowship em Medicina Intensiva pelo HC-FMUSP. Médica Emergencista pelo HC-FMUSP. Graduada em Medicina pela Faculdade de Ciências Médicas da Santa Casa de São Paulo. Fisioterapeuta pela Universidade Estadual de Educação Física e Fisioterapia de Jacarezinho (atual Faculdade Estadual do Norte Pioneiro).

Tiago Pugliese Branco

Médico da Equipe de Cuidados Paliativos do INCA. Título de Especialista em Geriatria pela SBGG. Título de Área de Atuação em Medicina Paliativa pela AMB.

Vanessa Menon de Oliveira Fonseca

Psicóloga na Unidade Materno-infantil do Hospital Municipal da Vila Santa Catarina. Membro da ONG Pais em Luto e do Grupo IPE – Intervenções Psicológicas em Emergências. Docente nos Cursos de Atualização: Primeiros Socorros Emocionais em Emergências e Luto e Perdas na Materno-infantil da Unidade de Ensino do Hospital Albert Einstein. Especialista em Luto e Perdas pelo 4 Estações Instituto de Psicologia e em Psicologia Hospitalar pelo HC-FMUSP.

Victor Domingos Lisita Rosa

Oncologista Clínico. Mestre em Ciências pela FMRP-USP.

Victor Paro da Cunha

Residência em Medicina de Emergência pela FMUSP. Médico Assistente da UER do HC-FMUSP. Professor de Urgências e Emergências da UFPI.

Vinicius Galdini Garcia

Graduado em Medicina pela Universidade de São Paulo. Especialista em Clínica Médica e Terapia Intensiva pela FMUSP. Médico Intensivista do Hospital Samaritano Paulista.

Vitor Schlittler Abreu

Residência em Clínica Médica e Medicina Intensiva pelo HC-FMUSP. Especialização em Cuidados Paliativos pelo Hospital Sírio-Libanês. Área de atuação Medicina Paliativa pela AMB. Coordenador da Pós-graduação em Medicina Paliativa da SANAR.

Yuri Amorim Braga

Graduado em Medicina pela Universidade José do Rosário Vellano (UNIFENAS)/MG. Especialista em Clínica Médica pelo Hospital Luxemburgo/BH. Título de Especialista em Clínica Médica pela Sociedade Brasileira de Clínica Médica e em Terapia Intensiva pelo Hospital Luxemburgo. MBA em Gestão em Saúde pela Fundação Getulio Vargas/SP. Coordenador Médico da Clínica Médica do Hospital Regional Público do Araguaia e da UTI Adulto II do Hospital Regional Público do Araguaia.

Dedicatórias

Dedico este livro a todas as mulheres que um dia foram desacreditadas, que não foram reconhecidas.
Mulheres a quem oportunidades foram negadas, mulheres cuja voz foi calada e cuja fala foi interrompida.
Que um dia vocês possam ter a alegria não só de serem ouvidas e reconhecidas como de poderem dar vez e voz a outras mulheres.
Dedico também a uma mulher extraordinária, minha irmã Juliana, e a meus sobrinhos, Gustavo e Daniel. É no amor de vocês que encontro tudo que mais importa.

Sabrina Corrêa da Costa Ribeiro

A Leon, que me fez renascer como mãe, e a Lucas, meu companheiro nessa estrada da vida. A todos os paliativistas que vieram antes de mim, trilhando esse caminho desafiador. Um agradecimento especial a Maria Goretti Maciel pelas infinitas conversas e ensinamentos de se pensar e fazer um Cuidado Paliativo de excelência.

Paula Damaris Chagas Barrioso

À minha mãe, Tania, que pelo caminho das letras me guiou para a independência. Ao meu pai, David, que sempre me ergueu alto e me colocou entre as estrelas. Aos meus irmãos, Eduardo e Gustavo, por serem cais e proteção. À minha companheira, Gabriela, pelo cuidado, sem o qual nada seria possível.

Saionara Maria Nunes Nascimento

À minha esposa, Carina, à minha mãe, Maria Clara, ao meu pai, Wagner, aos meus irmãos Thais e João Paulo e aos mestres da Medicina Intensiva do HC-FMUSP.

Gabriel Afonso Dutra Kreling

Agradecimentos

Agradeço a cada um dos autores: obrigada por trazerem todo o conhecimento, experiência e cuidado de vocês a estas páginas.

A meus coeditores: Paula, Gisela, Gabriel e Saionara. Trabalhar com vocês tem sido uma alegria e um orgulho, e cada um a seu jeito contribuiu e enriqueceu este livro de forma fundamental. Espero que o futuro nos traga novas construções.

À Editora Manole, por ter acreditado neste projeto desde o princípio. À equipe editorial que nunca falha em traduzir nossas ideias de forma simples, agradável e fácil de ler.

A Cecília e Luciana, pelo cuidado durante as piores turbulências.

A todos os que me abriram portas e cederam espaços. Que confiaram e acreditaram no nosso trabalho. Espero que gostem do resultado.

Sabrina Corrêa da Costa Ribeiro

Sumário

Apresentação XXVII
Prefácio à segunda edição XXVIII
Prefácio da primeira edição XXX

SEÇÃO I - Avaliação inicial 1

1. Este paciente necessita de cuidado paliativo? 2
Karina Turaça, Sabrina Corrêa da Costa Ribeiro

2. Este paciente tem indicação de UTI? 10
Victor Paro da Cunha

3. Cuidados paliativos em pacientes críticos: trajetórias de doenças 18
Tiago Pugliese Branco

4. Atendimento pré-hospitalar 31
Saionara Maria Nunes Nascimento

5. O paciente instável 40
Sabrina Corrêa da Costa Ribeiro

6. O paciente estável em cuidados paliativos na emergência 52
Lívia Gomes da Silva

7. Ultrassonografia *point-of-care* no paciente crítico em cuidados paliativos 58
Arthur de Campos Soares, Lucas Leopoldino Resende de Oliveira, Saionara Maria Nunes Nascimento

8. Abordagem de pessoas LGBTQIA+ 70
Mariana Aguiar Bezerra

SEÇÃO II - Prognóstico 77

9. O paciente com falências orgânicas 78
Giuliana Bersani Calice

10. Escores prognósticos em UTI 92
Carine Carrijo de Faria

11. O paciente com lesão neurológica aguda 103
Iago Navas Perissinotti, José Pedro Soares Baima

12. Fragilidade no idoso em emergência e UTI 113
José Renato G. do Amaral, Juliana de Toledo Pierri Ribeiro Sampaio

13. Trauma no idoso 125
Octacílio Martins Junior, Gisela Biagio Llobet

14. Cuidados paliativos na emergência: paciente oncológico 134
Caroline Souza dos Anjos, Victor Domingos Lisita Rosa

15. O cenário atual do paciente portador de neoplasia hematológica e cuidados paliativos 143
Paulo Novita, Philip Bachour

16. O paciente em fase final de vida 156
Sabrina Corrêa da Costa Ribeiro, Paula Damaris Chagas Barrioso

SEÇÃO III - Tomada de decisões 167

17. Avaliação de capacidade de tomada de decisão na emergência 168
Sabrina Corrêa da Costa Ribeiro

18. Aspectos ético-legais do atendimento ao paciente crítico 176
Luciana Dadalto, Sabrina Corrêa da Costa Ribeiro

19. O papel da família na tomada de decisões 185
Arthur de Campos Soares, Sabrina Corrêa da Costa Ribeiro

20. *Trial* de UTI 194
Vitor Schlittler Abreu

21. Transição de cuidados na UTI 202
Camila de Castello Branco Boccato, Sabrina Corrêa da Costa Ribeiro

22. Definindo objetivos de cuidado - afinal, o que é "cuidado proporcional"? 210
Gabriel Afonso Dutra Kreling, Sabrina Corrêa da Costa Ribeiro

23. Incluindo cuidado paliativo no *round* interdisciplinar diário 219
Magali Batista Marques Filgueira, Sabrina Corrêa da Costa Ribeiro, Eslaine Barbosa Borges

SEÇÃO IV - Comunicação 229

24. Documentação em prontuário 230
Juliana Costa de Oliveira Galvão, Guilherme de Abreu Pereira, Julio Flávio Meirelles Marchini

25. Interação entre equipes e definição de papéis 236
Juliana Mandato Ferragut

26. Reunião familiar: elaborando, comunicando e documentando plano de cuidado 247
Márcio Veronesi Fukuda, Gisela Biagio Llobet

27. O paciente potencial doador de órgãos e tecidos para transplante 255
Edvaldo Leal de Moraes, Leonardo Borges de Barros e Silva

28. Comunicação de óbito 263
Ionara de Medeiros, Glauco Cabral Marinho Plens

29. O melhor cenário é aceitável? Acessando valores 269
Arabella Claudine Soares de Freitas, Rodrigo Lima dos Santos

30. "A família recusa cuidados paliativos" - respondendo a demandas por tratamentos inapropriados 280
Sabrina Corrêa da Costa Ribeiro

31. Falando sobre prognóstico na UTI 288
Flávia Vanessa Carvalho Sousa Esteves, Daniel Neves Forte

SEÇÃO V - Ajuste de suporte vital 297

32. Identificando situações de refratariedade 298
Sabrina Corrêa da Costa Ribeiro

33. Antibioticoterapia em cuidados paliativos 303
Juliana Mandato Ferragut, Carolina Neiva Guedes da Silva

34. Transfusão de hemocomponentes em cuidados paliativos. 313
Paulo Novita, Juliana Corrêa da Costa Ribeiro

35. Tomada de decisão quanto à via de alimentação e hidratação do paciente crítico elegível aos cuidados paliativos 321
Cristina Terzi, Danielle Brito-Rodrigues

36. Oxigenoterapia e suporte ventilatório não invasivo nos pacientes em cuidados paliativos 330
Fernanda Greco

37. Extubação paliativa 338
Lívia de Kássia Leal Interaminense Olsen, Fernando Kawai

38. Indicação ou não da diálise no contexto de cuidados paliativos 352
Giordano Floripe Ginani, Jessica de Freitas Orsolin Borges, Yuri Amorim Braga

39. ECMO e cuidados paliativos 360
Gabriel Afonso Dutra Kreling, Livia Melro

SEÇÃO VI - Controle de sintomas 379

40. Dor no departamento de emergência: avaliação inicial e uso de opioides 380
Mirlane Guimarães de Melo Cardoso, Jerocílio Maciel de Oliveira Júnior

41. Dor no departamento de emergência: analgésicos não opioides e medidas não farmacológicas 393
Gisela Biagio Llobet

42. Anestesia regional periférica na dor aguda 402
Rafael Lima von Hellmann, Ian Ward Abdalla Maia

43. Dispneia 413
Sabrina Corrêa da Costa Ribeiro

44. Outros sintomas respiratórios no paciente crítico em cuidados paliativos 422
Fernanda Vieira Bastos, Fátima Martins de Oliveira Paula, Lívia Ponte Correia Mota

45. Controle de sintomas gastrointestinais: náuseas, vômitos, constipação e anorexia 439
Millena Gomes Pinheiro Costa, Gisela Biagio Llobet

46. Obstrução intestinal maligna 449
Juliana Tameirão Cangussú, Lílian Mariane Bresque de Cesar

47. *Delirium* 461
Júlio César Garcia de Alencar, Juliane Garcia de Alencar

48. Sedação paliativa 471
Claudia Inhaia

49. Sintomas e cuidados negligenciados 482
Gisela Biagio Llobet, Paula Damaris Chagas Barrioso

SEÇÃO VII - CUIDADO PÓS-UTI 501

50. O paciente crítico crônico 502
Amanda Pinto Botêga, Vinicius Galdini Garcia

51. Síndrome pós-UTI 514
Stéfany Franhan Barbosa de Souza

52. Reabilitação 535
Janete Maria da Silva

53. Continuidade de cuidados dentro das Redes de Atenção à Saúde (RAS) 542
Paula Pereira Pineli, Paula Damaris Chagas Barrioso

54. Recursos e checklist para desospitalização 547
Letícia Andrade

SEÇÃO VIII - TÓPICOS ESPECIAIS 555

55. Hipodermóclise 556
Fabiana Tomie Becker Chino dos Santos

56. Cuidados com a pele e ferida 567
Ednalda Maria Franck

57. Aspectos espirituais do cuidado do paciente crítico 576
Sabrina Corrêa da Costa Ribeiro

58. Cuidado paliativo em crises humanitárias 586
Paula Damaris Chagas Barrioso, Carolina Neiva Guedes da Silva, Juliana Mandato Ferragut, Paula Pereira Pineli

59. Alocação de recursos escassos e a contribuição do cuidado paliativo 591
Sabrina Corrêa da Costa Ribeiro, Lucas Lentini Herling de Oliveira

60. Cuidando de quem cuida: equipe assistencial 596
Vanessa Menon de Oliveira Fonseca

61. Sofrimento existencial 603
Ana Cláudia Mesquita Garcia

62. Luto: o sofrimento do paciente crítico e seus familiares 614
Silvana Aquino, Erika Pallottino, Cecília Rezende

Guia de consulta rápida 621
Pedro Henrique Rodrigues Santana

Índice remissivo 650

Apresentação

Este livro nasceu em 2005. Após assistir com profunda impotência o sofrimento de meu avô materno durante 60 dias de internação em terapia intensiva, onde ele me pedia para morrer várias vezes a cada visita, ficou impossível para mim deixar de reconhecer esse sofrimento nos pacientes críticos aos meus cuidados na UTI e na sala de emergência.

A experiência aqui compartilhada vem de 15 anos de trabalho em emergência e terapia intensiva no maior complexo hospitalar da América Latina, 8 deles com formação em cuidado paliativo. A mim se juntam 4 coeditores e mais de 50 autores, cada um com conhecimentos e qualidades únicas. O que tentamos trazer são os aprendizados que nos ajudam nas decisões e situações difíceis que vivenciamos diariamente.

É impossível descrever esses aprendizados sem falar de duas pessoas e uma equipe.

Daniel Forte, meu primeiro mentor e hoje também amigo, que me ensinou tanto sobre cuidado paliativo, comunicação e resolução de conflitos nesse 1 ano e pouco em que trabalhamos juntos diariamente. Muitos dos conceitos aqui apresentados foram desenvolvidos ou aprimorados por ele e fazem parte da nossa prática diária na Unidade de Cuidados Intensivos da Emergência do HC-FMUSP, nossa querida UCI.

O convívio diário e inspirador na UCI com nossos enfermeiros e técnicos, fisioterapeutas, psicólogos e residentes me instiga a buscar conhecimento e aprimoramento a cada dia. O contato com as histórias e lições trazidas por nossos professores pacientes me enriquece como médica e como pessoa. Agradeço também a Luciana Dadalto, brilhante bioeticista e grande amiga, que me introduziu a aspectos ético-legais do cuidado que transformaram minha prática.

Este livro não traz respostas prontas. Porque elas não existem. Traz, sim, elementos para embasar e aprimorar as decisões complexas que tomamos rotineiramente, várias vezes ao dia.

Esse paciente se beneficia de diálise? E de intubação? Como perguntar ao paciente o que realmente importa para ele? Como dizer que ele tem semanas de vida? Será que ele vai acordar? No paciente incapacitado para tomar decisões, qual o papel da família no planejamento de cuidado? E se os familiares pedem por um procedimento fútil? Como saber se meu paciente está morrendo? Qual o papel da hidratação em um paciente em fim de vida? Ele precisa de sedação?

Este livro foi feito para você, que se questiona tantas vezes se está realmente tomando a decisão correta. É para você, que quer respeitar os valores e a dignidade do seu paciente, mas não sabe por onde começar. É também para você, que tem medo de ser mal interpretado ou mesmo retaliado quando avalia que o caminho mais invasivo pode não ser o mais benéfico ao paciente. É para você, que quer prestar o melhor cuidado para o seu paciente até o último momento.

Sabrina Corrêa da Costa Ribeiro

Prefácio à segunda edição

Cuidado Paliativo na Emergência? Em um ambiente crítico? Mas isso é possível? Nestes últimos 15 anos, perdi as contas das vezes que já escutei essas perguntas. O sentimento de incredulidade que geralmente acompanha tais perguntas vem não sem razão de ser. Afinal, ambiente crítico, em geral, é um dos mais desafiadores para se exercer a profissão de saúde. Excesso de trabalho, falta de informações, pressão de tempo, associados a vidas em risco. Não por acaso, profissionais que escolhem trabalhar em tais ambientes têm um perfil pragmático. Não por acaso também, esses profissionais associam Cuidado Paliativo a coisas fofas, dar abraço, cantar canções de ninar. Ou então associam Cuidado Paliativo a uma versão "retrofit", um modo novo de falar bonito que não tem mais nada para fazer para aquele paciente. E às vezes querem só uma resposta simples para poder decretar que aquele paciente "é" Cuidado Paliativo. Não sem tempo, isso está mudando. E atribuo uma significativa parte dessa mudança à primeira edição deste livro. Mais ainda, acredito que esta segunda edição terá impacto ainda maior. E basicamente por dois motivos. Deixe-me explicar.

Começo pelo mais evidente. Ou melhor, pelas evidências. Hoje, somam-se estudos randomizados e meta-análises mostrando o impacto positivo da abordagem de Cuidado Paliativo. Em qualidade de vida, quando iniciado tardiamente, em qualidade de vida e em sobrevida, quando integrado precocemente ao curso de evolução de doenças graves. Graves, não terminais. Não incuráveis. Integrado, não como um diagnóstico, ou como sinônimo de fase final da vida. Uma abordagem sistemática para cuidar do sofrimento. Pragmatismo puro, para conseguir uma assistência eficaz, de qualidade e mais decente. Mas, ainda que desconhecido por boa parte de profissionais de saúde, isso é Medicina Baseada em Evidência, e muitos livros e artigos disponíveis por aí mostram. Isso é necessário para o impacto. Mas penso que o impacto diferencial deste livro vem associado ao segundo motivo.

O segundo motivo é porque este livro foi feito por pessoas que trabalham na Unidade de Emergência. É Cuidado Paliativo aplicado, vindo de dentro da especialidade. Mais ainda, escrito por pessoas que estavam imersas em unidades críticas durante os dois sombrios anos de 2020 e 2021 da pandemia de COVID-19. Foi nesta panela de pressão que muitos dos conhecimentos prévios sobre Cuidado Paliativo foram maturados e aprimorados. Sou testemunha e participante disto. Até fevereiro de 2020, me considerava um intensivista reciclado em paliativistas. Desde abril de 2020, voltei para a UTI e para a Emergência, para atuar como intensivista. E pude misturar as duas competências, para tratar doenças e cuidar de sofrimento, num modo e numa potência que desconhecia. Na Unidade de Cuidados Intensivos, encontrei a Sabrina, e desde abril de 2021, atuamos diariamente juntos nesta panela de pressão. Na beira do leito, no rosto de pacientes, de familiares, de residentes, de colegas de outras especialidades e outras profissões de saúde, o resultado é contagiante. É transformador. Percebemos a transformação ao cuidar do sofrimento com método, não com bom senso, baseado em evidência, não em "aqui fazemos assim". Percebemos profissionais se reconectarem com o real motivo que os levou a buscarem suas profissões, e que com frequência estavam perdidos ao longo do caminho, em meio a excesso de trabalho e pressão de tempo. E principalmente, perdidos por falta de conhecimento, habilidades e competências para cuidar do sofrimento de outro ser humano. Pressionados assim, sem essas competências de Cuidado Paliativo, profissionais exaustos acabam fazendo uma assistência focada só em doença. Exaustiva, ineficaz e com muito desperdício de sofrimento e recursos. Mas quando esses mesmos profissionais desenvolvem competências para cuidar de sofrimento, altas e óbitos acontecem com sensação de ter feito um bom trabalho, vindo com agradecimentos de pacientes e familiares. Sim, Cuidado Paliativo na emergência e no ambiente crítico não é só possível. É fundamental. Inclusive para que não nos esqueçamos que, até no desafiador ambiente da emergência, tratar doença de forma adequada é necessário, mas não suficiente. Nosso objetivo final precisa ser a pessoa. Este livro mostra como fazer isso, com método e baseado em evidência. Espero que cause impacto no país, da mesma forma que causou no HC-FMUSP.

Daniel Neves Forte

Médico graduado pela FMUSP. Especialista em Clínica Médica e em Terapia Intensiva pelo HC-FMUSP. Doutor em Ciências pela FMUSP. Professor Livre-docente em Bioética pela FMUSP. Médico Diarista da Unidade de Cuidados Intensivos da Unidade de Emergência Referenciada/UCI do ICHC-FMUSP. Gerente Médico de Humanização e Cuidados Paliativos do Hospital Sírio-Libanês.

Prefácio da primeira edição

VIDAS E MORTES SUFICIENTEMENTE BOAS

Donald Winnicott foi um psicanalista que criou uma teoria com uma robusta formulação. Um dos conceitos que ele apresentou em seu trabalho foi o da "mãe suficientemente boa", para se opor à ideia de que a mãe "perfeita", ou o que quer que isso signifique, era a melhor para os filhos. A mãe suficientemente boa, na visão do autor, é aquela que faz o possível, o que está ao seu alcance, para cuidar e proteger a criança, quando isso é necessário, mas é também aquela que estimula a sua autonomia, para que a criança também aprenda a se proteger e a caminhar com as próprias pernas. Essa noção, tão interessante quanto sofisticada, me deu alguns *insights* ao ler o sumário deste livro, escrito por dezenas de mãos extremamente competentes no cenário dos Cuidados Paliativos.

Muitas pessoas questionam a noção de boa morte, revivida historicamente pelo moderno movimento hospice. De fato, muitas pesquisas têm surgido no decorrer dos anos questionando o conceito, ou simplesmente reafirmando a sua complexidade. Afirma-se que esta noção é cercada de nuanças culturais e individuais, impondo-se sobre elas uma série de questionamentos éticos e bioéticos, jurídicos, existenciais, econômicos, políticos e até mesmo físicos, porque nem toda morte é boa, isenta de sofrimentos, apesar dos melhores esforços. Todos conhecemos histórias que, apesar dos melhores esforços, não tiveram desfechos que classificaríamos, aos nossos olhos, como excelentes.

À beira do leito, nós todos conhecemos famílias que não se reconciliaram, todos contemplamos problemas espirituais que permaneceram insolúveis, vimos dores existenciais que não desapareceram, ainda que em face das melhores intervenções possíveis. Também já vivemos muitos desafios para o melhor controle possível dos sintomas, o que nos fez entrar em contato com nossos limites de maneira bastante desafiadora. À luz da ideia de Winnicott, creio que nosso trabalho não é prometer mortes perfeitas, mas trabalhar para que haja vidas e mortes suficientemente boas, cujas principais marcas sejam a da experiência possível de dignidade dentro da história da pessoa adoecida e da sua família. Não somos chamados a ser cuidadores perfeitos, mas suficientemente bons. Não quero aqui negar necessariamente a relevância da ideia de boa morte apresentada pelos iniciadores do nosso movimento, mas apresentar certas noções que talvez a clarifiquem. É nesse contexto que este livro ganha a sua relevância.

Vivemos desafios de grande escala em nosso país, no que se refere ao oferecimento de cuidados paliativos de qualidade. A lista dos grandes desafios envolve uma série inesgotável de tópicos, a saber: desafios legais, estruturais e de rede; disponibilidade e distribuição de opioides; treinamento técnico de profissionais de saúde, com a criação de espaços de ensino teoricamente consistentes, que sejam seguidos de práticas supervisionadas; criação de planos estruturados para a assistência a pessoas enlutadas e o oferecimento de serviços de cuidados espirituais que deem conta da enormidade do desafio de cuidar de pessoas ao fim da vida, entre outras centenas de coisas. Grande parte dos temas que figuram nessas listas são eficazmente tratados nesse livro, o que por si só justificaria a sua existência.

Mas este livro dá um passo a mais. Ele trata de um cenário que ainda está para ser desbravado adequadamente em nosso país, o ambiente das Emergências. Ele se propõe a discutir a noção das vidas e das mortes suficientemente boas nesse contexto historicamente cercado de tantos desafios, onde talvez centenas de milhares de pessoas vivam seus últimos dias ou horas de vida. Como acredito que a formação de qualquer paliativista precisa atravessar o desenvolvimento tecnicamente preciso de habilidades e competências baseadas na melhor ciência, somando-se a isso as melhores competências estéticas e humanas, não poderia deixar de recorrer à obra *Morte e Vida Severina*, de João Cabral de Melo Neto. O autor descreve a experiência de Severino, um retirante entre tantos outros. Fora do mundo científico, essa obra tem um grande poder de dar luz ao drama humano vivido pela maioria dos brasileiros não apenas diante da morte, mas durante toda a vida.

Severino é o exemplo encarnado de uma vida humana cercada pela morte, ao confrontar-se com os horizontes limitados do sertão e a expectativa de uma vida melhor no litoral de Pernambuco. A vida de Severino apresenta beleza pelos sonhos que vivem dentro dele, apesar de desafios dos arredores escassos de recursos de toda a sua vida. Jean-Paul Sartre talvez afirmasse que Severino talvez fosse a maior prova de que não somos filhos das circunstâncias, mas sempre fazemos alguma coisa do que o mundo faz de nós. O fato é que falar sobre cuidados paliativos no Brasil é falar de centenas de milhares de Severinos, que vivem e morrem todos os dias em condições muito desafiadoras nas diversas realidades hospitalares. As estatísticas podem nos dar boas ideias sobre isso, mas o jeito de viver e de morrer dos brasileiros dificilmente pode ser completamente explicado em termos matemáticos. Nesse caso, a poesia nos salva da impotência da matemática. Não poderia senão recomendar a obra de João Cabral de Melo Neto para todos os que desejam compreender as urgências vividas na saúde pública quando o assunto é o final da vida.

O fato é que somos convocados a cuidar de muitos Severinos em condições extremamente desafiadoras. Vamos nos deparar com eles em todas as emergências brasileiras. Algumas vezes, eles chegarão com o diagnóstico muito tardio de doenças que, se diagnosticadas precocemente, poderiam ter sido curadas. Por vezes, eles vão chegar aos nossos cuidados e aí então, talvez pela primeira vez na vida, recebam cuidados dignos e integrais. Também nos depararemos com Severinos com valores diferentes dos nossos, com visões de mundo e preferências sobre o final da vida que seriam diferentes das nossas. Tudo isso chega em nossas mãos como bênçãos e como desafios. A bênção é que temos sempre alguma coisa a fazer para aliviar o sofrimento, mesmo que nem sempre possamos eliminar todo o sofrimento. O desafio é que algumas vezes vamos nos deparar com casos de sofrimentos que estão além da nossa capacidade de resolver.

É aí então que vemos que por mais que recebamos o melhor treinamento em comunicação, controle de sintomas e cuidados psicossociais e espirituais; por mais que trabalhemos a melhor experiência do paciente possível por meio de uma excelente gestão e um bom programa de qualidade; por mais que nossas práticas sejam baseadas na melhor ciência, vamos cedo ou tarde aprender que nunca sabemos o suficiente, e que na área de Cuidados Paliativos, como na vida, há muitas perguntas sem respostas. Considero que uma competência essencial para se trabalhar com cuidados paliativos é a condição de manejar a própria contratransferência. Esse conceito foi inicialmente cunhado por Freud, desenvolvido por Ferenzi e hoje é amplamente discutido pela quase totalidade das escolas psicológicas. Ele pode ser entendido como o conjunto de reações emocionais, cognitivas, comportamentais e espirituais que temos no relacionamento terapêutico com pacientes e famílias.

O fato é que, quando lidamos com os Severinos da vida real, certos botões emocionais nossos podem ser apertados, fazendo com que nos sintamos impotentes, irados, ou lidemos com uma constelação imensa de respostas emocionais ao nosso relacionamento com as pessoas que estão sob os nossos cuidados e seus dramas. Isso pode fazer com que nos percamos nos nossos próprios sofrimentos, e percamos de vista como podemos ser uma fonte de ajuda para o Severino real que está na nossa frente. Podemos simplesmente estar lidando com nossos próprios lutos, nossas próprias dores, nossas próprias tarefas inacabadas, e assim o cuidado que oferecemos aos outros pode conter muitos pontos cegos dos quais nem sempre nos damos conta.

O fato é que lidar com as limitações de cada situação, e ainda assim escolher crescer como seres humanos, é uma das melhores coisas que podemos fazer quando estamos nos dedicando a cuidar de pessoas. Descobrimos que se cuidarmos com afinco do nosso próprio, por meio de terapia pessoal ou de algum outro recurso que nos ajude a cuidar eficazmente de nós mesmos, podemos ser melhores instrumentos para ajudar quem padece de uma doença grave, e que deposita em nós a sua confiança.

O que fica claro disso tudo é que para que ajudemos as pessoas a terem vidas suficientemente boas, dentro do possível para cada história, precisamos estar fazendo esse mesmo caminho em nossa própria vida. Sem isso, podemos facilmente nos perder no meio do nosso sofrimento, sem fôlego para seguir adiante, já que centenas de Severinos nos esperam todos os dias. Essa talvez seja a grande emergência existencial que aparece em nossas vidas quando tudo o que percebemos é que temos um tempo limitado de vida, e que a única coisa que de fato nos separa dos pacientes gravemente enfermos é o tempo. Todos podemos crescer ao cuidar de pessoas ao fim da vida. Sem querer parecer clichê, não há verdade maior do que afirmar que apenas precisamos abrir o coração. Abrir o coração para viver a coragem da honestidade conosco mesmos, e a procurar forças para cuidar das nossas feridas.

Falar de Cuidados Paliativos na Emergência é uma grande emergência, o que faz desse livro uma necessidade indiscutível, com mais de 60 autores extremamente capacitados e uma organização absolutamente impecável, a fim de se tratar das competências e das habilidades mais importantes para se atuar nesse desafiador cenário. Desejamos que todos os nossos colegas que trabalham em emergências vejam as pessoas atrás do diagnóstico, porque o grande objetivo dos cuidados paliativos é cuidar de pessoas, considerando-se seus valores e biografia. Rins não fazem escolhas, são as pessoas que dão significados todo especiais às suas vidas. Nem sempre poderemos fazer alguma coisa para curar os rins, mas podemos ajudar as pessoas a viver e a morrer suficientemente bem com o conjunto da obra das suas vidas.

Quiçá possamos compreender que o que é pedido de nós não é a perfeição, mas o aperfeiçoamento técnico humanamente possível, a atualização mais cuidadosa possível, mas também uma boa dose de compaixão e amor pelo nosso ofício, que devemos empregar não apenas pelas pessoas que cuidamos, mas também por nós mesmos, quando nos defrontamos com os inúmeros desafios da assistência. Ser um cuidador suficientemente bom já é mais do que suficiente. É abundantemente crucial.

Este livro irá ajudá-lo a encontrar respostas e a formular novas perguntas. E mais do que isso: ele vai poder servir de guia para você, que deseja aprender a salvar vidas severinas de uma morte sem sentido e significado. Vidas suficientemente boas, mortes suficientemente dignas: essa é, meus amigos, sem dúvida, a principal emergência.

Rodrigo Luz

Fellow *do St. Christopher's Hospice, na Inglaterra, e do Institute of Palliative Medicine, na Índia. Terapeuta do luto pelo Center for Loss and Trauma, no Arizona, com treinamento em luto traumático pela Miss Foundation, também no Arizona. Psicoterapeuta existencial na perspective de J-P Sartre. Sócio-fundador do Instituto Pallium Brasil e do Travessia – Centro de Cuidados Compassivos ao Fim da Vida, ambos no Rio de Janeiro.*

Seção I

Avaliação inicial

1
Este paciente necessita de cuidado paliativo?

Karina Turaça
Sabrina Corrêa da Costa Ribeiro

EXISTEM PACIENTES COM NECESSIDADE DE CUIDADO PALIATIVO NA EMERGÊNCIA?

Cuidados paliativos consistem em uma abordagem multidisciplinar cujo objetivo é minimizar o sofrimento e preservar a qualidade de vida de pacientes com doenças graves e ameaçadoras à vida, em qualquer ambiente de cuidado. Com o envelhecimento populacional e o aumento de sobrevida de pacientes com doenças crônicas, é cada vez mais frequente que pacientes procurem a emergência com crises agudas relacionadas a doenças em fase avançada.[1] Pacientes com 75 anos ou mais de idade fazem mais de 10 milhões de visitas à emergência anualmente nos Estados Unidos, sendo que o grupo acima de 65 anos é responsável pela maior taxa de utilização de serviços de emergência quando comparado a outras faixas etárias.[2]

A busca à emergência se torna mais frequente conforme o paciente avança em sua trajetória de doença (ver Capítulo 3), sendo que vários destes pacientes acabam sendo hospitalizados.[3] Neste ambiente, muitas vezes com informações incompletas e sem diretivas prévias, é que são tomadas as decisões em relação a suporte artificial de vida (início de ventilação mecânica, p. ex.) que serão determinantes na trajetória do paciente a partir desse momento.[4]

Apenas uma minoria dos pacientes com doenças crônicas avançadas e doenças ameaçadoras à vida chega ao serviço de emergência com conceito bem estabelecido de cuidados paliativos ou com diretrizes avançadas definidas. Isso se deve à dificuldade de acesso a serviços de atenção básica e à escassez de equipes multidisciplinares preparadas para abordagem de atendimento e cuidados paliativos. Na maioria das vezes, cabe ao médico da emergência identificar pela primeira vez esse perfil de paciente, abordar valores e definir plano de cuidados, levando em consideração a gravidade do quadro agudo e o momento de evolução da doença em que o paciente se encontra.

A morte na emergência pode ser consequência de uma doença em fase terminal em até um terço dos casos.[5] Um estudo realizado em 4.518 pacientes acima de 56 anos de idade demonstrou que metade procurou o departamento de emergência (DE) no último mês de vida e 75% durante os últimos 6 meses, sendo que vários desses pacientes tiveram múltiplas visitas durante esse período.[6] Um questionário direcionado a profissionais de saúde atuantes na emergência no Brasil evidenciou que mais da metade dos 240 profissionais entrevistados relatava atender frequentemente pacientes com necessidades de cuidado paliativo em sua prática diária. No entanto, apenas 15,1% desses profissionais tiveram formação específica em cuidado paliativo.[7]

COMO APLICAR PRINCÍPIOS BÁSICOS DO CUIDADO PALIATIVO NA EMERGÊNCIA?

A aplicação dos princípios do cuidado paliativo ao serviço de emergência tem como base os seguintes pilares:

- Comunicação eficaz: especial atenção para comunicação empática e honesta, pois grande parte dos pacientes deseja informações verdadeiras (porém suportáveis) sobre seu estado de saúde.[8]
- Definição de objetivos de cuidado: imprescindível conhecer trajetória da doença de base, grau de reversibilidade da situação aguda e valores do paciente.
- Reavaliação constante e ajuste do plano de tratamento.
- Controle precoce e intensivo de sintomas.
- Trabalho em equipe.
- Não antecipar nem prolongar ou adiar a morte.
- Inclusão dos familiares no cuidado.

COMO IDENTIFICAR PACIENTES COM NECESSIDADE DE CUIDADO PALIATIVO?

A identificação de pacientes com necessidade de cuidado paliativo no DE e a integração precoce deste cuidado, seja pela equipe de emergência ou através de interconsulta de uma equipe de cuidado paliativo, tem o potencial para melhorar a qualidade de vida do paciente e da família e pode resultar em aumento de satisfação com menores custos e redução de uso do DE nos pacientes em fim de vida.[9] O ACEP (*American College of Emergency Physicians*) sugere que seja realizado um *screening* para necessidades de cuidado paliativo logo na entrada do paciente no DE, precedendo a triagem de gravidade pela equipe de enfermagem.[9] Beneficiam-se de cuidados paliativos todos os pacientes que apresentam os seguintes critérios (adaptado do *site*):

1. Doença grave e incurável E
2. Qualquer um dos seguintes critérios:
   - Pergunta surpresa: você não se surpreenderia se o paciente morresse em um ano ou não chegasse à idade adulta (se pediátrico).
   - *Bounce-back* (idas e vindas): retorna ao DE em um período de meses por uma mesma condição ou sintoma.
   - Aumento de complexidade: aumento da dependência e da necessidade de cuidados a longo prazo.
   - Sintomas mal controlados: procura o DE por sintomas físicos ou psicológicos de difícil controle.
   - Declínio funcional: perda de funcionalidade, intolerância alimentar, perda de peso não intencional ou estresse do cuidador.

O algoritmo do ACEP utiliza critérios gerais amplamente adotados, mas que falham em contemplar pacientes que não apresentam uma doença grave e incurável isoladamente, mas que podem se beneficiar de cuidado paliativo por outros motivos: extremos de idade, situação de fragilidade ou prognóstico comprometido por múltiplas comorbidades.

Uma ferramenta simples e prática para a identificação de pacientes com necessidades de cuidado paliativo, mas que não apresentam necessariamente uma doença grave e incurável, é a pergunta surpresa. A pergunta surpresa (você se surpreenderia se este paciente morresse em um ano?) demonstrou eficácia para identificar pacientes com pior prognóstico na assistência primária, em pacientes dialíticos e em pacientes oncológicos ambulatoriais[10] e em uma coorte de 10.737 pacientes acima de 65 anos que procuraram o DE.[11]

O SPICT-BR é a tradução validada de um instrumento desenvolvido em 2010 e que se baseia em indicadores clínicos de doença avançada de fácil reconhecimento.[12] Conta com indicadores gerais e específicos dependendo do diagnóstico. Apesar de não ter sido desenvolvido especificamente para a emergência como outras ferramentas (*Palliative Care and Rapid Emergency Screening* – P-CaRES e *Screen for Palliative and End-of-Life Care Needs in the Emergency Department* – SPEED), o SPICT-BR tem sido bastante utilizado para identificar pacientes com necessidade de cuidado paliativo por sua abrangência, simplicidade e disponibilidade, sendo usado em mais de 30 países e contando com um aplicativo gratuito.

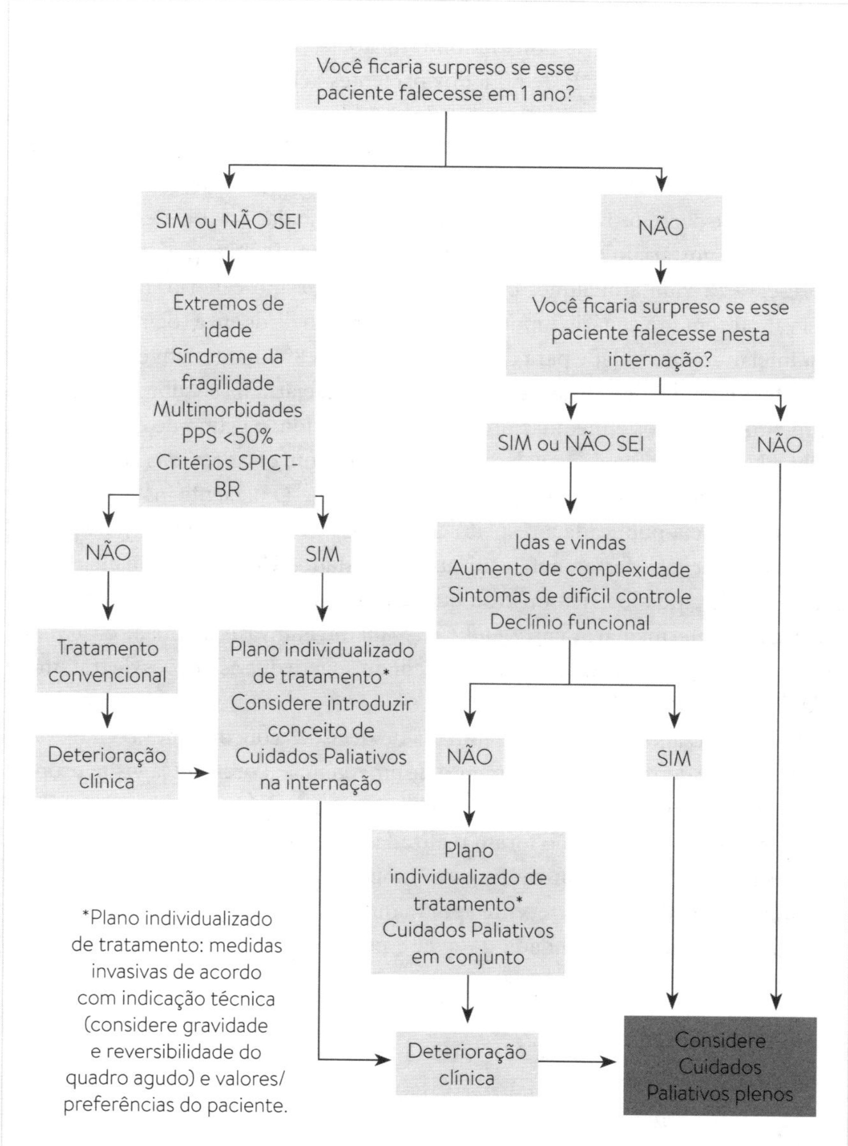

Figura 1 SPICT-BR. Identificando pacientes com necessidade de cuidado paliativo.

QUAL A IMPORTÂNCIA DA IDENTIFICAÇÃO PRECOCE DESTES PACIENTES?

Um dado inquietante demonstrado no relatório "*Dying in America*" é que, ao mesmo tempo em que mais de 50% dos pacientes acima de 65 anos procuram o DE em seu último mês de vida,[6] menos da metade tem a possibilidade de participar do processo de tomada de decisão no fim da vida.[13,14] Ao serem questionados sobre preferências em relação ao cuidado em uma situação em que não tivessem capacidade de decisão, 37% de 2.016 pessoas entrevistadas nos EUA e na Inglaterra disseram que gostariam de "morrer em paz", enquanto 30,2% expressaram o desejo de preservar a vida a qualquer custo quando no mesmo cenário. É interessante observar que em um cenário hipotético de progressão de doença (demência moderada, iniciando dificuldade para deglutir), apenas 13,8% manteriam esse desejo.[15]

Na tentativa de identificar pacientes que não desejariam ser submetidos a procedimentos invasivos e medidas prolongadoras de vida, o grupo de estudo de Kei Ouchi e Naomi George desenvolveu um guia para conversas rápidas sobre valores e prioridades do paciente,[16] detalhado no Capítulo 5, "O paciente instável".

A experiência publicada a respeito do POLST – *Physician Orders for Life-Sustaining Treatments*,[17] ferramenta utilizada nos Estados Unidos para planejamento antecipado de cuidados, demonstrou que mais de 40% dos pacientes optaram por um cuidado intermediário entre *Full Code* (medidas invasivas totais) e *Comfort-only* (cuidado paliativo exclusivo). Esse achado sugere que as opções de tratamento devem ser individualizadas.

Diversos desafios se impõem à tomada de decisões concordantes com os valores do paciente dentro do departamento de emergência. Porém, essa visita proporciona uma oportunidade valiosa para iniciar conversas sobre objetivos de cuidado que, na maioria das vezes, não foram realizadas. Tempo é essencial para tomada de decisões no DE e deve-se aproveitar esse "momento de ensino".[18]

Uma revisão sistemática recente aponta que a abordagem de cuidado paliativo ainda no DE promove qualidade de vida e pode reduzir o tempo de internação hospitalar.[19]

COMO A EQUIPE DE CUIDADO PALIATIVO PODE ATUAR JUNTO À EQUIPE DA EMERGÊNCIA?

Na maioria dos lugares que dispõem de um serviço de cuidados paliativos, a equipe é composta por profissionais de diversas áreas: médicos, enfermeiros, fisioterapeutas, terapeutas ocupacionais, nutricionistas, psicólogos, farmacêuticos, assistente social e eventualmente serviço de capelania. Todos esses profissionais atuam juntos para uma abordagem multidisciplinar do paciente, objetivando extrapolar o cuidado além da doença e enxergando o indivíduo como uma pessoa inserida dentro de um contexto familiar e social.

A equipe de cuidados paliativos pode auxiliar no manejo agudo do paciente no DE e deve ser acionada para as seguintes situações:

- Auxiliar na definição do plano de cuidados e ajuste de suporte, principalmente em casos complexos ou com diagnósticos não definidos.
- Auxiliar no controle de sintomas, incluindo terapias não farmacológicas.
- Auxiliar na comunicação com paciente e familiares para definição de cuidados.
- Realizar conferências familiares e manejo de conflitos atuais ou preexistentes.
- Avaliar questões legais e bioéticas junto à equipe assistente.

A equipe de cuidados paliativos atua, na grande maioria dos serviços brasileiros, como interconsultora, proporcionando um seguimento longitudinal do paciente durante a hospitalização, independentemente do setor de internação. A avaliação da equipe de cuidados paliativos no DE auxilia no alinhamento de condutas pelas múltiplas equipes assistentes que participarão do cuidado do paciente e no fortalecimento do vínculo das equipes com o paciente e familiares.

A indicação de seguimento ambulatorial com equipe de cuidados paliativos também pode ser benéfica para pacientes identificados como tendo necessidade de cuidado paliativo, mas que se encontram estáveis ou em programação de alta da emergência. O cenário ambulatorial é o ideal para definição de diretivas antecipadas de vontade, elaboração de plano de cuidados dinâmico concordante com objetivos e condições clínicas do paciente e manejo de sintomas visando maximizar a permanência do paciente em seu ambiente de maior conforto.

PONTOS IMPORTANTES

- Pacientes com necessidades de cuidados paliativos são cada vez mais frequentes em nossos atendimentos de emergência.[20] No entanto, o fato de um paciente ter critérios para indicação de cuidado paliativo não quer dizer que ele não possa se beneficiar de intervenções com o objetivo de prolongar a vida. Por outro lado, também não podemos concluir que todos os pacientes que procuram a emergência desejam se submeter a todos os procedimentos que possam, a qualquer custo, sustentar a vida artificialmente.
- O processo de tomada de decisão nesses casos deve ser individualizado cuidadosamente e levar em consideração a situação aguda, um prognóstico realista embasado cientificamente, os valores do paciente e a melhor forma de respeitá-los naquele cenário específico.[21] O objetivo final é o desenvolvimento de um

plano que contemple objetivos de cuidado compartilhados entre paciente/família e equipe, tendo em vista o melhor e o pior cenário possível.

- A capacidade de tomar decisões rápidas, que respeitem os valores do paciente e muitas vezes com informações incompletas é um dos maiores desafios da medicina de emergência atual. O primeiro passo em direção a uma decisão correta é o uso sistemático de ferramentas validadas para a identificação precoce de pacientes que podem se beneficiar de cuidado paliativo.[10-12]
- A equipe de cuidado paliativo pode ser acionada para auxiliar em situações mais complexas em relação a controle de sintomas, definição de prognóstico, comunicação difícil ou conflituosa. É importante lembrar que o emergencista deve possuir competências básicas em cuidado paliativo para identificar pacientes com doença avançada de forma precoce e proporcionar o melhor cuidado para estes pacientes.

REFERÊNCIAS BIBLIOGRÁFICAS

1. Lourençato F, Santos A, Ficher A, Santos J, et al. Implantação de serviço de cuidados paliativos no setor de emergência de um hospital público universitário. Rev Qual HC. 2016;127-33.
2. Pitts S, Niska R, Xu J, Burt C. National Hospital ambulatory medical care survey: 2006 emergency department summary. Nat Health Stat Report. 2008;27:w84-95.
3. Lamba S, Nagurka R, Walter S, Murphy P. Emergency-department-initiated palliative care consults – a descriptive analysis. J Palliat Med. 2012;15(6):633.
4. Lamba S. Early goal-directed palliative therapy in the emergency department. J Palliat Med. 2009;12(9):767.
5. Kompanje E. The worst is yet to come. Many elderly patients with chronic terminal illnesses will eventually die in the emergency department. Intensive Care Med. 2010 May;36(5):732-4.
6. Smith AK, McCarthy E, Weber E, et al. Half of older Americans seen in emergency department in the last month of life; most admitted to the hospital, and many die there. Health Affairs. 2012;31(6):1277-85.
7. Comitê de emergência ANCP. Avaliação da formação e de demandas educacionais em cuidado paliativo em profissionais atuantes na emergência (dados não publicados).
8. Heyland DK, Dodek P, Rocker G, et al. What matters most in end-of-life care: perceptions of seriously ill patients and their family members. CMAJ. 2006;174(5):627-33.
9. Brumpley R, Eguidanos S, Jamison P, et al. Increased satisfaction with care and lower costs: results of a randomized controlled trial of in-home palliative care. J Am Geriatr Soc. 2007;55(7):993.
10. American College of Emergency Physicians. Palliative Care Toolkit for EM providers. 2014. Disponível em: www.acep.org.
11. Downar J, Goldman R, Pinto R, et al. The "surprise question" for predicting death in seriously ill patients: a systematic review and meta-analysis. CMAJ. 2017;189(13):484-93.

12. Ouchi K, Strout N, Haydar S, et al. Association of emergency clinician's assessment of mortality risk with actual 1-month mortality among older adults admitted to the hospital. JAMA Net Open. 2019;2(9):e1911139.
13. SPICT-BR™. Disponível em: https://www.spict.org.uk/the-spict/spict-br/. Acesso em 31/07/2020.
14. Dying in America: Improving quality and honoring individual preferences near the end of life. Washington, DC: National Academies Press; 2015.
15. Clarke G, Feinstein E, Holland A, et al. Preferences for care towards the end of life when decision-making capacity may be impaired: A large scale cross-sectional survey of public attitudes in Great Britain and the United States. PLoS ONE. 12(4):e0172104.
16. EMCrit RACC. The Rapid Code status conversation with Kei Ouchi. Disponível em: https://emcrit.org/emcrit/rapid-code-status-conversations/.
17. Schmidt T, Zive D, Fromme E, et al. Physician's Orders for Life Sustaining Treatment (POLST): lessons learned from analysis of the Oregon POLST Registry. Resuscitation. 2014;85:480-5.
18. Ouchi K, George N, Schuur JD, et al. Goals-of-care conversations for older adults with serious illness in the emergency department: challenges and opportunities. Ann Emerg Med. 2019;74(2):276-84.
19. Wilson JG, English DP, Owyang CG, et al. End-of-life care, palliative care consultation, and palliative care referral in the emergency department: a systematic review. J Pain Symptom Manage. 2020;59(2):372-83.e1.
20. George N, Bowman J, Aaronson E, et al. Past, present and future of palliative care in emergency medicine in the USA. Acute Med Surg. 2020;7:e497.
21. Forte D, Kawai F, Cohen C. A bioethical framework to guide the decision-making process in the care of seriously ill patients. BMC Med Ethics. 2018;19(1):78.

2

Este paciente tem indicação de UTI?

Victor Paro da Cunha

INTRODUÇÃO

Unidades de terapia intensiva (UTIs) são setores, normalmente em ambientes hospitalares, especializados para o cuidado a doentes críticos, cuja característica mais importante é apresentar uma equipe multiprofissional treinada e habilitada a prestar suporte avançado de vida, em especial manejar as possíveis disfunções orgânicas agudas que possam se estabelecer e arriscar a vida dos pacientes.

Cabe aos profissionais médicos identificar quais pacientes apresentam benefício da alocação em ambiente de terapia intensiva, porém é bem descrito que essa decisão tende a ser complexa e varia conforme diversos fatores, nem todos eles associados exclusivamente ao *status* clínico do paciente.[4]

Para reduzir esses vieses cognitivos, algumas orientações são descritas pelos centros reguladores nacionais e internacionais; seguem algumas características que devem ser levadas em conta para indicação ou não de cuidados intensivos:[1-4]

- Paciente deve apresentar uma lesão com necessidade de suporte disponível apenas em ambiente de UTI.
- Paciente deve apresentar uma lesão ou patologia com perspectiva de reversibilidade.
- Paciente e/ou familiares devem estar concordantes com as possíveis complicações ou sequelas que possam surgir desse tratamento.

Em alguns casos, o prognóstico e a reversibilidade de alguns pacientes podem ser inicialmente difíceis de serem previstos; neste contexto é aceitável também o que é descrito como "*trial* de UTI", ou seja, alocar temporariamente o paciente nessas unidades (mais informações no Capítulo "*Trial* de UTI").

INDICAÇÕES INESPECÍFICAS DE ENCAMINHAMENTO À UNIDADE DE TERAPIA INTENSIVA

Indicações inespecíficas de encaminhamento à UTI normalmente se referem à presença de disfunções orgânicas agudas ou crônicas agudizadas que tornam necessária a alocação desses pacientes em ambiente de terapia intensiva:

- Insuficiência respiratória ou obstrução de via aérea com necessidade de suporte ventilatório por meio de ventilação mecânica invasiva ou não invasiva. Necessidade de oxigenoterapia suplementar maior que 50% de FiO_2.
- Choque hemodinâmico com necessidade de uso de drogas vasoativas e/ou outras formas de suporte avançado cardiovascular (p. ex.: inotrópicos, balões intra-aórticos, circulação extracorpórea).
- Pacientes com rebaixamento do nível de consciência de instalação aguda com perda de proteção de via aérea, risco de disautonomias ou de falência respiratória ou necessidade de monitorização contínua de sistema nervoso central, especialmente se monitorização invasiva de pressão intracraniana estiver sendo realizada.
- Pacientes evoluindo com insuficiência hepática aguda e necessidade de avaliação e monitorização para formas fulminantes de lesão.
- Pacientes com injúria renal aguda apresentando emergências dialíticas ou necessidade de monitorização contínua (p. ex.: uremia, hipercalemia refratária, acidose metabólica refratária e hipervolemia).
- Pacientes com sangramentos agudos traumáticos ou não, ameaçadores à vida.
- Pacientes com distúrbios eletrolíticos graves ou disfunções metabólicas graves e persistentes (p. ex.: hipoglicemia refratária, acidoses metabólicas importantes, pH $< 7,2$, hipercalcemia $> 6,5$ mEq/L).
- Pacientes apresentando 2 ou mais disfunções orgânicas agudas.

Não só a indicação médica deve ser levada em conta na alocação de pacientes à unidade de terapia intensiva, a presença de uma equipe multiprofissional ampla e com formação extensiva em cuidados do doente crítico é fundamental para garantir resultados positivos. Nesse contexto, pacientes com alta demanda de cuidados de enfermagem (p. ex.: dependência importante para atividades básicas, múltiplas lesões por pressão ou feridas extensas com necessidade de trocas frequentes de curativos) ou cuidados prolongados de fisioterapia (p. ex.: necessidade de aspiração frequente, reabilitação neurológica, muscular e respiratória prolongadas), assim como suporte fonoaudiológico, odontológico e psicológico, são candidatos potenciais à UTI.

INDICAÇÕES ESPECÍFICAS DE ENCAMINHAMENTO À UNIDADE DE TERAPIA INTENSIVA

Dentre as causas específicas de alocação em ambiente de terapia intensiva, diversas patologias são descritas como tendo potencial benefício. Seguem algumas dessas indicações:

- Patologias cardiovasculares: síndrome coronariana aguda, choque cardiogênico, insuficiência cardíaca com falência respiratória e emergências hipertensivas.
- Patologias pulmonares: asma grave (*peak-flow* < 40% ou fadiga muscular) e tromboembolia pulmonar com sinais de instabilidade hemodinâmica. Doença pulmonar obstrutiva crônica com necessidade de ventilação não invasiva.
- Patologias neurológicas: acidentes vasculares encefálicos (AVE) isquêmicos volumosos ou candidatos à terapia de reperfusão, patologias neuromusculares com risco de insuficiência respiratória ou disautonomias, pacientes com hemorragia subaracnoide, *status epilepticus*, AVE hemorrágicos.
- Intoxicações com disfunção neurológica, respiratória ou hemodinâmica ou necessidade de terapia substitutiva renal para manejo.
- Patologias gastrointestinais: hemorragia digestiva alta (HDA) com hipotensão, taquicardia ou necessidade de vasopressores, sangramentos ou coagulopatias associadas. Hepatite fulminante, cirróticos com encefalopatia graus III ou IV ou com disfunção renal. Pancreatite aguda com 3 ou mais critérios de Ranson.
- Patologias endócrinas: cetoacidose diabética (CAD) com acidose grave (pH < 7,0), estado hiperglicêmico hiperosmolar (EHH) com coma associado, tempestade tireoidiana ou coma mixedematoso, insuficiência adrenal com instabilidade hemodinâmica.
- Pacientes em pós-operatório: necessidade de monitorização hemodinâmica, ventilatória ou monitorização de via aérea.
- Pacientes em pós-operatório neurocirúrgico: necessidade de suporte hemodinâmico, ventilatório ou de via aérea, assim como pacientes evoluindo com risco de síndrome de hipertensão intracraniana.
- Pacientes em sepse ou choque séptico.

MOMENTO PARA INDICAÇÃO DE TERAPIA INTENSIVA

Idealmente, os pacientes devem ser admitidos o mais precocemente possível a partir da sua indicação. Essa estratégia foi associada a melhores taxas de recuperação, redução do tempo de disfunções orgânicas e redução da estadia e de custos em UTIs.[2] Também é descrito em estudos observacionais que o benefício em mortalidade da alocação em ambiente de UTI tende a ser maior nos primeiros 3 dias da sua transferência; após esse momento, a "janela" de benefício do cuidado intensivo termina, voltando o paciente ao mesmo risco de morte comparativamente.[5]

Além disso, estudos tanto em departamento de emergência (DE) quanto em enfermarias demonstraram que o atraso em transferência do paciente à unidade crítica aumenta potencialmente a mortalidade hospitalar, em ambiente de enfermaria o atraso em 4 horas foi associado a um risco 3,5 vezes maior de morte,[10] enquanto que em DE um aumento de cerca de 6 horas no tempo de transferência aumentou a mortalidade em cerca de 3-5%.[7]

Alguns serviços de saúde do mundo, para garantir esse cuidado precoce, têm proposto estratégias envolvendo tanto "Times de Resposta Rápida", em que equipes especializadas em cuidados críticos avaliam pacientes que foram triados como de risco, assim como estratégias de "UTI sem fronteiras", em que pacientes potencialmente candidatos à admissão em UTI são sinalizados aos médicos intensivistas que irão avaliar esses pacientes em seus locais, iniciar medidas de estabilização e definir priorização para o ambiente de UTI, medida essa que em trabalhos observacionais mostrou benefício em mortalidade geral nas enfermarias.[2,5,9]

PRIORIDADES DE ENCAMINHAMENTOS À UNIDADE DE TERAPIA INTENSIVA

No contexto atual, com o aumento das tecnologias e recursos disponíveis para garantir suporte avançado, os centros de cuidados críticos têm se tornado mais caros e seus leitos mais escassos. Já há alguns anos têm sido estudados métodos de triagem e identificação dos pacientes que mais se beneficiaram na internação nesses serviços.

Recomendações do *guideline* de 2016 da Sociedade Americana de *Critical Care* para admissões em terapia intensiva:

- Três modelos são descritos para definir indicação de UTI:
  - Modelo de priorização: utiliza perspectiva de benefício do uso da UTI para aquele determinado paciente.
  - Modelo baseado em diagnóstico: utiliza prognóstico de patologias específicas.
  - Modelo de parâmetros objetivos: utiliza sinais vitais, achados em exames complementares e exame físico para definir gravidade.
  - Nenhum dos três foi isoladamente validado, bem como comparado aos interobservadores. Na prática, eles costumam ser utilizados de maneira associada.
- Orientações sobre alocação em UTI especializadas:

- Evitar admissão em UTI especializadas de pacientes com patologias não associadas àquela especialidade.
- Priorizar admissão em UTI neurológicas de pacientes com hemorragias intracranianas, assim como vítimas de trauma cranioencefálico (TCE).

Paul Marik descreve um sistema com 4 níveis de prioridade para pacientes com indicação de cuidado crítico:[1]

- Prioridade 1: doentes críticos, instáveis, com indicação de tratamento intensivo e monitorização contínua.
  - Os principais exemplos são pacientes evoluindo com insuficiência respiratória e necessidade de suporte ventilatório mecânico invasivo, assim como pacientes com disfunção hemodinâmica e necessidade de infusão de drogas vasoativas para seu manejo.
- Prioridade 2: pacientes que não estão agudamente críticos, porém necessitam de monitorização contínua por um potencial risco de instabilidade.
  - Os principais exemplos são pacientes com lesões cerebrais com risco de progressão para hipertensão intracraniana ou pacientes submetidos a procedimentos cirúrgicos com risco importante de complicações.
- Prioridade 3: pacientes que estão criticamente enfermos, porém, devido a comorbidades prévias, estado de dependência ou prognóstico reservado das lesões agudas, têm pouca probabilidade de evoluir com melhora significativa do quadro.
  - Exemplos mais comuns são pacientes com doenças oncológicas metastáticas com quadros infecciosos agudos, pacientes com insuficiência cardíaca ou doenças pulmonares avançadas sem condutas modificadoras de doença com intercorrências agudas.
- Prioridade 4: os pacientes desses grupos normalmente não apresentam benefício do ambiente de terapia intensiva em relação a outras unidades hospitalares. Eles tendem a ser divididos em dois grupos de pacientes:
  - Pacientes com patologias agudas ou com comorbidades com baixo risco de complicações, por exemplo, pacientes com infecções simples não complicadas ou pacientes com formas leves de disfunções orgânicas crônicas submetidos a cirurgias simples.
  - Pacientes com doenças terminais irreversíveis, pacientes com sequelas neurológicas intensas, câncer refratário a medidas paliativas, pacientes evoluindo com disfunção de múltiplos órgãos.
  - Respeitando o princípio da autonomia, nesse grupo também devem ser incluídos os pacientes que conscientemente recusarem medidas avançadas de suporte à vida e desejam, portanto, receber cuidado objetivando conforto.

- Não devem ser incluídos nesses grupos os pacientes com morte encefálica que sejam doadores de órgãos, já que suporte avançado de vida costuma ser necessário até o momento em que a cirurgia de colheita possa ser realizada.

A idade por si só não deve ser utilizada como critério para indicar prioridade em ambientes de terapia intensiva, porém deve sempre ser levado em conta o fato de que associada ao aumento da idade costuma vir redução da reserva fisiológica, assim como comorbidades importantes.[2]

Os escores prognósticos hospitalares como o *Acute Physiology and Chronic Health Evaluation* (APACHE) e o *Simplified Acute Physiology Score* (SAPS) não devem ser utilizados isoladamente para definir prioridades em UTI, já que mesmo sendo associados à gravidade não levam em conta outros fatores decisivos, como dependência, valores de vida e presença de comorbidades.[2] O escore *Sequential Organ Failure Assessment* (SOFA), estudado de maneira mais ativa para manejo de pacientes com sepse, foi também já descrito como um bom preditor de mortalidade em pacientes admitidos a unidades de cuidado intensivo, podendo também ser utilizado para auxiliar essas decisões.[6]

Outro ponto muito descrito em diversas referências descreve que o processo de triagem e priorização de pacientes ao ambiente de terapia intensiva deve sempre ser um processo transparente, ético e justo, evitando sempre vieses de religião, etnicidade, orientação sexual, estado social ou financeiro. Maiores detalhes sobre a alocação de recursos escassos encontram-se no Capítulo "Alocação de recursos escassos e a contribuição do cuidado paliativo".

Guidelines também orientam cuidados a serem estabelecidos ao avaliar pacientes com quadros neoplásicos. Estudos demonstraram que esses pacientes, quando expostos ao ambiente de terapia intensiva, apresentavam mortalidade aumentada, porém não houve nenhum fator isolado que pudesse separá-los da população geral. Dessa forma, é indicado que pacientes oncológicos agudamente críticos recebam o mesmo processo de triagem e priorização indicado para a população geral, sendo sim candidatos à terapia intensiva quando apresentam *status* funcional preservado.[8] Também é orientado que a alocação desses pacientes leve em conta o desejo e a autonomia do paciente e, caso ele não tenha capacidade de decisão, seus valores e prioridades que podem ser investigados junto aos familiares.[5]

LEGISLAÇÃO NACIONAL

Além do já descrito sobre a literatura internacional, no Brasil o Conselho Federal de Medicina, em 28/10/2016, emitiu a Resolução n. 2.156/2016 sobre admissões e altas em UTI. A seguir encontram-se os principais aspectos da resolução:[3]

- São critérios de admissão em terapia intensiva a presença de necessidade de suporte a disfunções orgânicas e monitorização intensiva.
- Cinco níveis de prioridade são descritos pela resolução:
  - Prioridade 1: pacientes que necessitam de intervenções de suporte à vida, com alta probabilidade de recuperação e sem nenhuma limitação de suporte terapêutico.
  - Prioridade 2: pacientes que necessitam de monitorização intensiva, pelo alto risco de precisarem de intervenção imediata, e sem nenhuma limitação de suporte terapêutico.
  - Prioridade 3: pacientes que necessitam de intervenções de suporte à vida, com baixa probabilidade de recuperação ou com limitação de intervenção terapêutica.
  - Prioridade 4: pacientes que necessitam de monitorização intensiva, pelo alto risco de precisarem de intervenção imediata, mas com limitação de intervenção terapêutica.
  - Prioridade 5: pacientes com doença em fase de terminalidade, ou moribundos, sem possibilidade de recuperação. Em geral, esses pacientes não são apropriados para admissão na UTI (exceto se forem potenciais doadores de órgãos). No entanto, seu ingresso pode ser justificado em caráter excepcional, considerando as peculiaridades do caso e condicionado ao critério do médico intensivista.
- Também é descrito que os pacientes prioridade 2 e 4 devem ser preferencialmente admitidos a unidades semi-intensivas, assim como pacientes prioridade 5 devem ser priorizados para unidades de cuidados paliativos.

MODELOS NOVOS DE CUIDADOS HOSPITALARES

Com a mudança dos paradigmas atuais sobre benefício e malefício associados a internações desnecessárias, assim como a cada vez mais difundida mudança de objetivo de cuidado voltado para o conforto e a qualidade de vida dos pacientes com patologias avançadas, tem sido proposta uma mudança nos níveis de cuidados que determinados setores hospitalares oferecem à população.[11]

Enfermarias de cuidados paliativos ou cuidados para pacientes em estado avançado, assim como instituições de hospice têm se tornado cada vez mais presentes no dia a dia dos grandes centros do país, permitindo uma abordagem diferente da alocação de doentes agudamente enfermos com doenças crônicas avançadas, o que termina por reduzir os gastos envolvendo cuidados de terapia intensiva, assim como os eventos adversos associados ao uso controverso desse recurso.[11]

CONCLUSÕES

- A indicação de terapia intensiva é complexa e dependente de diversos fatores, tanto funcionais, prognósticos e fisiológicos, assim como dos valores, potencial benefício e risco de complicações associadas à internação.
- A alocação de pacientes nesse ambiente deve ser realizada de maneira projetada sempre com o cuidado multiprofissional e, em diversos níveis de cuidado, garantir a melhor alocação desse recurso.
- Como tudo em Medicina, o cuidado centrado nas necessidades do paciente parece ser a melhor resposta para as dúvidas envolvendo esse assunto.

REFERÊNCIAS BIBLIOGRÁFICAS

1. Marik PE. Evidence-based critical care. 3. ed. Springer; 2015.
2. Smith G, Nielsen M. Criteria for admission. BMJ. 1999;318:1544.
3. Conselho Federal de Medicina. Resolução CFM n. 2.156/2016. Diário Oficial da União, 17/09/2016, Secção I, p.138-9.
4. Iwashyna TJ, et al. Estimating ICU benefit: a randomized study of physicians. Critical Care Medicine. 2019;47(1):62-8.
5. Nates JL, et al. ICU admission, discharge, and triage guidelines: a framework to enhance clinical operations, development of institutional policies, and further research. Critical Care Medicine. 2016;44:8.
6. Kline JA, et al. The Sequential Organ Failure Assessment score for predicting outcome in patients with severe sepsis and evidence of hypoperfusion at the time of emergency department presentation. Critical Care Medicine. 2009;37(5):1649-54.
7. Chalfin DB, Trzeciak S, Likourezos A, et al; DELAY-ED Study Group. Impact of delayed transfer of critically ill patients from the emergency department to the intensive care unit. Crit Care Med. 2007;35:1477-83.
8. Oud L. Critical illness in patients with metastatic cancer: a population-based cohort study of epidemiology and outcomes. J Investig Med. 2022;70(3):820-8.
9. Priestley G, et al. Introducing Critical Care Outreach: a ward-randomized trial of phased introduction in a general hospital. Intensive Care Medicine. 2004;30:1398-404.
10. Young MP, et al. Inpatients transfer to intensive care: delays are associated with increased mortality and morbidity. Journal of General Internal Medicine. 2003;18:77-83.
11. Rimar A, Friedman MI, Quinteros MG, Gooch RA, Masick KD, DaCosta N, et al. Changing the care paradigm for patients: advanced illness beds care model. Am J Hosp Palliat Care. 2021 Nov;38(11):1336-41.

3

Cuidados paliativos em pacientes críticos: trajetórias de doenças

Tiago Pugliese Branco

INTRODUÇÃO/DEFINIÇÕES

Quando pessoas portadoras de doenças ameaçadoras à vida e seus familiares perguntam sobre o seu prognóstico, estão se referindo ao tempo que lhes resta e ao que devem esperar pela frente. A resposta para essas perguntas pode ser dada por meio do que se conhece a respeito das trajetórias típicas de cada doença, também chamadas de história natural.

Conhecer a história natural da doença pode ajudar a programar um cronograma baseado nas prováveis necessidades e interações com serviços de saúde, traçando uma estratégia de cuidados até a morte. Profissionais de saúde podem, assim, planejar cuidados que integrem o tratamento modificador de doença à abordagem de cuidados paliativos.[1] Além disso, esse conhecimento pode trazer aos pacientes e familiares a sensação de controle da situação, e aos profissionais a informação necessária para definição de um modelo de cuidado mais apropriado.[1]

Essa análise permite que a abordagem de cuidados paliativos seja oferecida de maneira precoce e integrada ao tratamento usual, atendendo às necessidades do paciente, nos diferentes estágios de sua doença (Figuras 1 e 2).[2]

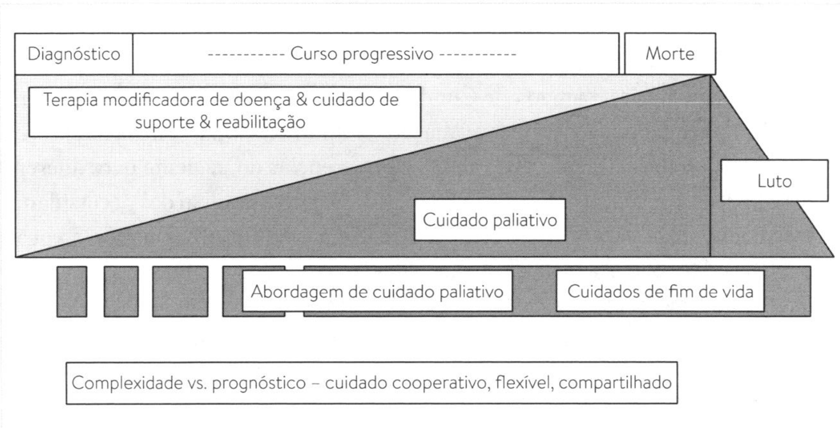

Figura 1 Modelo de cuidado paliativo integrado ao longo da trajetória de doença. Adaptada de Gómez-Batiste et al., 2017.[2]

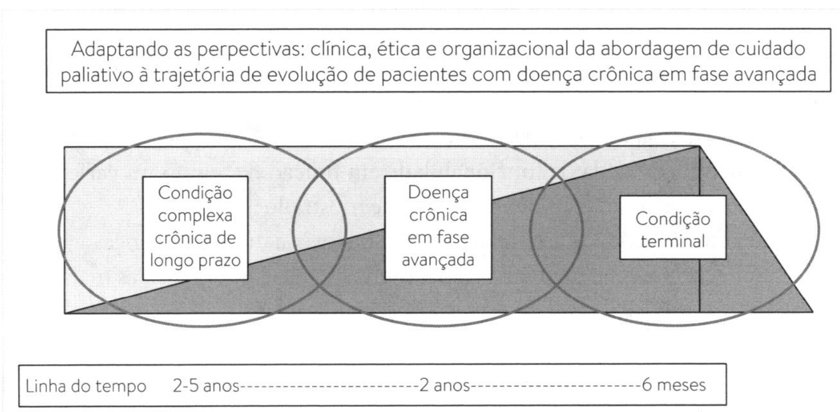

Figura 2 Fases de evolução de doenças crônicas. Adaptada de Gómez-Batiste et al., 2017.[2]

A Figura 2, que mostra a interação do tratamento modificador de doença à abordagem de cuidados paliativos, ao longo do tempo de evolução do paciente, permite a divisão deste período em três principais fases:

- Fase inicial, chamada de Condição Complexa Crônica de Longo Prazo: tratamentos são focados na doença e na sobrevida, na prevenção secundária/terciária, na construção de vínculo, na tomada de decisão compartilhada, no estabelecimento de diretivas antecipadas, na reabilitação. A assistência é realizada pelo profissional de atenção primária ou secundária.[2]

- Fase intermediária, chamada de Condição/Doença Crônica Avançada: foco na condição e qualidade de vida, avaliação multidimensional, planejamento de cuidados, estabelecimento dos valores e preferências do paciente para diferentes cenários, prevenção de crises, abordagem paliativa gradual das necessidades essenciais, reabilitação. A assistência é realizada pelo profissional de atenção primária e secundária, e de cuidados paliativos, ocasionalmente.[2]
- Fase avançada, chamada de Condição Terminal: foco em qualidade de vida, revisões e ajustes frequentes, necessidades essenciais, sedação, nutrição e hidratação, luto, cuidados oferecidos de maneira partilhada entre o profissional de atenção primária e o de cuidados paliativos.[2]

FUNCIONALIDADE

Um dos principais marcadores utilizados para definição de trajetória de cada doença crônica é a funcionalidade, que geralmente está associada inversamente à evolução da doença. Isto é, quanto mais avançada a doença na história natural, menor é a funcionalidade do indivíduo. Graficamente, o grau de funcionalidade (eixo vertical) acompanha o eixo da horizontal do gráfico (tempo) e o padrão de comportamento da queda da funcionalidade em função do tempo vai variar conforme a doença de base do paciente, conforme mostrado adiante.

Como a funcionalidade está relacionada à história natural da doença, a avaliação funcional acrescenta, também, valor prognóstico. Dentre as escalas mais utilizadas, destaca-se o PPS[3] (*Palliative outcome scale*).

Tabela 1 PPS[3] (*Palliative Outcome Scale*)

PPS	Deambulação	Atividade e evidência de doença	Autocuidado	Ingesta oral	Nível de consciência
100%	Completa	Atividade normal e trabalho; sem evidência de doença	Completo	Normal	Completo
90%	Completa	Atividade normal e trabalho; alguma evidência de doença	Completo	Normal	Completo
80%	Completa	Atividade normal com esforço; alguma evidência de doença	Completo	Normal ou reduzida	Completo

(continua)

Tabela 1 PPS[3] *(Palliative Outcome Scale) (continuação)*

PPS	Deambulação	Atividade e evidência de doença	Autocuidado	Ingesta oral	Nível de consciência
70%	Reduzida	Incapaz para o trabalho; doença significativa	Completo	Normal ou reduzida	Completo
60%	Reduzida	Incapaz para *hobbies*/ trabalho doméstico; doença significativa	Assistência ocasional	Normal ou reduzida	Completo ou períodos de confusão
50%	Maior parte do tempo sentado ou deitado	Incapaz para qualquer trabalho; doença extensa	Assistência considerável	Normal ou reduzida	Completo ou períodos de confusão
40%	Maior parte do tempo acamado	Incapaz para maioria das atividades; doença extensa	Assistência quase completa	Normal ou reduzida	Completo ou sonolência +/- confusão
30%	Totalmente acamado	Incapaz para qualquer atividade; doença extensa	Dependência completa	Normal ou reduzida	Completo ou sonolência +/- confusão
20%	Totalmente acamado	Incapaz para qualquer atividade; doença extensa	Dependência completa	Mínima a pequenos goles	Completo ou sonolência +/- confusão
10%	Totalmente acamado	Incapaz para qualquer atividade; doença extensa	Dependência completa	Cuidados com a boca	Completo ou coma +/- confusão
0%	Morte	-	-		

Outra escala utilizada é a *Karnofsky Performance Status*[4] (KPS) (tradução livre).

Tabela 2 *Karnofsky Performance Status* (KPS) (tradução livre)

Valor	Nível de capacidade funcional	Definição
100	Normal, sem queixas, sem evidência de doença	Capaz de exercer atividade normal e trabalhar; nenhum cuidado especial necessário
90	Capaz de exercer atividade normal, sinais ou sintomas menores da doença	
80	Atividade normal com esforço, alguns sinais ou sintomas de doença	
70	Cuida de si mesmo, incapaz de exercer atividade normal ou realizar trabalho ativo	Incapaz de trabalhar; capaz de viver em casa e cuidar da maioria das necessidades pessoais; vários graus de assistência necessários
60	Requer assistência ocasional, mas é capaz de executar a maioria das necessidades	
50	Requer assistência considerável e cuidados médicos frequentes	

(continua)

Tabela 2 *Karnofsky Performance Status* (KPS) (tradução livre) *(continuação)*

<table>
<tr><th>Valor</th><th>Nível de capacidade funcional</th><th>Definição</th></tr>
<tr><td>40</td><td>Incapaz, requer cuidados especiais e assistência</td><td rowspan="5">Incapaz de cuidar de si mesmo; requer o equivalente a cuidado institucional ou hospitalar; doença pode estar progredindo rapidamente</td></tr>
<tr><td>30</td><td>Severamente incapaz, hospitalização indicada, apesar de morte não ser iminente</td></tr>
<tr><td>20</td><td>Hospitalização necessária, muito doente, necessário tratamento de suporte ativo</td></tr>
<tr><td>10</td><td>Moribundo, processo de morte em rápida progressão</td></tr>
<tr><td>0</td><td>Morto</td></tr>
</table>

Por fim, a escala do ECOG (*Eastern Cooperative Oncology Group*),[5] criada para pacientes oncológicos, também é bastante usada, tendo como vantagem a fácil aplicação.

Tabela 3 Escala do ECOG (*Eastern Cooperative Oncology Group*)

Performance status	Definição
0	Completamente ativo, sem restrições
1	Restrição para atividade extenuante; deambula e é capaz de executar trabalho leve
2	Capaz de realizar todo autocuidado e incapaz de realizar atividades de trabalho; em pé > 50% do tempo acordado
3	Capaz de realizar apenas parte do autocuidado; confinado à cama ou à cadeira > 50% do tempo acordado
4	Completamente incapaz, não executa nenhum autocuidado; totalmente confinado à cama ou à cadeira

GRUPOS DIAGNÓSTICOS

Três trajetórias de doenças distintas foram descritas para pessoas com doenças crônicas e progressivas.[6-7] A primeira mostra uma evolução estável de funcionalidade, com queda acentuada e rápida no período de semanas a dias que precedem o óbito (Figura 3). Esse padrão é observado em portadores de câncer.[1]

Obs.: conforme descrito no Capítulo "Cuidados paliativos na emergência: paciente oncológico", a incorporação de novos tratamentos e a possibilidade de manutenção de qualidade de vida a médio/longo prazo mesmo em pacientes metastáticos[8] têm levado a questionamentos a respeito desta curva (Figura 3).[1]

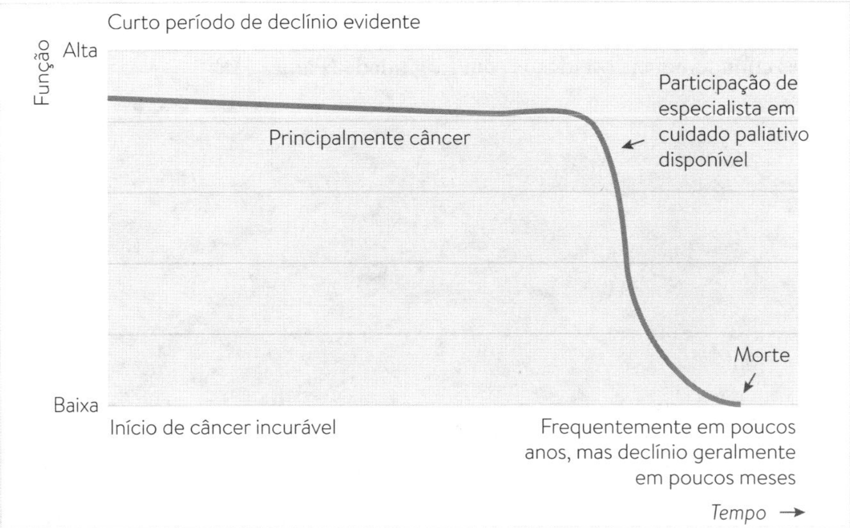

Figura 3

A segunda trajetória apresenta declínio gradual de funcionalidade, entremeado por episódios de deterioração aguda, com recuperação parcial (exacerbações). A morte ocorre de forma súbita e muitas vezes inesperada. Esse padrão é visto nas falências orgânicas crônicas, como doença pulmonar obstrutiva crônica e insuficiência cardíaca (Figura 4).[1]

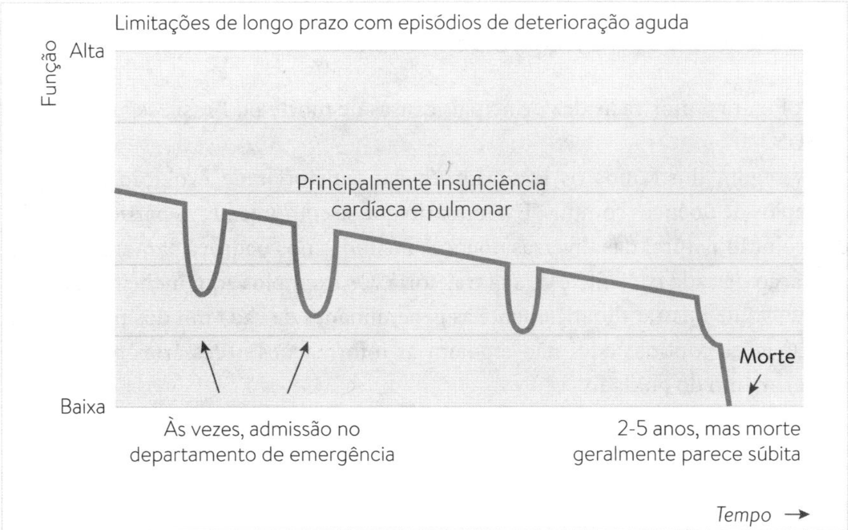

Figura 4

A terceira trajetória apresenta um prolongado e gradual declínio, típico de pacientes com demência ou idosos com fragilidade (Figura 5).

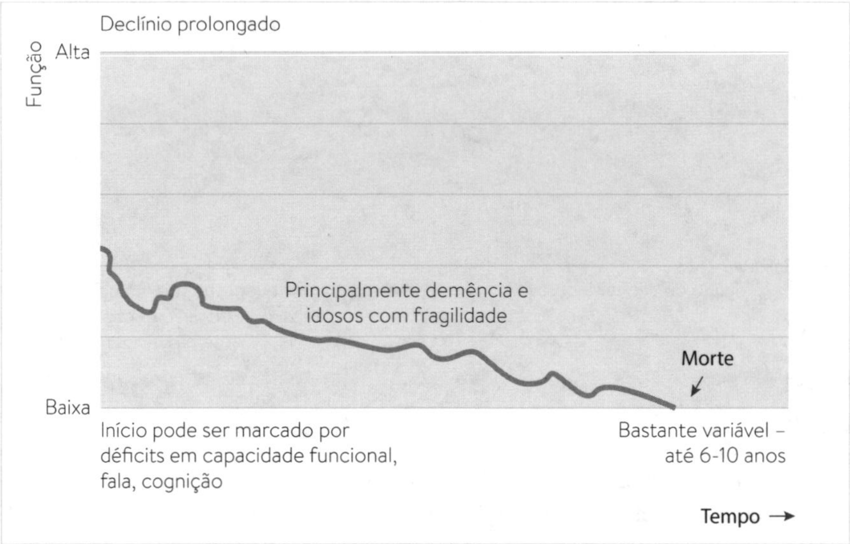

Figura 5

DADOS EPIDEMIOLÓGICOS

A Figura 6 mostra as dez principais causas de morte no Brasil, segundo o DATASUS.[9]

A seguir, ilustramos os três padrões das trajetórias de evolução através de exemplos de doenças comuns. É necessário que se compreenda as particularidades da evolução natural das diversas doenças incluídas nos padrões para uma melhor avaliação de cada paciente e de sua trajetória. Os exemplos aqui mencionados têm o objetivo de ilustrar didaticamente as generalidades de cada um dos padrões e as informações contidas aqui não esgotam as informações necessárias para o bom planejamento do cuidado.

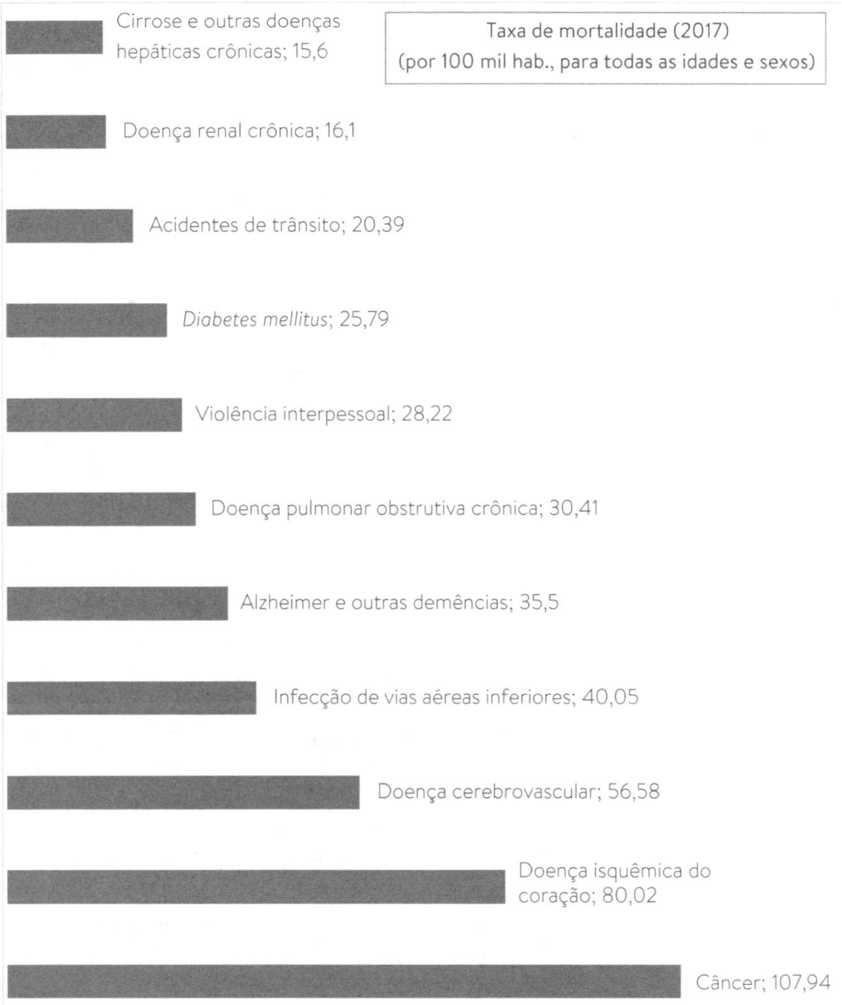

Figura 6

TRAJETÓRIA COM DECLÍNIO ABRUPTO/DOENÇA ONCOLÓGICA → CÂNCER DE MAMA

O câncer de mama é uma das doenças em que os pacientes foram mais beneficiados pela incorporação de novos agentes e terapias-alvo ao arsenal de tratamento.[10] A estimativa geral de sobrevida, que fica em torno de três anos, pode variar de meses a vários anos a depender do subtipo, tratamentos recebidos e resposta individual.

A maior parte dos pacientes com câncer de mama metastático recebe tratamento sistêmico, consistindo em hormonioterapia, quimioterapia, terapias-alvo e tratamento de suporte.

Em pacientes com funcionalidade preservada e boa qualidade de vida, intercorrências agudas devem ser tratadas (incluindo medidas invasivas em caso de necessidade e compatibilidade com valores do paciente), pois o prognóstico estimado é de anos.

Com a progressão de doença, perda de funcionalidade e esgotamento das linhas de tratamento disponíveis, a abordagem de cuidado focado em sintomas ganha importância progressivamente e o planejamento avançado se torna crítico para ajustar as escolhas de tratamento aos desejos e valores do paciente.

A Tabela 4 descreve características clínicas que apresentaram associação com sobrevida de 6 meses ou menos.

Tabela 4

Câncer metastático com uma ou mais das seguintes características (qualquer subtipo):	KPS <60 (*ECOG performance status* > 2) Cálcio sérico > 11,2 mg/dL Compressão medular comprometendo deambulação Proteína C-reativa > 10 mg/L e albumina sérica < 3,5 g/dL Metástases peritoneais ou meníngeas
Câncer de mama metastático com três ou mais das seguintes características (qualquer subtipo):	KPS < 80 (*ECOG performance status* ≥ 2) DHL sérico > 500 UI/L Metástase hepática Ao menos 2 sítios de metástase Intervalo livre de doença do diagnóstico até a doença metastática < 24 meses Doença recorrente ou refratária após quimioterapia inicial Tumor com receptores de estrógeno e progesterona negativos (ambos)
Câncer de mama com metástases cerebrais e uma ou mais das seguintes características:	KPS < 80 (*ECOG performance status* ≥2) ≥ 2 metástases cerebrais + metástases extracranianas Tumor com receptores de estrógeno e progesterona negativos (ambos)
Câncer de mama metastático com uma ou mais das seguintes características:	KPS < 60 (*ECOG performance status* >2) Cálcio sérico > 11,2 mg/dL Compressão medular comprometendo deambulação Proteína C-reativa > 10 mg/L e albumina sérica < 3,5 g/dL Metástases peritoneais ou meníngeas

Adaptada de Salpeter SR, Malter DS, Luo EJ, et al. Systematic review of cancer presentations with a median survival of six months or less. J Palliat Med. 2012;15:175.

TRAJETÓRIA DE FALÊNCIAS ORGÂNICAS → INSUFICIÊNCIA CARDÍACA (IC)

Para um maior detalhamento deste tópico, confira o capítulo "O paciente com falências orgânicas".

A IC, assim como as outras falências orgânicas, tem um padrão de evolução semelhante ao descrito na Figura 4. A Figura 7 descreve melhora da relação entre evolução da doença, qualidade de vida do paciente e intensidade do cuidado.[11]

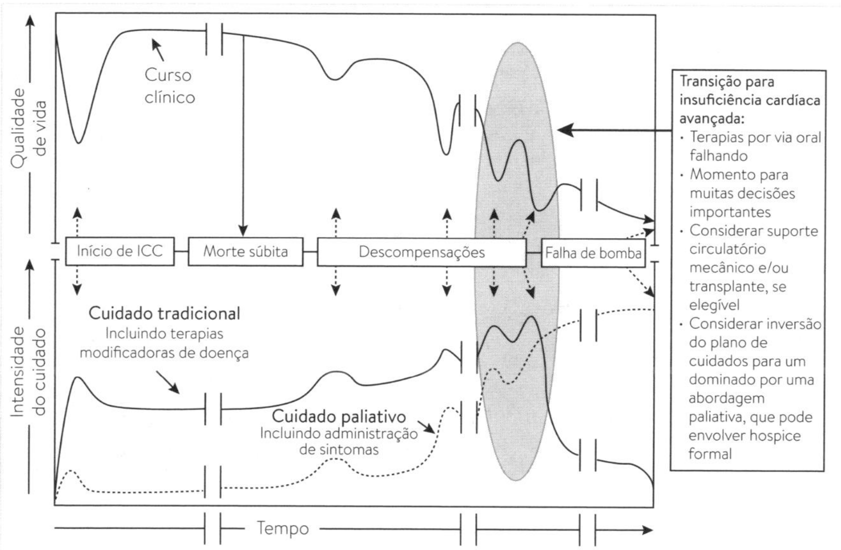

Figura 7 ICC: insuficiência cardíaca congestiva.

Os critérios propostos para encaminhamento ao serviço de cuidados paliativos na IC no tempo correto, evitando que essa ação seja feita em momento muito tardio, são expostos na Tabela 5.[12]

Tabela 5 "*I Need Help*" (mnemônico)

I	Inotrópicos	Uso prévio ou atual de dobutamina, milrinona, dopamina ou levosimendan
N	Classe funcional NYHA/ peptídeos Natriuréticos	Classe funcional III ou IV persistente ou elevação de BNP ou NT-proBNP

(continua)

Tabela 5 "*I Need Help*" (mnemônico) *(continuação)*

E	Falência orgânica (*End-organ dysfunction*)	Disfunção renal ou hepática no contexto de IC
E	Fração de Ejeção	Muito baixa, < 20%
D	Choque de Desfibrilador	Desfibrilação apropriada e recorrente
H	Hospitalização	> 1 hospitalização por IC nos últimos 12 meses
E	Edema/Escalonamento de diuréticos	Sobrecarga de volume persistente e/ou aumento da necessidade de diurético
L	Pressão arterial baixa (*Low*)	Pressão arterial (PA) baixa persistente, com PA sistólica < 90-100 mmHg
P	Medicação Prognóstica	Inabilidade para titular, ou necessidade de reduzir/retirar iECA, betabloqueador, antagonista de mineralocorticoide, inibidor de receptor da angiotensina neprisilina

BNP: *B-type natriuretic peptide*; IC: insuficiência cardíaca; iECA: inibidor da enzima de conversão da angiotensina; NT-ProBNP: *N-terminal pro b-type natriuretic peptide*; NYHA: *New York Heart Association Functional Classification.*

TRAJETÓRIA DE DEMÊNCIA/FRAGILIDADE → DEMÊNCIA DE ALZHEIMER

A escala *Functional Assessment Staging*[13] (FAST) avalia a evolução de declínio de funcionalidade do paciente, com base nos critérios descritos na Tabela 6 (tradução livre).

Tabela 6 Escala *Functional Assessment Staging* (FAST) (tradução livre)

Estágio	Características	Diagnóstico clínico
1	Sem perda de funcionalidade	Normal
2	Perda de memória subjetiva para nomes, palavras, local em que guardou objetos, compromissos. Sem perda de funcionalidade objetiva	Idoso normal
3	Déficits observados no trabalho ou contexto social. Esquecimento de encontros importantes, havendo declínio de produtividade. Alterações notadas em viagens a locais não familiares	Demência de Alzheimer inicial
4	Déficit na performance de tarefas complexas da vida diária como pagamento de contas, dificuldade para planejar e preparar refeição, realizar compras	Demência de Alzheimer leve

(continua)

Tabela 6 Escala *Functional Assessment Staging* (FAST) (tradução livre) *(continuação)*

Estágio	Características	Diagnóstico clínico
5	Dificuldade para escolher as próprias roupas. Auxílio para tarefas é necessário. Precisa de ajuda para escolha de roupas de acordo com a temporada, começa a esquecer de tomar banho regularmente e perde a capacidade para dirigir	Demência de Alzheimer moderada
6	• 6a. Assistência para se vestir • 6b. Assistência para tomar banho • 6c. Assistência para higiene pessoal • 6d. Incontinência urinária • 6e. Incontinência fecal	Demência de Alzheimer moderada
7	• 7a. Discurso limitado a aproximadamente 6 palavras ao longo de um dia • 7b. Vocabulário ininteligível, limitado a uma única palavra ao longo de um dia • 7c. Perda da habilidade de deambular • 7d. Perda da habilidade de sentar • 7e. Perda do sorriso social • 7f. Perda da sustentação cervical	Demência de Alzheimer avançada

Estudo norte-americano que acompanhou 323 residentes de instituições de longa permanência, portadores de demência avançada, com o objetivo de descrever a evolução clínica e causa de morte, evidenciou os seguintes fatos:[14]

- Durante o período de 18 meses do estudo, 55% dos pacientes da coorte faleceram, com sobrevida média de 1,3 ano.
- Infecções e problemas de alimentação foram as complicações mais comuns. Durante o estudo, 41% dos residentes apresentaram pneumonia, 51% tiveram episódio febril e 86% desenvolveram problemas de alimentação.
- Infecções e problemas de alimentação foram associados a maior mortalidade. A mortalidade em seis meses ajustada após o desenvolvimento de pneumonia, episódio febril e problema de alimentação foi de 47%, 45% e 39%, respectivamente.[15]

CONCLUSÃO

No contexto do atendimento do paciente crítico, além de entender o motivo que levou o paciente a procurar o atendimento, é de suma importância entender em que momento da trajetória de uma doença crônica o paciente se encontra. Os dados expostos neste capítulo são importantes para a construção de um plano de cuidados que seja alinhado aos valores do paciente, ao estágio de doença e que permita uma alocação racional de recursos. A despeito do curto tempo que o emergencista e o intensivista possuem para tomar as decisões, o acesso a essas informações de forma rápida pode ser decisivo para uma acertada tomada de decisão.

REFERÊNCIAS BIBLIOGRÁFICAS

1. Murray AS, Kendall M, Boyd K, Sheikh A. Illness trajectories and palliative care. BMJ. 2005;330:1007-11.
2. Gómez-Batiste X, Connor S, Murray S, Krakauer E, Radbruch L, Luyirika E, et al. Principles, definitions and concepts. In: Gómez-Batiste X, Connor S. Building integrated palliative care programs and services. 1.ed. Catalonia: Liberdúplex; 2017. p. 45-62.
3. Victoria Hospice Society. Palliative Performance Scale (PPSv2) vol 2004. Victoria Hospice Society; 2001.
4. Yates JW, Chalmer B, McKegney FP. Evaluation of patients with advanced cancer using the Karnofsky performance status. Cancer. 1980;45:2220.
5. Oken MM, Creech RH, Tormey DC, et al. Toxicity and response criteria of the Eastern Cooperative Oncology Group. Am J Clini Oncol. 1982;5:649.
6. Murtagh FEM, Preston M, Higginson I. Patterns of dying: palliative care for non-malignant disease. Clin Med. 2004;1(4):39-44.
7. Lunney JR, Lynn J, Foley DJ, Lipson S, Guralnik JM. Patterns of functional decline at the end of life. JAMA. 2003;289(18):2387-92.
8. Murray AS. Care for all at the end of life. 2008 Apr 26;336(7650):958-9.
9. Secretaria de Vigilância em Saúde. Análise de saúde e vigilância de doenças não transmissíveis. Acesso em 16/8/20. Disponível em: http://svs.aids.gov.br/dantps/centrais-de-conteudos/paineis-de-monitoramento/mortalidade/gbd-brasil/principais-causas/>.
10. Chia SK, Speers CH, D'yachkova Y, et al. The impact of new chemotherapeutic and hormone agents on survival in a population-based cohort of women with metastatic breast cancer. Cancer. 2007;110:973.
11. Baumwol J. 'I need help' – a mnemonic to aid timely referral in advanced heart failure. Journal of Heart and Lung Transplantation. 2017;36(5):593-4.
12. Stuart B. The NHO medical guidelines for non-cancer disease and local medical review policy: hospice access for patients with disease other than cancer. Hosp J. 1999.
13. Allen LA, Stevenson LW, Grady KL, Goldstein NE, Matlock DD, Arnold RM, et al. Decision making in advanced heart failure. A scientific statement from the American Heart Association. Circulation. 2012;125(15):1928-52.
14. Sclan SG, Reisberg B. Functional Assessment Staging (FAST) in Alzheimer's disease: reliability, validity, and ordinality. Int Psychogeriatrics. 1992;4(1):55-69.
15. Mitchell SL, Teno JM, Kiely DK, Shaffer ML, Jones RN, Prigerson HG, et al. The clinical course of advanced dementia. N Engl J Med. 2009;361(16):1529.

4
Atendimento pré-hospitalar

Saionara Maria Nunes Nascimento

Luzia é uma senhora de 74 anos, com diagnóstico de câncer de mama há 2 anos. Há 6 meses está acamada e necessita de ajuda para tomar banho e se alimentar. Foram descobertas metástases ósseas e cerebrais. Ela sente dores intensas no corpo, mesmo fazendo uso de diversas medicações. Hoje Luzia não conseguiu dormir devido à dor e seus filhos acionaram o SAMU.

INTRODUÇÃO

O atendimento pré-hospitalar (APH) é definido no Brasil a partir da Portaria n. 2.048, de 5 de novembro de 2002, que estabelece o Regulamento Técnico dos Sistemas Estaduais de Urgência e Emergência. Essa Portaria categoriza o APH em dois grupos: fixo e móvel. Neste capítulo iremos direcionar a discussão para o atendimento realizado pelo APH móvel, que é assim descrito:

> CAPÍTULO IV - ATENDIMENTO PRÉ-HOSPITALAR MÓVEL
>
> Considera-se como nível pré-hospitalar móvel na área de urgência, o atendimento que procura chegar precocemente à vítima, após ter ocorrido um agravo à sua saúde (de natureza clínica, cirúrgica, traumática, inclusive as psiquiátricas), que possa levar a sofrimento, sequelas ou mesmo à morte, sendo necessário, portanto, prestar-lhe atendimento e/ou transporte adequado a um serviço de saúde devidamente hierarquizado e integrado ao Sistema Único de Saúde.

Existem no mundo diversos modelos de APH. Sua história se iniciou em tempos de guerra, quando as remoções rápidas de soldados feridos em combate para unidades hospitalares demonstraram aumentar a sobrevida. Assim, a história do APH surge no contexto do trauma, com a perspectiva de remoção imediata para unidade de tratamento definitivo, por equipe apta a realizar remoção rápida e segura do doente, e entregá-lo vivo para o atendimento médico. Esse modelo ainda predomina em países como os Estados Unidos.

Posteriormente, com as mudanças no perfil populacional e de adoecimento, surgiram serviços de APH voltados ao atendimento de doentes clínicos, que se basearam na presença de médicos nas unidades móveis, possibilitando início de tratamento e tomadas de decisão *in loco*, com remoção apenas de acordo com a indicação do próprio médico. Esse é um modelo predominante em países como a França.

No Brasil, o serviço público mais amplo de APH móvel é o Serviço de Atendimento Móvel de Urgências (SAMU), que é um misto desses modelos. O SAMU conta primordialmente com unidades de suporte básico, compostas por um condutor socorrista e um técnico de enfermagem; e com unidades de suporte avançado, compostas por um condutor socorrista, um enfermeiro e um médico. Alguns municípios possuem também o suporte intermediário, que conta com um enfermeiro, um técnico e um condutor socorrista.

Essa trajetória histórica do APH construiu entre os profissionais socorristas um *mindset* baseado sobretudo em estratégias de salvamento e manutenção da vida no ambiente pré-hospitalar, com remoção rápida para uma unidade de cuidados definitivos que disponha de recursos avançados para tratamento, suporte artificial e/ou tomada de decisão.

Entretanto, à medida que passamos por uma transição demográfica e epidemiológica, profissionais do APH têm se deparado com aumento na complexidade de questões éticas relacionadas ao atendimento de pacientes com doenças crônicas, não curáveis, em estágios avançados.

Um estudo qualitativo realizado na África do Sul entrevistou profissionais do APH sobre a sua percepção quanto à necessidade de cuidados paliativos na sua rotina, e identificou unanimidade quanto ao reconhecimento da sua importância na garantia dos princípios de não maleficência, beneficência e autonomia dos pacientes; além do reconhecimento da necessidade premente do treinamento dos profissionais e da criação de protocolos.

O APH é, muitas vezes, o contato inicial de um paciente com o sistema de saúde. Uma conduta definida neste momento pode ser determinante para a linha de cuidado subsequente desse paciente. Se por um lado lidamos com restrição de recursos humanos, instrumentais e de tempo, sobretudo não dispondo da longitudinalidade do cuidado, por outro temos acesso ao espaço mais íntimo da vida das pessoas, e o compartilhamento destas emoções *in loco* pode ser uma ferramenta preciosa para a construção de uma decisão congruente com os valores do paciente.

Ao chegar no local, a equipe avançada do APH foi recebida por Julia e Marcos, filhos de Luzia. Julia, muito chorosa, e Marcos, agitado, pediam que "pelo amor de Deus, alguém ajudasse sua mãe".
Luzia estava deitada em seu quarto, muito gemente. A enfermeira da equipe imediatamente se aproximou e viu sobre a cômoda comprimidos de morfina. Julia informou que Luzia usava 10 mg de morfina a cada 6 horas. A enfermeira preparou um *bolus* de morfina conforme a orientação do médico da equipe, de 5 mg (equivalente a aproximadamente 15 mg de morfina oral). Preparou ainda dipirona e dexametasona. Vendo que Luzia estava muito emagrecida e desidratada, optaram por administrar a medicação por via subcutânea. Apenas após a segunda dose da medicação ela teve alívio da dor.

RECONHECENDO O PACIENTE COM INDICAÇÃO DE CUIDADOS PALIATIVOS

O reconhecimento de que se trata de um paciente com indicação de cuidados paliativos não difere em relação aos contextos hospitalares. Devemos utilizar critérios objetivos, discutidos em capítulo específico deste livro.

O APH, entretanto, nos permite fazer uma avaliação visual do ambiente em que o paciente se insere, de modo que a identificação de aparelhos hospitalares como cama, cilindros de oxigênio, cadeira para banho, dieta enteral e outros, podem nos auxiliar na rápida percepção quanto à necessidade de levantar esta discussão.

Após controlada a dor de Luzia, a equipe conseguiu colher melhor a história. Julia, Marcos e Luzia estavam mais calmos. Explicaram que Luzia estava em acompanhamento pela equipe de Cuidados Paliativos, que os tratamentos de quimioterapia não funcionaram, e que agora ela fazia radioterapia na coluna para controlar a dor, mas que alguns dias eram piores que outros. Eles não tinham o telefone da equipe que acompanhava Luiza e, sendo noite, não era possível localizá-los. Quando questionados sobre ir para o hospital, Luzia foi categórica em recusar. Preferia passar todo o tempo que lhe restava em casa, mesmo que tivesse que enfrentar a dor. Para ela, estar no hospital significava estar longe dos seus.

SITUAÇÕES DE EMERGÊNCIA

Dados internacionais mostram que a maior parte dos chamados às equipes de APH no que tange a pacientes com critérios de cuidados paliativos é feita para atendimento a pacientes com câncer, demência e doenças cardiovasculares em estágios avançados, além de atendimento a idosos frágeis.

Os principais sintomas apresentados não diferem daqueles que levam pacientes com essas condições a buscarem unidades hospitalares: dispneia, dor não controlada, crises convulsivas, hemorragias, alteração do nível de consciência e ansiedade.

O manejo dessas condições deve ser dominado pelas equipes de APH, que deve ter acesso aos recursos farmacológicos e não farmacológicos para prover o melhor cuidado aos pacientes. A discussão acerca do manejo desses sintomas é feita em capítulos específicos deste livro.

Ao chegar em uma cena de atendimento, a equipe de APH deve fornecer suporte não invasivo imediato aos pacientes, conforme indicação. Porém, a decisão quanto à instituição de medidas invasivas e à remoção do paciente deve ser tomada com segurança e cautela após conhecer a história do paciente.

Os filhos de Luzia, mesmo assustados, apoiaram a decisão da mãe. A equipe, então, acolheu a decisão da paciente e da sua família. Para viabilizar uma estadia em casa com melhor qualidade, revisaram as medicações de dor de Luzia. Otimizaram a dose da morfina, orientaram o uso correto de doses de resgate, bem como orientaram sobre efeitos colaterais e sinais de intoxicação – tudo detalhado e por escrito. Por fim, o médico entregou a Julia um breve relatório do atendimento, para que pudesse mostrar aos médicos da sua mãe na próxima consulta, e os orientou a chamar novamente o APH caso fosse necessário.

REMOÇÃO DO PACIENTE

A tomada de decisão quanto à remoção do paciente para uma unidade de saúde fixa ou à sua permanência em domicílio deve ser compartilhada. É indispensável compreender em que estágio da trajetória de doença o paciente se encontra e reconhecer se o paciente está apresentando um evento agudo reversível, descompensação da doença de base ou evolução para fase ativa de morte.

Neste quesito, pacientes que já têm diretivas antecipadas discutidas com suas equipes assistentes são de mais simples manejo. Para aqueles que nunca tiveram o cuidado paliativo abordado pode ser muito difícil optar pela não remoção independentemente do estágio em que se encontrem.

Sempre que possível, a equipe de APH deve estabelecer contato com a equipe de saúde que acompanha o paciente e discutir a melhor conduta, considerando o bem-estar do paciente e de seus cuidadores, além de garantir sua reavaliação e seguimento.

Ao decidir remover um paciente do seu domicílio é preciso ter em mente que a mobilização e a transferência do paciente podem ser dolorosas, assim como o desconforto gerado pelo balanço da ambulância, acarretando sofrimento. Devemos ponderar ainda os riscos de uma internação hospitalar. Por fim, caso optado por remoção, deve-se sempre dar preferência ao encaminhamento para uma unidade onde o paciente já realize acompanhamento.

Entretanto, para muitos pacientes permanecer em domicílio em sua fase final de vida é um valor primordial. Para isso, é necessário garantir que haja compreensão dos cuidadores quanto à situação clínica do paciente, possibilitando que reconheçam e possam ofertar medidas para controle adequado dos sintomas.

É indispensável acessar a condição emocional desta família, pois lidar com a morte é difícil. Redes de apoio frágeis podem ser dificultadores da permanência em domicílio de pacientes em fase final de vida.

Uma vez optado por permanecer em domicílio, um plano de controle dos sintomas agudizados deve ser traçado. A família deve estar orientada que, em caso de dificuldade ou nova demanda, o serviço de APH poderá ser acionado novamente.

Após algumas semanas, o APH foi novamente acionado para atender um chamado naquele domicílio. Acionamento para PCR. Ao chegar no local, a equipe avançada, enquanto adentrava o domicílio, perguntou sobre o ocorrido. Os filhos informaram que ela tinha câncer com metástase e que hoje pela manhã, ao acordarem, chamaram-na e ela não respondia mais. Ao monitorizar a paciente, identificaram assistolia.

PARADA CARDIORRESPIRATÓRIA

O acionamento para atendimento a um paciente em parada cardiorrespiratória (PCR) é uma das situações mais críticas para as equipes de APH, pois o sucesso do seu tratamento está diretamente relacionado ao tempo-resposta e ao direcionamento efetivo de esforços. É crítico, ainda, reconhecer se uma situação se trata de PCR ou óbito.

Segundo a American Heart Association (AHA), PCR é a interrupção súbita e inesperada da atividade cardíaca mecânica, confirmada pela ausência de sinais circulatórios. Muitos dos pacientes para os quais as equipes de APH são acionadas estão, na verdade, passando pela evolução natural das doenças e o evento de supressão de sinais circulatórios não é súbito, tampouco inesperado, caracterizando assim óbito e não PCR.

Entretanto, o reconhecimento imediato dessas diferenças pode ser difícil. Diversos estudos vêm sendo realizados com o objetivo de identificar critérios que indiquem que a reanimação cardiopulmonar (RCP) pode ser considerada fútil ou danosa.

Segundo o Conselho Europeu de Ressuscitação, são critérios inequívocos de contraindicação à RCP qualquer situação em que a segurança da equipe não possa ser garantida; a presença de injúria letal óbvia (ex.: decapitação, hemicorporectomia) ou sinais de morte irreversível (ex.: *rigor mortis*, putrefação); e a existência de diretiva antecipada que recomende contra a RCP.

Atualmente são considerados fatores de mau prognóstico na PCR extra-hospitalar a PCR não ter sido presenciada, o paciente estar em ritmo não chocável e a não realização de compressão torácica antes da chegada do APH. Os *guidelines* atuais das sociedades de reanimação incorporam esses conceitos às chamadas TOR (*Termination of Resuscitation Rules*). Entretanto, o grau de recomendação é fraco e o nível de evidência é baixo, destacando sempre que deve haver avaliação de múltiplos fatores.

Não iniciar ou encerrar a RCP são decisões diferentes. As equipes de APH constantemente têm poucas informações ao chegar no local, o que torna ainda mais difícil a conduta. Não raro, as equipes iniciam a RCP e colhem informações no transcorrer do procedimento, permitindo decisões mais embasadas.

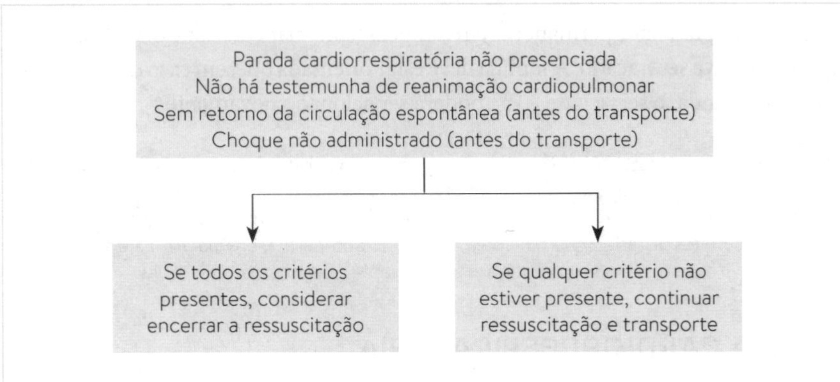

Figura 1 *Termination of Resuscitation* do ACLS. Adaptada de American Heart Association.

Um estudo realizado na Suécia em 2015 avaliou a relação entre idade avançada e morbimortalidade em pacientes com PCR extra-hospitalar. Concluiu que a idade, apesar de ter se correlacionado com maior mortalidade, não se correlacionou com piores desfechos neurológicos em pacientes que tiveram retorno à circulação espontânea. Assim, questiona o uso da idade como fator isolado para contraindicação de RCP e recomenda a individualização da conduta.

Outro estudo, realizado na Escócia, correlacionou critérios do SPICT com risco de RCP fútil em pacientes com PCR extra-hospitalar. Segundo esse estudo, a presença de um número ≥ 3 critérios do SPICT demonstrou relação com risco de futilidade na reanimação, com apenas 2,5% dos pacientes sobrevivendo à alta hospitalar.

Em 2018, um estudo publicado por uma equipe japonesa apresentou uma ferramenta de aplicação simples e rápida para o reconhecimento de RCP fútil no APH. Foram analisadas todas as PCR registradas na base de dados nacional do Japão em um período e realizada análise de regressão logística multivariada para identificação de critérios relacionados a óbito, estado vegetativo persistente e sobrevida com dependência absoluta para atividades básicas. Foi elaborado o critério de Bokutoh, segundo o qual a presença dos 3 itens indica futilidade na realização de RCP no APH – probabilidade < 1% de sobrevida com bom estado neurológico em 30 dias. Esse critério ainda não está validado para uso no Brasil, porém pode auxiliar a tomada de decisão.

É importante ter em mente que não se deve realizar uma RCP parcial ou de má qualidade, prática conhecida como "*slow code*", a fim de gerar a falsa sensação de ter prestado suporte. Existem inúmeros problemas éticos relacionados a essa prática. Se a equipe não está confortável em contraindicar a RCP ou encerrá-la, o procedimento de reanimação deve ser realizado de forma padrão.

Tabela 1 Critérios de Bokutoh

▪ Idade ≥ 73 anos
▪ Ritmo inicial não chocável
▪ Parada cardiorrespiratória não presenciada

A equipe não indicou RCP, entendendo que se tratava de evolução natural da doença. Foi constatado óbito. Chamaram os filhos no cômodo ao lado e comunicaram a triste notícia. Apesar de angustiados, já esperavam por isso.

Luzia tinha acompanhamento médico especializado, e sua Equipe de Saúde da Família também a visitava regularmente. Assim, a equipe de APH orientou Pedro e Luana, sobrinhos de Luzia, que se dispuseram a auxiliar com as questões burocráticas, com anuência dos filhos, a entrarem em contato com a Unidade de Saúde da Família para que fosse realizada a declaração de óbito.

ÓBITO

Morrer em casa não é um processo simples no Brasil. A burocracia e falta de celeridade podem causar muita angústia e sofrimento às famílias. Por isso, é indispensável que as equipes de APH estejam aptas a ofertar todo o suporte, acolhimento e informações necessárias.

Ao constatar um óbito em domicílio não suspeito de causa externa, a equipe do APH deve prestar assistência à família. A comunicação do óbito deve ser feita de forma cuidadosa, porém clara. Auxiliar colocando a pessoa falecida no cômodo mais adequado da casa e remover roupas e fômites com sujidades pode ser uma demonstração de apoio e respeito.

A equipe deve preencher um documento de constatação do óbito e fornecer uma cópia para a família. É fundamental orientar com clareza os familiares que estiverem mais calmos e demonstrarem maior capacidade resolutiva para o momento. Idealmente, duas pessoas devem ser orientadas e o entendimento acerca das orientações deve ser checado ativamente.

Em se tratando de morte de causa natural em que a equipe do APH esteja confortável em estabelecer a causa básica da morte, caso a equipe disponha de DO, é possível fornecer o documento à família neste momento. Caso não seja possível e a pessoa falecida seja acompanhada por uma equipe de saúde, o médico desta equipe deverá ser acionado para que emita a declaração de óbito (DO). Equipes de Saúde da Família responsáveis pelo território podem ser acionadas.

Caso a pessoa não tenha esse acompanhamento ou não seja possível acionar a equipe, a família deve ser orientada que é necessário encaminhar o corpo do seu ente ao Serviço de Verificação de Óbito (SVO) para realização de necropsia e posterior emissão de DO.

Nas grandes cidades, o acionamento deste fluxo se dá com a orientação de que um familiar do falecido busque a Delegacia de Polícia do território, portando o documento emitido pelo APH e um documento oficial da pessoa falecida, e realize um boletim de ocorrência (BO). Após a abertura do BO será encaminhado ao domicílio o serviço de transporte para remoção do corpo e encaminhamento ao Serviço de Verificação de Óbito (SVO). Caso o município não disponha de SVO, a Secretaria Municipal de Saúde deve designar um médico responsável pelo fornecimento da DO.

Esse fluxo pode variar entre municípios, por isso é importante conhecer a orientação do local onde o profissional atua.

Uma vez com a DO em mãos, a família deverá entrar em contato com uma agência funerária para dar seguimento aos ritos fúnebres.

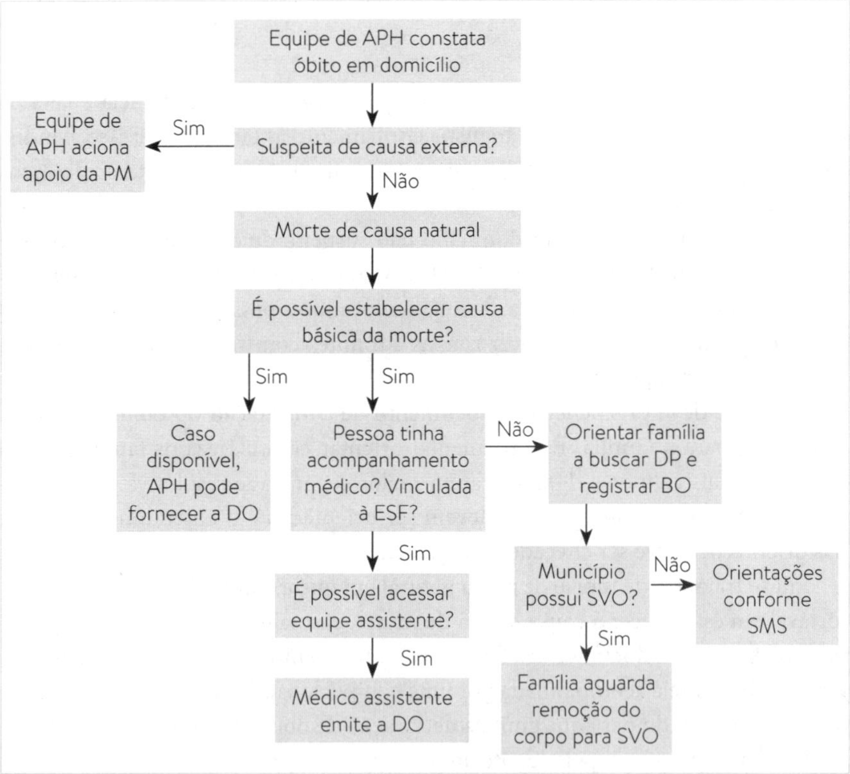

Figura 2 Fluxograma para assistência ao óbito em domicílio. APH: atendimento pré-hospitalar; BO: boletim de ocorrência; DO: Declaração de Óbito; DP: delegacia de polícia; ESF: equipe de saúde da família; PM: Polícia Militar; SMS: Secretaria Municipal de Saúde; SVO: Serviço de Verificação de Óbito.

REFERÊNCIAS BIBLIOGRÁFICAS

1. Zanders R, Druwé P, Van Den Noortgate N, Piers R. The outcome of in- and out-hospital cardiopulmonary arrest in the older population: a scoping review. Eur Geriatr Med. 2021 Aug;12(4):695-723.
2. Carron PN, Dami F, Diawara F, Hurst S, Hugli O. Palliative care and prehospital emergency medicine: analysis of a case series. Medicine (Baltimore). 2014 Nov;93(25):e128.
3. Libungan B, Lindqvist J, Strömsöe A, Nordberg P, Hollenberg J, Albertsson P, et al. Out-of-hospital cardiac arrest in the elderly: A large-scale population-based study. Resuscitation. 2015 Sep;94:28-32.
4. Druwé P, Benoit DD, Monsieurs KG, Gagg J, Nakahara S, Alpert EA, et al.; REAPPROPRIATE Study Group. Cardiopulmonary resuscitation in adults over 80: Outcome and the perception of appropriateness by clinicians. J Am Geriatr Soc. 2020 Jan;68(1):39-45.
5. Cokljat M, Lloyd A, Clarke S, Crawford A, Clegg G. Identifying patients at risk of futile resuscitation: palliative care indicators in out-of-hospital cardiac arrest. BMJ Support Palliat Care. 2019 Sep 17:bmjspcare-2019-001828.
6. Mentzelopoulos SD, Couper K, Voorde PV, Druwé P, Blom M, Perkins GD, et al. European Resuscitation Council Guidelines 2021: Ethics of resuscitation and end of life decisions. Resuscitation. 2021 Apr;161:408-32.
7. Shibahashi K, Sugiyama K, Hamabe Y. A potential termination of resuscitation rule for EMS to implement in the field for out-of-hospital cardiac arrest: An observational cohort study. Resuscitation. 2018 Sep;130:28-32.
8. Gage CH, Geduld H, Stassen W. South African paramedic perspectives on prehospital palliative care. BMC Palliat Care. 2020 Oct 8;19(1):153.
9. Panchal AR, Bartos JA, Cabañas JG, Donnino MW, Drennan IR, Hirsch KG, et al.; Adult Basic and Advanced Life Support Writing Group. Part 3: Adult Basic and Advanced Life Support: 2020 American Heart Association Guidelines for Cardiopulmonary Resuscitation and Emergency Cardiovascular Care. Circulation. 2020 Oct 20;142(16_suppl_2):S366-S468.

5

O paciente instável

Sabrina Corrêa da Costa Ribeiro

INTRODUÇÃO – CASO CLÍNICO ILUSTRATIVO

Você está de plantão. O colega do pré-hospitalar traz a paciente Celeste de 92 anos, com queixa de dispneia. Ao exame físico dirigido, algumas coisas chamam a atenção. A paciente é monitorizada e tem pressão arterial de 70x40, extremidades frias, tempo de enchimento capilar aumentado e saturação de 82% em ar ambiente. Ela está desorientada, mas responde a comandos simples.

Esse breve exame permite identificar três disfunções: hemodinâmica, respiratória e neurológica. Somadas à idade, você estima uma situação de alta mortalidade, independentemente do diagnóstico.

Você pensa: esta é uma paciente grave. Preciso suplementar oxigênio com objetivo de saturação de 90%, vamos fazer uma expansão volêmica com 500 mL de Ringer lactato pelo choque, para restaurar a pressão arterial e melhorar a perfusão periférica.

Seu próximo pensamento é: se ela não melhorar, será que vou intubar uma paciente de 92 anos?

TOMADA DE DECISÃO DE FORMA EMERGENCIAL

Uma das situações mais difíceis para quem cuida do paciente crítico é tomar decisões relativas à instituição de suporte vital em pacientes com doenças crônicas em fase avançada, em extremos de idade, com funcionalidade comprometida ou outras situações em que o benefício dessas ações parece incerto.

Decisões em relação à instituição dessas medidas devem sempre ser individualizadas, levando em consideração algumas variáveis. O mnemônico SAVED resume essas variáveis que serão detalhadas uma a uma neste capítulo.

S (PERGUNTA SURPRESA)

Este paciente é candidato a cuidado paliativo?

O Capítulo 1 detalha indicadores gerais de que o paciente tem necessidades de cuidado paliativo. Existem vários grupos de critérios (NECPAL, ACEP, SPICT), mas em uma situação de emergência, eles podem ser pouco práticos. A pergunta surpresa (você se surpreenderia se este paciente morresse em um ano?) foi estudada em vários cenários como critério de indicação de cuidado paliativo e teve sua utilidade demonstrada para identificar pacientes com pior prognóstico na assistência primária, em pacientes dialíticos e em pacientes oncológicos ambulatoriais e em uma coorte recente de 10.737 pacientes acima de 65 anos que procuraram o departamento de emergência (DE).

Se você não se surpreenderia caso seu paciente morresse em um ano, isso não quer dizer necessariamente que esse paciente não é candidato a medidas invasivas, e sim que devemos ter um olhar voltado para cuidado paliativo e sempre levar em consideração se essas medidas são potencialmente benéficas e compatíveis com os valores e as prioridades do paciente.

No ambiente da emergência e UTI, essa pergunta pode ser reformulada para: "Você se surpreenderia se este paciente morresse nesta internação?". Estudos recentes demonstraram a utilidade dessa pergunta na predição de mortalidade tanto em 510 pacientes em unidade crítica de pronto-socorro como em 207 pacientes estudados em sala de emergência. Se a resposta for: "Não, eu não me surpreenderia se este paciente morresse nesta internação", o paciente pode se beneficiar de intervenções de cuidado paliativo ou de avaliação de especialistas em cuidado paliativo durante a hospitalização. Como é impossível formular um prognóstico exato em relação a tempo de sobrevida, pode ser útil expressar estimativas de sobrevida em intervalos: horas a dias, dias a semanas, meses a anos.

Aplicação ao caso clínico

A paciente Celeste apresenta fragilidade relacionada à idade sem outras comorbidades graves. No entanto, a gravidade do quadro inicial nos faz afirmar que: não, não nos surpreenderíamos se ela morresse nesta internação e dada a idade avançada e fragilidade, devemos considerar uma abordagem e acompanhamento de cuidado paliativo.

Idade é um fator prognóstico independente e um estudo recente demonstrou que de 35.306 pacientes acima de 65 anos submetidos a intubação orotraqueal no DE, em média sobrevivem com retorno para casa:

- 65-74 anos: 31%, n = 18.901.
- 75-79 anos: 23%, n = 7.708.

- 80-84 anos: 19%, n = 6.877.
- 85-90 anos 15%, n = 5.167.
- Acima de 90 anos 14%, n = 2.810.

Importante

Idade não deve ser utilizada como critério isolado para tomada de decisão. Variáveis como escores de fragilidade ou funcionalidade são mais adequadas para avaliar a situação basal do paciente e estimar prognóstico.

A (SITUAÇÃO AGUDA)

O que está acontecendo com a paciente hoje? Esta situação é reversível?

Se a situação aguda do paciente decorre da progressão de doença de base e não pode ser revertida dentro do que é compatível com os valores do paciente, medidas de suporte artificial não estão tecnicamente indicadas, conforme a Figura 1.

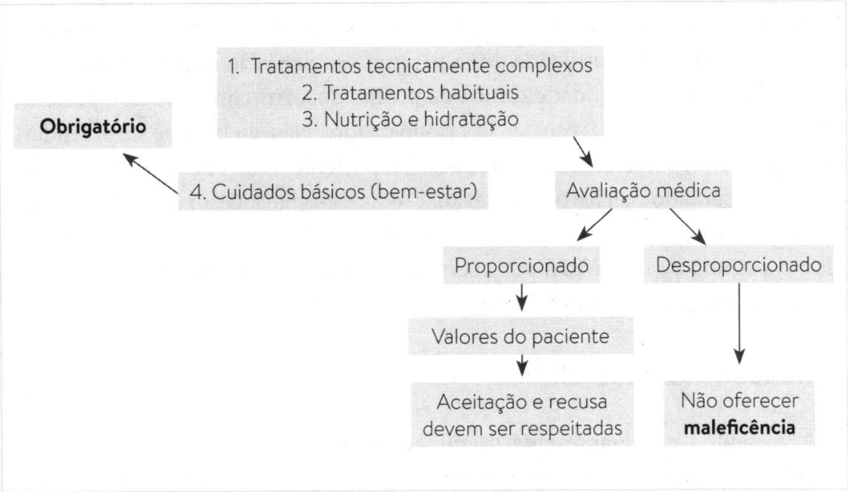

Figura 1 Escalonamento de cuidados. Adaptada de Lago. Med Pal;2006.

No entanto, mesmo em pacientes com idade avançada ou doença de base grave (cardiopatia avançada ou câncer metastático em paciente com funcionalidade preservada), na situação de uma doença aguda potencialmente reversível (pneumonia, embolia pulmonar), a instituição de medidas de suporte vital pode ser compatível com o desejo do paciente de prolongar a vida. Lembramos que se em um momento posterior essas medidas parecerem não ser mais benéficas, elas podem ser retiradas.

O diagnóstico da situação aguda é essencial para uma estimativa adequada de prognóstico e deve sempre ser investigado.

Exceções a essa regra são situações em que:

1. O paciente já se encontra em processo ativo de morte e provavelmente não se beneficiará desse diagnóstico.
2. Os meios necessários para diagnóstico ou o tratamento das condições mais prováveis não são compatíveis com os valores do paciente.

Aplicação ao caso clínico

A sra. Celeste apresentava um quadro agudo indiferenciado de choque e hipoxemia de instalação súbita sem febre ou queixas sugestivas de infecção (disúria, tosse produtiva, diarreia). Ao exame físico era evidente um edema assimétrico de membro inferior esquerdo. Foi feita a hipótese diagnóstica de embolia pulmonar e o diagnóstico presuntivo confirmado por sinais de trombose venosa profunda na ultrassonografia *point-of-care*.

Portanto, a sra. Celeste apresentava quadro agudo de uma doença potencialmente tratável (embolia pulmonar). Nesse contexto, devemos considerar instituir suporte vital, pois há a perspectiva de melhora do quadro agudo e posterior retirada desse suporte. O passo seguinte é avaliar se os riscos associados ao tratamento dessa doença aguda (trombólise + suporte vital invasivo) são compatíveis com os valores e objetivos de cuidado da paciente.

V (VALORES DO PACIENTE)

Para definição do melhor plano de cuidado é essencial compreender os valores e prioridades do paciente para avaliar qual das opções terapêuticas tem a maior probabilidade de atingir um desfecho que é o mais importante para o paciente ou, por outro lado, tem a menor probabilidade de levar a uma situação inaceitável para o paciente (p. ex., dependência ou comprometimento cognitivo duradouro).

Não devemos abordar as opções terapêuticas como itens em um cardápio – intubação ou não intubação, diálise ou não diálise –, pois estamos colocando sobre o paciente ou familiar o peso de uma decisão que deve ser técnica. Uma forma melhor de fazer essa discussão é trazer a biografia e conhecer o paciente para entender melhor quais são suas prioridades.

Outra "armadilha" é trazer o foco para o familiar: "o filho quer x, o marido deseja y". O papel da família é principalmente representar o paciente quando o próprio não tem condição de se expressar e nos ajudar, com seu conhecimento do paciente, a entender o que seria prioridade e o que seria inaceitável para ele.

Uma pergunta que muitas vezes traz respostas bastante elucidativas em relação aos valores e prioridades do paciente é: se o seu pai (marido, irmão) pudesse falar sobre sua doença e situação atual, o que ele nos diria? Essa pergunta permite que a família traga aspectos que nos ajudarão a compreender o que é prioridade e o que é inaceitável para ele, mesmo que o próprio paciente não possa se expressar.

Também é essencial ter um prognóstico realista. Lembramos o estudo citado que avaliou os desfechos de mais de 35.036 pacientes acima de 65 anos intubados por variadas causas no DE. Nesse estudo, os pacientes entre 80 e 84 anos apresentaram mortalidade hospitalar de 40% com 41% adicionais sendo transferidos para instituições de longa permanência, sendo que apenas 19% tiveram alta para casa. A idade não deve ser utilizada como critério isolado para tomada de decisão, porém colocamos esse estudo como uma ilustração de que se para um paciente muito idoso o único desfecho aceitável seria alta com independência funcional, a intubação em situação de emergência talvez tenha baixa probabilidade de trazer a esse paciente o benefício esperado.

Por outro lado, se para esse mesmo paciente entre 80-84 anos é mais importante preservar o convívio familiar e uma situação de dependência (seja ela provisória ou permanente) não é algo inaceitável, já pode fazer sentido um "*trial*" de intubação, pois existe uma chance razoável (41 + 19 = 60%) de que esse paciente tenha alta hospitalar.

É importante lembrar que sempre investiremos tudo e prestaremos todo o cuidado ao paciente. O que difere é se o objetivo desse investimento e cuidado será prolongar a vida ou melhorar a qualidade de vida. Na Tabela 1 são apresentadas algumas frases que devem ser evitadas.

Tabela 1

Em vez de:	Podemos falar:
Você quer que faça tudo? (Onde tudo é entendido como medidas invasivas)	Estamos muito preocupados com o estado do seu pai. O que precisamos saber para cuidar dele da melhor forma possível?
Por causa da idade do seu pai, não vamos mais investir nele.	Estamos em uma situação muito difícil, dada a condição de seu pai. Minha impressão é que a maior chance é dele não sobreviver, mesmo com todos os equipamentos. Minha preocupação é a de causar sofrimento a ele.

Aplicação ao caso clínico

A sra. Celeste estava acompanhada de sua filha e principal cuidadora, que chamaremos de Márcia. Ao conversar com Márcia, falei sobre a situação aguda e grave da sra. Celeste e expressei minha preocupação. Questionei quais eram as atividades diárias que davam prazer à sra. Celeste e que ela desejaria preservar. Márcia me disse que a sra. Celeste já apresentava dificuldade de deambular e encontrava prazer no convívio familiar. Ao perguntar sobre o marido da sra. Celeste, Márcia espontaneamente relatou que ele tinha tido uma morte prolongada, ligado a aparelhos e que havia sido uma situação muito sofrida para ela e para a mãe.

Perguntei se seria correto afirmar que a sra. Celeste não gostaria de passar por essa situação, de uma hospitalização prolongada ligada a aparelhos e Márcia afirmou taxativamente: "Deus me livre, minha mãe ficar ligada a aparelhos. Nem eu nem ela gostaríamos que isso acontecesse". Perguntei a Márcia se ela gostaria de compartilhar essa situação com algum outro familiar e me coloquei à disposição para conversar com essa pessoa se ela desejasse. Márcia respondeu: "Tenho um irmão, mas ele pensa como ela e como eu. Meu marido é médico, se a senhora puder conversar com ele creio que ele compreenderá melhor o que está acontecendo".

Desta conversa cheguei à conclusão de que, dada a experiência anterior vivida com o marido, condutas que levassem a sra. Celeste a uma hospitalização prolongada e ligada a aparelhos não seriam compatíveis com os valores e desejos dela.

E (ECOG/FUNCIONALIDADE, DISCUTINDO EM EQUIPE)

É importante discutir prognóstico em pacientes com doença avançada que procuram o DE ou são internados em unidades de terapia intensiva por alguns motivos: para auxiliar na decisão médica em relação à escolha do melhor tratamento de forma individualizada; para permitir que o paciente com risco de morte durante a hospitalização possa compartilhar esta informação com seus familiares se for seu desejo; e porque é direito do paciente solicitar ou recusar tratamentos que possam prolongar sua sobrevida às custas de maior sofrimento.

O fator prognóstico mais estudado e que nos auxilia a entender em que ponto da trajetória de doença o paciente (ver capítulo específico) se encontra é a capacidade funcional. Existem algumas escalas como a de Karnofsky, que vai de 0 a 100%, e o PPS, específico para cuidado paliativo. Por sua praticidade, sugerimos o uso do ECOG (*Eastern Cooperative Oncology Group*), que é simples e amplamente utilizado. Se o paciente passa mais de 50% do tempo restrito ao leito (ECOG igual ou maior que 3), a sobrevida geral é no geral inferior a um ano, estimada em meses. Escalas de fragilidade também são bastante utilizadas para essa finalidade e serão mais detalhadas no capítulo que aborda o paciente idoso.

Tabela 2

0	Assintomático, capaz de realizar todas as atividades sem restrições
1	Sintomático, mas ambulatorial, com restrição a atividade física extenuante, porém capaz de executar um trabalho leve ou de natureza sedentária (trabalhar em escritório, atividades leves de cuidado da casa)
2	Sintomático, < 50% do tempo na cama durante o dia (ambulatorial e independente para autocuidado, mas incapaz de desenvolver atividades de trabalho)
3	Sintomático, > 50% do tempo na cama, mas não completamente acamado (parcialmente capaz de autocuidado)
4	Acamado (completamente incapacitado para autocuidado, completamente confinado à cama)
5	Morte

O PPS (*Palliative Performance Scale*) é uma escala específica de cuidado paliativo, que embora seja mais complicada de memorizar e calcular, contempla elementos bastante simples (deambulação, ingesta oral, nível de consciência, autocuidado e grau de comprometimento pela doença) que podem ser questionados, documentados em prontuário e levados em conta para estimar prognóstico mesmo que não haja tempo de consultar a escala e dar a porcentagem exata.

As escalas de funcionalidade ajudam a identificar em que ponto da trajetória de doença o paciente se encontra e fornecem elementos para um prognóstico mais preciso.

Na emergência e UTI sempre trabalhamos em equipe e a discussão deve incluir todos os profissionais que participam do cuidado do paciente. Cada profissional traz elementos diferentes e todos são essenciais para construir o planejamento de cuidado mais adequado ao paciente.

Importante

Cabe à equipe aplicar a evidência científica desenvolvida de forma populacional à situação específica daquele paciente da melhor forma possível, conciliando tratamentos baseados na melhor evidência possível aos valores e biografia do paciente.

Aplicação ao caso clínico

De acordo com o relato de Márcia, a sra. Celeste era bastante lúcida, porém nos últimos dois anos havia começado a ter dificuldades para deambular e fazer as atividades de casa. Alimentava-se por via oral sem ajuda, se encaixando em um PPS de 60% e um ECOG 3. Não tinha nenhuma comorbidade mais grave, sendo o comprometimento funcional relacionado principalmente à fragilidade e limitação de deambulação.

Em discussão de equipe, conversamos sobre as opções de tratamento disponíveis para a situação aguda da sra. Celeste (embolia pulmonar com comprometimento hemodinâmico). Pelo que havia sido conversado com Márcia, suporte invasivo com intubação e drogas vasoativas não nos pareceu compatível com os objetivos de cuidado da sra Celeste. Consideramos a realização de trombólise, porém a paciente apresentava alguns fatores que a colocavam em risco para sangramento (idade avançada e uso de antiagregante) e consideramos que o risco de hemorragia intracraniana ou outro sangramento grave excederia o potencial benefício.

Optamos por investir em uma medida modificadora de doença de menor risco (anticoagulação plena com enoxaparina), controle de sintomas (morfina 2 mg para dispneia), uma prova de expansão volêmica (Ringer lactato 500 mL) e suporte respiratório não invasivo (oxigenoterapia com objetivo de saturação entre 90-93% e uma tentativa de ventilação não invasiva, caso a paciente tenha boa adaptação e se sinta confortável). A paciente foi admitida em uma unidade crítica.

D (O PACIENTE TEM CAPACIDADE DE DECISÃO? SE NÃO, QUEM O REPRESENTARÁ?)

Profissionais de saúde têm o dever legal e ético de garantir que os pacientes sejam informados e participem, em maior ou menor grau de acordo com a vontade deles, das decisões relativas a seu plano de cuidado. Esse dever deriva do direito do paciente à autonomia.

Para respeitar a autonomia do paciente devemos levar sempre em consideração o direito dele de expressar suas opiniões, de fazer escolhas e de agir com base em seus objetivos e valores.

Importante

Para que uma decisão seja autônoma, algumas características devem estar presentes:

- O paciente deve ter sido adequadamente informado.
- A escolha deve ser voluntária, sem qualquer tipo de coerção.
- A escolha deve vir de um raciocínio que faça sentido com os valores e prioridades do paciente.

A avaliação da capacidade para tomar decisões é parte da rotina dos profissionais de saúde. Ela pode ser definida mais claramente como a habilidade de compreender e avaliar a natureza e as consequências de decisões relacionadas à saúde.

O fato de um paciente discordar de um determinado tratamento indicado pelo médico não quer dizer que ele não tenha compreendido ou "não saiba tomar a melhor decisão". Se o paciente é capaz de:

- Comunicar claramente sua escolha;

- Compreender e repetir com suas próprias palavras as informações relevantes;
- Demonstrar entendimento da situação atual e de suas potenciais consequências;
- Embasar sua decisão de forma lógica e racional, pesando riscos e benefícios e demonstrando de que forma essa decisão contempla suas prioridades e valores.

Este paciente demonstra ser capaz de tomar decisões relativas a seu tratamento. Não é necessária avaliação de psiquiatra ou outro tipo de perito na grande maioria dos casos.

Importante

Mesmo pacientes sem plena capacidade de decisão devem ser ouvidos em relação a suas necessidades e prioridades.

Frases simples como: "estou com muita dor" ou "quero ir para casa" podem nos trazer elementos que auxiliem na tomada de decisão com o familiar que eventualmente nos auxiliar.

- Quando o paciente está incapaz de falar ou de tomar decisões clínicas complexas, se torna necessário o auxílio de alguém que conheça bem o paciente e/ou em quem ele tenha confiado o poder de decisão em relação a questões de saúde. Essa pessoa, mais do que decidir pelo paciente, deve nos auxiliar a compreender melhor os valores e a biografia do paciente para que em equipe seja possível entender qual plano de tratamento tem a maior probabilidade de trazer um desfecho favorável (atingir o desfecho desejado sem desrespeitar valores ou prolongar o sofrimento do paciente).

Aplicação ao caso clínico

A sra. Celeste foi trazida ao pronto-socorro pela filha Márcia, com quem morava e que era sua cuidadora principal, sendo, portanto, a escolha mais natural para trazer os valores e prioridades da sra. Celeste que auxiliaram na elaboração de um plano de tratamento compatível com esses valores.

Esse plano foi elaborado durante a conversa com a sra. Márcia, sendo compartilhado e aprovado por ela.

A sra. Celeste se encontrava sonolenta e ao ser questionada sobre o que a incomodava, não relatou ou confirmou ter tosse ou falta de ar, repetindo algumas vezes o nome da filha.

Entendemos que ela desejava a presença de Márcia e pedimos autorização para que Márcia pudesse ficar ao lado da sra. Celeste na sala de emergência o tanto quanto fosse possível.

CONCLUSÕES

- A tomada de decisões em pacientes instáveis é extremamente desafiadora. Dificilmente existe um único caminho correto a seguir e vários elementos devem ser levados em consideração.
- O acrônimo SAVED (pergunta Surpresa, situação Aguda, Valores do paciente, ECOG/funcionalidade e discussão em Equipe e capacidade de Decisão) ajuda a lembrar de elementos-chave para que essas decisões sejam tomadas da forma mais embasada possível.
- Uma discussão sobre cuidado paliativo jamais tem o objetivo de "convencer a família" a apoiar a conduta A ou B. Ao contrário, devemos ser uma "folha em branco" onde se escrevem a biografia e prioridades do paciente, sendo o plano de cuidado uma construção conjunta que parte dessa biografia e desses valores.
- É essencial deixar nossos próprios valores e prioridades de lado ao ter essas discussões. É "fácil" respeitar o paciente/família se eles têm valores e prioridades semelhantes aos nossos e de nossa família, mas os que expressam opiniões e valores que diferem dos nossos devem ser igualmente ouvidos e respeitados. O princípio da autonomia determina que seus valores devem ser respeitados ao elaborar o plano de tratamento e eles não devem ser submetidos a qualquer tipo de coação ou represália.

ANEXO – GUIA PARA CONVERSAS BREVES SOBRE MEDIDAS INVASIVAS E RESSUSCITAÇÃO CARDIOPULMONAR

Objetivo: identificar pacientes que preferem tratamentos direcionados a controle de sintomas/conforto e consideram o melhor desfecho possível após ventilação mecânica e RCP "pior que a morte".

Este paciente possui alto risco de desfecho desfavorável?

- Doença grave (em uso de O_2 domiciliar ou diálise) OU
- Idoso frágil OU
- Reside em ILP ou casa de repouso

Este paciente tem testamento vital ou diretivas antecipadas de vontade?

- SIM: confirme se o desejo do paciente continua de acordo com o que havia sido estabelecido
- NÃO: prossiga com a discussão breve sobre medidas invasivas e RCP

Figura 2 ILP: instituição de longa permanência; RCP: ressuscitação cardiorrespiratória.

Tabela 3

Passos	O que perguntar
Pergunte quanto eles sabem	Bom dia. Eu sou o dr.____. Sinto muito encontrá-los pela primeira vez em uma situação tão difícil. Quanto foi dito a vocês sobre o que ocorreu hoje com a sra. (nome da paciente)?
Comunique a má notícia	AVISO: Infelizmente trago más notícias. Poderíamos falar sobre isso agora? INFORMANDO: Estou muito preocupado com sua mãe. Devido à infecção por COVID ela está respirando com muita dificuldade. Temo que ela possa ficar muito mal ou mesmo morrer durante esta internação.
Estabeleça a urgência da situação. Faça alinhamento	Precisamos trabalhar juntos e rapidamente para tomar as melhores decisões para o cuidado dela.
Entenda a funcionalidade prévia	Para decidir que tratamentos podem trazer maior benefício para sua mãe, preciso saber mais sobre ela. Que tipo de atividades ela fazia no dia a dia antes de ficar doente?
Valores do paciente (selecione as perguntas que se apliquem)	Em algum momento ela chegou a falar sobre que tipo de tratamentos médicos ela gostaria ou não de receber? Se ela tiver pouco tempo, o que seria mais importante para ela? O que ela estaria disposta a passar pela possibilidade de viver mais tempo? Existe alguma capacidade que é tão importante para ela que ela preferiria morrer a perder? Existe alguma situação que ela consideraria pior que a morte?
Resuma	O que compreendi da nossa conversa foi ___. É isso mesmo?
Faça recomendações	Nós utilizaremos todos os recursos e tratamentos médicos que possam ajudar sua mãe a se recuperar dessa doença. Para a situação dela neste momento, isso significa cuidado focado em ________. Nós faremos _______ e não faremos _______
Estabeleça objetivos e limites (se a opção for por cuidados em terapia intensiva)	Espero que estes tratamentos ajudem sua mãe. Ainda estamos preocupados com a gravidade da situação dela. A equipe da UTI vai te atualizar e discutir com você a resposta da sua mãe a estes tratamentos nas próximas 24 a 48 horas.

Tradução técnica: Sabrina Ribeiro.

REFERÊNCIAS BIBLIOGRÁFICAS

1. American College of Emergency Physicians. Palliative medicine. Palliative care toolkit for EM providers. Disponível em: https://www.acep.org/how-we-serve/sections/palliative-medicine/news/april-2015/palliative-care-toolkit-for-em-providers/.
2. Downar J, Goldman R, Pinto R, et al. The "surprise question" for predicting death in seriously ill patients: a systematic review and meta-analysis. CMAJ. 2017;189(13):484-93.
3. Ouchi K, Jambaulikar GD, George GN, et al. The surprise question asked of emergency physicians may predict 12-month mortality between older adults admitted to the emergency department. J Palliat Med. 2018;21(2):236-40.
4. Ribeiro SCC, Carvalho RT, Dias Roger D. Criterion validity and inter-rater reliability of a palliative care screening tool applied to patients admitted to an emergency department intensive care unit. Pall and Supp Care. 2017;1:1-7.
5. You JJ, Fowler RA, Heyland DK, on behalf of the Canadian Researchers at the End-of-Life Network (CARENET) Just ask. Discussing goals of care with patients in hospital with serious illness (online). Canadian Medical Association Journal. 2013;1-8.
6. Rubin, E, Buehler A, Halpern D. States worse than death among hospitalized patients with serious illnesses. Intern Med. 2016;176(10):1557-9.
7. Ouchi K, Strout N, Haydar S, et al. Association of emergency clinician's assessment of mortality risk with actual 1-month mortality among older adults admitted to the hospital. JAMA Netw Open. 2019;2(9):e1911139.
8. Academia Nacional de Cuidados Paliativos. Guia de comunicação da ANCP para profissionais de saúde na pandemia COVID-19. Disponível em: https://paliativo.org.br/ancp/covid19/.
9. Forte DN, Kawai F, Cohen C. A bioethical framework to guide decision-making process in the care of critically ill patients. BMC Ethics. 2018;19:78.
10. Sessums L, Zembrzuska H, Jackson L. Does this patient have medical-decision capacity? JAMA. 2011;306(4):420-7.
11. Gazini L, Volicer, L, Nelson W. Ten myths about decision-making capacity. J Am Med Dir Assoc. 2010;5:263-7.
12. EMCrit-RACC. The Rapid Code Status conversation with Kei Ouchi. Disponível em: https://emcrit.org/emcrit/rapid-code-status-conversations/.
13. Ouchi K, Lawton AJ, Bowman J, Bernacki R, George N. Managing code status conversations for seriously ill older adults in respiratory failure. Ann Emerg Med. 2020 Dec;76(6):751-6.

6

O paciente estável em cuidados paliativos na emergência

Lívia Gomes da Silva

AVALIAÇÃO GLOBAL DE NECESSIDADES DO PACIENTE

Quando se discutem cuidados paliativos, o resultado a ser alcançado pela equipe assistencial, estando ela em nível domiciliar, em unidades de internação e até nos serviços de urgência e emergência, deve ser sempre a qualidade de vida do ser cuidado e sua família.

Uma avaliação global visa identificar necessidades relacionadas às dimensões social, psicológica, espiritual e física do paciente. Pensando em uma avaliação global do paciente estável em cuidados paliativos que acessou a rede por meio dos serviços de urgência e emergência, pode-se dizer que ela visa identificar as necessidades que impactam negativamente na capacidade funcional e na qualidade de vida desse indivíduo.[1]

A assistência paliativa dentro dos serviços de urgência e emergência deve primar pela avaliação do paciente em todas as dimensões a fim de descobrir qual a necessidade de saúde que motivou a busca pelo serviço. Cabe ressaltar que é um grande desafio realizar cuidados paliativos nesses locais, por conta da grande busca de pacientes por cuidados, da alta complexidade e rapidez demandada nesse ambiente. Tais fatores não são impeditivos, são desafiadores, pois demandam que a equipe de saúde atuante ali tenha conhecimento e respaldo para prestar uma assistência pautada nos princípios dos cuidados paliativos quando o paciente assim demandar.[2]

Ao prestar cuidados paliativos dentro da emergência, além de atender as necessidades relacionadas à agudização de quadros, deve-se ter em mente que as unidades de emergência, muitas das vezes, são o local onde será definida a trajetória hospitalar desse paciente. A integração precoce dos cuidados paliativos no processo saúde-doença em muitos casos é iniciada pela equipe de saúde da emergência.[3]

Geralmente, os serviços de emergência ou unidades de terapia intensiva atendem as necessidades de saúde relacionadas a complicações agudas ou deterioração nas condições clínicas dos pacientes. Um estudo sobre pacientes oncológicos e provisão de cuidados paliativos no serviço de emergência apontou que 4,2% dos pacientes oncológicos que procuravam a emergência tiveram diagnóstico de emergência oncológica e 19,9% foram diagnosticados com infecção, sendo que o sintoma mais frequente dentre todos os apresentados foi a dor.[4]

Para identificação das necessidades do paciente estável e correta alocação de recursos de forma otimizada, segura e com qualidade é essencial a implementação de escalas, por exemplo, *Palliative Performance Scale* (PPS™) *ou Edmonton Symptom Assessment System* (ESAS™). Elas devem ser utilizadas a fim de facilitar e direcionar o adequado gerenciamento dos sintomas dos pacientes e a tomada de decisão relacionada tanto ao cuidado direto quanto ao indireto ali prestados.

Com as informações obtidas na implementação de escalas, aliadas a uma boa anamnese e um exame direcionado à sintomatologia, é possível: identificar quais necessidades de saúde do paciente devem ser atendidas, iniciar um eficaz controle de sintomas e realizar um planejamento terapêutico a ser iniciado nesse ambiente.

De acordo com Silva,[7] a avaliação da capacidade funcional pode permitir a identificação de quais pacientes demandam maior grau de complexidade de cuidados, embasando uma tomada de decisão rápida pela equipe multiprofissional acerca de recursos a serem alocados, principalmente humanos, para uma assistência de qualidade e segura. Porém, não permite definir quais as necessidades do paciente nas principais dimensões biológicas, psicossociais ou espirituais.

Na Figura 1 encontra-se um fluxograma para direcionar a abordagem do paciente estável no serviço de emergência.

DISCUTINDO DIRETIVAS ANTECIPADAS DURANTE UMA INTERNAÇÃO NA EMERGÊNCIA

Sabe-se que o cuidado em saúde deve ser pautado nas necessidades de saúde do paciente. Entretanto, há de se considerar que a autonomia e a aceitação dos cuidados prestados devem ser consideradas pela equipe de saúde em todos os ambientes, sejam eles ambulatoriais ou hospitalares, destacando-se aqui também os serviços de urgência e emergência.

Há casos em que os pacientes não são capazes de expressar sua vontade diante de uma medida assistencial e é nesse momento que a equipe de saúde faz valer a diretiva antecipada de vontade.

Um paciente em cuidado paliativo ao ser assistido como paciente crítico por conta de agudização de quadro clínico está suscetível a diversos procedimentos invasivos ou terapêuticos que podem até aliviar algum sinal e sintoma no momento,

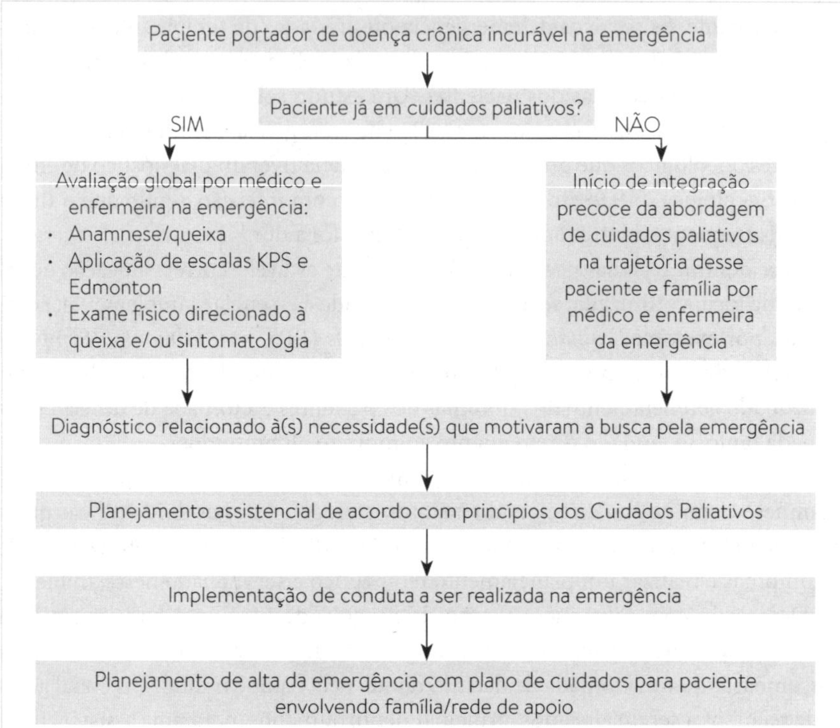
Paciente portador de doença crônica incurável na emergência
Paciente já em cuidados paliativos?
SIM
NÃO
Avaliação global por médico e enfermeira na emergência:
• Anamnese/queixa
• Aplicação de escalas KPS e Edmonton
• Exame físico direcionado à queixa e/ou sintomatologia
Início de integração precoce da abordagem de cuidados paliativos na trajetória desse paciente e família por médico e enfermeira da emergência
Diagnóstico relacionado à(s) necessidade(s) que motivaram a busca pela emergência
Planejamento assistencial de acordo com princípios dos Cuidados Paliativos
Implementação de conduta a ser realizada na emergência
Planejamento de alta da emergência com plano de cuidados para paciente envolvendo família/rede de apoio

Figura 1 Fluxograma de abordagem do paciente de cuidados paliativos no serviço de emergência.

mas de acordo com a visão do paciente e muitos das vezes até de acordo com os princípios dos cuidados paliativos, não aumentarão sua qualidade de vida.

No Brasil, apesar da existência apenas de um projeto no Senado, existe desde 2012 uma resolução do Conselho Federal de Medicina que dispõe sobre as diretivas antecipadas de vontade. Elas são um "conjunto de desejos, prévia e expressamente manifestados pelo paciente, sobre cuidados e tratamentos que quer, ou não, receber no momento em que estiver incapacitado de expressar, livre e autonomamente, sua vontade".[6] É de suma importância que a equipe de saúde tenha conhecimento sobre a existência e/ou manifestação dessas vontades durante o processo assistencial.

Ao iniciar a assistência a um paciente com doença grave e progressiva, a equipe de saúde deve perguntar ao paciente e sua família sobre a existência da manifestação das diretivas antecipadas de vontade, visto que tal ambiente demanda uma tomada de decisão rápida.

Existem situações distintas quando se fala das diretivas antecipadas de vontade: quando o paciente já manifestou sua vontade por meio das diretivas; quando o paciente não possui diretivas, mas deseja fazê-lo; quando o paciente não faz questão de manifestar sua vontade diante dos cuidados prestados. Para exemplificar, a Tabela 1 apresenta sugestões de ações a serem realizadas em cada caso.

Tabela 1 Síntese da conduta da equipe de saúde de acordo com a existência de diretivas antecipadas de vontade no serviço de emergência

Existência de diretivas antecipadas de vontade de paciente em cuidados paliativos no serviço de emergência		
Sim	Não	
Equipe de saúde da emergência toma ciência formal das diretivas antecipadas de vontade do paciente, registra no prontuário ou na ficha de atendimento e executa assistência respeitando-as	Equipe de saúde pergunta ao paciente sobre sua vontade em relação a: • Aceitação ou não de tratamento de suporte artificial das funções vitais • Aceitação ou não de medidas relacionadas ao suporte básico de vida, alimentação/hidratação que apenas visem retardar o processo natural de morte • Aceitação ou não de participação em tratamentos em fase experimental ou programas de investigação/ensaio clínico	• Se o paciente manifestar vontade, a equipe de saúde a registra, coleta assinatura do paciente e orienta que ele elabore o documento com diretivas antecipadas de vontade posteriormente • Se o paciente não desejar manifestar vontade, a equipe de saúde continua a assistência pautada nos princípios dos cuidados paliativos

CHECKLIST DE ALTA E CONSIDERAÇÕES FINAIS

A melhora do quadro agudo é objetivo final da assistência prestada aos pacientes críticos que tenham integrado a sua assistência os cuidados paliativos. Porém, vale ressaltar que a equipe de saúde da emergência ou das unidades de terapia intensiva deve também estabelecer medidas que facilitem a transição de cuidados, seja para enfermaria, para o domicílio com sua família ou rede de apoio, ou ainda para os demais pontos da rede de atenção à saúde.

Sabe-se que pacientes em cuidados paliativos recebem alta com níveis mais altos de complexidade, consequentemente requerendo mais suporte para que eles e sua família sejam capazes de garantir a continuidade do cuidado no ambiente domiciliar.

De acordo com Silva e Moreira,[7] é importante que o paciente e a família compreendam como devem proceder quanto à continuidade das terapêuticas prescritas e saibam reconhecer os sinais de alerta que motivem a procura pelo serviço de saúde antes que o problema se agrave. Dessa forma, minimiza-se o impacto negativo na qualidade de vida do paciente e sua exposição a sofrimentos desnecessários.

A fim de facilitar a elaboração do planejamento de alta a pacientes em cuidados paliativos pela equipe de saúde da emergência, propõe-se o *checklist* da Tabela 2 como ferramenta facilitadora desse processo.

O planejamento de alta é uma das ferramentas essenciais para a transição de cuidados do ambiente hospitalar para outro ponto da rede de atenção a saúde ou até para ambiente domiciliar com seus cuidadores ou rede de apoio. Existem pontos a serem considerados nesse planejamento, como: limitações do paciente; existência de vínculo do mesmo com atenção primária; história de educação e instruções para uso de medicações em casa e execução de determinados cuidados, como curativos e cuidados com ostomia; existência de monitoramento por meio de visitas domiciliares ou contato telefônico, entre outros.[8]

Tabela 2 *Checklist* para construção de planejamento de alta de pacientes de cuidados paliativos no serviço de emergência

Atividades a serem consideradas para construção do planejamento de alta	Marque X conforme realizado
Conferir nome completo, data de nascimento, idade e patologia de base do paciente	
Verificar presença de familiares/cuidador e criar medidas facilitadoras para que eles também recebam orientações sobre cuidados do paciente se o mesmo assim consentir	
Verificar se o paciente já foi encaminhado para um serviço de cuidados paliativos; caso negativo, explicar os principais princípios dos cuidados paliativos e realizar referência para tal serviço	
Confirmar com o paciente se houve melhora do quadro que o motivou a buscar o serviço de emergência; caso negativo, verificar junto a toda a equipe de saúde do serviço de emergência medidas que possam auxiliar nessa reabilitação antes da efetivação da alta	
Elaboração de prescrição de medicamentos e cuidados de acordo com as necessidades do paciente pela equipe de saúde da emergência dentro da sua competência profissional	
Orientar e confirmar o entendimento sobre prescrição de medicamentos e cuidados a serem implementados junto ao paciente e à família	

(continua)

Tabela 2 *Checklist* para construção de planejamento de alta de pacientes de cuidados paliativos no serviço de emergência *(continuação)*

Atividades a serem consideradas para construção do planejamento de alta	Marque X conforme realizado
Elaborar relatório sobre terapêutica implementada na emergência a ser entregue pelo paciente/família à unidade de saúde responsável pela assistência/tratamento de sua doença de base e atenção primária Ou realizar contato telefônico com tais serviços, nos casos em que houver necessidade de discussão do caso ou transição de cuidado urgente	
Caso o paciente não possua diretivas antecipadas de vontade, orientar paciente/família a discuti-las com a equipe da unidade de saúde responsável pelo tratamento de sua doença de base	
Esclarecer possíveis dúvidas do paciente/família sobre terapêutica e cuidados implementados e prescritos	

REFERÊNCIAS BIBLIOGRÁFICAS

1. Brasil. Ministério da Saúde. Secretaria de Atenção à Saúde. Departamento de Atenção Básica. Envelhecimento e saúde da pessoa idosa. Brasília: Ministério da Saúde; 2006. 192 p.
2. Lash R, et al. A systematic review of emergency department use among cancer patients. Cancer Nursing. 2017;40(2):135-44. Disponível em: https://journals.lww.com/cancernursingonline/Fulltext/2017/03000/A_Systematic_Review_of_Emergency_Department_Use.8.aspx. Acesso em: 15. jun. 2020.
3. Corita RG, et al. Emergency department - Initiated palliative care in advanced cancer a randomized clinical trial. JAMA Oncology. 2016;2(5). Disponível em: https://pubmed.ncbi.nlm.nih.gov/26768772/. Acesso em: 15. jun. 2020.
4. Miranda B, et al. Cancer patients, emergencies service and provision of palliative care. Rev Assoc Med Bras. 2016;62(3):207-11. Disponível em: http://www.scielo.br/scielo.php?script=sci_arttext&pid=S0104-42302016000300207&lng=en. Acesso em: 15 jun. 2020.
5. Kaasa T, Wessel J. The Edmonton Function assessment tool: further development and validation for use in palliative care. J Palliat Care. 2001;17(1):5-11. Disponível em: https://pubmed.ncbi.nlm.nih.gov/11324186/. Acesso em: 15 jun. 2020.
6. Conselho Federal de Medicina. Resolução CFM n. 1995: Dispõe sobre as diretivas antecipadas de vontade dos pacientes. Brasília: Conselho Federal de Medicina; 2012. Disponível em: http://www.portalmedico.org.br/resolucoes/CFM/2012/1995_2012.pdf. Acesso em: 15 jun. 2020.
7. Silva LG, Moreira MC. Grau de complexidade dos cuidados de enfermagem: readmissões hospitalares de pessoas com câncer de mama. Rev Gaúcha Enferm. 2018;39:e20180015. Disponível em: http://www.scielo.br/scielo.php?script=sci_arttext&pid=S1983-14472018000100458&lng=en&nrm=iso. Acesso em: 15 jun. 2020.
8. Lima MADS, et al. Estratégias de transição de cuidados nos países latino-americanos: uma revisão integrativa. Rev Gaúcha Enferm. 2018;39:e20180119. Disponível em http://www.scielo.br/scielo.php?script=sci_arttext&pid=S1983-14472018000100509&lng=pt&nrm=iso. Acesso em: 15 jun. 2020.

7

Ultrassonografia *point-of-care* no paciente crítico em cuidados paliativos

Arthur de Campos Soares
Lucas Leopoldino Resende de Oliveira
Saionara Maria Nunes Nascimento

João, 84 anos, já em acompanhamento com equipe de cuidados paliativos ambulatorialmente por cardiopatia grave e síndrome demencial avançada, totalmente dependente para atividades básicas da vida diária (ABVDs). Dá entrada no departamento de emergência (DE) por quadro de piora do estado geral, agitação e confusão mental há 2 dias. Na avaliação inicial, identificada lesão gangrenosa de membro inferior, sendo contraindicada abordagem pela equipe cirúrgica; entretanto, paciente sem melhora de dor e agitação mesmo com doses otimizadas de analgesia.

]Como podemos prosseguir com a avaliação inicial de João ainda no DE de maneira mais confortável e menos invasiva? Caso seja necessária a realização de medidas invasivas, como podemos ter mais eficácia, menos taxas de complicações e maior conforto para João? Como a ultrassonografia à beira-leito nos auxilia nessa avaliação?

INTRODUÇÃO

- A ultrassonografia à beira-leito ou POCUS (*point-of-care ultrasound*) é definida como um exame de ultrassom à beira do leito, direcionado a objetivos, realizado pelo profissional de saúde diretamente envolvido no cuidado (pessoa médica, enfermeira ou fisioterapeuta), para responder a uma pergunta diagnóstica específica ou para orientar a realização de um procedimento invasivo.
- Seu uso vem aumentando progressivamente nos últimos anos principalmente em unidades de terapia intensiva e nos departamentos de emergência. Entretanto, ainda temos pouca evidência sobre seu uso nos pacientes em cuidados paliativos.
- Existe um grande potencial dessa ferramenta para aumentar o conforto, diminuir tempo de internação hospitalar e custos e melhorar controle de sintomas nesses pacientes.

- É importante salientar que além de todos os aspectos técnicos e econômicos do uso do POCUS em pacientes em cuidados paliativos, existe o aumento do vínculo e da satisfação com o atendimento prestado. A proximidade do cuidado que o uso da ultrassonografia à beira-leito proporciona é essencial em um atendimento no departamento de emergência prestado a esses pacientes.

APLICAÇÕES

As aplicações do POCUS no cuidado paliativo no doente crítico podem ser divididas em dois grandes grupos:

1. POCUS como ferramenta diagnóstica.
2. Auxílio na realização de procedimentos.

POCUS COMO FERRAMENTA DIAGNÓSTICA

O uso do POCUS como ferramenta diagnóstica tem potencial de redução de tempo para diagnóstico, redução de uso de modalidades avançadas/invasivas de imagem e consequente redução de custos e riscos de medidas iatrogênicas. Para fins didáticos, dividiremos seu uso por sintoma/sinal a ser avaliado.

Dor abdominal

A dor abdominal é uma queixa bastante frequente nos pacientes em cuidados paliativos, com uma variedade enorme de diagnósticos diferenciais que são passíveis de serem avaliados por meio do POCUS.

Obstrução intestinal

A prevalência de obstrução intestinal em pacientes com neoplasias intra-abdominais ou pélvicas é de 3 a 15% (podendo chegar a 42% em neoplasias ovarianas),[1] e seu diagnóstico é relevante para abordagem sintomática apropriada e para avaliação de prognóstico (em casos de obstrução intestinal por malignidade inoperável, a média de sobrevida é de 4 a 5 semanas).[2] O POCUS tem performance diagnóstica superior à radiografia simples como exame inicial,[2-4] com as vantagens de não envolver irradiação ou contraste e não precisar mobilizar o paciente de seu local de cuidado. A identificação de causa da obstrução através do POCUS nem sempre é possível; entretanto, no contexto de cuidados paliativos, a informação diagnóstica obtida pode ser o suficiente para manejo apropriado posterior.

Utiliza-se o transdutor curvilíneo, preferencialmente. Os achados ultrassonográficos típicos para obstrução intestinal são:

- Dilatação de alças de delgado – com diâmetro tipicamente maior que 2,5 cm em alças jejunais e 1,5 cm em íleo.
- Conteúdo luminal em "vai-e-vem" ("*to-and-fro*") – peristalse contra obstrução.
- Espessamento parietal.
- Grupos de alças com grande diferença de diâmetro ou movimentação.
- Ausência de peristalse (em íleo paralítico).
- Ausência de conteúdo/distensão em alças de cólon em caso de obstrução de delgado.
- Líquido livre extraluminal.

Para diferenciação de nível de obstrução, cabe reconhecer as diferenças em morfologia e topografia dos diferentes segmentos do trato gastrointestinal ao ultrassom:

- Estômago: localização subxifoide/epigástrica, camada muscular mais espessa, pregas rugosas (mais evidentes se distensão).
- Intestino delgado: menor diâmetro, pregas mucosas (mais evidentes em casos de distensão líquida – sinal do teclado).
- Cólon: visualização mais limitada em comparação com intestino delgado; cólon ascendente – melhor visualização de parede anterior e haustrações; cólon descendente – haustrações pouco evidentes; ceco – ocasionalmente, visualizável válvula ileocecal.

Obstrução/retenção urinária

Além de avaliação de dor abdominal, o diagnóstico de obstrução de via urinária é fator prognóstico em múltiplas neoplasias, e na ausência de tratamento au-

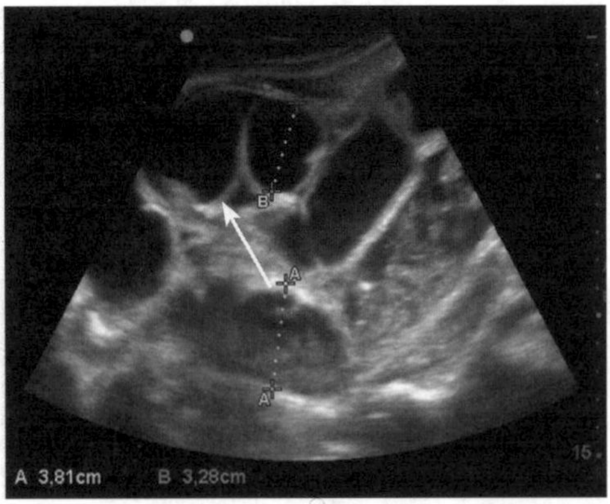

Figura 1 Paciente com obstrução intestinal funcional. Alças de delgado > 2,5 cm; presença de líquido fora de alças (seta).

menta o risco de infecções e lesão renal. Com auxílio do POCUS, é possível avaliar presença e volume de distensão vesical (bexigoma), bem como de hidronefrose, com performance diagnóstica similar à da ultrassonografia realizada por radiologistas.[5] É utilizado preferencialmente o transdutor curvilíneo.

Na avaliação de volume vesical residual, são necessárias medidas no sentido longitudinal e transversal. Uma vez identificado bexigoma, pode ser indicada sondagem vesical, reduzindo tempo para alívio sintomático e prevenção de desfechos negativos.

Na avaliação de hidronefrose, também feita em planos transverso e longitudinal, pode ser encontrada dilatação anecoica da pelve renal e, conforme progressão do quadro, dilatação de cálices renais.

Ascite

O POCUS pode ser utilizado para diagnóstico e quantificação[6] de ascite, bem como em auxílio em paracentese diagnóstica ou de alívio. Para diagnóstico de ascite, pode ser visualizado líquido livre (imagem anecoica) em janelas abdominais, com uso de transdutor curvilíneo: quadrante superior direito (janela hepatorrenal), superior esquerdo (esplenorrenal) e suprapúbica (retrovesical – pode ser primeiro local de acúmulo de líquido livre).

Dispneia

Há maior corpo de evidência apoiando uso do POCUS na avaliação inicial e diferenciação etiológica de dispneia na prática clínica. Embora seu uso seja limitado em patologias pulmonares centrais (há melhor avaliação de estruturas periféricas) e em pacientes com patologias pulmonares preexistentes, demonstra melhor acurácia diagnóstica em comparação com avaliação clínica simples de demais patologias,[7] e menor necessidade de uso de outras modalidades.

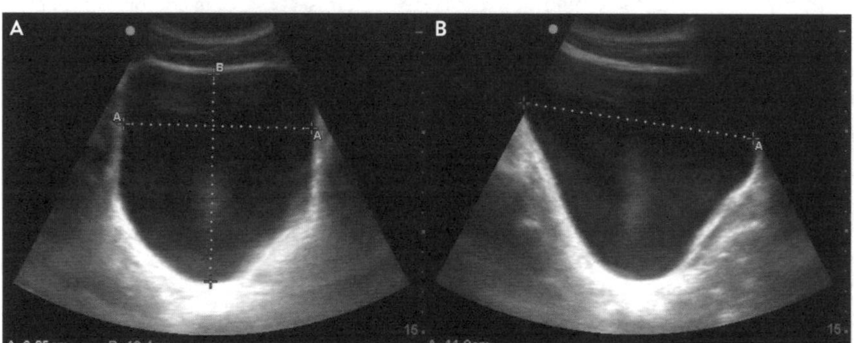

Figura 2 (A e B) Avaliação de volume vesical: sentidos transversal e longitudinal.

A avaliação do paciente dispneico através do POCUS pode poupá-lo não apenas do desconforto de transferências entre setores hospitalares, mas evitar ser submetido a decúbito zero para realização de raio-X e tomografia.

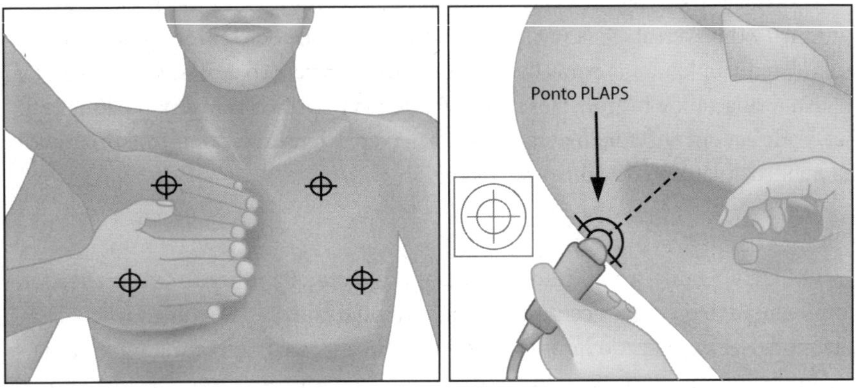

Figura 3 Pontos a serem avaliados no POCUS pulmonar. Sugerimos uso do probe curvilíneo.

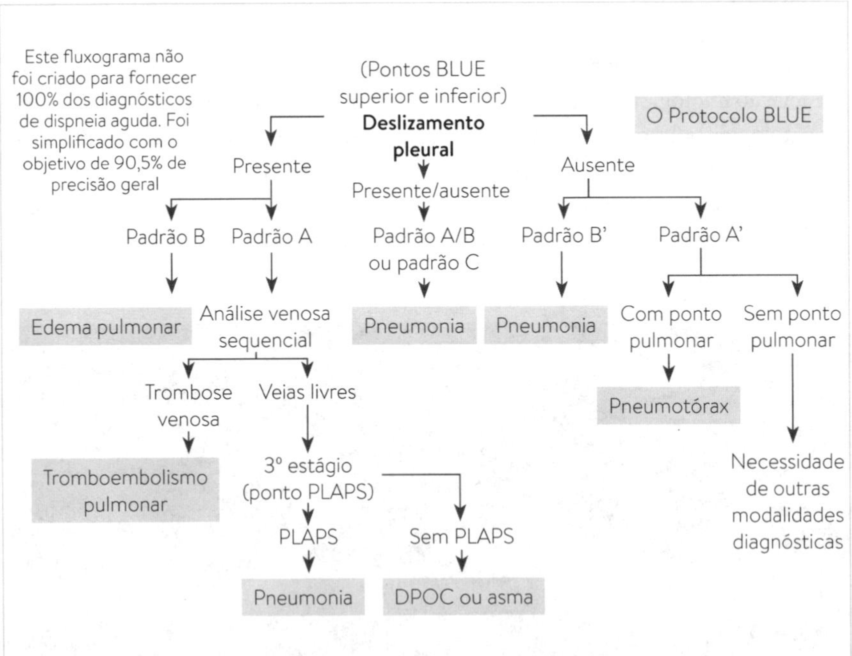

Figura 4 Protocolo BLUE.

Achados ultrassonográficos típicos de patologias específicas:

- Edema pulmonar: linhas B bilaterais.
- Embolia pulmonar: padrão A com deslizamento pleural presente; pode ter achados de TVP em avaliação de sistema venoso de membros inferiores; pode ter achados de sobrecarga de câmaras cardíacas direitas em POCUS cardíaco.
- Pneumonia: linhas B (unilaterais), com ou sem deslizamento pleural ipsilateral; consolidações (broncograma aéreo dinâmico, consolidações subpleurais - sinal do "rasgo").
- DPOC/asma: padrão A com deslizamento pleural presente e ausência de sinais de TVP.
- Derrame pleural: imagem hipo/anecoica entre linha pleural e margem pulmonar, podendo gerar sinais auxiliares - sinal da "água-viva" (pulmão atelectasiado/consolidado envolto e movendo em líquido pleural), sinal da coluna (vértebras visualizadas posteriormente ao derrame pleural).
- Pneumotórax: ausência de deslizamento pleural, presença de "*lung point*".
- Pneumonite/fibrose por irradiação (radioterapia): linhas B (unilaterais), com maior densidade em lado irradiado.[8]

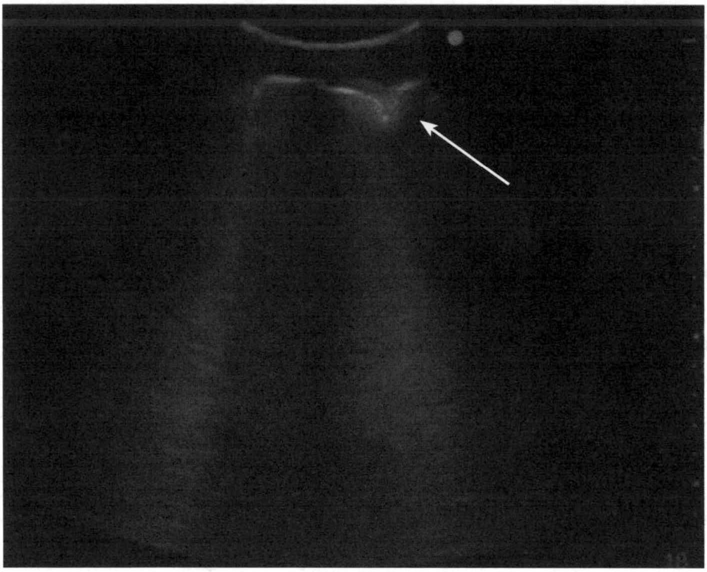

Figura 5 Linhas B pulmonares; consolidação subpleural (seta).

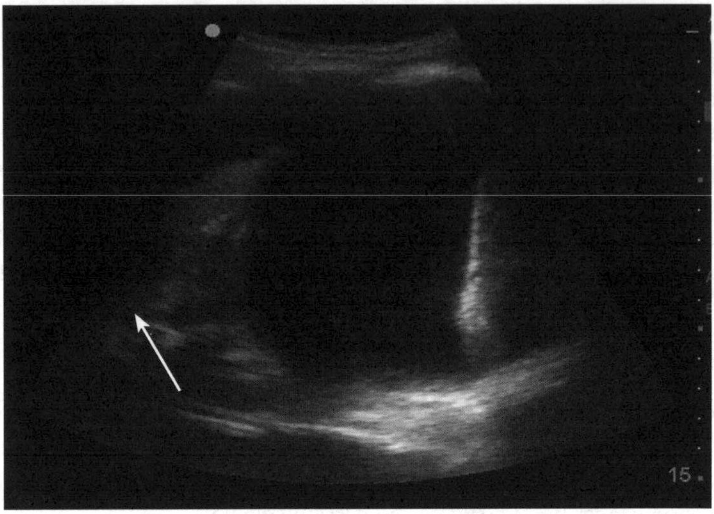

Figura 6 Derrame pleural volumoso (anecoico); parênquima pulmonar atelectasiado (seta).

Dor e edema em membros

Dor e edema unilateral ou bilateral em membros é uma situação comum em pacientes em cuidados paliativos, especialmente em casos de neoplasia avançada. Podem ser secundários a trombose venosa profunda (TVP), obstrução linfática, celulite, anasarca (por déficit nutricional, lesão hepática ou renal, ou insuficiência cardíaca), fraturas, abscessos ou lesões sólidas, ou derrames articulares.

TVP

A presença de neoplasia é fator de risco independente para fenômenos tromboembólicos, e o uso do POCUS pode minimizar tempo e complexidade de avaliação diagnóstica. Para avaliação de TVP, realiza-se compressão venosa sequencial, com transdutor linear, em pontos padronizados (veia femoral comum, bifurcação da veia safena, veia femoral, veia poplítea e trifurcação da veia poplítea).[8] Alternativamente, pode ser feita compressão sequencial de todo o membro inferior, e pode ser utilizado o modo doppler.

A ausência de compressibilidade venosa indica obstrução luminal, possivelmente por trombo. A visualização de imagem luminal hiperecogênica favorece o diagnóstico de trombose subaguda ou crônica.

Edema

Edema subcutâneo de múltiplas etiologias pode se apresentar ao POCUS como espessamento e hiperecogenicidade de camadas da pele, evoluindo com a aparência de "pedra em calçamento" ("*cobblestones*") conforme ocorre acúmulo de fluido intersticial. O POCUS também é útil na identificação de abscessos em casos de infecção de pele e partes moles, mesmo quando não são clinicamente evidentes.[9]

Abaulamentos - abscessos/coleções vs. lesões sólidas

Na avaliação de abaulamentos dolorosos, é possível diferenciar abscessos/coleções de lesões sólidas com o POCUS. Um abscesso/coleção será identificado ao US como uma imagem hipo/anecogênica, podendo conter debris, e podendo apresentar margens bem definidas (coleções organizadas). Em comparação, lesões sólidas serão visualizadas como imagens hiperecogênicas, podendo apresentar vascularização evidente (com fluxo ao doppler), e em casos de necrose ou coleção central podem apresentar conteúdo hipoecogênico com nível líquido.[11]

Derrames articulares

Muitos casos de dor em pacientes em cuidados paliativos se devem à osteoartrite e outras patologias articulares.[12] O POCUS pode ser utilizado no diagnóstico de derrames articulares, assim como em sua punção ou infiltração (se indicado). Utiliza-se o transdutor linear; o objetivo é a identificação do espaço sinovial, justaposto às margens ósseas (hiperecogênicas), que estará dilatado por conteúdo anecoico em caso de derrame articular.

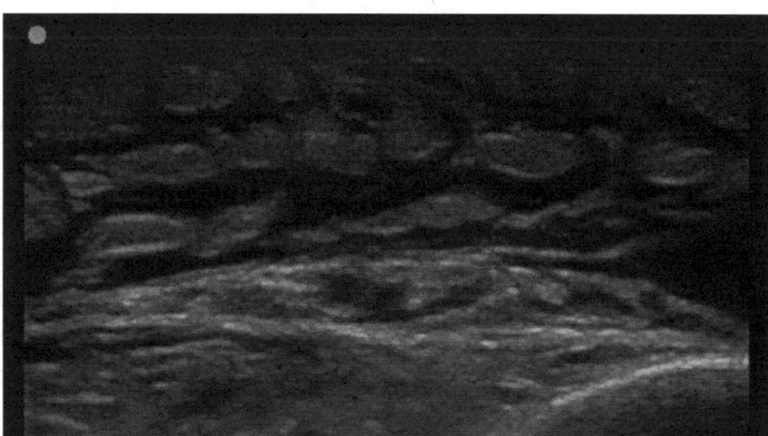

Figura 7 Edema subcutâneo, padrão de pedra em calçamento. Não permite diferenciação entre edema, celulite e erisipela.

POCUS NO AUXÍLIO À REALIZAÇÃO DE PROCEDIMENTOS

Múltiplos procedimentos podem ser facilitados pelo uso do POCUS. No contexto de cuidados paliativos em pacientes críticos, destaca-se seu uso para auxílio em paracentese, toracocentese, acessos vasculares e modalidades de analgesia (bloqueios regionais e infiltração de articulações).

A indicação de qualquer procedimento deve ser individualizada. O uso do POCUS é auxiliar na redução de eventos adversos e permite a realização de procedimentos menos traumáticos.

Particularidades da realização de procedimentos não serão abordadas neste capítulo. Para maior aprofundamento, sugerimos consulta ao livro *Procedimentos com Ultrassom no Pronto-socorro* (Velasco, Alencar e Petrini; Editora Manole, 2020).

Paracentese

Pacientes com ascites volumosas sofrem com desconforto abdominal, dispneia e sobretudo piora na sua qualidade de vida. Embora a definição de sítio de punção em pacientes com ascite volumosa não seja difícil, a utilização do ultrassom demonstra reduzir a incidência de eventos adversos, como hematoma de parede abdominal e infecção pós-procedimento.[13]

Ao avaliar o paciente com o POCUS é possível definir um sítio de punção que fuja da vascularização da parede abdominal e onde haja um bolsão amplo e profundo que evite a punção inadvertida de alça intestinal ou bexiga.

Toracocentese

Derrame pleural maligno é uma causa comum de dispneia, chegando a 15% entre pacientes com neoplasias. Sua drenagem pode oferecer alívio importante ao paciente. Entretanto, quando não realizada de modo adequado oferece risco de complicações graves, como hemorragias volumosas ou pneumotórax.[14]

A toracocentese pode ser realizada utilizando o POCUS para marcar, previamente ao procedimento, o local onde a punção deve ser feita (conhecida como técnica estática). A avaliação para essa demarcação permite identificar derrames septados e definir um sítio de punção que fuja de pequenas loculações, evitando assim "toracocenteses secas".

Permite ainda identificar os feixes neurovasculares, evitando acidentes de punção, uma vez que há grandes variações anatômicas na distribuição desses feixes, especialmente na região posterior do tórax.

Analgesia – bloqueios regionais

O manejo de dor no paciente em cuidado paliativo é uma urgência em saúde. Esse é um tema amplo, abordado em capítulo específico.

Aqui, apresentamos o uso de POCUS como recurso auxiliar neste manejo, permitindo a realização de bloqueios de nervos periféricos de modo rápido e seguro. Este é um recurso interessante sobretudo entre pacientes com elevado risco de efeitos colaterais graves com uso de analgesia sistêmica.

Alguns bloqueios mais comumente realizados são o de plexo braquial, nervo isquiático e nervo femoral; este último é particularmente útil em pacientes com fratura de fêmur ou quadril. Para sua realização são utilizados anestésicos de meia-vida longa, como bupivacaína ou ropivacaína, potencializados por opioides, como fentanil, além de corticoides e clonidina.[15,16]

Analgesia – artrocentese e infiltração articular

A presença de artrite é um preditor independente de dor particularmente nos últimos 4 meses de vida, independentemente do diagnóstico do paciente. A dor musculoesquelética, no entanto, é comumente negligenciada, por não se relacionar, habitualmente, com o diagnóstico responsável pela morte.[12]

O POCUS pode, nesse contexto, auxiliar na identificação de derrames articulares volumosos e drenagem segura do seu conteúdo; além de permitir a injeção segura de substâncias analgésicas no espaço intra-articular, garantindo uma analgesia efetiva e prolongada.

Acessos vasculares periféricos

Embora não sejam procedimentos indispensáveis (sendo facilmente substituíveis por hipodermóclise em grande parte das vezes), quando indicados podem ser fonte de dor e desconforto, especialmente em pacientes com acesso difícil e histórico de múltiplas tentativas. Dessa forma, devemos sempre que possível realizar a canulação de um acesso periférico com o auxílio da ultrassonografia, principalmente em pacientes com depleção de volume intravascular, doenças crônicas (ex.: diabetes) e com edema subcutâneo. Estudos apontam que mesmo não tendo diminuição do tempo para punção, há maior taxa de sucesso de punção periférica, quando guiada por ultrassonografia.[17,18]

Após avaliação cuidadosa de João, o mesmo persistiu com sinais de desconforto a despeito de elevadas doses de analgesia, incluindo opioides, com pontuação 8 segundo a escala PAINAD. A lesão gangrenosa acometia sobretudo pé e tornozelo e à mínima manipulação local João se agitava.

A equipe contava com profissionais treinados no uso do POCUS e indicou a realização de bloqueio de nervo para adjuvância no controle álgico. Foi realizado bloqueio do nervo femoral e do nervo isquiático. Após o procedimento, a pontuação na escala PAINAD era de 3.

REFERÊNCIAS BIBLIOGRÁFICAS

1. Ferguson HJ, Ferguson CI, Speakman J, Ismail T. Management of intestinal obstruction in advanced malignancy. Ann Med Surg (Lond). 2015 Aug 1;4(3):264-70.
2. Tuca A, Guell E, Martinez-Losada E, Codorniu N. Malignant bowel obstruction in advanced cancer patients: epidemiology, management, and factors influencing spontaneous resolution. Cancer Manag Res. 2012;4:159-69.
3. Jang TB, Schindler D, Kaji AH. Bedside ultrasonography for the detection of small bowel obstruction in the emergency department. Emergency Medicine Journal. 2011;28:676-8.
4. Unlüer EE, Yavaşi O, Eroğlu O, Yilmaz C, Akarca FK. Ultrasonography by emergency medicine and radiology residents for the diagnosis of small bowel obstruction. Eur J Emerg Med. 2010 Oct;17(5):260-4.
5. Gottlieb M, Peksa GD, Pandurangadu AV, Nakitende D, Takhar S, Seethala RR. Utilization of ultrasound for the evaluation of small bowel obstruction: A systematic review and meta-analysis. Am J Emerg Med. 2018 Feb;36(2):234-42.
6. Goldberg BB, Goodman GA, Clearfield HR. Evaluation of ascites by ultrasound. Radiology. 1970 Jul;96(1):15-22.
7. Pivetta E, Goffi A, Nazerian P, Castagno D, Tozzetti C, Tizzani P, et al.; Study Group on Lung Ultrasound from the Molinette and Careggi Hospitals. Lung ultrasound integrated with clinical assessment for the diagnosis of acute decompensated heart failure in the emergency department: a randomized controlled trial. Eur J Heart Fail. 2019 Jun;21(6):754-66.
8. Petruzzelli MF, Vasti MP, Errico A, D'Agostino R, Tramacere F, Gianicolo EAL, et al Ultrasound B-lines for detection of late lung fibrosis in breast cancer patients after radiation therapy. Ann Ist Super Sanita. 2018 Oct-Dec;54(4):294-9.
9. Varrias D, Palaiodimos L, Balasubramanian P, Barrera CA, Nauka P, Melainis AA, et al. The use of point-of-care ultrasound (POCUS) in the diagnosis of deep vein thrombosis. J Clin Med. 2021 Aug 30;10(17):3903.
10. Subramaniam S, Bober J, Chao J, Zehtabchi S. Point-of-care ultrasound for diagnosis of abscess in skin and soft tissue infections. Acad Emerg Med. 2016 Nov;23(11):1298-306.
11. Friedman N, Tseng F, Savic R, Diallo M, Fathi K, Mclean L, et al. Reliability of neck mass point-of-care ultrasound by pediatric emergency physicians. J Ultrasound Med. 2019 Nov;38(11):2893-900.

12. Smith AK, Cenzer IS, Knight SJ, Puntillo KA, Widera E, Williams BA, et al. The epidemiology of pain during the last 2 years of life. Ann Intern Med. 2010 Nov 2;153(9):563-9.
13. Patel PA, Ernst FR, Gunnarsson CL. Evaluation of hospital complications and costs associated with using ultrasound guidance during abdominal paracentesis procedures. J Med Econ. 2012;15(1):1-7.
14. Breakey N, Osterwalder J, Mathis G, Lehmann B, Sauter TC. Point of care ultrasound for rapid assessment and treatment of palliative care patients in acute medical settings. Eur J Intern Med. 2020 Nov;81:7-14.
15. Chambers WA. Nerve blocks in palliative care. Br J Anaesth 2008;101:95-100.
16. Dhamija E, Thulkar S, Bhatnagar S. Utility and potential of bedside ultrasound in palliative care. Indian J Palliat Care. 2015 May-Aug;21(2):132-6.
17. Stolz LA, Stolz U, Howe C, Farrell IJ, Adhikari S. Ultrasound-guided peripheral venous access: a meta-analysis and systematic review. J Vasc Access. 2015;16(4):321-6.
18. Egan G, Healy D, O'Neill H, et al. Ultrasound guidance for difficult peripheral venous access: systematic review and meta-analysis. Emerg Med J. 2013;30(7):521-6.

8

Abordagem de pessoas LGBTQIA+

Mariana Aguiar Bezerra

INTRODUÇÃO

Há uma crença na área da saúde de considerar as pessoas LGBTIQIA+ como "população especial", a qual desconsidera a definição da Organização Mundial da Saúde que pontua a sexualidade como um aspecto central na vida das pessoas, bem como menospreza o fato de que todos possuem orientação sexual e identidade de gênero.

Dessa forma, abordagens direcionadas aos grupos minorizados, ao contrário de auxiliar as/os profissionais em promover um "cuidado especializado", na verdade propõe um cuidado integral e inclusivo para *todas* as pessoas em cuidados paliativos, incluindo a diversidade sexual e de gênero.[1]

CONCEITOS BÁSICOS

Sexo e gênero

O sexo se refere aos atributos biológicos das características físicas que definem e distinguem as espécies em macho, fêmea ou intersexo.

Pessoas intersexo nascem com algum tipo variação natural nas características que são usadas para atribuir o sexo (genitais, cromossomos, órgãos reprodutivos e hormônios) na perspectiva binária de "homem e mulher".

À frente disso, estudos pontuam a existência de mais de 40 tipos de variações dos corpos intersexo.

Orientação sexual

A orientação sexual é composta por três componentes – atração sexual/ afetiva, prática e identidade – que não necessariamente estarão alinhados em uma mesma direção como socialmente se espera.[4] Tendo isso em vista, a orientação sexual se refere à experiência individual de sentir atração ou relacionar-se sexualmente, afetivamente ou romanticamente com outra(s) pessoa(s); em outras palavras, para qual sexo/gênero se orienta o nosso desejo e/ou afeto e/ou romance.[2]

O modo como a pessoa percebe sua orientação sexual pode ser *heterossexual/heteroafetiva/heterorromântica*, quando a direção da atração, do afeto ou romance for para pessoas do gênero oposto; *homossexual/homoafetiva/homorromântica*, se o direcionamento for para pessoas do mesmo gênero; e *bissexual/biafetiva/birromântica* quando for por mais de um gênero.[2,4,5]

Identidade de gênero

A identidade de gênero diz respeito à experiência individual e interna de pertencimento ao gênero, que pode ou não corresponder ao gênero que lhe foi atribuído no nascimento. A identidade de gênero não necessariamente está visível para as outras pessoas. Todas as pessoas possuem identidade de gênero, não apenas as pessoas trans e as travestis; da mesma maneira, não são apenas as pessoas LGB que possuem orientação sexual.[4]

A *cisgeneridade* se refere a quem se identifica com o gênero que lhe foi designado no nascimento. Se essa pessoa durante o processo de crescimento se identificar com o gênero que lhe foi atribuído, a nomeamos como mulher/homem cis.[2,5]

A identidade de gênero *trans* pode ser lida nesse conceito guarda-chuva que abarca muitas identidades e se refere às pessoas que se identificam com um gênero diferente daquele que lhes foi determinado no seu nascimento.

As pessoas trans não binárias possuem identidade de gênero que diverge de homem e mulher, podendo incluir ausência de gênero (agênero) e gênero fluido, entre outros.

A travesti se refere a uma construção de gênero feminina, latino-americana e é uma identidade política, posto que o termo sempre foi carregado de estigmas relacionados à violência e criminalidade, sendo ressignificado e hoje é uma forma de resistência à cisheteronormatividade.[2]

A identidade de gênero é a forma como nós nos identificamos e difere da orientação sexual e/ou afetiva; assim, mulheres trans, travestis e homens trans podem ser heterossexuais, homossexuais e bissexuais, entre outros.[2,4,5]

Expressão de gênero

A expressão de gênero é como a pessoa se apresenta para o mundo ou para si, incluindo vestimentas, comportamentos e formas de interação social, que pode ser alinhada ou não com as normas sociais, podendo ser alterada a qualquer momento.[2,3]

A expressão de gênero pode não corresponder ao sexo biológico, assim como pode não corresponder à identidade de gênero da pessoa. Diferente deste último, a expressão de gênero diz respeito não à experiência interna do indivíduo, mas àquilo que pode ser observado pelo outro.

ABORDAGEM

Ao conhecer a pessoa que será cuidada, devemos conhecê-la para além do diagnóstico e prognóstico, pois somente assim poderemos viabilizar o acolhimento e a assistência adequados.

As seguintes perguntas podem ser feitas para todas as pessoas, independentemente da identidade e da expressão de gênero visualizada pelas/os profissionais, bem como da orientação sexual:

- Como você prefere que te chamem?
- Por qual pronome você prefere ser tratada/o? (feminino, masculino ou neutro - ela/ele/ilu)
- Qual o sexo que lhe foi atribuído no nascimento?
- Você gostaria de informar sua orientação sexual?
- Você gostaria de informar sua identidade de gênero?
- Como você se autodeclara, segundo a classificação do IBGE sobre raça/cor? (branco, preto, pardo, amarelo ou indígena)
- Quem você considera como "família" e rede de apoio?
- Questione sobre as práticas sexuais da pessoa, ofereça informações sobre prevenção às infecções sexualmente transmissíveis (IST) e manutenção da qualidade da vida sexual.
- Questione se a pessoa gostaria que as suas informações sejam compartilhadas com a equipe e/ou familiares/rede de apoio.

O QUE PRECISAMOS SABER E FAZER

- Devemos optar por diálogos e perguntas neutras, sem conferir o gênero das pessoas envolvidas no processo de cuidado.
- Não devemos presumir a identidade de gênero das pessoas.

- Não podemos concluir que o nome que consta nos registros civis é a forma como a pessoa quer ser tratada.
- Não devemos determinar o gênero e o pronome com que a pessoa deseja ser tratada.
- Não podemos pressupor que todas as pessoas são heterossexuais.
- Devemos nos atentar à nossa linguagem corporal (expressões faciais, tom de voz e demais reações visíveis aos outros).
- A oferta de cuidado relacionado à sexualidade deve ser oferecida para todas as pessoas.
- Perguntar sobre as práticas sexuais não é ofensivo.
- Considerar a LGBTQIA+fobia, o racismo e demais discriminações enquanto determinantes sociais de saúde e morte.
- Garantir um atendimento que preserve o sigilo das informações.

NOME SOCIAL

Desde 2009, o nome social é um direito garantido pela Portaria n. 1820 (Carta dos Direitos dos Usuários da Saúde), a qual garante o atendimento humanizado, acessível e acolhedor para todas as pessoas, assim como afirma que é direito de qualquer pessoa, em toda a rede de serviços de saúde, receber um atendimento livre de discriminação, seja pela orientação sexual, identidade de gênero, raça/cor, entre outros.[6]

A Carta dos Direitos dos Usuários da Saúde também garante a identificação pelo nome social e que deve constar em um campo específico para registro do nome social em todos os documentos das/os usuárias/os dos serviços de saúde.[6] Tendo isto em vista, a partir de 2012, o Sistema Único de Saúde possibilita a impressão do Cartão Nacional de Saúde com o nome social.

LGBTQIA+FOBIA: BARREIRA DE ACESSO AOS CUIDADOS PALIATIVOS

Infelizmente ainda há poucos estudos brasileiros que avaliam a experiência de pessoas LGBTQIA+ no acesso e uso dos serviços de saúde, porém é exponencialmente pior se comparada a escassez de pesquisas que apresentam dados sobre o acesso aos cuidados paliativos. Todavia, alguns estudos realizados em outros países apontam que as pessoas LGBTQIA+ vivenciam experiências contínuas de discriminação institucional por parte dos profissionais do sistema de saúde, bem como nos serviços de cuidados paliativos.[7,8]

A LGBTQIA+fobia rotineiramente reproduzida nas instituições de saúde transforma-se em uma barreira de acesso e faz com que pessoas LGBTQIA+ evitem procurar por cuidados em saúde.[1,8,9]

A demora no acesso aos serviços de saúde e o encaminhamento tardio para os tratamentos modificadores da doença aumentam a probabilidade de agravamento da doença e podem fazer com que as pessoas LGBTQIA+ percam todas as possibilidades de usufruírem dos tratamentos curativos disponíveis na rede de atenção à saúde e acessem, mais tardiamente, os cuidados paliativos.[1,9,10]

As experiências vivenciadas por pessoas LGBTQIA+ em serviços de cuidados paliativos as submetem a um estado de medo, em razão da possibilidade de receberem um cuidado inadequado baseado em uma intersecção de fatores, incluindo o quesito raça/cor, orientação sexual, identidade de gênero, religião, expressão de gênero e classe social.[1] Sendo assim, pessoas LGBTQIA+ experenciam a recusa na assistência de saúde ao longo da vida e, portanto, sentem medo de sofrer isso novamente nas equipes de cuidados paliativos.

PRINCIPAIS PREOCUPAÇÕES E MEDOS DAS PESSOAS LGBTQIA+

- Receio de serem tratadas de forma inadequada e desrespeitosa.
- Medo de terem a assistência em saúde recusada por causa da orientação sexual, identidade de gênero e/ou expressão de gênero.
- Medo de serem "tiradas do armário" para seus familiares e demais pessoas envolvidas no cuidado, sem o seu consentimento.
- Medo também de terem que esconder quem são ou quem amam, devido às possíveis reações negativas na interação com os profissionais.
- Medo de gastar o tempo limitado de vida no processo de educar e corrigir profissionais de saúde.
- Pessoas trans e as travestis que fazem uso de hormonioterapia se preocupam que a equipe de cuidados paliativos não compreenda suas escolhas e necessidades e não ofereça mais o acesso aos hormônios.
- Medo de vivenciar a LGBTQIA+fobia desde a admissão, assim como de vivenciar a patologização que sofrem nos serviços de saúde.
- Preocupação de não permitirem as visitas das pessoas as quais fazem sentido para o paciente.
- Medo de não poderem usar o banheiro de acordo com a sua identidade de gênero.
- Medo de serem alocados em enfermarias do gênero oposto ao que se identificam.
- Não terem suas experiências anteriores de violência e discriminação validadas pelos profissionais.

- Medo das suposições acerca da orientação sexual, identidade de gênero e expressão de gênero apresentadas pelas equipes e o desconforto gerado por essas situações.

CONSIDERAÇÕES FINAIS

A Política Nacional de Saúde Integral de Lésbicas, Gays, Bissexuais, Travestis e Transexuais (PNSILGBT), criada em 2011 e instituída pela Portaria n. 2836, reconhece a LGBTQIA+fobia como um determinante social de saúde, assim como as demandas e especificidades das pessoas LGBTQIA+ no processo saúde-doença.

O objetivo principal da PNSILGBT é a ampliação do acesso aos serviços de saúde pelas pessoas LGBTQIA+, por meio da garantia de um atendimento integral, com respeito e cuidado às demandas e necessidades específicas dessa população, bem como recusar quaisquer tipos de discriminação. Para que isso se efetive, os profissionais de saúde devem acolher a diversidade sexual e de gênero, bem como a diversidade de corpos e incluir as "famílias de escolha" no processo de cuidado.

É urgente a mudança curricular nas graduações, residências e cursos de pós-graduação em cuidados paliativos para que ampliem o escopo da assistência e incluam o ensino sobre saúde LGBTQIA+, do mesmo modo que tenham como propósito o desenvolvimento de competências profissionais que fomentem a equidade no acesso aos cuidados paliativos e "não deixem ninguém para trás", como o tema escolhido pela Worldwide Hospice Palliative Care Alliance (WHPCA), para o Dia Mundial de Cuidados Paliativos, comemorado em 2021.

Diante disso, para uma adequada prática em cuidados paliativos e promoção da qualidade de vida, é necessário conhecer conceitos básicos sobre a sexualidade, realizar uma abordagem que reconheça a LGBTQIA+fobia como um determinante social de saúde, doença e morte e que poderá ter um impacto importante na dor total. Também se faz necessário conhecer os principais agravos que acometem as pessoas LGBTQIA+, respeitando sua biografia e, assim, criar um ambiente inclusivo em que todas as pessoas possam expressar livremente quem são.

Pessoas LGBTQIA+ são muito mais que suas orientações sexuais, identidades de gênero e corpos, são acima de tudo *pessoas*, uma vez que os cuidados paliativos são para todos com doenças ameaçadoras à vida e seus familiares, sem qualquer distinção. Deste modo, temos um desafio pela frente, na medida em que as demandas e necessidades em saúde das pessoas LGBTQIA+ são inviabilizadas, seja pelo apagamento das diferenças, das iniquidades de acesso aos cuidados paliativos, as quais são permeadas pela LGBTQIA+fobia, seja pelo despreparo profissional. Portanto, é imprescindível romper a bolha que universaliza as pessoas, promover a defesa do acesso aos cuidados paliativos para todos e reconhecer a diversidade humana.

REFERÊNCIAS BIBLIOGRÁFICAS

1. Acquaviva KD. LGBTQ-inclusive hospice and palliative care: a practical guide to transforming professional practice. New York: Harrington Park Press; 2017.
2. São Paulo (SP). Secretaria Municipal da Saúde. Coordenação da Atenção Primária à Saúde. Protocolo para o atendimento de pessoas transexuais e travestis no município de São Paulo. São Paulo: SMS/SP; 2020.
3. Vito Ciasca S, Hercowitz A, Lopes Junior A. Definições da sexualidade humana. In: Saúde LGBTQIA+: práticas de cuidado transdisciplinar. Santana de Parnaíba: Manole; 2021; p. 12-7.
4. Carvalho MFL, Menezes MS. Violência e saúde na vida de pessoas LGBTI. Rio de Janeiro: Fiocruz; 2021.
5. Jesus JG. Orientações sobre a população transgênero: conceitos e termos. Brasília: Autor; 2012.
6. Ministério da Saúde (MS). Carta dos direitos dos usuários da saúde. 2. ed. Brasília: Ministério da Saúde; 2011. Disponível em: https://bvsms.saude.gov.br/bvs/publicacoes/carta_direito_usuarios_2ed2007.pdf. Acessado em: 10 janeiro de 2022.
7. Calazans G, Kalichman A, Ricardo dos Santos M, Félix Pinheiro T. Necessidades de saúde: demografia, panorama epidemiológico e barreiras de acesso. In: Saúde LGBTQIA+: práticas de cuidado transdisciplinar. Santana de Parnaíba: Manole; 2021. p. 82-91.
8. Tenório Correia da Silva A, Alberto Pessoa Rosa C, Augusto Mori Gagliotti D. LGBTQIA+fobia institucional na área da saúde. In: Saúde LGBTQIA+: práticas de cuidado transdisciplinar. Santana de Parnaíba: Manole; 2021. p. 100-6.
9. Javier NM. Palliative care needs, concerns, and affirmative strategies for the LGBTQ population. Palliative Care and Social Practice [Internet]. Jan 2021. Disponível em: https://doi.org/10.1177/26323524211039234. Acessado em: 18 julho de 2022.
10. Sprik P, Gentile D. Cultural humility: a way to reduce LGBTQ health disparities at the end of life. American Journal of Hospice and Palliative Medicine. 2019 Oct 13. Disponível em: https://journals.sagepub.com/doi/abs/10.1177/1049909119880548. Acessado em: 20 de julho de 2022.
11. Ministério da Saúde. Política Nacional de Saúde Integral de Lésbicas, Gays, Bissexuais, Travestis e Transexuais. 1. ed., 1 reimp. Brasília: Ministério da Saúde; 2013.

Seção II

Prognóstico

9

O paciente com falências orgânicas

Giuliana Bersani Calice

Atualmente, o fim de vida da maioria das pessoas é decorrente de comorbidades crônicas. Em países desenvolvidos e em desenvolvimento, as doenças como cardiopatia isquêmica, acidente vascular cerebral isquêmico, Alzheimer e outras demências, doença pulmonar obstrutiva crônica e diabetes são os principais responsáveis por cerca de 88% dos óbitos entre as não infecciosas.

As doenças decorrentes da redução crônica e progressiva da função de algum órgão são genericamente denominadas falências orgânicas. Diferente do que costuma-se falar no ambiente de cuidado do paciente crítico, neste capítulo falar-se-á sobre a redução funcional crônica e progressiva que, nos momentos de exacerbações, apresentam agudização da situação clínica com piora da função orgânica anteriormente já deteriorada.

A qualidade de vida de pacientes com falências orgânicas como insuficiência cardíaca crônica (IC), doença pulmonar obstrutiva crônica (DPOC) e doença renal crônica (DRC) é tão afetada quanto a de pacientes oncológicos.

Mesmo nos casos em que o transplante de órgãos é indicado, alguns pacientes desenvolvem complicações que podem impactar a sobrevida e nem todos se recuperam do pós-operatório ou sobrevivem ao procedimento. Alguns pacientes que aguardam a cirurgia evoluem com perda de funcionalidade e são retirados da fila, outros acabam falecendo durante a espera ou estão muito debilitados para serem operados.

Geralmente, as falências orgânicas apresentam uma trajetória de doença semelhante: declínio funcional gradual e contínuo (limitações de longo prazo) associado a episódios graves de deterioração aguda que podem levar a internações e à morte. Para maiores detalhes, ver o Capítulo "Cuidados paliativos em pacientes críticos: trajetórias de doenças".

A identificação precoce e o acompanhamento do paciente e seus familiares melhora a qualidade de vida, evita internações recorrentes e promove um final de vida mais digno. O objetivo deste capítulo é discutir as principais causas de falência orgânica, seus fatores prognósticos específicos e as condutas mais adequadas para cada fase de doença.

Neste capítulo, propõe-se uma sequência para avaliação do paciente com falência orgânica, com especificidades a serem detalhadas durante o capítulo e que devem ser utilizadas na condução diária desses indivíduos.

DOENÇA CARDÍACA AVANÇADA

Identificação

- Pacientes com classe funcional IV (NYHA - New York Heart Association): incapazes de realizar qualquer atividade física sem desconforto, sintomas podem aparecer em repouso. Qualquer atividade física aumenta o desconforto.
- Estágio D (AHA - American Heart Association): lesão estrutural cardíaca estabelecida e sintomas de insuficiência cardíaca refratários ao tratamento convencional.
- Sintomas progressivos e/ou persistentes apesar de terapia medicamentosa, cirúrgica ou por dispositivos otimizadas.
- A Sociedade Europeia de Cardiologia define insuficiência cardíaca avançada conforme apresentado na Tabela 1 (tradução livre e não validada).

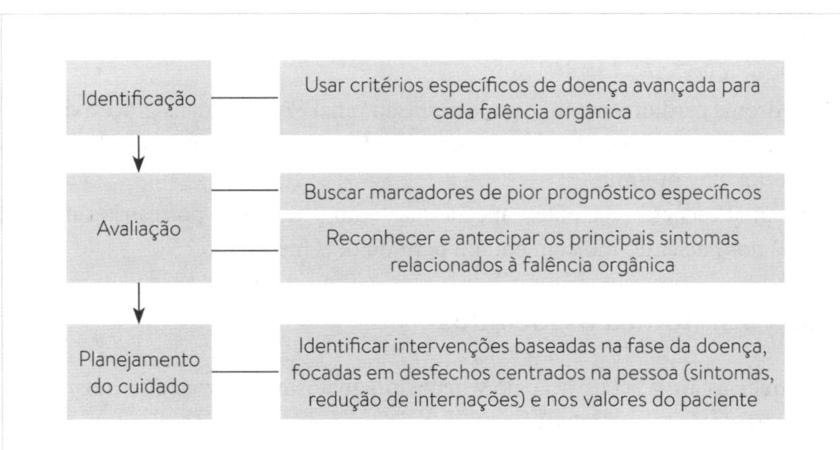

Figura 1 Sequência de avaliação do paciente com falência orgânica.

Tabela 1 Definição de insuficiência cardíaca avançada segundo a Sociedade Europeia de Cardiologia (tradução livre e não validada)

Todos os critérios devem estar presentes apesar do tratamento vigente otimizado: 1. Sintomas graves e persistentes de insuficiência cardíaca (NYHA graus 3 ou 4) 2. Disfunção cardíaca grave definida por redução da fração de ejeção do ventrículo esquerdo (≤ 30%); falência isolada do ventrículo direito; anormalidades valvares graves e não operáveis; anormalidades congênitas graves inoperáveis; valores de BNP ou NT-proBNP persistentemente altos ou em elevação; disfunção diastólica grave 3. Episódios de congestão pulmonar ou sistêmica com necessidade de altas doses de diuréticos intravenosos ou episódios de baixo débito com necessidade de inotrópicos ou drogas vasoativas; ou arritmias malignas causando consultas não planejadas ou hospitalização nos últimos 12 meses 4. Redução grave na capacidade de exercício entendida como sendo por causa de piora cardíaca
Adicionalmente: disfunção extracardíaca devido à insuficiência cardíaca (p. ex.: caquexia cardíaca, síndrome cardiorrenal) ou hipertensão pulmonar tipo 2.
Os critérios 1 e 4 podem ser encontrados em pacientes com doença cardíaca estrutural (como apresentado no critério 2), mas podem ter limitações importantes devido a outras condições (p.ex.: doença pulmonar grave, cirrose não cardíaca, doença renal de etiologia mista). Esses pacientes também apresentam limitação da qualidade de vida e da sobrevida e devem ser avaliados da mesma forma, apesar de que, nestes casos, as opções terapêuticas são usualmente mais limitadas.

Marcadores de mau prognóstico

- Hiponatremia: relação direta com mortalidade.
- BNP: a cada aumento de 100 pg/mL, o risco relativo de morte aumenta em 35%.
- Síndrome cardiorrenal (queda de perfusão renal): quanto mais grave a disfunção renal, maior a mortalidade associada; 51% com taxa de filtração glomerular inferior a 53 mL/min.
- Hospitalizações recorrentes: após a quarta hospitalização por causa cardíaca, 50% dos pacientes morrem em um período de 7 meses.[6]

Sinais e sintomas associados

Caquexia cardíaca (ativação do sistema inflamatório e neuroendócrino: má absorção, perda de massa muscular, quebra de gordura, anorexia), dispneia, fadiga, intolerância aos esforços, edema, sintomas de trato gastrointestinal (dor, constipação e náusea), hipotensão e sinais de má perfusão.

Intervenções possíveis na fase avançada

Nesta fase o principal objetivo é o tratamento baseado em desfechos centrados no paciente, isto é, alívio de sintomas e redução de internação. Podemos avaliar se a terapia medicamentosa está otimizada, manejando não apenas as medicações com intuito de aumento de sobrevida (inibidores de ECA e betabloqueadores), mas sobretudo as medicações que reduzem sintomas e os que têm potencial de reduzir internações (diuréticos e, ocasionalmente, digoxina). Um pequeno estudo retrospectivo sugeriu benefício de uso domiciliar de dobutamina para pacientes com insuficiência cardíaca avançada, no entanto não temos estudos controlados que confirmem esse achado. Dispneia e dor são sintomas bastante comuns e podem ser tratados conforme descrito na Seção "Controle de sintomas".

DOENÇA PULMONAR OBSTRUTIVA CRÔNICA AVANÇADA

Uma das causas de falência respiratória mais prevalentes e responsável por cerca de 33% das mortes ao redor do mundo. Não há consenso na literatura sobre os parâmetros que determinam o estágio da doença, o prognóstico dependerá do conjunto da resposta terapêutica já vigente associada à evolução clínica do paciente.[9]

Identificação

- Fase terminal (menos de 6 meses de expectativa de vida) se atingirem os critérios da Figura 2 (segundo Organização de Hospice dos Estados Unidos – NHO).
- GOLD (Figura 3): os pacientes de risco para falência de função pulmonar se encontram classificados como D, com exacerbações frequentes e resposta inadequada à terapia convencional instituída.

Doença pulmonar crônica grave (dispneia em repouso, restrito ao leito, fadiga e tosse) + aumento de internações por infecções pulmonares e/ou insuficiência respiratória Evidência objetiva opcional: VEF1 < 30% (pós-broncodilatador) + VEF1 > 40 mL/ano	+	Hipoxemia de repouso: $pO_2 \leq 55$ mmHg ou $SatO_2 \leq 88\%$ ou $pCO_2 \geq 50$ mmHg	◆	Condições de apoio: ▪ *Cor pulmonale*: insuficiência cardíaca direita secundária a doença pulmonar ▪ Taquicardia em repouso: > 100 bpm/min ▪ Perda de peso não intencional > 10% nos últimos 6 meses

Figura 2

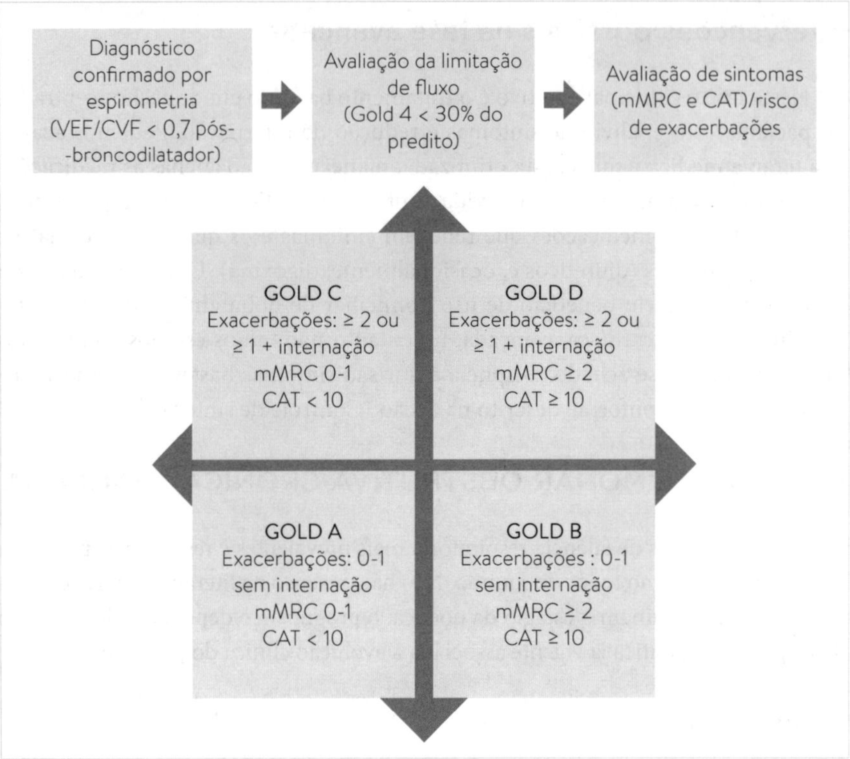

Figura 3

Sinais e sintomas associados

Dor, falta de ar, fadiga, depressão e ansiedade (intensos e graves) em níveis semelhantes aos do câncer em sua fase final. Nesse estágio, o uso de opioide (morfina) é padrão-ouro no controle da dispneia associado a medidas para controle de secreção e tosse.

Ventilação não invasiva (VNI) – indicações e aplicações no contexto de cuidados paliativos

- Prós e contras devem ser avaliados a cada etapa de progressão da doença.
- Reduz trabalho respiratório e frequência respiratória.
- Melhora de padrão respiratório, função cardiovascular, troca gasosa e mecânica do sistema respiratório.

Perfis

Paciente em fase terminal da doença com limitação de suporte avançado

- Doença avançada.
- Internações prévias.
- Diversos procedimentos invasivos.
- Baixa reserva fisiológica.
- Funcionalidade reduzida (isolamento social).
- Baixo potencial de resposta às medidas disponíveis para reversão.

Objetivo: tentar restaurar a condição pré-internação ou minimizar o prejuízo funcional decorrente da exacerbação. Programação: a reversão do quadro pode ser tentada de forma não invasiva (antibióticos, broncodilatadores, VNI). Se não responder à VNI, no geral não há indicação técnica de intubação orotraqueal (IOT) (após comunicação com paciente, familiar e equipe) e necessitará de adequado controle de sintomas.

Exemplos: idoso, funcionalidade reduzida, dependente de oxigênio e múltiplas internações prévias.

Paciente em fase final de vida

- Expectativa de vida de semanas a dias (redução gradual e irreversível das funções fisiológicas).
- Rebaixamento de nível de consciência (risco de vômitos e broncoaspiração).

Exemplo: paciente acamado, baixa SpO_2 na vigência de O_2 suplementar, diversas internações prévias, provável internação terminal.

Objetivo: controle de sintomas e conforto respiratório para que o paciente possa fazer alguma atividade significativa. Exemplos: resolver problemas sociais, psicológicos ou espirituais pendentes (fazer um telefonema, se alimentar com a família, receber uma visita curta). Programação: até 1 hora antes de alguma atividade. Deve-se tomar cuidado para que a VNI não se torne em si um meio prolongador de sofrimento. A avaliação do conforto do paciente na VNI (seja através do relato do próprio paciente ou de escala não verbal de dispneia – RDOS, ver capítulo específico) é essencial na decisão de até quando esse recurso continua sendo benéfico.

DOENÇA RENAL CRÔNICA (DRC) AVANÇADA

Normalmente o curso vem associado com outras comorbidades crônicas graves: insuficiência cardíaca (IC), DPOC, insuficiência hepática (cirrose). Os pacientes com DRC costumam expressar sintomatologia intensa física, social e psíquica e altos índices de perda de funcionalidade na fase terminal que podem não ser melhorados como também intensificados pela diálise, por isso a sugestão de um manejo conservador. O objetivo é melhorar a qualidade de vida, tratar sinais e sintomas e preservar a função renal residual pelo maior tempo possível por meio de intervenções que reduzam a progressão da doença renal e o risco de complicações.

Identificação

DRC estágios 4 ou 5 segundo as diretrizes propostas pelo K/DOQI (2002) + 2 ou mais itens:

- 3 ou mais internações hospitalares no último ano por complicações diretas da doença de base ou secundárias a ela.
- Baixa tolerância ou aderência à diálise.
- Opção prévia por não iniciar ou suspender a terapia de substituição renal (TSR).
- Sintomas renais específicos que não melhoram ou pioram com a terapia.

A sobrevida de pacientes que optaram por não iniciar a TSR vai de 6 a 24 meses. A sobrevida da suspensão tem uma média de 7 dias, podendo chegar a 30 dias.

Indicações de manejo conservador

- O paciente que opta por não fazer diálise (ainda que tenha sido oferecida) e está adequadamente esclarecido sobre os riscos e benefícios de cada opção.
- ≥ 75 anos + comorbidades crônicas em que a diálise não é recomendada.
- Baixa funcionalidade e/ou síndrome da fragilidade (perda de peso involuntária, exaustão, fraqueza, diminuição da velocidade da marcha e do equilíbrio e diminuição da atividade física).
- ≥ 75 + multicomorbidades + declínio cognitivo/funcional (TSR: reduz qualidade de vida e aumenta risco de perda de independência, piora geral da saúde

e agravamento de sintomas, acelera a perda de função renal residual e com isso reduz sobrevida e qualidade de vida).

Indicações de suspensão da TSR - do ponto de vista clínico, pacientes que podem não se beneficiar da TSR

- Prognóstico limitado.
- Qualidade de vida ruim ou baixa funcionalidade.
- Doença progressiva incurável não renal.
- Lesão neurológica severa irreversível em vigência de inconsciência.
- Continuamente instáveis (hipotensão severa).
- Falência de múltiplos órgãos.
- Diálise está prolongando o processo de morrer (ex.: neoplasia avançada, sepse com insuficiência de múltiplos órgãos).
- Complicações/prejuízos da diálise são maiores do que seu benefício (ex.: pacientes frágeis, com déficit cognitivo, acamados).

Sinais e sintomas associados

Dor, dispneia, edema, fadiga, insônia, prurido, anorexia, náuseas/vômitos e depressão são sintomas comuns em paciente com insuficiência renal crônica.

Intervenções possíveis

Esses sintomas na maior parte das vezes podem ser manejados adequadamente de forma não invasiva (ver capítulos sobre dor e dispneia). Restrições alimentares, coletas seriadas de exames e medicações não essenciais devem ser repensadas no paciente que opta por não ser submetido à hemodiálise.

DOENÇA HEPÁTICA TERMINAL (CIRROSE DESCOMPENSADA)

Identificação

De maneira geral, pacientes com cirrose hepática avançada apresentam complicações associadas: ascite, icterícia, sangramento de varizes, encefalopatia hepática, peritonite bacteriana espontânea (PBE), síndrome hepatorrenal, hepatocarcinoma e síndrome hepatopulmonar.

O prognóstico é muito variável, mas a média de sobrevida de paciente com cirrose descompensada sem transplante é de cerca de 2 anos.

Em paciente com descompensação aguda da cirrose e com disfunção orgânica aguda associada, condição chamada de *Acute-on-Chronic Liver Failure* (ACLF), a presença de uma disfunção aguda (ACLF grau 1) apresenta mortalidade em 90 dias de cerca de 40%, sendo que a presença de três disfunções orgânicas agudas ou mais (ACLF grau 3) apresenta mortalidade em 90 dias de aproximadamente 80%.[18]

Em pacientes após 3 a 7 dias que permanecem em ACLF graus 2 ou 3 a mortalidade em 180 dias é de 90%, sem o transplante. Porém, pacientes com o mesmo perfil que foram submetidos ao transplante nos primeiros 28 dias da internação apresentam mortalidade em 180 dias de 19%. Portanto, em pacientes elegíveis ao transplante, mesmo em descompensações graves, o prognóstico e a tomada de decisão devem ser cuidadosamente avaliados e, geralmente, feitos após 3 a 7 dias da internação em UTI, já que a intervenção do transplante aumenta sobremaneira a sobrevida.[19]

Contraindicações ao transplante hepático

- > 70 anos.
- Septicemia.
- Tumor metastático, maligno extra-hepático (exceto câncer de pele localizado).
- Hipertensão pulmonar grave.
- Cardiopatia grave.
- DM tipo 1.
- Alcoolismo ativo.
- HIV.
- Cirurgia de vias biliares prévia.
- DRC grave.
- Drogadição ativa.
- Doença psiquiátrica.

Fatores de mau prognóstico

- Child-Pugh 5-6 pontos é considerado falência hepática; os de classe C têm 45% de sobrevida em 1 ano e 38% em 2 anos em média.
- MELD (*Model for End-Stage Liver Disease*) 30-39: 67% de mortalidade em 1 ano.
- Síndrome hepatorrenal: mortalidade em 90 dias ao redor de 60%.
- Varizes hemorrágicas: alta taxa de mortalidade com ou sem hemostasia.
- Síndrome hepatopulmonar.
- Admissão em UTI devido a hipotensão e necessidade de droga vasoativa.
- Hiponatremia.
- Icterícia.

Sinais e sintomas associados

Dispneia, desconforto abdominal, ascite de repetição, dor, fadiga, sangramento de trato gastrointestinal, PBE, prurido, câimbra, anorexia/caquexia e confusão mental (encefalopatia hepática).

Intervenções possíveis

Medidas não invasivas como diureticoterapia para controle de ascite e lactulose para prevenção de encefalopatia hepática podem ser mantidas até o momento em que não sejam mais toleradas ou não haja resposta. Intervenções invasivas como paracentese podem ter benefício no controle de sintomas de pacientes que tenham expectativa de vida superior a dias/horas, podendo ser objeto de decisão compartilhada entre equipe e paciente/unidade familiar.

PONTOS IMPORTANTES

- Os pacientes com falência orgânica apresentam um desafio singular por sua trajetória marcada por exacerbação e momentos de melhora, em vez de um declínio mais progressivo e linear.
- No paciente com doença avançada, a pergunta surpresa positiva (você não se surpreenderia se este paciente morresse em um ano), a presença de múltiplas internações, perda de funcionalidade e pouca resposta ao tratamento modificador sinalizam para a possibilidade deste paciente estar entrando em fase final.

Tabela 2 Child-Pugh

Parâmetros	1 ponto	2 pontos	3 pontos
Bilirrubina sérica	< 2 mg/dL	2 a 3 mg/dL	> 3 mg/dL
Albumina sérica	> 3,5 g/dL	2,8 a 3,5 g/dL	< 2,8 g/dL
Ascite	Ausente	Facilmente controlada/leve	Mal controlada/ moderada
Encefalopatia	Nenhuma	Graus 1 e 2	Graus 3 e 4
Tempo de protrombina (segundos de prolongamento)/INR	< 4 < 1,7	4 a 6 1,7 a 2,3	> 6 > 2,3

O escore de Child-Pugh é calculado somando os pontos dos cinco fatores. A classe de Child-Pugh é A (escore de 5 a 6), B (7 a 9) ou C (acima de 10).

- Em pacientes potenciais candidatos a transplante, o acompanhamento de cuidados paliativos pode ajudar a controlar os sintomas e manejar o sofrimento do paciente e da família, especialmente se por falta de condição clínica ou escassez de doadores o paciente não possa ter acesso a esse tratamento.
- Intervenções modificadoras (hemodiálise, internações em terapia intensiva, paracentese, intubação orotraqueal): para ter indicação adequada, pacientes com doença grave-incurável devem preencher dois requisitos:
- Deve haver uma possibilidade razoável de trazer benefício ao paciente, seja no prolongamento da vida ou alívio de sintomas.
- Devem ser compatíveis com os objetivos de cuidado e valores do paciente.

Etapa 1 – Pergunta surpresa

Para pacientes com doença avançada ou condições progressivas e limitadoras à vida: **Você ficaria surpreso se o paciente morresse nos próximos meses, semanas ou dias?** – A resposta a essa pergunta deve ser intuitiva, reunindo uma série de aspectos clínicos, comorbidades, sociais e outros. Se a resposta for **NÃO**: que medidas podem ser tomadas para melhorar a qualidade de vida do paciente agora e em preparação para um possível declínio futuro?

Etapa 2 – Indicadores gerais

Indicadores gerais de declínio e maior dependência:

- Redução nas atividades: desempenho funcional em declínio (autocuidado limitado, na cama ou cadeira 50% do dia) e dependência crescente na maioria das atividades da vida diária.
- A comorbidade é considerada o maior indicador preditivo de morbimortalidade.
- Declínio físico geral e crescente necessidade de apoio.
- Doença avançada, instável e deteriorada de sintomas complexos.
- Diminuição da resposta aos tratamentos, diminuição da reversibilidade.
- Escolha de nenhum tratamento ativo adicional.
- Perda progressiva de peso (> 10%) nos últimos seis meses.
- Admissões não planejadas/crises repetidas.
- Evento sentinela: queda grave, luto, transferência para instituição de longa permanência (ILPI).
- Albumina sérica < 2,5 mg/dL.
- Considerado elegível para pagamento DS1500.

Avaliações de funcionalidade:

- Índice de Barthel: atividades básicas da vida diária (AVD) como o "núcleo" da avaliação funcional. Exemplos: alimentação, banho, higiene, vestir, continência, transferências, mobilidade, subir escadas etc.
- Avaliação da "triagem": P (condição física); U (função do membro superior); L (função do membro inferior); S (sensorial); E (meio ambiente).
- *Karnofksy Performance Status* (KPS) 0-100.
- ECOG: 0-5 (escala).

Etapa 3 – Indicadores clínicos específicos: critérios flexíveis com algumas sobreposições, especialmente em pacientes com fragilidade e outras comorbidades

Doença pulmonar obstrutiva crônica (DPOC)

Ao menos 2 dos indicadores abaixo:

- Doença avaliada como grave.
- Internações hospitalares recorrentes (pelo menos 3 nos últimos 12 meses devido à DPOC).
- Cumpre os critérios de oxigenoterapia a longo prazo.
- MRC grau 4/5: falta de ar após 100 metros no plano ou confinado à casa.
- Sinais e sintomas de insuficiência cardíaca direita.
- Combinação de outros fatores: anorexia, infecção prévia com perfil de resistência antimicrobiana com uso de VNI/UTI.
- Mais de 6 semanas de uso de esteroides sistêmicos para DPOC nos últimos 6 meses.

Doença cardíaca avançada

Pelo menos 2 dos indicadores abaixo:

- NYHA estágios 3 ou 4: falta de ar em repouso ou ao mínimo esforço.
- Paciente que se pensa estar no último ano de vida pela equipe de atendimento quando feita a "pergunta surpresa".
- Internações repetidas com sintomas de insuficiência cardíaca.
- Sintomas físicos ou psicológicos difíceis, apesar da terapia tolerada ideal.

Doença renal avançada

Estágios 4 ou 5 de doença renal crônica (DRC) cuja condição está se deteriorando associada a pelo menos 2 dos indicadores abaixo:

- Paciente para quem a pergunta surpresa é aplicável.
- Pacientes que escolhem a opção "sem diálise", interrompendo a diálise ou não optando pela diálise se o transplante falhar.
- Pacientes com sintomas físicos ou sintomas psicológicos de difícil controle, apesar da terapia de reposição renal tolerada ideal.

Figura 4 Adaptada de Gold Standards Framework. The GSF PIG 2016 – tradução livre, não validada.

REFERÊNCIAS BIBLIOGRÁFICAS

1. Janssen DJ. Palliative care needs of patients with advanced chronic organ failure. Universitaire Pers Maastricht; 2012. Disponível em: https://cris.maastrichtuniversity.nl/en/publications/palliative-care-needs-of-patients-with-advanced-chronic-organ-fai.
2. World Health Organization (WHO). Global Health Estimates 2016: Deaths by cause, age, sex, by country and by region, 2000-2016. Geneva: World Health Organization; 2018. Disponível em: https://www.who.int/en/news-room/fact-sheets/detail/the-top-10-causes-of-death.
3. Worldwile Palliative Care Alliance. Global Atlas of palliative care at the end of life. 2014.
4. Murray SA, Kendall M, Boyd K, Sheikh A. Illness trajectories and palliative care. BMJ. 2005;330(7498):1007-11.
5. The Criteria Committee of the New York Heart Association. Nomenclature and criteria for diagnosis of diseases of the heart and great vessels. 9. ed. Boston, Mass: Little, Brown & Co; 1994. p.253-6.
6. Chaudry SP. Advanced heart failure: prevalence, natural history, and prognosis. Heart Failure Clinics. 2016;12(3):323-33.
7. Crespo-Leiro MG, Metra M, Lund LH, Milicic D, Costanzo MR, Filippatos G, et al. Advanced heart failure: a position statement of the Heart Failure Association of the European Society of Cardiology. Eur J Heart Fail. 2018 Nov;20(11):1505-35.
8. Martens P, Vercammen J, Ceyssens W, et al. Effects of intravenous home dobutamine in palliative end-stage heart failure on quality of life, heart failure hospitalization, and cost expenditure. ESC Heart Fail. 2018 Aug;5(4):562-9.
9. Gold Standards Framework. THE GSF PIG 2016 – Proactive Identification Guidance. Disponível em: https://www.goldstandardsframework.org.uk/.
10. Global Initiative for Chronic Obstructive Lung Disease. Global strategy for the diagnosis, management and prevention of chronic obstructive pulmonary disease.
11. Guimarães M, Bugalho A, Oliveira AS, Moita J, Marques A; GI DPOC – Grupo de Interesse na Doença Pulmonar Obstrutiva Crónica. COPD control: Can a consensus be found? Rev Port Pneumol. 2016;22(3):167-76.
12. Sorathia L. Palliative care in chronic obstructive pulmonary disease. Med Clin North Am. 2019;103(3):517-26.
13. Kacmarek RM. Should noninvasive ventilation be used with the do-not-intubate patient?. Respir Care. 2009;54(2):223-31.
14. Murtagh FE, Marsh JE, Donohoe P, Ekbal NJ, Sheerin NS, Harris FE. Dialysis or not? A comparative survival study of patients over 75 years with chronic kidney disease stage 5. Nephrol Dial Transplant. 2007;22(7):1955-62.
15. Sekkarie MA, Moss AH. Withholding and withdrawing dialysis: the role of physician specialty and education and patient functional status. Am J Kidney Dis. 1998;31(3):464-72.
16. Potosek J, Curry M, Buss M, Chittenden E. Integration of palliative care in end-stage liver disease and liver transplantation. J Palliat Med. 2014;17(11):1271-7.
17. Dolan B, Arnold D. Prognosis in decompensated chronic liver failure. Disponível em: https://www.mypcnow.org/fast-fact/prognosis=-in-decompensated-chronic-liver-failure/#:~:text-Most%20patients%20with%20type%2D1,carcinoma%20also%20adversely%20affect%20survival.

18. Moreau R, Jalan R, Gines P, Pavesi M, Angeli P, Cordoba J, et al.; CANONIC Study Investigators of the EASL-CLIF Consortium. Acute-on-chronic liver failure is a distinct syndrome that develops in patients with acute decompensation of cirrhosis. Gastroenterology. 2013 Jun;144(7):1426-37, 1437.e1-9.
19. Gustot T, Fernandez J, Garcia E, Morando F, Caraceni P, Alessandria C, et al.; CANONIC Study Investigators of the EASL-CLIF Consortium. Clinical course of acute-on-chronic liver failure syndrome and effects on prognosis. Hepatology. 2015 Jul;62(1):243-52.
20. Gold Standards Framework. The GSF PIG 2016 - Proactive identification guidance. Disponível em: https://www.goldstandardsframework.org.uk/cd-content/uploads/files/General%20Files/Prognostic%20Indicator%20Guidance%20October%202011.pdf.

10

Escores prognósticos em UTI

Carine Carrijo de Faria

Existem diversas maneiras de predizer gravidade e desfecho de pacientes em UTI de acordo com escores de prognósticos validados para populações.

Consideremos o seguinte caso clínico:

> Paciente Arnaldo, 78 anos, masculino, hipertenso e diabético, vasculopata e coronariopata importante. Interna na UTI por agudização de quadro vascular em membro inferior direito com oclusão arterial crônica agudizada e infecção de lesão trófica infectada com necessidade de amputação transfemoral do membro. Possui alto risco cardiovascular com cateterismo recente evidenciando lesão de tronco de coronária e indicação de cirurgia de revascularização miocárdica. Na admissão à UTI apresenta delirium hiperativo, boa pressão arterial sem uso de droga vasoativa, apresenta exames com disfunção renal e escórias em ascensão.

Como é possível predizer mortalidade ou tempo de internação em UTI deste paciente?

Essa predição pode ser útil no planejamento e objetivo de cuidado à beira-leito?

PRINCIPAIS ESCORES PROGNÓSTICOS VALIDADOS EM UTI

Sistemas de escores prognósticos são medidas de severidade de doença usadas para predição de desfechos, sobretudo mortalidade, em pacientes de UTI. De forma geral, tais medidas são úteis para comparação de qualidade no cuidado entre as UTI e para padronização de pesquisas.

Os escores são tipicamente desenvolvidos utilizando dados de um grande número de pacientes de diversas UTIs. Esses dados são usados para determinar um escore numérico de severidade de doença. O escore, por sua vez, determina desfechos de alta hospitalar, incluindo mortalidade e, em alguns casos, tempo de permanência em UTI. Todos os instrumentos requerem validação antes do uso.

Os sistemas de escores são tipicamente utilizados para predizer mortalidade em pacientes de UTIs gerais, com populações mistas. No entanto, nenhum desses escores pode ser usado para predizer desfechos individualmente em pacientes específicos.

Os principais escores preditivos para predição de mortalidade em UTIs gerais são: *Acute Physiologic and Chronic Health Evaluation* (APACHE), *Simplified Acute Physiologic Score* (SAPS), *Mortality Prediction Model* (MPM0), *Sequential Organ Failure Assessment* (SOFA).

APACHE (*Acute Physiologic and Chronic Health Evaluation*)

Esse escore é largamente utilizado e possui quatro versões (APACHE I a IV). Os instrumentos do APACHE requerem o uso de um grande número de variáveis clínicas, das quais o escore de severidade foi derivado. O resultado desse escore é aplicado em uma equação de regressão logística gerada por computador que prediz mortalidade na internação e, em alguns casos, tempo de internação. A primeira publicação do APACHE se deu em 1981, pela Universidade de George Washington.

Geralmente inclui fatores como idade, diagnóstico, local de tratamento prévio e numerosas variáveis agudas e crônicas. A última versão, o APACHE IV, usa 129 variáveis derivadas dos piores valores das 24 horas iniciais de admissão em UTI. Esses dados foram gerados de mais de 110.000 pacientes em 104 UTIs nos Estados Unidos. Essa versão também prediz tempo de permanência em UTI, uma vantagem em relação ao APACHE II (1985) e III (1990) e a outros escores como o SAPS 3 e o MPM0 III.

A maior vantagem desse escore está em sua acurácia de descriminação entre sobreviventes e não sobreviventes. Porém, possui menos capacidade de calibração, que reflete uma performance deteriorada com o tempo devido a mudanças nos diferentes casos de uma UTI geral e do uso de novas terapias. Por isso, requer atualização periódica. Todos os dados de base do APACHE são derivados de UTIs norte-americanas e podem não ser acuradas para pacientes de outros países.

Uma outra desvantagem dos sistemas APACHE reside na dificuldade de preenchimento de dados e tempo consumido para isso, sendo pouco prático. No entanto, do ponto de vista estatístico, quanto maior o número de variáveis, mais acurada a estimativa.

Tabela 1 Critérios utilizados no APACHE IV para cálculo de mortalidade e tempo de internação em UTI. Os critérios são divididos entre agudos (*Acute Physiology Score* - - *APS*), crônicos (*Chronic Health Points*) e relativos à admissão e ao diagnóstico

Parâmetros fisiológicos (agudos)	Comorbidades	Diagnóstico e informações de admissão
Idade	Cirrose	Dias pré-UTI
Temperatura	Carcinoma metastático	Origem do paciente
Pressão arterial média	Imunossupressão	Readmissão?
Frequência cardíaca	Linfoma	Cirurgia de emergência?
Frequência respiratória	Leucemia/mieloma	Diagnóstico cirúrgico?
Ventilação mecânica	AIDS	Diagnóstico por sistema e específico
FiO_2	Disfunção hepática	
PO_2	Disfunção renal e hemodiálise	
PCO_2		
pH arterial		
Sódio		
Débito urinário em 24 horas		
Creatinina		
Ureia		
Glicemia		
Bilirrubina		
Albumina		
Hematócrito		
Leucócitos		
Escala de Coma de Glasgow		

SAPS (*Simplified Acute Physiologic Score*)

O SAPS calcula o escore de severidade usando os piores valores medidos nas 24 horas de admissão em UTI. Algumas das variáveis são dicotômicas, na medida em que são associadas a valores específicos dependendo de estarem ausentes ou presentes. Outras variáveis são contínuas e pontos são atribuídos a intervalos de valores (por exemplo, intervalos de idade). O número de variáveis usadas é significativamente menor do que nos escores APACHE.

Possui três versões e a mais atualizada (SAPS 3) foi desenhada e validada usando dados de quase 20.000 pacientes admitidos em mais de 300 UTIs, em 35 países. A validação externa em outras populações de UTI garante boa discriminação (acurácia de uma dada predição) ao SAPS 3.

A maior vantagem dos instrumentos SAPS é justamente que os dados de extração são mais fáceis quando comparados com o APACHE, o que o torna menos trabalhoso. Além disso, o SAPS 3 possui maior potencial para uso internacional, não limitado aos Estados Unidos, já que os dados são derivados de diversos países.

O SAPS 3, diferentemente do APACHE IV, não prediz tempo de permanência em UTI.

Tabela 2 Escore SAPS 3. A soma de pontos equivale a uma mortalidade predita a partir de uma fórmula matemática. Todos os parâmetros devem ser medidos dentro de uma hora da admissão do paciente na UTI

Variáveis	Pontos	Variáveis	Pontos
Idade		**Dias de internação prévios**	
< 40 anos	0	< 14	0
≥ 40 e < 60 anos	5	≥ 14 e < 28	6
≥ 60 e < 70 anos	9	≥ 28	7
≥ 70 e < 75 anos	13	**Procedência**	
75 e < 80 anos	15	Centro cirúrgico	0
≥ 80 anos	18	Pronto-socorro	5
Comorbidades		Outra UTI	7
Outras	0	Outros	8
Quimioterapia	3	**Drogas vasoativas**	
Insuficiência cardíaca	6	Sim	0
Neoplasia hematológica	6	Não	3
Cirrose	8	**Razão para admissão**	
AIDS	8	Cardiovascular: distúrbios de ritmo	-5
Câncer	11	Neurológico: convulsões	-4
Temperatura		Cardiovascular: choque hipovolêmico hemorrágico	3
< 35°C	7	Digestivo: abdome agudo, outros	3
≥ 35°C	0	Neurológico: coma, estupor, confusão, agitação, *delirium*	4

(continua)

Tabela 2 Escore SAPS 3. A soma de pontos equivale a uma mortalidade predita a partir de uma fórmula matemática. Todos os parâmetros devem ser medidos dentro de uma hora da admissão do paciente na UTI *(continuação)*

Variáveis	Pontos	Variáveis	Pontos
Pressão arterial sistólica		Cardiovascular: choque séptico	5
≥ 120 mmHg	0	Cardiovascular: choque anafilático, misto ou indefinido	5
70-119 mmHg	3	Hepático: disfunção hepática	6
40-69 mmHg	8	Neurológico: déficit neurológico focal	7
< 40 mmHg	11	Digestivo: pancreatite grave	9
Frequência cardíaca		Neurológico: efeito de massa intracraniano	10
≥160 bpm	7	Todos os outros	0
120-159 bpm	5	***Status* cirúrgico**	
< 120 bpm	0	Eletiva	0
Escala de Coma de Glasgow		Não cirúrgico	5
≥ 13	1	Emergência	6
12-7	2	**Sítio anatômico da cirurgia**	
6	7,5	Transplante: fígado, rins, pâncreas, outros	–11
5	10	Trauma isolado	-8
3-4	15	Politrauma	-8
Leucócitos		Cirurgia cardíaca: revascularização miocárdica sem reparo valvar	-6
< 15.000	0	Neurocirurgia: AVC	5
≥ 15.000	2	Todos os outros	0
Plaquetas		**Infecção aguda**	
< 20.000	13	Hospitalar	4
20-49.000	8	Respiratória	5
50-99.000	5		
> 100.000	0		
pH			
≤ 7,25	3		
> 7,25	0		

(continua)

Tabela 2 Escore SAPS 3. A soma de pontos equivale a uma mortalidade predita a partir de uma fórmula matemática. Todos os parâmetros devem ser medidos dentro de uma hora da admissão do paciente na UTI *(continuação)*

Variáveis	Pontos	Variáveis	Pontos
Creatinina			
< 1,2 mg/dL	0		
1,2-1,9 mg/dL	2		
2-3,4 mg/dL	7		
> 3,5 mg/dL	8		
Bilirrubina			
< 2	0		
2 a 5	4		
≥ 6	5		
PaO_2/FiO_2 em VM)			
< 100	11		
≥ 100	7		
PaO_2			
< 60	5		
≥ 60	0		

MPMO (*Mortality Predicted Model*)

Existem três versões MPM0. O escore de severidade é calculado a partir de variáveis avaliadas no momento da admissão na UTI, por isso o termo "0". Exceto pela idade, todas as variáveis são dicotômicas. O escore final é inserido numa fórmula matemática cuja solução prevê a mortalidade predita.

A versão mais recente do escore, o MPM0 III, é derivada de 124.000 pacientes em 135 UTIs, a maioria das quais localizadas nos Estados Unidos. Possui boa discriminação e calibração e é externamente validada em população de UTIs adicionais.

O sistema MPM possui a menor dificuldade de extração de dados dentre os três principais sistemas de escore, não utilizando dados laboratoriais, somente dados clínicos e fisiológicos. Tipicamente não prediz tempo de permanência em UTI. Pode ser menos acurado em UTI fora dos Estados Unidos.

Tabela 3 Escore MPMO III. A idade dos pacientes não recebe pontuação, porém é utilizada na fórmula de cálculo da mortalidade predita

Variável	Resposta	Pontos
Idade		
Admissão clínica ou de cirurgia não eletiva?	Sim	1
	Não	0
Ressuscitação cardiopulmonar prévia à admissão?	Sim	1
	Não	0
Escala de Coma de Glasgow entre 3-5? (não inclui pacientes em coma por *overdose* ou em uso de agentes bloqueadores neuromusculares)	Sim	1
	Não	0
Frequência cardíaca > 150 bpm	Sim	1
	Não	0
Ventilação mecânica?	Sim	1
	Não	0
Disfunção renal aguda? (não inclui azotemia pré-renal)	Sim	1
	Não	0
Arritmia cardíaca?	Sim	1
	Não	0
Acidente vascular cerebral?	Sim	1
	Não	0
Efeito de massa intracraniano?	Sim	1
	Não	0
Hemorragia gastrointestinal?	Sim	1
	Não	0
Carcinoma metastático? (somente metástase a distância, não inclui envolvimento de linfonodo local)	Sim	1
	Não	0
Cirrose?	Sim	1
	Não	0
Doença renal crônica? (creatinina basal > 2)	Sim	1
	Não	0
Em instituição de cuidado crônico ou agudo antes da admissão em UTI?	Sim	1
	Não	0
Tempo entre internação no hospital e admissão em UTI > 1 dia?	Sim	1
	Não	0
Status de ressuscitação completa?	Sim	1
	Não	0

SOFA (*Sequencial Organ Failure Assessment*)

O escore SOFA foi inicialmente desenhado para avaliar sequencialmente a severidade de disfunção orgânica em pacientes criticamente doentes por sepse. O SOFA original foi derivado de uma coorte de 1.449 pacientes admitidos em 40 UTIs de 16 países. Disfunções orgânicas são comuns em pacientes críticos, dessa maneira o escore tem sido utilizado para predizer mortalidade em pacientes com falência de órgãos por outras causas, incluindo aqueles em pós-operatório de cirurgia cardíaca, transplantes hematológicos, câncer, disfunção hepática crônica, este último com um escore próprio derivado do SOFA, o CLIF-SOFA (*Chronic, Liver Failure* - SOFA).

O SOFA utiliza medidas simples de disfunção orgânica maior para calcular o escore de gravidade, sendo calculado 24 horas após a admissão na UTI e nas 48 horas seguintes, daí o termo "sequencial". Diferentemente das medidas prognósticas que são tipicamente realizadas uma vez no início da estadia na UTI, os escores de disfunções orgânicas como o SOFA podem ser medidos diariamente, melhorando a habilidade dos mesmos de capturar a natureza dinâmica dessas disfunções durante a internação na UTI.

Sua validade preditiva para mortalidade hospitalar é maior do que o critério de resposta inflamatória sistêmica (SIRS). Uma revisão sistemática sobre modelos baseados no SOFA na admissão em UTI mostrou uma performance levemente pior quando comparado ao APACHE II e III, sendo competitivo com modelos baseados no SAPS II na predição de mortalidade em pacientes clínicos e cirúrgicos de UTI.

É importante salientar que o escore SOFA não faz diagnóstico de sepse ou determina estratégias terapêuticas e desfechos individuais, mas ajuda a identificar pacientes, como um grupo, que potencialmente possuem elevado risco de morte. Além disso, sua evolução pode ajudar a identificar pacientes com pior prognóstico, sendo que um estudo de 2001 demonstrou que o aumento do escore SOFA nas primeiras 48 horas esteve associado a mortalidade superior a 50%, independentemente do SOFA inicial.

Tabela 4 Escore SOFA. Uma pontuação de 15 ou mais determina mortalidade acima de 90%

SOFA	0	1	2	3	4
Relação PO_2/FiO_2	> 400	≤ 400	≤ 300	≤ 200 em VM	≤ 100 em VM
Plaquetas	> 150	≤ 150	≤ 100	≤ 50	≤ 20
Bilirrubina	< 1,2	1,2-1,9	2-5,9	6-11,9	> 12

(continua)

Tabela 4 Escore SOFA. Uma pontuação de 15 ou mais determina mortalidade acima de 90% *(continuação)*

SOFA	0	1	2	3	4
Cardiovascular	PAM > 70 mmHg	PAM < 70 mmHg	Uso de dopamina ≤ 5 mcg/kg/min ou dobutamina	Uso de dopamina > 5 mcg/kg/min, epinefrina ≤ 0,1 mcg/kg/min ou noradrenalina ≤ 0,1 mcg/kg/min	Uso de dopamina > 15 mcg/kg/min, epinefrina > 0.1 mcg/kg/min ou noradrenalina > 0,1 mcg/kg/min
Escala de Coma de Glasgow	15	13-14	10-12	6 - 9	< 6
Creatinina ou diurese em 24 h	< 1,2	1,2-1,9	2-3,4	3,5-4,9 ou diurese < 500 mL	> 5 ou diurese < 200 mL

PAM: pressão arterial média; VM: ventilação mecânica.

ESCORES PROGNÓSTICOS - QUAL UTILIZAR?

Nenhum dos instrumentos preditivos apresentados neste capítulo provou ser superior aos demais em sua habilidade de prever mortalidade. Não existem estudos randomizados demonstrando superioridade. Ao optar por um dado escore, é importante que ele seja desenvolvido e validado recentemente, sendo preferível também que possua facilidade de uso e custo-efetividade.

De forma geral, o APACHE IV tende a ser mais acurado ao prever mortalidade, além de oferecer predição do tempo de permanência em UTI. No entanto, é mais trabalhoso, de maior custo e com limitações para aplicação em UTIs fora dos Estados Unidos.

Uma revisão sistemática publicada em 2018 sobre a aplicabilidade de modelos prognósticos em UTI evidenciou que os escores prognósticos possuem performance no máximo moderada em predizer risco de mortalidade em países de média e baixa renda, com limitações em calibração e sobretudo por ausência de dados suficientes para preenchimento correto dos parâmetros solicitados.

Nesse campo em geral, especialmente em UTI, existe um vasto caminho no futuro, com estudos que utilizam inclusive inteligência artificial como ferramentas de prognóstico. São necessários mais estudos, sempre tendo como base os padrões de ética médica.

OS ESCORES PROGNÓSTICOS EM DECISÕES À BEIRA-LEITO

Nas condutas à beira-leito é importante ter claro que os escores prognósticos de UTI não são validados como instrumentos para manejo de pacientes individuais, uma vez que devem ser usados como preditores de desfechos em populações de UTIS gerais. A aplicação desses escores é muito útil, por exemplo, em pesquisas com estudos clínicos randomizados e por instituições na avaliação da qualidade do cuidado nas diversas UTIs, para assegurar comparações de grupos de pacientes com riscos de base similares.

No entanto, na tomada de decisão é importante focar a princípio exclusivamente na doença do paciente para mitigar erros cognitivos e vieses. Nesse sentido, os escores prognósticos, por serem derivados da análise de dados de milhares de pacientes, têm um papel ao oferecerem uma estimativa de mortalidade de todos os casos com apresentação similar ao paciente em questão. Dessa maneira, temos uma "taxa base" objetiva de onde partir e, em um segundo momento, levando em conta a pessoa do paciente, seus valores e sua percepção do que é sofrimento, seguir na construção de condutas, planos e objetivos de cuidado.

Voltemos ao caso clínico apresentado no início do capítulo. Trata-se de um paciente frágil, idoso, com comorbidade grave e descompensada e de resolução cirúrgica com alto risco operatório. Considerando esse contexto e as disfunções apresentadas na admissão e nos dias subsequentes na UTI, é possível, através das ferramentas aqui apresentadas, predizer a mortalidade – não para este paciente individualmente, mas aquela esperada para todos os casos com apresentação similar. Após essa estimativa inicial, peculiaridades do caso são então usadas para refinar a predição. No Capítulo "Falando sobre prognóstico na UTI", exploramos formas de utilizar escores e estimativas para, por meio de uma comunicação empática, proporcionar aos pacientes e familiares uma visão mais realista de prognóstico.

Os instrumentos prognósticos são uteis no suporte a decisões, no entanto, mesmo que possuam a mais alta precisão, não são substitutos do bom julgamento clínico.

CONSIDERAÇÕES FINAIS

- Ferramentas prognósticas em UTI são focadas em predizer mortalidade. Possuem limitações significativas, sendo validadas para as populações específicas nas quais foram estudadas. Dos diversos escores existentes, nenhum se mostrou superior.
- Os escores de UTI possuem valor para o médico intensivista e paliativista, na medida em que podem servir de base para o passo inicial na tomada de decisão e ter impacto na construção do objetivo de cuidado.

- Estudos futuros são necessários para determinar o papel dos escores prognósticos na avaliação comparativa de UTIs, na melhora de performance, no uso de recursos e no suporte a decisões clínicas.

REFERÊNCIAS BIBLIOGRÁFICAS

1. Haniffa R, Isaam I, De Silva AP, Dondorp AM, De Keizer NF. Performance of critical care prognostic scoring systems in low and middle-income countries: a systematic review. Critical Care. 2018;22:18.
2. Beil M, Proft I, van Heerden D, Sviri S, van Heerden PV. Ethical considerations about artificial intelligence for prognostication in intensive care. Intensive Care Medicine Experimental. 2019;7:70.
3. Forte DN, Kawai F, Cohen C. A bioethical framework to guide the decision-making process in thecare of seriously ill patients. BMC Med Ethics. 2018 Aug 20;19(1):78.
4. Niewiński G, Starczewska M, Kański A. Prognostic scoring systems for mortality in intensive care units - The APACHE model. Anaesthesiology Intensive Therapy. 2014;46(1):46-9.
5. Wong DT, Knaus WA. Predicting outcome in critical care: the current status of the APACHE prognostic scoring system. Can J Anaesth. 1991;38:3:374-83.
6. Minne L, Abu-Hanna A, de Jonge E. Evaluation of SOFA-based models for predicting mortality in the ICU: A systematic review. Critical Care. 2008;12:R161.
7. Keegan MT, Gajic O, Afessa B. Severity of illness scoring systems in the intensive care unit. Crit Care Med. 2011;39(1).
8. Strand K, Flaatten H. Severity scoring in the ICU: a review. Acta Anaesthesiol Scand. 2008;52:467-78.
9. Herridge MS. Prognostication and intensive care unit outcome: the evolving role of scoring systems. Clin Chest Med. 2003;24:751-62.
10. Becker RB, Zimmerman JE. ICU Scoring Systems allow prediction of patient outcomes and comparison of ICU performance. Critical Care Clinics. 1996;12(3).
11. Ferreira FL, Bota DP, Bross A, Mélot C, Vincent JL. Serial evaluation of the SOFA score to predict outcome in critically ill patients. JAMA. 2001 Oct 10;286(14):1754-8.

11

O paciente com lesão neurológica aguda

Iago Navas Perissinotti
José Pedro Soares Baima

INTRODUÇÃO

A lesão neurológica aguda (LNA) é uma entidade heterogênea e representa um desafio para o paliativista. A capacidade de recuperação funcional do sistema nervoso após injúria é influenciada por múltiplos fatores externos e internos, incluindo o local, tamanho e mecanismo de lesão, capacidade de plasticidade do parênquima remanescente e estímulos externos durante a reabilitação.[1,2] A quantidade de variáveis envolvidas dificulta muito a tentativa de estabelecer um prognóstico na fase aguda. Adicionalmente, em contraste com outros tipos de falência orgânica, a disfunção neurológica nem sempre leva ao óbito no curto prazo. Evidências em traumatismo cranioencefálico mostram que a mortalidade nesses pacientes está diretamente relacionada à retirada de suporte artificial de vida.[3] Apesar disso, a sobrevida muitas vezes ocorre às custas de dependência funcional e necessidade de cuidados intensos, levando a altos custos financeiros e estresse do cuidador.[4] Por esses motivos, a decisão por limitação de suporte nos pacientes com LNA deve ser tomada com cautela, levando em conta valores, dados prognósticos e a capacidade de cuidados a longo prazo do sistema de saúde em que o paciente está inserido.

Estão classicamente descritas na literatura três trajetórias típicas de doenças crônicas e progressivas (Capítulo 3). Recentemente foi sugerida a incorporação de um quarto modelo de trajetória, especificamente desenhado para a LNA. Segundo esse modelo, pacientes com LNA se deparam com uma trajetória de doença que resulta em morte precoce ou em um prognóstico mais incerto, evoluindo com limitações funcionais e um estágio crônico de recuperação.[22] Reconhecer essa trajetória é importante, pois sinaliza aos profissionais de saúde a necessidade de estabelecer precocemente com as famílias desses pacientes uma relação de confiança que permita um ambiente adequado para futuras tomadas de decisão.

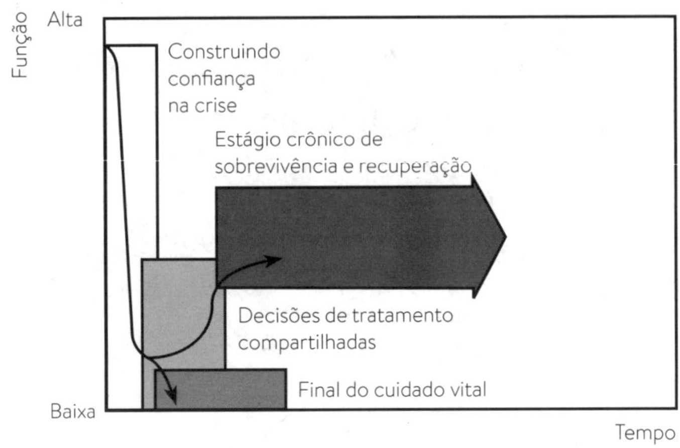

Figura 1 Trajetória para lesão encefálica aguda grave – pacientes apresentam-se com uma crise que pode resultar em morte precoce (frequentemente após decisão de suspender tratamentos de manutenção da vida) ou sobrevivência com um alto grau de incapacidade. Adaptada de Creutzfeldt CJ, et al.[22]

ALTERAÇÕES DE CONSCIÊNCIA

Sequelas neurológicas podem acometer todas as funções dos sistemas nervoso central, periférico e autônomo. No entanto, lesões que promovem acometimento do nível de consciência são de particular importância no contexto do cuidado paliativo, por provocarem um alto grau de dependência funcional, grande prejuízo na qualidade de vida e reduzirem a capacidade de interação com a família. O sistema responsável pela consciência é denominado sistema ativador reticular ascendente (SARA) e inicia-se na formação reticular mesencefálica, ascendendo ao tálamo bilateralmente e projetando-se para o córtex de forma difusa, ativando-o.[5] Lesões em qualquer uma dessas topografias podem afetar a consciência, de forma temporária ou definitiva. Esse sistema é modulado por múltiplas outras vias no tronco encefálico, por meio de terminações noradrenérgicas, dopaminérgicas, histaminérgicas, serotoninérgicas, colinérgicas e glutamatérgicas. A explicação detalhada da complexidade desse sistema está fora do escopo deste capítulo, porém o reconhecimento das topografias associadas ao rebaixamento de consciência, assim como a influência dos múltiplos transmissores, são fundamentais para compreender a fisiopatologia do coma e estados correlatos. As topografias associadas à alteração de consciência, assim como alguns exemplos das principais patologias nestas regiões, estão resumidos na Tabela 1.

Tabela 1

Topografia	Exemplos de lesões
Formação reticular mesencefálica	Acidente vascular mesencefálico, herniação cerebral uncal
Tálamo bilateral	Infarto da artéria de Percheron, trombose venosa de seio reto, encefalite necro-hemorrágica aguda, encefalopatia de Wernicke
Córtex difusamente	Encefalopatias metabólicas, lesão axonal difusa, hipertensão intracraniana

O consenso da Associação Americana de Neurologia apresenta a definição de alguns termos importantes na avaliação dos distúrbios de consciência, resumidos na Tabela 2.[6] É fundamental que o médico assistente esteja atento não só aos tempos necessários para o estabelecimento dos diagnósticos, mas também aos principais diagnósticos diferenciais. Dentre esses, destacam-se a síndrome do encarceramento (*locked in syndrome*), causada por lesões na ponte anterior, e o mutismo acinético (também chamado de coma vigil), associado a lesões frontais mesiais bilaterais. De maneira geral, são considerados distúrbios prolongados de consciência as alterações que persistam por mais do que 28 dias após o insulto. Alterações que durem mais do que 3 meses em lesões não traumáticas ou 12 meses em lesões traumáticas têm baixa probabilidade de recuperação e são consideradas permanentes.[6]

Tabela 2

Alteração de consciência	Definição
Coma	Estado no qual não há evidência de vigília (olhos permanecem constantemente fechados) ou percepção de si ou do ambiente
Estado vegetativo	Abertura ocular preservando o ciclo sono-vigília, porém sem evidência de comportamento espontâneo que sugira percepção de si ou do ambiente
Estado vegetativo persistente	Estado vegetativo com duração de mais de 1 mês após o insulto neurológico
Estado vegetativo permanente	Termo prognóstico aplicado a pacientes que permaneçam em estado vegetativo após 3 meses de insultos não traumáticos ou 12 meses após trauma, indicando alta probabilidade de irreversibilidade
Estado de consciência mínima	Estado de alteração grave de consciência, porém com alguma evidência mínima de percepção e interação com o ambiente (p. ex., fala ininteligível, capacidade de seguir comandos simples, fixação visual no examinador, manipulação de objetos etc.)
Recuperação do estado de consciência mínima	Recuperação da capacidade de comunicação por meios verbal, gestual ou da capacidade de utilização funcional de objetos

ACIDENTE VASCULAR CEREBRAL

O acidente vascular cerebral (AVC) é uma das principais causas de morbimortalidade no Brasil e no mundo. Apesar dos avanços no tratamento, ainda é grande o número de pacientes que enfrentarão o desfecho de morte ou de incapacidade permanente e a decisão de intervenções salvadoras de vida às custas de um elevado grau de incapacidade tem de estar alinhada com os valores que o paciente defende e acredita. De uma maneira geral, o AVC isquêmico (AVCi) possui menor letalidade, porém um pior prognóstico funcional em relação ao hemorrágico (AVCh).[7,8] Escalas específicas podem ser usadas para predizer a mortalidade durante a internação, como a ICH[9] para o AVCh e a da WFNS[10] para a hemorragia subaracnoide (HSA). Essas escalas podem ajudar o médico a informar aos familiares sobre as condições do paciente, bem como auxiliar na tomada de decisões. No entanto, é importante lembrar que a medicina oferece tratamentos de fase aguda cada vez mais eficazes e disponíveis, como terapias de reperfusão no AVCi e medidas de suporte neurointensivo, o que pode vir a modificar significativamente o prognóstico médio desses pacientes no futuro.

A craniectomia descompressiva em pacientes abaixo de 60 anos é tanto uma medida salvadora de vida como também é capaz de promover melhores desfechos funcionais.[11] A cada dois pacientes submetidos à cirurgia, um sobreviverá.[11] Além disso, o desfecho funcional avaliado pela escala de Rankin[12] mediano dos pacientes submetidos à cirurgia descompressiva foi significativamente melhor em relação aos controles. Apesar disso, a maioria dos pacientes ainda evoluirá com um grau significativo de incapacidade, com 45% dos sobreviventes incapazes de deambular após 3 meses (Rankin 4-5)[11]. Em algumas séries de casos, nenhum paciente retornou ao trabalho desempenhado antes do evento isquêmico,[13] além de terem sido reportadas altas taxas de depressão ao longo do acompanhamento.[14]

Apesar desses dados, uma parcela significativa de pacientes e familiares, ao ser questionada, afirma que daria consentimento retrospectivo, ou seja, concordaria novamente que o familiar ou o próprio paciente fosse submetido à cirurgia e não se arrepende do procedimento realizado.[15] Além disso, estudos retrospectivos mostram boa percepção de qualidade de vida mesmo em indivíduos com altos graus de incapacidade física,[13] reforçando a importância dos valores individuais e familiares na tomada de decisão.

Em pacientes com mais de 60 anos o cenário é diferente. A craniectomia descompressiva é associada a uma menor mortalidade, porém não leva a melhores desfechos funcionais.[16] Além disso, nenhum dos pacientes em ambos os grupos apresentou escores na escala de Rankin de 0-2 (incapacidade leve ou ausente).[16] Portanto, a decisão pela craniectomia descompressiva neste grupo de pacientes deve ser altamente individualizada, levando em conta as condições clínicas do paciente, a funcionalidade prévia e atual e os valores individuais e familiares.

PARADA CARDIORRESPIRATÓRIA

A situação pós-parada cardiorrespiratória (PCR) é motivo frequente de pedidos de interconsulta para o neurologista, com o objetivo de tentar estimar o prognóstico neurológico a longo prazo, para auxiliar nas decisões sobre limitação de suporte artificial de vida. A encefalopatia hipóxico-isquêmica pós-PCR é bastante heterogênea, a depender do tempo de isquemia, condições de reanimação e doença de base. Portanto, o prognóstico desses pacientes é bastante variável, podendo oscilar de evolução com mínima incapacidade até estado vegetativo persistente. Fatores de confusão como uso de sedativos, disfunções metabólicas ou o uso de hipotermia terapêutica devem sempre ser lembrados e levados em consideração, uma vez que podem interferir significativamente na avaliação.

A avaliação clínica do paciente pós-PCR deve incluir o tempo de ausência de fluxo (PCR sem reanimação), o tempo total de parada, o exame motor e a avaliação de reflexos de tronco encefálico (fotomotor, corneopalpebral, oculocefálico e tosse).[17] Na fase aguda, o objetivo é classificar o paciente em baixo, médio ou alto risco de evolução para desfechos neurológicos desfavoráveis. A Tabela 3 resume as principais características clínicas associadas a cada grupo prognóstico.[17]

Tabela 3

Classificação de risco neurológico	Risco de evolução para óbito ou prognóstico reservado	Características
Baixo	< 20%	Fluxo ausente < 3 minutos, tempo total de reanimação < 20 minutos, ECG > 5T, manutenção da diferenciação entre substância branca-cinzenta na imagem, EEG com atividade presente e reativa, ausência de crises ou *status* mioclônico
Médio	20-80%	Fluxo ausente 3-8 minutos, tempo total de reanimação > 20 minutos, ECG = 5T, manutenção da diferenciação entre substância branca-cinzenta na imagem, EEG com atividade de base presente, crises precoces ou mioclonias corticais
Alto	> 80%	Fluxo ausente > 8 minutos, tempo total de reanimação > 20 minutos, ECG 3-4T, perda da diferenciação entre substância branca-cinzenta, EEG com atividade descontínua ou supressão difusa, sem reatividade, crises ou mioclonias corticais

ECG: eletrocardiograma; EEG: eletroencefalograma.

A resposta motora ausente ou em extensão e a ausência dos reflexos fotomotor e corneopalpebral após 72 horas do evento, na ausência de confundidores, são os principais sinais clínicos de mau prognóstico, sendo 100% específicas para evolução para óbito ou alterações graves de consciência permanentes, segundo duas revisões sistemáticas da literatura.[18,19] Na presença desses achados, deve ser avaliado se há critérios para abertura de protocolo de morte encefálica. Mesmo que não se confirme morte encefálica, o alto risco de evolução desfavorável justifica discutir limitações de suporte artificial de vida nestes casos. A presença de *status* mioclônico, apesar de classicamente considerada um marcador de mau prognóstico, é um fenômeno comum e não deve ser considerada isoladamente para a avaliação do prognóstico.[20]

Exames complementares têm se mostrado uma ferramenta útil na avaliação dos pacientes com suspeita de encefalopatia hipóxico-isquêmica. Os principais exames utilizados são a ressonância magnética, o eletroencefalograma, a enolase neurônio-específica e a proteína S100 e o potencial evocado somatossensitivo do nervo mediano N20. Apesar de pouco valor quando considerados de forma isolada, em conjunto, os exames apresentam boa acurácia para triar os pacientes com maior risco de evolução desfavorável nas primeiras 72 horas.[17]

Na ausência de marcadores precoces de mau prognóstico, recomenda-se a realização de avaliações periódicas utilizando escalas padronizadas como a *Coma Recovery Scale-Revised* (CRS-R)[21] na fase subaguda da evolução. Após 3 meses do evento, considera-se pouco provável a ocorrência de ganhos adicionais em funcionalidade e é possível estabelecer um prognóstico mais definitivo.

TRAUMATISMO CRANIOENCEFÁLICO

O traumatismo cranioencefálico (TCE) ainda é objeto de grande debate na comunidade científica, pela ampla possibilidade de desfechos e dificuldade de predição. O estudo CRASH analisou mais de 10.000 pacientes com TCE e formulou uma calculadora que leva em conta as seguintes variáveis: idade, escala de coma de Glasgow (ECG), reatividade pupilar, trauma extracraniano e achados tomográficos. Em pacientes abaixo de 40 anos, a idade não se correlaciona com prognósticos ruins. Acima, é um marcador de pior gravidade e parece ser um dos fatores mais relevantes, correlacionando-se de forma crescente com piores desfechos.[22] Deve-se lembrar que a neuroplasticidade desempenha um papel muitas vezes surpreendente na recuperação dos pacientes, em especial nos mais jovens.

Além das condutas neurocirúrgicas e neurointensivas específicas, algumas medidas parecem estar associadas a melhores tempos de recuperação em pacientes com TCE de maneira geral. Uma metanálise recente mostrou que a traqueostomia precoce, realizada na primeira semana, leva a uma menor estadia na UTI, tempo de ventilação, internação hospitalar e possibilidade mais precoce de reabilitação quando comparada com a traqueostomia realizada após sete dias.[23] O uso da amantadina também parece estar associado a um menor tempo até a recuperação neurológica em pacientes com TCE grave e alterações persistentes de consciência.[24] As doses utilizadas foram de 200 a 400 mg divididos em duas tomadas diárias, por quatro semanas. Entretanto, o desfecho funcional após 6 semanas foi semelhante, mostrando que a medicação não é capaz de melhorar o desfecho final, apenas de acelerar o processo. Apesar disso, seu uso rotineiro no contexto de TCE grave com alterações persistentes de consciência é recomendado pelo *guideline* da Academia Americana de Neurologia.[6]

É importante ressaltar que, como já mencionado, o tempo necessário para o estabelecimento prognóstico em pacientes com traumatismo cranioencefálico é muito maior do que para insultos não traumáticos. Pacientes jovens podem apresentar melhora neurológica significativa em até 12 meses após o trauma. Por esse motivo, o acompanhamento longitudinal e multidisciplinar torna-se ainda mais fundamental neste contexto.

OUTRAS PATOLOGIAS NEUROLÓGICAS AGUDAS

Apesar de historicamente as doenças neurológicas serem consideradas irreversíveis e de mau prognóstico, temos observado um crescente aumento no arsenal terapêutico, em especial no campo da neurologia vascular e neuroimunologia. Um exemplo de patologia com evolução dramática, porém com excelente prognóstico, é a encefalite antirreceptor NMDA. Para um observador não habituado, o quadro é catastrófico, com muitos pacientes permanecendo meses em UTI, sob ventilação mecânica e com necessidade de suporte invasivo. No entanto, a evolução com o tratamento, apesar de longa, costuma ser favorável, com 81% dos pacientes apresentando sintomas leves ou ausentes após 24 meses.[25] O mesmo ocorre em outras doenças com mecanismo imunomediado, como *miastenia gravis*, polirradiculoneurite desmielinizante crônica inflamatória (PDIC) e a síndrome de Guillain-Barré. Infelizmente, o mesmo não pode ser dito para doenças de caráter neurodegenerativo, nas quais os mecanismos patogênicos ainda não foram suficientemente elucidados a ponto de existirem tratamentos modificadores de prognóstico. Portanto, coordenação entre o paliativista e o neurologista é fundamental, a fim de integrar informações quanto ao prognóstico neurológico da doença com a funcionalidade global do paciente e seus desejos e expectativas.

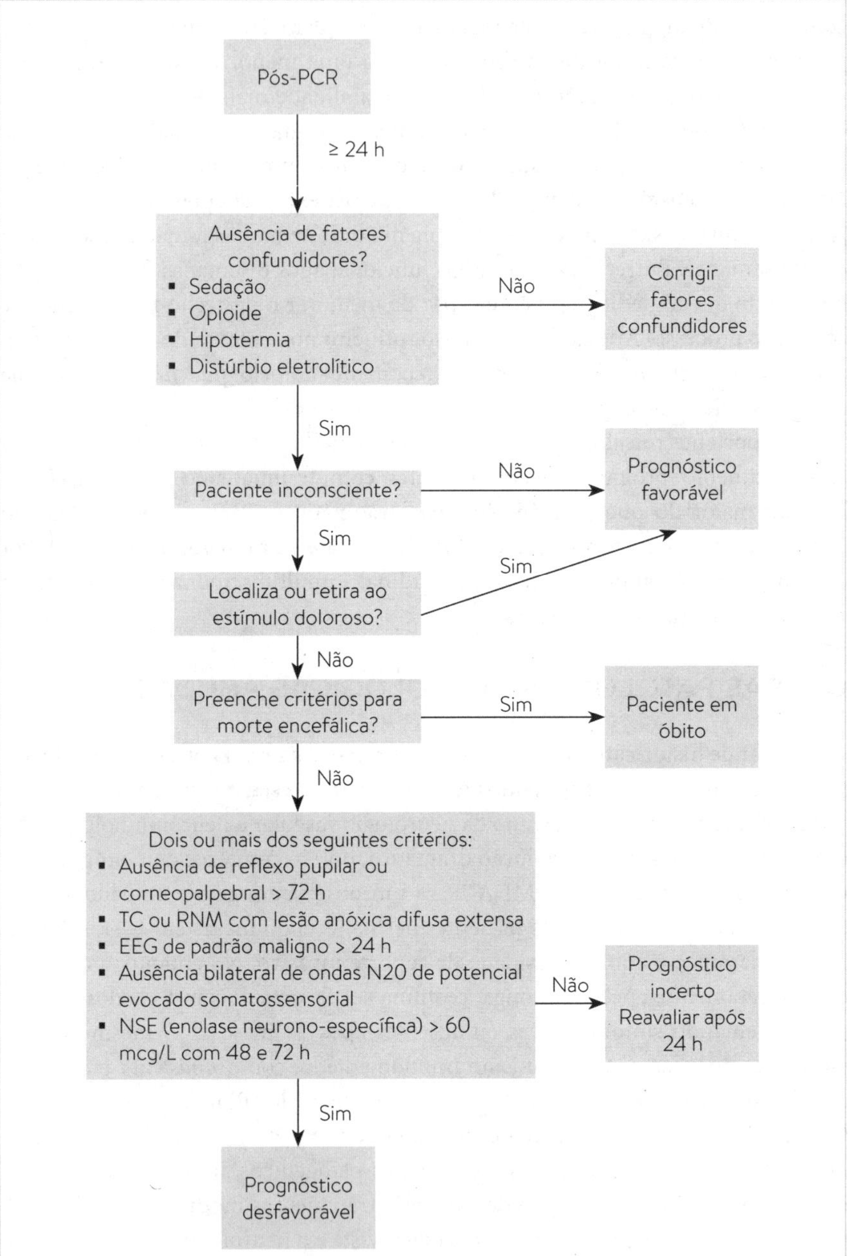

Figura 2 Fluxograma de avaliação prognóstica pós-parada cardiorrespiratória (PCR). EEG: eletroencefalograma; RNM: ressonância nuclear magnética; TC: tomografia computadorizada.

REFERÊNCIAS BIBLIOGRÁFICAS

1. Malec JF, Basford JS. Postacute brain injury rehabilitation. Arch Phys Med Rehabil. 1996;77(2):198-207.
2. Nudo RJ. Recovery after brain injury: Mechanisms and principles. Front Hum Neurosci. 2013;7(DEC):1-14.
3. Livingston DH, Mosenthal AC. Withdrawing life-sustaining therapy for patients with severe traumatic brain injury. Cmaj. 2011;183(14):1570-1.
4. Foley KM, Caver AC. Palliative care and neurology: Time for a paradigm shift... Neurology. 2014 Aug 5;83(6):561-7. Palliat Care. 2001;19(4):789-99.
5. Posner JB, Saper CB, Schiff N, Plum F. Plum and Posner's diagnosis of stupor and coma. Oxford; 2013.
6. Giacino JT, Katz DI, Schiff ND, et al. Practice guideline update: Disorders of consciousness. Report of the Guideline Development, Dissemination, and Implementation Subcommittee of the American Academy of Neurology; the American Congress of Rehabilitation Medicine; and the National Institute on Disability, Independent Living, and Rehabilitation Research. Neurology. 2018;91(10):450-60.
7. Paolucci S, Antonucci G, Grasso MG, et al. Functional outcome of ischemic and hemorrhagic stroke patients after inpatient rehabilitation: A matched comparison. Stroke. 2003.
8. Andersen KK, Olsen TS, Dehlendorff C, Kammersgaard LP. Hemorrhagic and ischemic strokes compared. Stroke. 2009.
9. Hemphill JC, Bonovich DC, Besmertis L, Manley GT, Johnston SC. The ICH score: A simple, reliable grading scale for intracerebral hemorrhage. Stroke. 2001.
10. Report of World Federation of Neurological Surgeons Committee on a universal subarachnoid hemorrhage grading scale. J Neurosurg. 1988.
11. Vahedi K, Hofmeijer J, Juettler E, et al. Early decompressive surgery in malignant infarction of the middle cerebral artery: A pooled analysis of three randomised controlled trials. Lancet Neurol. 2007.
12. Van Swieten JC, Koudstaal PJ, Visser MC, Schouten H, Van Gijn J. Interobserver agreement for the assessment of handicap in stroke patients. Stroke. 1988;19(5):604-7.
13. Vahedi K, Benoist L, Kurtz A, et al. Quality of life after decompressive craniectomy for malignant middle cerebral artery infarction. J Neurol Neurosurg Psychiatry. 2005;76(8):1181-2.
14. Beez T, Munoz-Bendix C, Steiger HJ, Beseoglu K. Decompressive craniectomy for acute ischemic stroke. Crit Care. 2019;23(1):1-16.
15. Rahme R, Zuccarello M, Kleindorfer D, Adeoye OM, Ringer AJ. Decompressive hemicraniectomy for malignant middle cerebral artery territory infarction: Is life worth living? J Neurosurg. 2012.
16. Jüttler E, Unterberg A, Woitzik J, et al. Hemicraniectomy in older patients with extensive middle-cerebral-artery stroke. N Engl J Med. 2014.
17. Seder DB. Management of comatose survivors of cardiac arrest. Contin Lifelong Learn Neurol. 2018..
18. Wijdicks EFM, Hijdra A, Young GB, Bassetti CL, Wiebe S. Practice parameter: Prediction of outcome in comatose survivors after cardiopulmonary resuscitation (an evidence-based review). Report of the Quality Standards Subcommittee of the American Academy of Neurology. Neurology. 2006.

19. Zandbergen EGJ, De Haan RJ, Stoutenbeek CP, Koelman JHTM, Hijdra A. Systematic review of early prediction of poor outcome in anoxic-ischaemic coma. Lancet. 1998.
20. Seder DB, Sunde K, Rubertsson S, et al. Neurologic outcomes and postresuscitation care of patients with myoclonus following cardiac arrest. Crit Care Med. 2015.
21. Kalmar K, Giacino JT. The JFK Coma Recovery Scale - Revised. In: Neuropsychological Rehabilitation. 2005.
22. Creutzfeldt CJ, Longstreth WT, Holloway RG. Predicting decline and survival in severe acute brain injury: The fourth trajectory. BMJ. 2015;351(August):6-8.
23. De Franca SA, Tavares WM, Salinet ASM, Paiva WS, Teixeira MJ. Early tracheostomy in severe traumatic brain injury patients: A meta-analysis and comparison with late tracheostomy. Crit Care Med. 2020;(3):E325-E331.
24. Giacino JT, Whyte J, Bagiella E, et al. Placebo-controlled trial of amantadine for severe traumatic brain injury. N Engl J Med. 2012.
25. Dalmau J, Graus F. Antibody-mediated encephalitis. N Engl J Med. 2018;378(9):840-51.
26. Nolan JP, Sandroni C, Böttiger BW, Cariou A, Cronberg T, Friberg H, et al. European Resuscitation Council and European Society of Intensive Care Medicine guidelines 2021: post-resuscitation care. Intensive Care Med. 2021 Apr;47(4):369-421.

12

Fragilidade no idoso em emergência e UTI

José Renato G. do Amaral
Juliana de Toledo Pierri Ribeiro Sampaio

INTRODUÇÃO

Uma das características mais evidentes do envelhecimento humano é a heterogeneidade entre indivíduos de mesma faixa etária, que se acentua de modo diretamente proporcional ao avançar da idade.

O idoso "robusto" seria aquele que, ao longo dos anos, está sujeito às alterações próprias da senescência, sem sofrer ou pouco sofrendo as repercussões de condições deletérias que, embora comuns, afetam negativamente a experiência do envelhecimento. Portanto, deve ser capaz de gozar plenamente de sua funcionalidade, autonomia e independência.

Em um outro extremo desse espectro da heterogeneidade da saúde dos idosos, encontramos os ditos "frágeis", indivíduos que parecem apresentar uma "senescência avançada", não necessariamente proporcional à sua idade cronológica, e frequentemente acompanhada de incapacidades e doenças crônicas.

Embora o reconhecimento de características comuns aos idosos frágeis, como dependência, multimorbidades, fraqueza, perda cognitiva, desnutrição, idade muito avançada e alto risco de mortalidade seja até intuitivo, e sua identificação como tal tenha utilidade prática, não há ainda um consenso sobre o que define um idoso como frágil, mas alguns conceitos já se consagraram, como o proposto por Linda Fried:

> Fragilidade é um estado de vulnerabilidade fisiológica relacionado à idade, resultante de reservas homeostáticas multissistêmicas comprometidas e de capacidade reduzida do organismo de resistir aos estressores.

FISIOPATOLOGIA

A alteração central na síndrome da fragilidade é um declínio, em espiral, da energia – tanto da entrada (*input*) como do seu gasto (*output*) – em decorrência de disfunções neuroendócrinas, imunológicas e de acentuada perda de massa muscular. A Figura 1 ilustra a espiral da fragilidade.

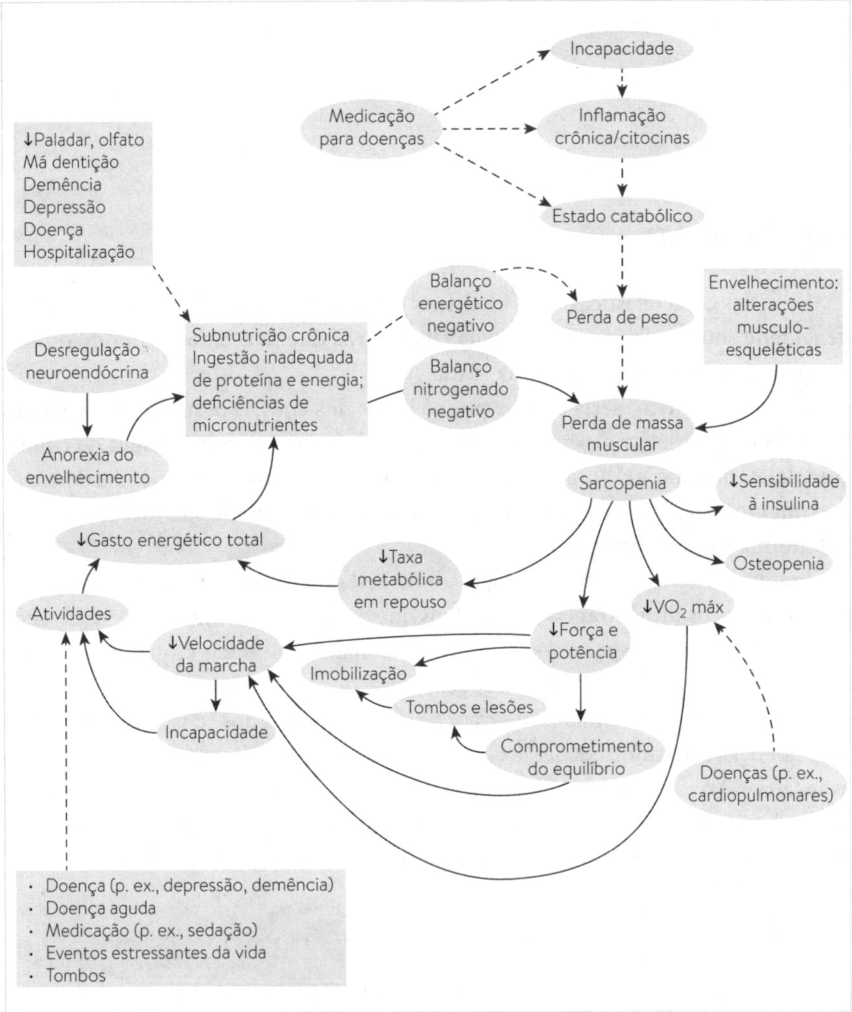

Figura 1 O ciclo da fragilidade. Observe como há várias "entradas" para o ciclo, que se perpetua como uma espiral em que a troca de energia com o meio é sempre decrescente. Adaptada de Fried et al.[10]

IMPORTÂNCIA

Embora idosos representem 14% da população brasileira, a população acima dos 50 anos consome 48,5% dos recursos do Sistema Único de Saúde (SUS) destinados aos hospitais. Vale lembrar que 75,3% dos idosos do Brasil têm no SUS sua única assistência.

Dados europeus demonstram que a fragilidade tem uma forte correlação com demanda por serviços de saúde. Em consultas médicas, por exemplo, espera-se que indivíduos frágeis procurem um médico 45% mais que indivíduos robustos. Um sujeito multimórbido procura um médico 23% mais do que alguém sem tal condição, e cada limitação no desempenho de atividades de vida diária aumenta o número esperado de visitas por ano em 3,7%.

As internações hospitalares de idosos, sobretudo os mais frágeis, são mais demoradas e mais custosas, bem como a mortalidade intra-hospitalar desse grupo é cerca de cinco vezes maior.

As maiores causas de hospitalização em idosos são urgências cardiovasculares (insuficiência cardíaca, infarto, arritmias), respiratórias (pneumonia e doença pulmonar obstrutiva crônica [DPOC] descompensada), acidente vascular cerebral, transtornos articulares e ajustes de dispositivos (mau funcionamento de sondas ou próteses, por exemplo).

Além dos desafios impostos pela multimorbidade e da polifarmácia que habitualmente a acompanha, idosos frágeis frequentemente apresentam déficits sensoriais, incontinências, dificuldade de locomoção, disfunções cognitivas, alta suscetibilidade a *delirium* e a iatrogenias.

Estudos epidemiológicos mostram que cerca de 9% dos idosos brasileiros podem ser classificados como frágeis, e quase 50% como pré-frágeis. Na Europa, a incidência de fragilidade entre idosos excede os 10%. A incidência de fragilidade aumenta proporcionalmente à idade (Tabela 1).

Tabela 1 Epidemiologia da fragilidade no Brasil – dados do estudo FIBRA

Faixa etária	Prevalência
65-69 anos	4%
70-74 anos	7%
75-79 anos	9%
80-84 anos	16%
≥ 85 anos	26%

Além da relação com a idade, os frágeis realizam mais consultas médicas, têm maior chance de internação, mais eventos cerebrovasculares, diabetes, neoplasias, osteoporose e incontinências.

Muitos outros fatores estão envolvidos na vulnerabilidade ao mau prognóstico, portanto a idade, isoladamente, não deve ser o único parâmetro para tal avaliação.

A identificação precoce da síndrome de fragilidade deve ser útil desde o planejamento de políticas públicas até a estruturação mais individualizada dos cuidados de um paciente específico, pois, a partir deste diagnóstico, pode-se programar e inferir quais os tipos de suporte que serão requeridos para este determinado grupo populacional ou indivíduo.

No contexto do cuidado do paciente crítico, o reconhecimento da fragilidade também tem importância na determinação prognóstica, ainda mais quando há interação entre as diversas equipes de profissionais da saúde entre si e com os familiares do paciente, o que permite o planejamento mais adequado dos cuidados a serem instituídos desde a admissão hospitalar até o momento da alta e seguimento pós-hospitalar.

COMO IDENTIFICAR O IDOSO FRÁGIL?

As propostas de classificação de um idoso como frágil têm sido feitas a partir de enquadramento em critérios; há duas matrizes das quais a maioria delas deriva: critérios baseados no fenótipo clínico ou no acúmulo de deficiências.

Os critérios fenotípicos mais consagrados são os propostos por Linda Fried e seu grupo, até porque associam-se ao fenótipo de fragilidade proposto por esses pesquisadores, e se encaixam bem no modelo fisiopatológico resumido na Figura 1.

Os critérios de Fried estão sumarizados na Tabela 2. Além de serem a primeira proposta consistente de sistematização da fragilidade, são bem validados como preditores de maior vulnerabilidade em idosos. A maior desvantagem de seu emprego rotineiro é que sua aplicação, na prática, é trabalhosa, e para o fim que se destina, há outras alternativas mais simples com resultados semelhantes.

Tabela 2 Critérios fenotípicos propostos por Fried et al. (a partir de dados do *Cardiovascular Health Study* – CHS) – adaptados e simplificados. Três critérios positivos definem fragilidade, um ou dois critérios positivos, pré-fragilidade

Critério	Como avaliar
Perda involuntária de peso	Perda de 4,5 kg ou ≥ 5% do peso habitual no último ano
Fraqueza	Força de preensão palmar, aferida por dinamômetro, abaixo do percentil 20 da média normatizada por sexo e massa corpórea

(continua)

Tabela 2 Critérios fenotípicos propostos por Fried et al. (a partir de dados do *Cardiovascular Health Study* – CHS) – adaptados e simplificados. Três critérios positivos definem fragilidade, um ou dois critérios positivos, pré-fragilidade *(continuação)*

Critério	Como avaliar
Lentificação	Velocidade de marcha, em um trecho de 4,6 m, abaixo do percentil 20 da média normatizada por sexo e estatura
Exaustão	Resposta "sim" ao questionamento a esse respeito
Baixa atividade física (Minnesota)	Gasto energético abaixo do percentil 20 de um questionário padronizado

Como alternativa mais prática de classificação baseada em fenótipo, temos a escala FRAIL: cinco critérios, cujas iniciais, em inglês, formam o acrônimo que lhe dá nome e significa "frágil". Na Tabela 3 listamos os critérios em inglês, para preservar a característica mnemônica, e a tradução livre.

Tabela 3 Escala FRAIL: assim como em seu protótipo (critérios de Fried/CHS), três critérios positivos definem fragilidade; um ou dois, pré-fragilidade

Critério	Como avaliar
F*atigue* (fadiga)	Autorreferida (resposta "não" a "Sente-se cheio de energia?")
R*esistance* (resistência)	Capacidade de subir um lance de escadas
A*mbulation* (deambulação)	Capacidade de caminhar um quarteirão
I*llnesses* (doenças)	Mais de cinco doenças
L*oss of weight* (perda de peso)	Perda de mais de 5% do peso habitual

Como já comentamos, além dos critérios fenotípicos há aqueles baseados em "acúmulos de déficits". Em essência, são derivados de uma avaliação abrangente, e apresentados como um índice "pontuação obtida/pontuação total possível". Nesses sistemas, a melhor pontuação seria a unidade, e quanto menor o índice, mais frágil o indivíduo.

O índice mais conhecido é o *Frailty Index*, ou Índice de Fragilidade, proposto por Rockwood et al., a partir de dados obtidos no *Canadian Study of Health and Aging*. As críticas a esse sistema concentram-se na falta de um arcabouço conceitual tão bem elaborado como o modelo fenotípico e na necessidade de realização de uma avaliação geriátrica abrangente (AGA) para obtenção da pontuação.

Por outro lado, a progressiva simplificação das escalas de AGA, bem como a disseminação de seu uso acabaram por, frequentemente, tornar mais fácil a aplicação de índices do que aplicar os testes e as questões exigidas por alguns critérios fenotípicos. No Hospital das Clínicas da FMUSP, Aliberti et al. desenvolveram uma AGA que pode ser realizada em dez minutos (a "TAGA" - *Targeted Geriatric Assessment*) e que apresenta boa correlação com instrumentos mais detalhistas.

Por fim, em uma reanálise dos dados do *Canadian Study of Health and Aging*, Rockwood et al. chegaram a um esquema simples, derivado dos achados que levaram à elaboração do Índice de Fragilidade, que acabou se consagrando como um instrumento prático de identificação de indivíduos frágeis: o *Clinical Frailty Scale* (CFS), ou Escala Clínica de Fragilidade (ECF - Tabela 4).

Tabela 4 Versão brasileira da Escala Clínica de Fragilidade (ECF)

1. **Muito ativo:** pessoas que estão robustas, ativas, com energia e motivadas. Essas pessoas normalmente se exercitam regularmente. Elas estão entre as mais ativas para a sua idade.
2. **Ativo:** pessoas que não apresentam nenhum sintoma ativo de doença, mas estão menos ativas que as da categoria 1. Frequentemente se exercitam ou são muito ativas ocasionalmente (ex.: em determinada época do ano).
3. **Regular:** pessoas com problemas de saúde bem controlados, mas não se exercitam regularmente além da caminhada de rotina.
4. **Vulnerável:** apesar de não depender dos outros para ajuda diária, frequentemente os sintomas limitam as atividades. Uma queixa comum é sentir-se mais lento e/ou mais cansado ao longo do dia.
5. **Levemente frágil:** estas pessoas frequentemente apresentam lentidão evidente e precisam de ajuda para atividades instrumentais de vida diária (AIVD) mais complexas (finanças, transporte, trabalho doméstico pesado, medicações). Tipicamente, a fragilidade leve progressivamente prejudica as compras e passeios desacompanhados, preparo de refeições e tarefas domésticas.
6. **Moderadamente frágil:** pessoas que precisam de ajuda em todas as atividades externas e na manutenção da casa. Em casa, frequentemente têm dificuldades com escadas e necessitam de ajuda no banho e podem necessitar de ajuda mínima (apoio próximo) para se vestirem.
7. **Muito frágil:** completamente dependentes para cuidados pessoais, por qualquer causa (física ou cognitiva). No entanto, são aparentemente estáveis e sem alto risco de morte (dentro de 5 meses).
8. **Severamente frágil:** completamente dependentes, aproximando-se do fim da vida. Tipicamente incapazes de se recuperarem de uma doença leve.
9. **Doente terminal:** aproximando-se do fim da vida. Esta categoria se aplica a pessoas com expectativa de vida < 6 meses, sem outra evidência de fragilidade.

(continua)

Tabela 4 Versão brasileira da Escala Clínica de Fragilidade (ECF) *(continuação)*

Pontuando fragilidade em pessoas com demência
O grau de fragilidade corresponde ao grau de demência. Sintomas comuns na demência leve incluem esquecimento dos detalhes de um evento recente, apesar da recordação do evento em si, repetindo a mesma pergunta/história e afastamento de eventos sociais. Na demência moderada, a memória recente está muito comprometida apesar de aparentemente lembrar bem de fatos do passado. Quando solicitados, eles são capazes de fazer o cuidado pessoal. Na demência severa, elas não conseguem realizar cuidados pessoais sem ajuda.

Fonte: adaptada de *Canadian Study on Health & Aging, Revised 2008*; Rockwood K, et al.[7]

Tem sido demonstrado que escalas mais subjetivas, como a ECF, aplicam-se, de modo fidedigno, à identificação da fragilidade e sua correlação com desfechos negativos, e podem substituir escalas mais sofisticadas sem depender de equipamentos ou exames mais detalhistas, apresentando inclusive boa reprodutibilidade entre diferentes examinadores.

Em ambientes como o setor de emergência e UTI, sugerimos que instrumentos mais simples e de aplicação mais fácil, como a ECF ou a Escala FRAIL, sejam usados para a identificação de idosos mais vulneráveis.

Alguns instrumentos para avaliação do prognóstico do idoso atendido na emergência, como a escala ISAR (*Identification of Seniors At Risk*), não se destinam propriamente à avaliação de fragilidade, mas, na prática, valem-se de parâmetros que lhe são correlatos, como dependência para autocuidado e atividades de vida diária, hospitalizações e número de medicamentos em uso, além de alterações visuais e cognitivas. No Brasil, foi desenvolvido um instrumento (PRO-AGE) que, em um estudo inicial, mostrou maior poder de predição de hospitalização e internação prolongada quando comparado ao IASR e ao já citado FRAIL.

FRAGILIDADE COMO PREDITORA DE DESFECHOS

A identificação de um idoso como frágil desde seu atendimento hospitalar inicial, no contexto do cuidado do doente crítico, permite à equipe assistencial:

- Dimensionar a gama de serviços que podem vir a ser necessários.
- Planejar ou impedir intervenções terapêuticas fúteis, principalmente no caso de indivíduos extremamente frágeis, em que este diagnóstico feito tardiamente pode levar à perda da oportunidade da comunicação honesta com o paciente e à não incorporação de seus valores e objetivos nas tomadas de decisões compartilhadas.
- Prever o risco de morte ou de necessidade de institucionalização.

- Prever demais desfechos ruins, como possíveis hospitalizações em sequência, perda de funcionalidade e aumento da dependência.
- Programar o nível de assistência que o paciente demandará durante a internação, prevenindo assim desfechos como quedas, úlceras por pressão, engasgos ou baixo aporte nutricional.

Em um estudo de coorte realizado entre 2015 e 2016, no qual se estudou a prevalência da fragilidade nos idosos atendidos na emergência e qual a forma mais adequada de sua avaliação nesse ambiente, foi demonstrada uma associação significativa entre a presença de fragilidade e o risco de se ter um desfecho desfavorável (até quatro vezes maior), como morte, reinternações, perda de funcionalidade e institucionalização.

O PROGNÓSTICO DO IDOSO FRÁGIL NO AMBIENTE DE CUIDADO DO PACIENTE CRÍTICO

Em metanálise publicada em 2015, foram considerados 11 grandes estudos de coorte que, após definirem e identificarem os idosos como frágeis, pré-frágeis e robustos, mantiveram seguimento dos seus pacientes por um tempo médio de aproximadamente 6 anos para avaliar, entre outros desfechos, as associações entre fragilidade e mortalidade. Os achados apontam para um risco 48% maior de morte entre os frágeis quando comparados aos pré-frágeis e, quando comparados com aqueles classificados como robustos, mortalidade duas vezes maior. Os pré-frágeis tiveram um risco de mortalidade de 1,335 vez em comparação com os robustos.

Em outra revisão de literatura, publicada em 2016, foi verificada a associação entre a fragilidade reconhecida por meio de diferentes métodos de avaliação e diversos desfechos negativos no prazo médio de um ano após o seu diagnóstico:

- Risco de mortalidade de 1,8 a 2,3 vezes.
- Risco de perda de atividades básicas de vida diária de 1,6 a 2,0 vezes.
- Risco para hospitalização de 1,2 a 1,8 vez.
- Risco de limitação física de 1,5 a 2,6 vezes.
- Risco de quedas e fraturas de 1,2 a 2,8 vezes.

Ainda não se dispõe de estudos abrangentes sobre a relação entre a fragilidade nos idosos admitidos no ambiente de emergência e desfechos adversos. Porém, ao fazermos uma extrapolação das análises dos idosos frágeis fora desse contexto de atendimento não planejado, parece plausível a hipótese de que esses indivíduos apresentem prognóstico mais desfavorável que seus pares mais robustos ante uma agressão aguda.

Um dos maiores estudos sobre o prognóstico de idosos na emergência avaliou os desfechos associados à intubação orotraqueal, e verificou uma mortalidade de 33% durante a internação, com apenas 24% dos pacientes submetidos à ventilação mecânica retornando para casa imediatamente após a alta, ao invés de serem institucionalizados. Embora esse estudo não tenha avaliado fragilidade, foi demonstrado que a mortalidade e a necessidade de institucionalização aumentaram de modo diretamente proporcional à idade (Figura 2).

Uma coorte brasileira, o estudo ORCHESTRA, avaliou que dos pacientes maiores de 16 anos admitidos em UTIs brasileiras, 18,9% eram frágeis. Após análises ajustadas, fragilidade foi associada a maior mortalidade intra-hospitalar, principalmente em pacientes admitidos com valores de SOFA menores. Esses pacientes tinham, ainda, menor probabilidade de terem alta para casa, tinham maior tempo de internação em UTI e hospitalar, além de o uso de suportes orgânicos artificiais ser mais comum quanto maior a pontuação no Índice de Fragilidade modificado.

Em uma coorte australiana e neozelandesa avaliou-se o impacto da fragilidade na doença crítica persistente (momento em que a gravidade da doença aguda não é mais preditiva de mortalidade do que as características clínicas prévias do paciente, tipicamente após o décimo dia de internação na UTI). A fragilidade aumentou o risco de desenvolver e de falecer por doença crítica persistente. Além disso, a importância da fragilidade como preditor de mortalidade aumenta com o tempo de permanência na UTI.

Além de ser um fator de risco para mortalidade intra-hospitalar, dentre os pacientes que sobrevivem à doença crítica, a fragilidade está associada com o aumento da chance de ter alta para uma instituição de longa permanência e pelo aumento da carga de incapacidade por pelo menos seis meses após a alta.

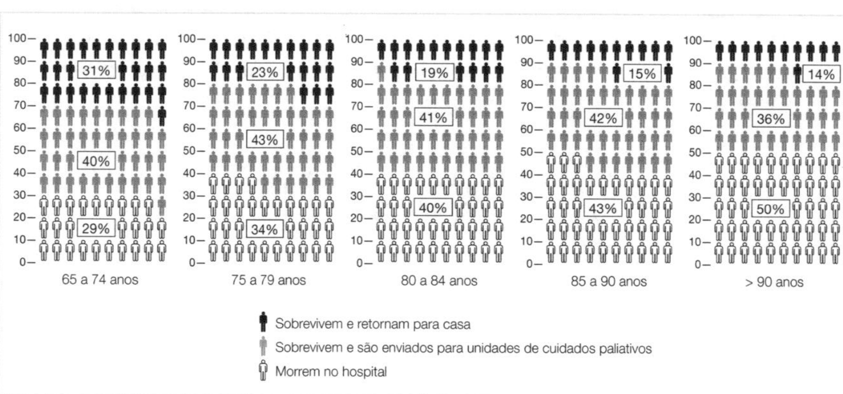

Figura 2 Evolução de pacientes submetidos à intubação orotraqueal no departamento de emergência.

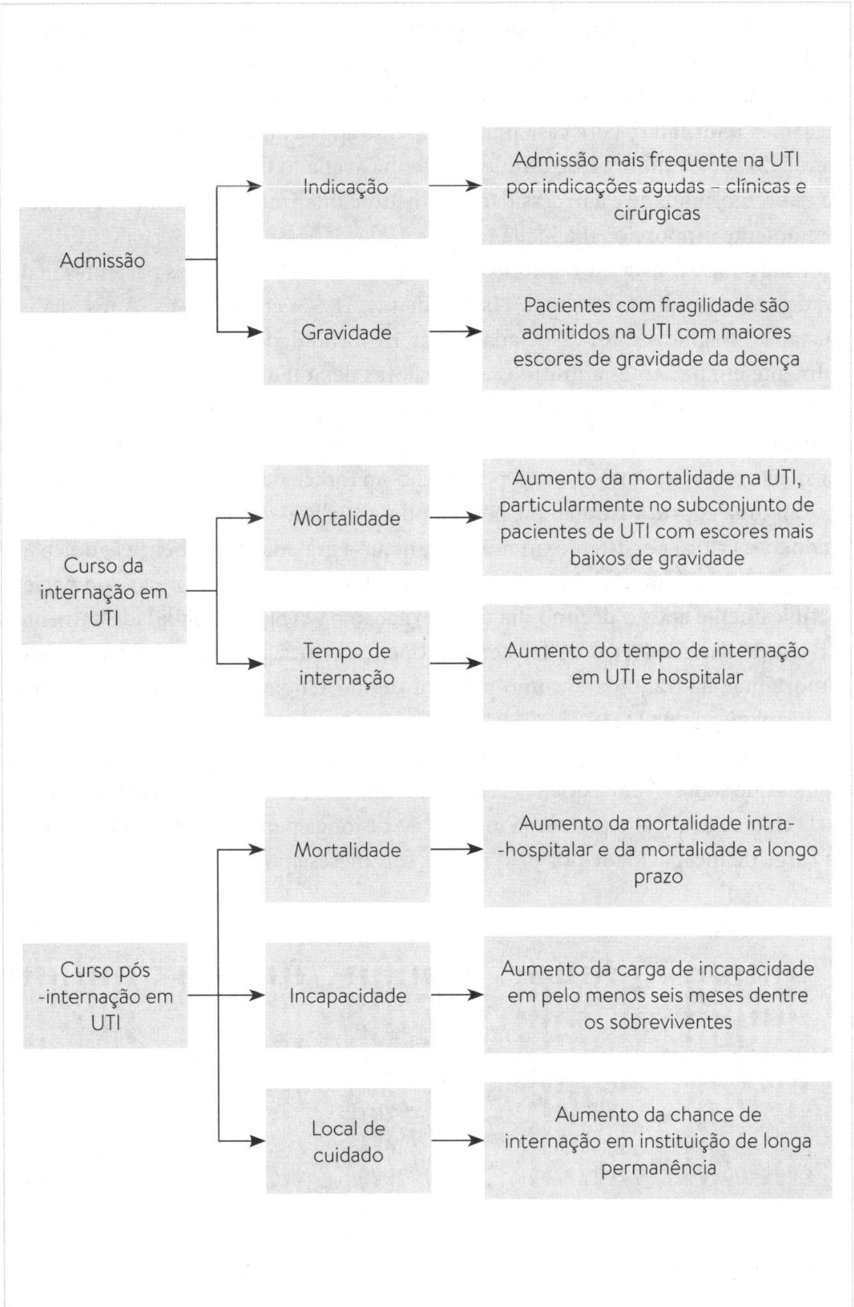

Figura 3 O paciente frágil com doença crítica nos diferentes momentos da internação hospitalar (baseado em De Biasio JC, et al. 2020).

CONSIDERAÇÕES FINAIS

Há uma demanda cada vez maior para o estudo das características do envelhecimento, haja vista a tendência mundial de crescimento da população idosa. Nesse sentido, é cada vez maior a pressão para que sejam desenvolvidos mecanismos e planos terapêuticos que permitam às pessoas desfrutarem de uma velhice funcional em todos os aspectos.

Embora a idade avançada, por si só, enseje piores prognósticos em diversos cenários, a heterogeneidade dos idosos torna necessária a distinção entre quais respondem bem a estratégias mais agressivas de intervenção e quais apresentam-se propensos a sofrer clara desvantagem no balanço entre os riscos e benefícios dessas intervenções.

A identificação de idosos frágeis, portanto, deve ajudar a equipe assistencial a definir o planejamento mais adequado, desde a admissão no setor de emergência, onde frequentemente já se decidem muitas condutas em poucas horas.

Nesse contexto, não é oportuno o uso de escalas mais sofisticadas, que necessitem de uso de equipamentos ou demandem muito tempo para aplicação, como a AGA ou a Escala Fenotípica de Fried, pelo que sugerimos o uso de modelos mais práticos e, eventualmente, até mais subjetivos (como a ECF), mas que demonstraram boa correlação com as avaliações mais minuciosas no que diz respeito ao diagnóstico da fragilidade e seu uso como forma de prognosticar desfechos negativos.

Um idoso frágil não se comporta propriamente como o portador de uma doença terminal, e mesmo a fragilidade costuma ser bastante heterogênea; a decisão de qual estratégia assistencial a ser adotada na emergência (mais paliativa ou mais intervencionista) deve levar em consideração, além da fragilidade em si, a natureza e o prognóstico da enfermidade aguda, os riscos inerentes ao seu diagnóstico e tratamento e, sobretudo, as expectativas e valores do paciente e seus familiares.

REFERÊNCIAS BIBLIOGRÁFICAS

1. Chang SF, Lin PL. Frail phenotype and mortality prediction: A systematic review and meta-analysis of prospective cohort studies. International Journal of Nursing Studies. 2015;52(8):1362-74.
2. Rockwood K, Howlett S, MacKnight C, Beattie B, Bergman H, Hébert R, et al. Prevalence, attributes, and outcomes of fitness and frailty in community-dwelling older adults: report from the Canadian Study of Health and Aging. Journal of Gerontology: Medical Sciences. 2004;59A(12):1310-7.
3. Theou O, Campbell S, Malone ML, Rockwood K. Older adults in the emergency department with frailty. Clinics in Geriatric Medicine. 2018;34(3):369-86.
4. Avelino-Silva TJ, Farfel JM, Curiati JAE, Amaral JRG, Campora F, Jacob-Filho W. Comprehensive geriatric assessment predicts mortality and adverse outcomes in

hospitalized older adults. BMC Geriatrics. 2014;14:129. Disponível em: http://www.biomedcentral.com/1471-2318/14/129. Acesso em: 20 de julho de 2020.
5. Theou O, Squires E, Mallery K, Lee JS, Fay S, Goldstein J, et al. What do we know about frailty in the acute care setting? A scoping review. BMC Geriatrics. 2018;18(1):139.
6. Aprahamian I, Aricó GVA, Romanin CFV, Caldas TG, Yoshitake NTA, Bataglini L, et al. Frailty could predict death in older adults after admission at emergency department? A 6-month prospective study from a middle-income country. The Journal of Nutrition, Health & Aging. 2019;23(7):641-7.
7. Rockwood K, Song X, MacNight C, Bergman H, Hogan DB, McDowell I, et al. A global clinical measure of fitness and frailty in elderly people. CMAJ. 2005;173(5):489-95.
8. Vermeiren S, Vella-Azzopardi R, Beckwée D, Habbig A-K, Scafoglieri A, Jansen B, et al. Frailty and the prediction of negative health outcomes: a meta-analysis. Journal of the American Medical Directors Association. 2016;17(12):1163.e1-1163.e17.
9. Lewis ET, Dent E, Alkhouri H, Kellett J, Williamson M, Asha S, et al. Which frailty scale for patients admitted via Emergency Department? A cohort study. Archives of Gerontology and Geriatrics. 2018;80:104-14.
10. Fried LP, Tangen CM, Walston J, Newman AB, Hirsch C, Gottdiener J, et al. Frailty in older adults: evidence for a phenotype. Journal of Gerontology: Medical Sciences. 2001;56(3):M146-M156.
11. O'Caoimh R, Costello M, Small C, Spooner L, Flannery A, O'Reilly L, et al. Comparison of frailty screening instruments in the emergency department. Int J Environ Res Public Health. 2019;16(19):1-13.
12. Almeida OLS, Pontes VCB, Ferriolli E. Sarcopenia, dinapenia e síndrome da fragilidade. In: Duarte PO, Amaral JRG (eds.). Geriatria: prática clínica. 1. ed. Barueri: Manole; 2020. p. 200-12.
13. Athari F, Hillman KM, Frost SA. The concept of frailty in intensive care. Australian Critical Care. 2017;32(2019):175-8.
14. Curiati PK, Gil-Junior LA, Morinaga CV, Ganem F, Curiati JAE, Avelino-Silva TJ. Predicting hospital admission and prolonged length of stay in older adults in the emergency department: The PRO-AGE Scoring System. Annals of Emergency Medicine. 2020 (in press).
15. Aliberti MJR, Apolinario D, Suemoto CK, Melo JA, Fortes-Filho S, Saraiva MD, et al. Targeted Geriatric Assessment for fast-paced healthcare settings: development, validity, and reliability: Targeted Geriatric Assessment. Journal of the American Geriatrics Society. 2018;66(4).
16. Ouchi K, Jambaulikar GD, Hohmann S, George NR, Aaronson EL, Sudore R, et al. Prognosis after emergency department intubation to inform shared decision-making. J Am Geriatr Soc. 2018;66:1377-81.
17. Zampieri FG, Iwashyna TJ, Viglianti EM, Taniguchi LU, Viana WN, Costa R, et al.; ORCHESTRA Study Investigators. Association of frailty with short-term outcomes, organ support and resource use in critically ill patients. Intensive Care Med. 2018 Sep;44(9):1512-20.
18. Darvall JN, Bellomo R, Bailey M, Young PJ, Rockwood K, Pilcher D. Impact of frailty on persistent critical illness: a population-based cohort study. Intensive Care Med. 2022 Mar;48(3):343-51.
19. De Biasio JC, Mittel AM, Mueller AL, Ferrante LE, Kim DH, Shaefi S. Frailty in critical care medicine: a review. Anesth Analg. 2020 Jun;130(6):1462-73.

13

Trauma no idoso

Octacílio Martins Junior
Gisela Biagio Llobet

INTRODUÇÃO

- Trauma é a principal causa de mortes em adultos jovens.
- É a quinta causa de óbito nos idosos.[1]
- É seis vezes mais mortal quando comparado ao mesmo trauma com o jovem.[2]
- A queda da própria altura é responsável por mais de 40% dos casos de trauma no idoso.
- Abordagem de cuidado paliativo é subutilizada nessa população.[3]

DADOS EPIDEMIOLÓGICOS

A população de idosos vem aumentando significativamente no mundo. Projeta-se que o número de idosos deverá superar 1 bilhão em 2030, sendo que, em 2050, 1 a cada 6 pessoas terá 65 anos ou mais.[4] O Brasil vive o processo de envelhecimento populacional de forma acelerada. Segundo projeções do IPEA, a proporção de idosos no país, que em 2010 era de 7,3% da população brasileira, pode ultrapassar os 40% em 2100. A expectativa de vida do brasileiro segue a mesma tendência de aumento: era de apenas 45,5 anos em 1940 e atingiu a marca de 76,3 anos em 2018.[5]

Com o envelhecimento populacional, aumenta o número de idosos que sofrem trauma. Estima-se que, em 2050, cerca de 40% das vítimas de trauma terão 65 anos ou mais.[6] Essa população apresenta maior morbimortalidade em consequência das lesões sofridas, quando comparada a adultos jovens. Nos pacientes geriátricos, o trauma resulta em maior mortalidade, perda de funcionalidade em sobreviventes e institucionalização.[2,7] Apesar disso, pacientes geriátricos são frequentemente subtriados para centros de trauma de menor complexidade.[8]

FISIOPATOLOGIA - ALTERAÇÕES FISIOLÓGICAS DO IDOSO

Baixa reserva funcional, presença de comorbidades e polifarmácia são particularidades que interferem na avaliação, no diagnóstico e no tratamento dos idosos vítimas de trauma.

O idoso possui alterações funcionais e anatomopatológicas próprias da idade que diminuem sua reserva fisiológica funcional e alteram a resposta do organismo perante o trauma. Pequenas alterações como hipotensão, febre, taquicardia e quadros infecciosos leves podem desestabilizar o frágil equilíbrio de suas funções, levando a quadros muitas vezes irreversíveis.

O uso de medicações psicotrópicas pode predispor a quedas, bem como mascarar sintomas. A resposta ao trauma também pode ser atenuada por medicações de uso crônico como anti-hipertensivos. Já o uso de anticoagulantes e antiagregantes plaquetários pode predispor a desfechos piores, principalmente em casos de trauma craniano.[8]

As principais alterações do idoso que mais interessam ao cirurgião estão listadas na Tabela 1.

Tabela 1 Principais alterações nos órgãos e sistemas corpóreos do idoso

Órgãos e sistemas	Alterações
Cardiovascular	Fibrose endocárdica, espessamento de átrios e ventrículo esquerdo, alterações valvares, aterosclerose
Respiratório	Diminuição da expansibilidade, resposta diminuída à hipóxia, aumento do gradiente alvéolo-arterial, aumento do *shunt*, alterações do gradiente ventilação-perfusão
Renal e urinário	Diminuição da filtração glomerular, retenção de escórias nitrogenadas, incapacidade de concentração da urina, hipostenúria e noctúria, hiperplasia nodular da próstata, enfraquecimento do jato urinário, gotejamento, retenção urinária
Digestivo	Diminuição da saliva, da motilidade esofágica e das secreções gástricas. Aumento da litogênese biliar, diminuição da função hepática, obstipação
Nervoso	Diminuição do consumo de oxigênio pelo cérebro, da síntese de acetilcolina, catecolaminas e dopamina. *Delirium*, distúrbios de memória, alteração da personalidade, sensação de inutilidade social, dificuldade para localizar a dor, menor acuidade visual e auditiva, confusão mental
Nutrição e metabolismo	Perda da massa muscular, diminuição da água corpórea total, maior estresse oxidativo com apoptose ou necrose

(continua)

Tabela 1 Principais alterações nos órgãos e sistemas corpóreos do idoso *(continuação)*

Órgãos e sistemas	Alterações
Imunológico	Diminuição dos linfócitos T, da produção e neutralização dos anticorpos, da reação de hipersensibilidade tardia, IL-2 e IL-10. Involução do timo
Endócrino	Diabetes tipo II (pode precipitar doenças que exigem tratamento cirúrgico como colecistites etc.)
Hematológico	Diminuição progressiva na produção de células hematopoiéticas da medula óssea, levando a leucopenia

AVALIAÇÃO INICIAL

Segue a mesma sistematização de atendimento do paciente jovem, que é baseada no protocolo do ATLS (*Advanced Trauma Life Support*) do Colégio Americano de Cirurgiões (Tabela 2). As prioridades são rigorosamente as mesmas e algumas alterações de abordagem devem ser lembradas na utilização dos preceitos do ABCDE do trauma devido a características próprias dos idosos.[1]

Tabela 2 ABCDE do trauma

A (***A****irway*)	Vias aéreas e controle da coluna cervical
B (***B****reathing*)	Ventilação
C (***C****irculation*)	Circulação
D (***D****isability*)	Estado neurológico
E (***E****xposure/***E***nvironmental control*)	Exposição/controle da temperatura

A (*Airway*/via aérea)

- Administrar O_2 suplementar.
- Intubação precoce; cuidado com próteses dentárias (intubação); macroglossia e microstomia; fragilidade da mucosa oral e faríngea; artrite cervical.

B (*Breathing*/respiração)

- Cuidado com o uso de O_2 suplementar em pacientes que dependem de estímulos hipoxêmicos.
- Hemo e pneumotórax são mal tolerados pelo idoso, avaliar drenagem precoce.

- Pequenas fraturas de arcos costais são suficientes para alterar a mecânica respiratória. Controle da dor precoce.

C (*Circulation*/circulação)

- Reserva cardíaca baixa e arritmias frequentes.
- Diminuição da resposta de taquicardia diante de situações de hipovolemia.
- Diminuição da taxa de filtração glomerular e da capacidade de reabsorver Na^+ e excretar K^+ ou H^+.
- Uso de anticoagulantes (CUIDADO!).
- Uso de betabloqueadores, antiarrítmicos e diuréticos.

D (*Disability*/estado neurológico)

- Escala de coma de Glasgow (Tabela 3).

Tabela 3 Escala de coma de Glasgow

Parâmetro	Resposta	Pontuação
Abertura ocular	Espontânea	4
	Ao comando verbal	3
	Pressão sobre os olhos	2
	Nenhuma	1
Resposta verbal	Orientado e conversando	5
	Desorientado	4
	Palavras	3
	Sons incompreensíveis	2
	Nenhuma	1
Resposta motora	Ao comando	6
	Localiza a dor	5
	Flexão normal	4
	Flexão anormal	3
	Extensão	2
	Nenhuma	1

- Volume cerebral diminuído.
- Alterações degenerativas da acuidade visual e auditiva podem alterar a avaliação neurológica.
- Perda de memória frequente independente do trauma.

- Lesões degenerativas da coluna vertebral e osteoporose podem levar a fraturas com compressão medular.

E (*Exposure*/Exposição)

- Cuidado com a hipotermia no idoso!
- Uso de manta térmica e ambiente com controle de temperatura; administração de soluções cristaloides e hemoderivados previamente aquecidos.
- Nos idosos que usam medicações que alteram a coagulação, mesmo com Glasgow 15, está indicada a realização de tomografia de crânio.

DIAGNÓSTICO/AVALIAÇÃO COMPLEMENTAR

- Monitorização contínua durante o atendimento inicial (oximetria, frequência cardíaca e respiratória, cardioscopia).
- Passagem de sonda vesical e controle do débito urinário.
- Passagem de sonda nasogástrica ou orogástrica (quando contraindicada a nasogástrica) para esvaziamento gástrico e prevenção de vômitos e broncoaspiração em trauma grave.
- Na suspeita de fratura de base de crânio – olhos de guaxinim, perda de liquor pelo nariz (liquorreia) ou ouvido (otorreia), hematoma retroauricular (sinal de Battle) –, está contraindicada a passagem de sonda por via nasal.
- Em suspeitas de fratura de bacia, realizar imobilização temporária com lençol envolvendo a pelve na altura dos trocânteres, para controlar temporariamente a perda sanguínea decorrente da fratura de pelve.
- Na sala de emergência, utilizar o FAST (*Focused Assessment with Sonography for Trauma*) para pesquisar a presença de líquido livre (sangue) intra-abdominal.[9]
- O ATLS recomenda radiografia de tórax e de pelve na sala de trauma.
- Após estabilização do paciente, indicar tomografia para avaliação mais criteriosa.
- Muitos centros de trauma realizam angiotomografia de corpo inteiro em traumas graves com mecanismo de trauma importante.[10]
- Algumas "armadilhas" devem ser lembradas para uma melhor avaliação do paciente idoso traumatizado (Tabela 4).

Tabela 4 "Armadilhas" na avaliação do paciente idoso traumatizado

Não reconhecimento da necessidade de intubação precoce
Manipulação indevida da coluna cervical osteoporótica

(continua)

Tabela 4 "Armadilhas" na avaliação do paciente idoso traumatizado *(continuação)*
Falha na avaliação de fraturas de costelas e contusão pulmonar
Demora na instituição da monitorização hemodinâmica
Subestimação da perda sanguínea em fraturas
Não reconhecimento de alterações causadas pelo uso de medicamentos
Não avaliar a presença de acidose metabólica (gasometria arterial)

TRATAMENTO

Laparotomia de urgência em pacientes idosos está associada a altas taxas de mortalidade que variam de 9,2 a 18,2%, mas que podem chegar até a 48% em idosos acima de 75 anos.[11,12] Portanto, a indicação deve ser precisa.

Cirurgia de controle de dano (*damage control surgery*) no idoso pode e deve ser utilizada. Muitas vezes um procedimento abreviado com controle do sangramento e da contaminação associado a fechamento temporário da cavidade abdominal (peritoneostomia) e encaminhamento do idoso para a UTI – para reposição sanguínea e de fatores de coagulação, correção da acidose e dos distúrbios hidroeletrolíticos – evita e previne a tríade fatal (hipotermia/acidose/coagulopatia) e fornece condição de reabordagem para o tratamento definitivo. Em relação ao fechamento temporário da cavidade abdominal na cirurgia de controle de danos, temos preferência pela técnica de Barker.[13]

A criação de uma unidade de tratamento específico para idosos traumatizados em um centro de trauma nível II nos EUA mostrou que um fator determinante no tratamento do idoso traumatizado é o emprego precoce (dentro de 24 horas pós-trauma) de equipe especializada em idosos. Nesse serviço foi criada uma unidade comandada por um cirurgião de trauma com a participação de um grupo multiprofissional com geriatria, fisioterapia respiratória e motora, reabilitação, terapia ocupacional, nutricionista, farmacêutico e cuidados paliativos. O uso desse time levou a diminuição das complicações pulmonares, cardíacas, renais e lesões por pressão.[14]

PAPEL DO CUIDADO PALIATIVO NO TRAUMA GERIÁTRICO

Pacientes idosos e multimórbidos têm alto risco para desfecho desfavorável após trauma. Para esse perfil de pacientes, manutenção de qualidade de vida pode ser até mais importante que sobrevivência.

O Colégio Americano de Cirurgiões recomenda o rastreio de necessidade de cuidado paliativo em todas as vítimas de trauma.[15] Na avaliação inicial, deve-se identificar se o paciente já possui diretivas antecipadas de vontade e realizar avaliação prognóstica ampla, levando em consideração a gravidade das lesões, idade e comorbidades.

Todos os pacientes de alto risco para evolução desfavorável pós-trauma devem ter seus objetivos de cuidado avaliados dentro de 72 h da admissão.[15] Apesar dessa recomendação, menos da metade dos pacientes candidatos recebem avaliação de equipe paliativista.[3] Na maioria dos centros, não existe protocolo sistematizado e a indicação depende do julgamento do cirurgião do trauma.

Um trabalho recente propôs a sistematização da comunicação voltada a pacientes vítimas de trauma em todas as fases do atendimento.[16] No atendimento pré-hospitalar à vítima de trauma é importante avaliar se o paciente já tem diretivas antecipadas de vontade ou testamento vital, informando a equipe do departamento de emergência para que o nível de intervenções realizadas seja consistente com os objetivos de cuidado do paciente. No atendimento inicial ao trauma, sempre que possível, conversas com o paciente e familiares devem ser realizadas em paralelo ao atendimento do paciente grave. Pacientes idosos vítimas de trauma que já tinham, na admissão, plano de cuidados definindo limitações terapêuticas tiveram internações mais curtas em UTI, sem repercussão na mortalidade hospitalar.[17]

Para pacientes vítimas de trauma grave, a maior parte das conversas voltadas à comunicação de prognóstico, esclarecimento de objetivos de cuidado e transição para medidas de conforto será realizada no ambiente da UTI. É importante considerar a elevada sobrecarga emocional de familiares forçados a tomarem decisões por entes queridos incapazes de se comunicarem por consequências do trauma, sendo essencial a comunicação empática e consistente.[16]

Para guiar conversas significativas que resultem em intervenções consistentes com os objetivos de cuidado do paciente, é importante fazer avaliação prognóstica adequada. Inserir no diálogo uma previsão do melhor cenário possível, pior cenário e o mais provável pode auxiliar a estabelecer quais intervenções seriam adequadas aos valores e preferências do paciente. Nessa população, o desfecho tem relação com as condições clínicas de base e fragilidade do paciente, gravidade do trauma e resposta a intervenções iniciais.[18]

O *Trauma-Specific Frailty Index* (TSFI) estabelece uma nota baseada em 15 variáveis associadas a fragilidade, sendo que TSFI > 0,27 esteve associado a risco 1,5 vez maior de óbito ou alta para instituição.[19]

O *Geriatric Trauma Outcome Score* (GTOS), cuja pontuação associa idade, *Injury Severity Score* e transfusão nas primeiras 24 h da internação, prevê mortalidade na internação.[20]

Em um estudo recente com 516 idosos vítimas de trauma, *Palliative Performance Scale* (PPS) baixo (≤ 70%) esteve associado a risco 2,6 vezes maior de falecer na internação. Mesmo 6 meses após o trauma, pacientes com pior funcionalidade basal tinham maior risco de dependência, menor recuperação e pior qualidade de vida.[21]

Esses dados ilustram a vulnerabilidade dos pacientes idosos vítimas de trauma. O cirurgião na sala de trauma pode utilizar ferramentas simples para triar pacientes candidatos a abordagem paliativa. Baixa funcionalidade deve ser um gatilho para iniciar conversas sobre riscos de desfecho ruim e objetivos de cuidado do paciente, de forma precoce e proativa. Assim, intervenções podem ser adaptadas às preferências do paciente. Avaliação de especialista em cuidados paliativos deve ser solicitada para pacientes de alto risco, complexos ou com deterioração clínica ao longo da internação.

CONSIDERAÇÕES FINAIS

- O atendimento ao paciente idoso vítima de trauma demanda etapas importantes que se iniciam com o diagnóstico precoce, passam pela reanimação fisiológica acompanhada de monitoramento contínuo e a ponderação da necessidade de abordagem cirúrgica. Existem algumas armadilhas no atendimento ao trauma no idoso, devido às alterações fisiológicas dessa faixa etária, perfil de multimorbidades, polifarmácia e baixa reserva.
- Deve-se ter em mente que muitas vezes, apesar de todos os esforços depreendidos, os resultados podem não ser os esperados. Preservação de funcionalidade é muito importante para a maioria dos idosos. Recomenda-se triagem para necessidade de abordagem de cuidado paliativo nas primeiras 72 h do trauma, para auxiliar a estabelecer um plano de cuidados condizente com os objetivos do paciente.
- Especial atenção deve ser dada à comunicação com o idoso e seus familiares. Para dificuldades com o processo de tomada de decisões, conflitos ou manejo de sintomas refratários, acionar profissionais especializados em cuidado paliativo pode ser de grande valia.

REFERÊNCIAS BIBLIOGRÁFICAS

1. American College of Surgeons. Suporte Avançado de Vida no Trauma, Advanced Trauma Life Support (ATLS). 10. ed. American College of Surgeons; 2019.
2. Osler T, Hales K, Baack B, Bear K, Hsi K, Pathak D, et al. Trauma in the elderly. Am J Surg. 1988;156(6):537-43.
3. Fiorentino M, Hwang F, Pentakota SR, Livingston DH, Mosenthal AC. Palliative care in trauma: Not just for the dying. J Trauma Acute Care Surg. 2019;87(5):1156-63.
4. He W, Goodkind D, Kowal P. An aging world: 2015. Washington, DC: U.S. Census Bureau; 2016.

5. IBGE. Tábua completa de mortalidade para o Brasil – 2018. Rio de Janeiro: IBGE, Coordenação de População e Indicadores Sociais; 2019.
6. Banks SE, Lewis MC. Trauma in the elderly: considerations for anesthetic management. Anesthesiol Clin. 2013;31(1):127-39.
7. Hildebrand F, Pape HC, Horst K, Andruszkow H, Kobbe P, Simon TP, et al. Impact of age on the clinical outcomes of major trauma. Eur J Trauma Emerg Surg. 2016;42(3):317-32.
8. Llompart-Pou JA, et al. Severe trauma in the geriatric population. World J Crit Care Med. 2017 May 4;6(2):99-106.
9. Scalea TM, Rodriguez A, Chiu WC, Brenneman FD, Fallon WF, Kato K, et al. Focused Assessment with Sonography for Trauma (FAST): results from an international consensus conference. J Trauma. 1999;46(3):466-72.
10. Wurmb TE, Quaisser C, Balling H, Kredel M, Muellenbach R, Kenn W, et al. Whole-body multislice computed tomography (MSCT) improves trauma care in patients requiring surgery after multiple trauma. Emerg Med J. 2011;28(4):300-4.
11. Svenningsen P, Manoharan T, Foss NB, Lauritsen ML, Bay-Nielsen M. Increased mortality in the elderly after emergency abdominal surgery. Dan Med J. 2014;61(7):A4876.
12. Symons NR, Moorthy K, Almoudaris AM, Bottle A, Aylin P, Vincent CA, et al. Mortality in high-risk emergency general surgical admissions. Br J Surg. 2013;100(10):1318-25.
13. Brock WB, Barker DE, Burns RP. Temporary closure of open abdominal wounds: the vacuum pack. Am Surg. 1995;61(1):30-5.
14. Mangram AJ, Mitchell CD, Shifflette VK, Lorenzo M, Truitt MS, Goel A, et al. Geriatric trauma service: a one-year experience. J Trauma Acute Care Surg. 2012;72(1):119-22.
15. American College of Surgeons. Trauma Quality Improvement Program palliative care best practice guidelines. Disponível em: https://www.facs.org/-/media/files/quality-programs/trauma/tqip/palliative_guidelines.ashx.
16. Cook M, Zonies D, Brasel K. Prioritizing communication in the provision of palliative care for the trauma patient. Curr Trauma Rep. 2020;6(4):183-93.
17. Ballou JH, Dewey EN, Zonies DH. Elderly patients presenting to a level I trauma center with physician orders for a life sustaining treatment form: a propensity-matched analysis. J Trauma Acute Care Surg. 2019;87(1):153-60.
18. Maxwell CA, Patel MB, Suarez-Rodriguez LC, Miller RS. Frailty and prognostication in geriatric surgery and trauma. Clin Geriatr Med. 2019 Feb;35(1):13-26.
19. Joseph B, Pandit V, Zangbar B, Kulvatunyou N, Tang A, O'Keeffe T, et al. Validating trauma-specific frailty index for geriatric trauma patients: a prospective analysis. J Am Coll Surg. 2014 Jul;219(1):10-17.e1
20. Zhao FZ, Wolf SE, Nakonezny PA, Minhajuddin A, Rhodes RL, Paulk ME, et al. Estimating geriatric mortality after injury using age, injury severity, and performance of a transfusion: The Geriatric Trauma Outcome Score. J Palliat Med. 2015 Aug;18(8):677-81.
21. Hwang F, Pentakota SR, McGreevy CM, Glass NE, Livingston DH, Mosenthal AC. Preinjury Palliative Performance Scale predicts functional outcomes at 6 months in older trauma patients. J Trauma Acute Care Surg. 2019;87(3):541-51.

14

Cuidados paliativos na emergência: paciente oncológico

Caroline Souza dos Anjos
Victor Domingos Lisita Rosa

INTRODUÇÃO E EPIDEMIOLOGIA

O câncer é um problema de saúde pública mundial. No Brasil, o Instituto Nacional de Câncer José Alencar Gomes da Silva (INCA), órgão do Ministério da Saúde, estima para cada ano do triênio 2020-2022 625 mil novos casos de câncer.[1]

Excetuando-se a neoplasia maligna de pele não melanoma, os homens são mais acometidos por câncer de próstata, cólon/reto, pulmão, estômago e cavidade oral, enquanto as mulheres são mais acometidas por câncer de mama, cólon/reto, colo uterino e tireoide.[1]

Diante da grande dimensão territorial do Brasil, significativas diferenças regionais culturais, sociais e econômicas determinam diferentes perfis de ocorrência da doença e de acesso ao tratamento através do Sistema Único de Saúde (SUS). Por exemplo, a despeito dos esforços para aumentar o acesso das mulheres à mamografia de rastreamento, dados demostram que, na maioria dos estados do país, há um tempo maior que 180 dias entre o diagnóstico do câncer de mama e o início do tratamento oncológico no SUS.[2]

O tratamento oncológico vem evoluindo com a medicina de precisão, descrição de *driver mutations* para terapia de alvo celular e a incorporação da imunoterapia com os inibidores de *check point*. O acesso a essas modalidades de tratamento sistêmico traz a perspectiva de manutenção da qualidade de vida diante de um perfil mais tolerável de efeitos adversos e mesmo pacientes metastáticos.[3,4] Estes, outrora com opções limitadas de tratamento, ganham a possibilidade de gozar de sobrevida importante, chegando a permanecer sem evidência de doença em atividade em exames de imagem, o que torna a curva de evolução da doença oncológica proposta por Murray et al. (2005, ver Capítulo "Cuidados paliativos em pacientes críticos: trajetórias de doenças") bastante questionável.[5]

Diante do exposto, o profissional de saúde que receberá o paciente oncológico na emergência e nas unidades de terapia intensiva deverá avaliar o paciente com um olhar mais reflexivo, uma vez que a presença do câncer como diagnóstico e a presença de metástase não são suficientes para determinar o prognóstico do mesmo e não definem o tipo de medidas que devem ser instituídas (invasivas *versus* não invasivas). Mesmo na doença metastática, muitas medidas invasivas são proporcionais, a depender, sobretudo, do *performance status* prévio do paciente. Nesse contexto, a comunicação com o médico oncologista assistente é fundamental para o manejo mais adequado da urgência/emergência oncológica.

Importante
O paciente oncológico que procura o serviço de emergência não está, obrigatoriamente, em processo ativo de morte!

Dentre as urgências oncológicas mais comuns,[6-8] o paciente com câncer pode procurar o serviço de emergência por:

- Hipercalcemia maligna.
- Síndrome de compressão medular (SCM).
- Sangramento tumoral.

HIPERCALCEMIA MALIGNA

- Ocorre em cerca de 10 a 30% dos pacientes com câncer e é caracterizada por cálcio sérico maior que 10,5 mg/dL. Sua ocorrência é um sinal de mau prognóstico, com mortalidade de cerca de 40% em 1 mês.[8]
- Tumores de ocorrência mais comum: mieloma múltiplo, neoplasia maligna de mama, carcinoma epidermoide de cabeça e pescoço, carcinoma de pulmão, rim e colo uterino.[6-8]
- Os sintomas comuns são: confusão mental, constipação intestinal, hiporexia, náuseas, dor abdominal e rebaixamento do nível de consciência.[8]

Tabela 1 Principais causas de hipercalcemia da malignidade

Causa	Frequência
Secreção de PTHrp (proteína relacionada ao paratormônio)	80%
Destruição óssea focal secundária a metástases ósseas	20%
Secreção de PTH (paratormônio)	< 1%
Secreção de 1,25-OH-vitamina D (geralmente ligada à presença de linfomas)	< 1%

A gravidade da hipercalcemia depende dos níveis séricos de cálcio (total ou iônico) conforme a Tabela 2 e da sua velocidade de instalação, uma vez que, se iniciada de forma aguda, mais graves são os sinais e sintomas.[7,8]

Tabela 2 Classificação da gravidade do quadro

Classificação	Cálcio total	Cálcio iônico
Leve	10,5 a 11,9 mg/dL	< 3 mmol/L
Moderada	12,0 a 13,9 mg/dL	3 a 3,5 mmol/L
Grave	> 14 mg/dL	> 3,5 mmol/L

O tratamento da hipercalcemia visa o controle dos sintomas, a melhora da qualidade de vida e a prevenção de complicações. Deverá seguir o fluxograma da Figura 1.

Atendimento inicial: solicitar exames gerais, incluindo função renal, sódio, potássio, cálcio, fósforo, albumina e gasometria venosa

ATENÇÃO para correção do cálcio pela albumina: cálcio total corrigido = cálcio total + 0,8 (4 – albumina em mg/dL)
Ca total corrigido = Cálcio total + 0,8 (4 – albumina em mg/dL)

↓

Hidratação venosa vigorosa (à exceção de idosos, cardiopatas e dialíticos) 200 a 300 mL/hora

Suspender reposição de cálcio, tiazídicos, lítio, vitamina D ou qualquer medicamento que eleve a calcemia

Balanço hídrico rigoroso
Objetivo: débito urinário 100 a 150 mL/hora

↓

1. Após correção da desidratação, manter hidratação com SF 0,9% 1.000 mL a cada 6 ou 8 horas associado a furosemida 20 a 40 mg EV a cada 6 ou 8 horas (conforme diurese)
2. Evitar reposição intravenosa de fósforo; se fósforo sérico < 3 mg/dL, iniciar reposição via oral
3. Introduzir bifosfonatos

↓

Hidratação venosa vigorosa (à exceção de idosos, cardiopatas e dialíticos) 200 a 300 mL/hora

Figura 1

O uso de bifosfonatos injetáveis está indicado após iniciada a hidratação venosa vigorosa,[8] podendo-se utilizar o ácido zoledrônico ou o pamidronato (Tabela 3).

Tabela 3 Características dos bifosfonatos

Ácido zoledrônico	Pamidronato
• Preferencial • Não há ajuste de dose para função renal na urgência • 4 mg (SF 0,9% 100 mL) EV em 15 minutos • Considerar nova dose após 7 dias	• Uso mais seguro se disfunção renal • 60 a 90 mg (SF 0,9% 250 mL) EV em 2 horas • Considerar nova dose após 7 dias

Outros medicamentos disponíveis no tratamento da hipercalcemia: 1) denosumabe 0,3 mg/kg SC (com possível repetição após 7 dias); 2) calcitonina 4 a 8 UI/kg SC ou IM a cada 6-8 horas para quadros graves e refratários às medidas já descritas (efeito rápido, porém efêmero por taquifilaxia).[8]

SÍNDROME DE COMPRESSÃO MEDULAR (SCM)

Ocorre quando uma tumoração extradural comprime o saco dural e seus componentes (medula espinal e/ou causa equina).[9]

Até 15% dos pacientes oncológicos cursarão com SCM durante a evolução da doença. Cerca de 60-80% dos casos acometem a coluna torácica e a coluna cervical é a menos acometida (10%).[10]

As neoplasias mais relacionadas são: próstata, mama, pulmão, linfoma não Hodgkin, mieloma múltiplo, rim e sarcomas.[9,10]

Os pacientes apresentam dor em 95% dos casos que piora no decúbito, cursa com aumento de intensidade em curto período e, em cerca de 7 semanas, surgem os sintomas neurológicos. Déficit motor é encontrado em cerca de 60-85% dos casos ao diagnóstico.[9,10]

> Padrão-ouro para o diagnóstico: ressonância magnética de coluna (RNM) total (risco de haver mais de um ponto de compressão).

Existem duas modalidades de terapia definitiva: cirurgia e radioterapia.[10] A escolha do tratamento é determinada pelo *performance status* do paciente e sua expectativa média de sobrevida. O tempo entre suspeição clínica e tratamento deve ser o mínimo possível visando a não instalação de sequelas definitivas (paraplegia e perda do controle esfincteriano).[10]

A definição do tratamento deve ser realizada, idealmente, em equipe multidisciplinar com a presença do cirurgião de coluna, oncologista clínico, radio-oncologista e paliativista.[9,10]

A radioterapia é sempre indicada após descompressão cirúrgica e pode ser instituída como modalidade única para os pacientes não candidatos a cirurgia. É útil também para paliação de dor.[10]

SANGRAMENTO TUMORAL

- Sangramento de difícil controle pode ocorrer em até 10% dos pacientes com câncer avançado. O sangramento em grande quantidade causa grande angústia ao paciente e aos familiares e, em alguns, pode ser a causa imediata do óbito.[11-13]
- É mais comum em tumores avançados de cabeça e pescoço, ginecológicos e de trato gastrointestinal.[11]
- As principais manifestações clínicas são: hematêmese, hematúria, epistaxe, sangramento vaginal e sangramentos cutâneos.[12-13]
- Além de cessar o sangramento, o objetivo é tratar a causa de base levando-se em consideração a probabilidade de reversão da doença de base.[11]

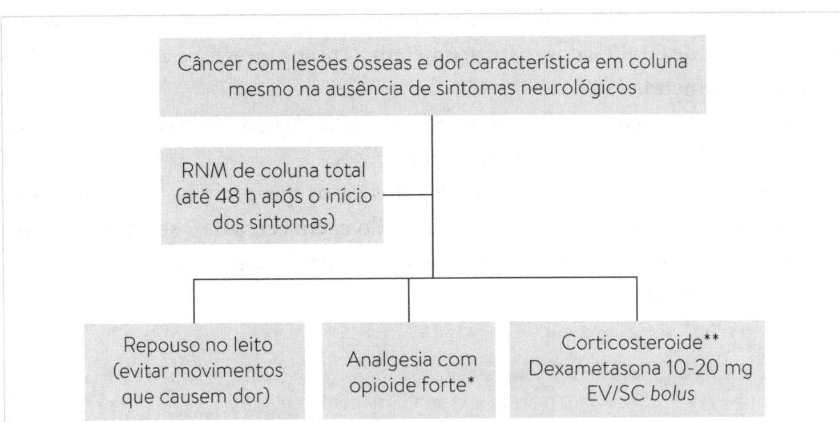

Figura 2 Abordagem do paciente com síndrome de compressão medular (SCM).

*Em pacientes virgens de opioides, sugere-se iniciar com 2 mg EV/SC (preferência por via SC) a cada 4 horas com realização de doses de resgate se necessário e atentar para risco de constipação intestinal. **Não há evidência científica confirmando seu real benefício, porém o uso visa, sobretudo, reduzir edema vascular e controlar a dor. Após a dose de ataque, devem ser mantidos 4 mg EV/SC a cada 6 horas até terapia definitiva.
RNM: ressonância nuclear magnética.

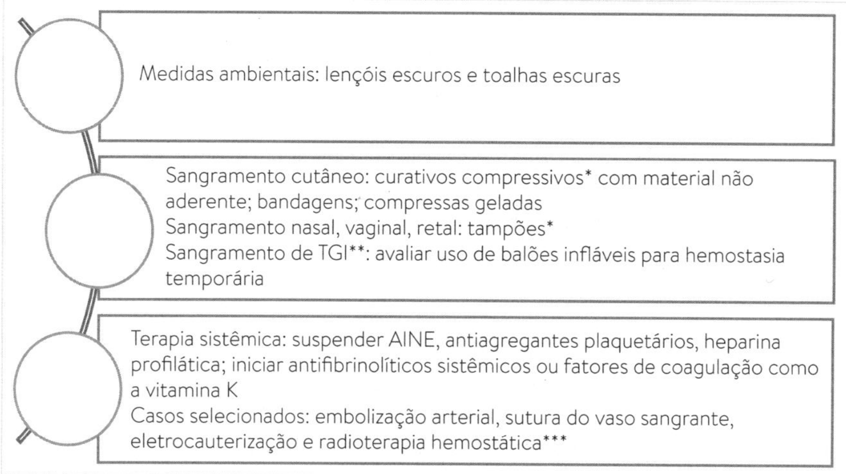

Figura 3 Abordagem em pacientes com sangramento tumoral.
*Pode-se utilizar adrenalina para embeber o curativo ou o tampão ou aplicar diretamente na lesão sangrante. **Trato gastrointestinal. ***Avaliar previamente o *performance status* do paciente e a perspectiva do tratamento oncológico. AINE: anti-inflamatórios não esteroidais.

- É necessário identificar causas que contribuem para exacerbação do sangramento, como o uso de anti-inflamatórios não esteroidais (AINE) e antiagregantes plaquetários.
- Durante internação, a profilaxia de eventos tromboembólicos em pacientes com doença avançada deve ser criteriosamente avaliada devido aos grandes riscos de exacerbar sangramentos tumorais.[11]
- É importante ressaltar que sangramento tumoral refratário às condutas instituídas é uma indicação de sedação paliativa visando conforto e dignidade do paciente.

Tabela 4 Terapia sugerida em sangramento tumoral

Terapêutica	Sítios de sangramento/etiologia/comentário
Reposição de vitamina K	Deficiência de fatores de coagulação II, VII, IX e X
Produtos do sangue	• Plaquetas < 20.000: 1 U concentrado de plaquetas para cada 10 kg de peso • Concentrado de hemácias • Plasma fresco congelado: deficiência de fatores de coagulação
Antifibrinolíticos	• Ácido tranexâmico 10 mg/kg EV 3-4x/dia • Ácido aminocaproico 4-5 g em 250 mL de SF em 1 hora e depois 1 g em 50 mL contínuo por 8 horas ou até o controle do sangramento

(continua)

Tabela 4 Terapia sugerida em sangramento tumoral *(continuação)*

Terapêutica	Sítios de sangramento/etiologia/comentário
Endoscopia	Hemoptise, sangramento gastrointestinal, hematúria
Embolização	Tumor de cabeça e pescoço, pelve, pulmão, fígado e trato gastrointestinal. A necrose tumoral pode causar dores severas, além de náuseas e vômitos
Cirurgia	Ligadura de vasos, ressecção do tumor ou órgão sangrante
Tampão e agentes tópicos	Nasal, reto, vagina e pele
Radioterapia hemostática	Sangramento gastrointestinal, hemoptise, hematúria, sangramento vaginal, cabeça e pescoço
Lesões cutâneas	• Ácido tranexâmico 250 mg (1 comprimido diluído em 50 mL de soro) para embeber gaze • Adrenalina 1 ampola para embeber gaze

Ao receber um paciente oncológico com doença avançada e/ou metastática, alguns questionamentos são pertinentes. Por exemplo:

1. O paciente é recém-diagnosticado e nunca foi submetido a terapia oncológica sistêmica? Nessa situação, os sintomas clínicos decorrem do volume de doença. A queda do *performance status* (PS) pode ser decorrente de crise visceral e a terapia sistêmica pode ser indicada a despeito de PS reduzido, pois é a tentativa de controlar a atividade de doença, logo, controlando os sintomas e melhorando a qualidade de vida do doente, mesmo que a conduta não se traduza em ganho de sobrevida.
2. Qual a performance/funcionalidade do paciente? Nos pacientes politratados (múltiplas linhas de terapia oncológica sistêmica), conhecer sua funcionalidade é imprescindível. A Oncologia clínica utiliza os escores KPS e ECOG para essa avaliação. Pacientes com KPS prévio ≤ 70% ou ECOG > 2 já apresentam funcionalidade prejudicada e deveriam receber cuidados paliativos em conjunto com a terapia oncológica desde o diagnóstico, idealmente. Nesse cenário, as medidas invasivas são questionáveis e, de forma geral, não indicadas.
3. Qual o sítio primário da doença? Os tumores malignos, a despeito da medicina de precisão, ainda são tratados de acordo com sua histologia e sítio primário de doença. Alguns grupos de tumores apresentam avanços terapêuticos importantes e, mesmo na presença de doença avançada/metastática, apresentam excelente controle da doença e sobrevida considerável (Tabela 5). Nesse grupo de doenças, a doença metastática e/ou avançada não indica finitude e o paciente passa a ser candidato a medidas invasivas para tratamento de intercorrências

agudas. Nesse cenário, ainda é válida a recomendação da avaliação da *performance*/funcionalidade prévia do paciente.

Importante
Atentar que a idade do paciente, isoladamente, não é utilizada para definição de indicação de medidas invasivas ou não invasivas.

Tabela 5 Divisão dos tumores malignos recidivados ou metastáticos de acordo com os grupos de melhorias em relação ao tratamento sistêmico e sobrevida

Mais avanços terapêuticos	Menos avanços terapêuticos
Próstata	Sarcomas
Mama	Tumores de SNC
Melanoma	Pâncreas
Cólon/reto	Hepatocarcinoma
Rim	Colo uterino
Pulmão	Vesícula biliar/vias biliares

SNC: sistema nervoso central.

CONSIDERAÇÕES FINAIS

Pacientes com câncer devem receber atenção, com excelência, para se obter um diagnóstico preciso e um tratamento adequado no cenário paliativo. Dentre as urgências oncológicas mais comuns em pacientes com câncer em cuidados paliativos, destacam-se: hipercalcemia de malignidade, síndrome de compressão medular e sangramento tumoral.

Embora a ocorrência de qualquer uma dessas situações esteja relacionada a uma menor sobrevida, o reconhecimento e o diagnóstico precoce visando o controle dos sintomas são importantes para proporcionar melhoria na qualidade de vida do paciente em situação de emergências oncológicas.

É importante lembrar que o termo "paciente com câncer metastático" engloba desde pacientes com câncer de mama que podem ter vários anos de sobrevida até pacientes com neoplasias de prognóstico bastante reservado e menos responsivas a tratamento, como câncer de pâncreas. Portanto, reconhecer o *performance status* é um elemento essencial da tomada de decisão, assim como os valores e prioridades do paciente, a discussão em equipe e a colaboração com o médico oncologista.

REFERÊNCIAS BIBLIOGRÁFICAS

1. Instituto Nacional de Câncer José Alencar Gomes da Silva. Estimativas 2020: incidência do câncer no Brasil. Rio de Janeiro: INCA; 2019.
2. Ferreira NAS, Carvalho SMF, Valenti SE, Bezerra IMP, Batista HMT, de Abreu LC, et al. Treatment delays among women with breast cancer in a low socio-economic status region in Brazil. BMC Womens Health. 2017;17(1):13-21.
3. Reyes DK, Pienta KJ. The biology and treatment of oligometastatic cancer. Oncotarget. 2015;6(11):8491-524.
4. Farkona S, Diamandis EP, Blasutig IM. Cancer immunotherapy: the beginning of the end of cancer? BMC Med. 2016;14:73-91.
5. Murray AS. Care for all at the end of life. 2008 Apr 26;336(7650):958-9.
6. Klemencic S, Perkins J. Diagnosis and management of oncologic emergencies. West J Emerg Med. 2019;20(2):316-22.
7. Higdon MI, Atkinson CJ, Lawrence KV. Oncologic emergencies: Recognition and initial management. Am Fam Physic. 2018;97:741-8.
8. Gonçaves JA, dos Anjos CS, Fuzita WH. Hipercalcemia da malignidade. In: dos Anjos CS, Fuzita WH, Ono LA. Manual de urgências e emergências. 1.ed. Manaus: ISENP; 2019. p.18-22.
9. Reichi A, Gomes U. Síndrome de compressão medular. In: dos Anjos CS, Fuzita WH, Ono LA. Manual de urgências e emergências. 1.ed. Manaus: ISENP; 2019. p.44-8.
10. Patchell RA, Tibbs PA, Regine WF, Payne R, Saris S, Kryscio RJ, et al. Direct decompressive surgical resection in the treatment of spinal cord compression caused by metastatic cancer: a randomised trial. Lancet. 2005;366(9486):643-8.
11. Reichi A, Pinheiro C. Sangramento tumoral. In: dos Anjos CS, Fuzita WH, Ono LA. Manual de urgências e emergências. 1.ed. Manaus: ISENP; 2019. p.76-80.
12. Johnstone C, Rich SE. Bleeding in cancer patients and its treatment: a review. Ann Palliat Med. 2018;7(2):265-73.
13. Alexander S. Malignant fungating wounds: managing pain, bleeding and pshychosocial issues. J Wound Care. 2009;18(10):418-25.

15

O cenário atual do paciente portador de neoplasia hematológica e cuidados paliativos

Paulo Novita
Philip Bachour

INTRODUÇÃO

As neoplasias hematológicas (NH) compreendem uma série de doenças com prognósticos, tratamentos, fisiopatologias, apresentações clínicas variáveis, acometimento de diversas faixas etárias e taxas de sobrevida bastante diferentes. Algumas dessas doenças possuem um comportamento clínico bastante intenso, com alto fardo de sintomas, tratamentos bastante agressivos e com tempo de internação hospitalar prolongado.

A Organização Mundial da Saúde (OMS) define cuidado paliativo como uma abordagem que melhora a qualidade de vida de pacientes e seus familiares que enfrentam doenças ameaçadoras à vida e isso parece bastante apropriado para os pacientes com NH. Entretanto, esses pacientes são mundialmente menos encaminhados para serviços de cuidados paliativos e/ou hospices[1] e costumam, nos últimos 30 dias de vida, ter mais admissões hospitalares, internações maiores do que 14 dias, mais uso de quimioterapia e maior número de internações em UTI do que pacientes portadores de neoplasias sólidas.[2]

O que difere esse paciente dos outros pacientes portadores de cânceres de órgãos sólidos? Qual a visão do médico hematologista em relação aos cuidados paliativos, baseado em evidências atuais, que contribuem para o encaminhamento tardio e em menor número? Como o médico hematologista avalia que seu paciente está chegando ao fim da vida? Qual o prognóstico das principais neoplasias hematológicas hoje?

SINTOMAS DOS PACIENTES COM NEOPLASIAS HEMATOLÓGICAS

- Diversos estudos comparam a carga de sintomas nos pacientes com doenças hematológicas e pacientes com neoplasias sólidas (NS).
- Pacientes com NH costumam apresentar mais *delirium* e sonolência,[3] sendo que dor e dispneia são semelhantes, comparados aos pacientes portadores de NS.
- Outros estudos apresentam resultados semelhantes: sem diferenças estatísticas em relação a sintomas de dor, dispneia, náusea e anorexia entre os dois grupos, entretanto pacientes com NH tendem a apresentar taxas mais altas de cansaço, sensação de cansaço e sonolência do que pacientes com NS.[4]
- Em um estudo com pacientes admitidos em hospice,[5] pacientes com NH apresentaram maiores taxas de perda de apetite e fadiga, que se intensificaram conforme o fim de vida se aproximou.

De maneira geral, notamos que o fardo de sintomas entre esses dois grupos de pacientes é o mesmo, entretanto pacientes com NH costumam apresentar maiores incidências de fadiga, sonolência e cansaço. Existem tratamentos farmacológicos bastante apropriados para dor, dispneia e náusea, entretanto, para esses sintomas mencionados anteriormente, não existe um tratamento farmacológico com resultados tão eficazes quanto opioides para dor e dispneia, por exemplo.

- Em um estudo de coorte retrospectiva[6] com 48.147 pacientes com câncer, dos quais 3.518 eram portadores de NH, foram avaliadas as características de pacientes que foram admitidos em hospices e seus desfechos. Pacientes com NH apresentaram as seguintes características: piores escores de funcionalidade, menor tempo de internação, maior probabilidade de falecer em menos de 24 h de internação ou em 7 dias e maior probabilidade de ter que receber os cuidados de fim de vida como paciente internado em hospice.

São pacientes que, apesar de apresentarem uma carga de sintomas similar à dos pacientes com NS, tendem a ser encaminhados a serviços especializados no fim de vida de maneira tardia e com pior *performance-status*.

PERCEPÇÃO DOS MÉDICOS HEMATOLOGISTAS A RESPEITO DE CUIDADO PALIATIVO

Em um estudo a respeito das informações dadas para e recebidas por pacientes com NH em consultas com médicos hematologistas de dois serviços terciários,[7] a imensa maioria dos médicos hematologistas abordava os pacientes a respeito dos objetivos da consulta, apresentava recomendações de tratamento tanto curativo quanto relacionado a aumento de sobrevida em doenças incuráveis e dava informações prognósticas. Entretanto, uma minoria de hematologistas discutia tratamentos em termos de cuidados paliativos e, quando o fazia, era apenas no contexto do tratamento proposto não dar o resultado esperado.

Corrobora esses achados outro trabalho[8] com 66 médicos entrevistados, dos quais 23 cuidavam exclusivamente de pacientes com neoplasias hematológicas e cujos resultados reforçam a associação entre cuidados paliativos e fim de vida.

A trajetória da doença hematológica predispõe a uma relação entre médicos e pacientes mais íntima, protetora e intensa do que em outras especialidades,[9] na qual o médico, apesar de apresentar atitudes positivas em relação ao cuidado paliativo, ainda tem dificuldades para o encaminhamento desses pacientes.

COMO HEMATOLOGISTAS AVALIAM O FIM DE VIDA EM SEUS PACIENTES?

Em um estudo[10] com 20 hematologistas e transplantadores a respeito de reconhecimento e transição para cuidados de fim de vida em pacientes com NH, alguns aspectos foram discutidos:

- Identificar o fim de vida em pacientes com NH é mais desafiador do que em pacientes com NS, pois mesmo em pacientes com doença refratária a possibilidade de cura por meio de regime mais intenso ou mesmo transplante alogênico existe, mesmo em possibilidades muito pequenas.
- Da mesma maneira, iniciar a transição para cuidados de fim de vida é mais difícil e existe uma tendência a se utilizar tratamentos mais agressivos nos pacientes, sobretudo os mais jovens. O declínio de *performance-status* durante (e não antes) o tratamento parece ser um elemento que favorece, assim como toxicidades relacionadas ao tratamento, muito embora exista uma preferência em valorizar a possibilidade de cura (nas doenças potencialmente curáveis) do que a qualidade de vida dos pacientes.
- Barreiras para iniciar cuidados de fim de vida: a possibilidade de tratamentos e expectativas não realistas de resultados positivos tanto de pacientes como de médicos. Além disso, o tipo de relação intensa entre os pacientes e seus médicos torna conversas de fim de vida um tema difícil de ser abordado.
- Algumas métricas utilizadas para avaliar qualidade de fim de vida que se aplicam a pacientes com neoplasias sólidas (como menos do que uma visita ao pronto-socorro [PS] no último mês de vida ou morte fora de PS e/ou UTI) não se aplicariam a pacientes com NH.

- Os escores prognósticos específicos de doenças hematológicas como IPS,[11] IPI,[12] FLIPI[13] são utilizados no diagnóstico e perdem utilidade quando há progressão de doenças.

Em uma coorte retrospectiva envolvendo 383 pacientes que faleceram devido a NH,[14] alguns achados foram bastante interessantes:

- 65,3% dos pacientes apresentaram alguma discussão de objetivo de cuidado relacionado ao fim de vida documentado, taxa similar à de pacientes com neoplasias sólidas.
- Em apenas 1/3 essa discussão ocorreu 30 dias antes dos pacientes falecerem e isso foi associado a menos mortes dentro do hospital.
- Em apenas 1/3 essa discussão foi com os pacientes ambulatorialmente, o que também se associou a menos mortes em ambiente hospitalar.
- Em 46,4% o hematologista estava presente, e isso se associou tanto a taxas menores de tratamentos intensos na proximidade da morte (morte em ambiente hospitalar em internações em UTI), quanto maiores taxas de uso de hospice.
- Embora seja um estudo com limitações, ele levanta questões interessantes, como o tempo e o local apropriado para discussões de objetivos de cuidados e como é decisivo o envolvimento do hematologista nessa questão.

PROGNÓSTICO DE NEOPLASIAS HEMATOLÓGICAS

Uma das barreiras percebidas para encaminhamento adequado para serviços de cuidados paliativos especializados é a dificuldade prognóstica das neoplasias hematológicas: isso se deve principalmente porque a maioria dos tradicionais escores prognósticos estabelecidos para as NH foram elaborados antes da incorporação de várias drogas que estão sendo lançadas e estão modificando drasticamente a história natural dessas doenças. Quais são os fatores prognósticos mais relevantes nas principais doenças hematológicas?

Leucemia mieloide aguda (LMA)

Embora seja uma doença cujas taxas de sobrevida e cura tenham melhorado em algumas faixas etárias, isso provavelmente se deu mais por conta da melhoria dos cuidados de suporte e tratamento de complicações do que por avanços no tratamento específico dessa doença. Os principais fatores prognósticos das LMA são:

1. Fatores relacionados ao paciente:
   - Idade: embora a sobrevida e a cura de pacientes jovens com LMA tenham melhorado muito quando comparadas à sobrevida global de menos de 10% nos anos 70-80, o mesmo não se pode afirmar para pacientes acima de 70 anos:[15] a sobrevida global em 5 anos para pacientes com LMA > 70 anos é menor do que 5%. A porcentagem de pacientes curados abaixo de 70 anos aumentou drasticamente entre 1970 e 2006, entretanto 47% dos pacientes com diagnóstico de LMA têm mais do que 70 anos.
   - *Performance-status* baixo e comorbidades estão relacionadas a piores desfechos.[16]
   - A sobrevida global varia muito conforme a faixa etária e de maneira geral as porcentagens de cura para os pacientes são de 48% (15-24 anos), 44% (25-39 anos), 30% (40-59 anos), 13% (60-69 anos).[15]

2. Fatores relacionados à própria doença:
   - Pacientes que foram expostos a agentes citotóxicos ou radiação ionizante têm maior predisposição para desenvolver LMA que justamente recebe esse tratamento: LMA relacionada a terapia prévia, que costuma apresentar prognóstico pior do que outros tipos de LMA.[17]
   - Alterações citogenéticas: sem dúvida, determinadas alterações citogenéticas são capazes de estratificar os pacientes em grupos com diferentes taxas de remissão completa, sobrevida livre de doença e sobrevida global. Essas alterações são classificadas como de risco favorável, intermediário e desfavorável.[16]

Tabela 1 Estratificação de risco baseada em genética da European Leukemia Net 2017[a,16]

Categoria de risco[b]	Anormalidade genética
Favorável	t(8;21)(q22;q22.1); *RUNX1-RUNX1T1*
	inv(16)(p13.1q22) ou t(16;16)(p13.1;q22); *CBFB-MYH11*
	NPM1 mutado sem *FLT3*-ITD ou com *FLT3*-ITD[baixo(c)]
	CEBPA mutado bialélico
Intermediário	*NPM1* mutado e *FLT3*-ITD[alto(c)]
	NPM1 selvagem sem *FLT3*-ITD ou com *FLT3*-ITD[baixo(c)] (sem alterações genéticas de alto risco)
	t(9;11)(p21.3;q23.3); *MLLT3-KMT2A*[d]
	Alterações citogenéticas não classificadas como favoráveis ou desfavoráveis

(*continua*)

Tabela 1 Estratificação de risco baseada em genética da European Leukemia Net 2017[a,16] *(continuação)*

Categoria de risco[b]	Anormalidade genética
Desfavorável	t(6;9)(p23;q34.1); *DEK-NUP214*
	t(v;11q23.3); rearranjo *KMT2A*
	t(9;22)(q34.1;q11.2); *BCR-ABL1*
	inv(3)(q21.3q26.2) ou t(3;3)(q21.3;q26.2); *GATA2,MECOM(EVI1)*
	−5 ou del(5q); −7; −17/abn(17p)
	Cariótipo complexo,[e] cariótipo monossômico[f]
	NPM1 selvagem e *FLT3*-ITD[alto(c)]
	RUNX1 mutado[g]
	ASXL1 mutado[g]
	TP53 mutado[h]

a Frequência, taxas de resposta e medidas de desfecho devem ser reportadas por categoria de risco e, se houver número suficiente, pela alteração genética específica.
b O impacto prognóstico de um marcador é dependente do tratamento e pode mudar conforme o desenvolvimento de novas terapias.
c Baixa relação alélica (< 0,5); alta relação alélica (≥ 0,5); avaliação semiquantitativa da razão alélica de FLT3-ITD (usando análise de fragmento de DNA) é determinada pela razão da área sob a curva (AUC) "FLT3-ITD" dividida por AUC "FLT3-tipo selvagem"; estudos recentes indicam que a leucemia mieloide aguda com mutação de NPM1 e razão alélica baixa de FLT3-ITD também pode ter um prognóstico mais favorável e transplante de medula alogênico não deve ser indicado rotineiramente.
d A presença de t (9;11)(p21.3;q23.3) prevalece sobre mutações coexistentes raras e de prognóstico desfavorável.
e Três ou mais anormalidades cromossômicas não relacionadas, na ausência de translocações ou inversões recorrentes designadas pela Organização Mundial da Saúde, p.ex. t(8;21), inv(16) ou t(16;16), t(9;11), t(v;11)(v;q23.3), t(6;9), inv(3) ou t(3;3); LMA com BCR-ABL1.
f Definido pela presença de uma única monossomia (excluindo perda de X ou Y) em associação com pelo menos uma monossomia ou anormalidade estrutural cromossômica adicional (excluindo LMA *core binding factor*).
g Estes marcadores não devem ser utilizados como fatores de mau prognóstico se apresentam-se conjuntamente com subtipos de LMA de prognostico favorável.
h Mutações TP53 são significativamente associadas com LMA de cariótipo complexo e monossomal.

Linfoma de Hodgkin (LH)

O LH é subdividido em duas categorias diferentes com base em aspectos patológicos e imunofenotípicos: o LH – cHL (que compreende os subgrupos esclerose nodular, celularidade mista, predomínio linfocitário e depleção linfocitária) e o LH de predomínio nodular linfocitário (que possui comportamento e prognóstico mais favoráveis em relação ao LH clássico).[17]

Dados do SEER-18 (*Surveillence Epidemiology and End Results Program*) mostram uma sobrevida global de 87,4% dos pacientes e mesmo pacientes com ECIV possuem uma sobrevida global em 5 anos de 76,3%.[18]

O tratamento do LH é realizado conforme o estadiamento:

- Pacientes com doença localizada (EC I ou II de Lugano):

1. Com fatores desfavoráveis pelo EORTC (idade acima de 50 anos, doença "*bulky*", VHS elevado, sintomas B e doença limitada a 3 ou menos regiões envolvidas).
2. Sem fatores desfavoráveis.

- Pacientes com doença localizada são tratados com combinação de quimioterapia e radioterapia.
- Pacientes com doença avançada (EC III e IV de Lugano) são tratados com quimioterapia.

O principal escore prognóstico utilizado para pacientes com cHL com doença avançada é o IPS (*International Prognostic Score*), que avalia sete fatores que estão independentemente associados a piores desfechos:[11]

- Sexo masculino.
- Idade > 45 anos.
- EC IV.
- Hb < 10,5 g/dL.
- Leucócitos > 15.000 cél/mm³.
- Linfócitos < 600 cél/mm³.
- Albumina < 4,0 g/dL.

Cada item recebe um ponto e os pacientes são agrupados em 6 categorias (zero, um, dois, três, quatro e cinco ou mais pontos); quanto maior a pontuação, pior a sobrevida livre de progressão e a sobrevida global em 5 anos.

Tradicionalmente, os pacientes com doença refratária/recidiva são candidatos a transplante de células-tronco hematopoiéticas (TCTH) autólogo, e mesmo nesse grupo de pacientes, taxas de 50-60% de sobrevida livre de progressão em 5 anos (para pacientes recidivados/quimiossensíveis) são alcançadas e, nos pacientes refratários, 40-45% atingem SLP em 5 anos.[19] Por fim, novas drogas como brentuximab vedotin[20] e inibidores da PD-1 como nivolumabe[21] e pembrolizumabe[22] têm sido empregados em pacientes não candidatos a TMO e pacientes com recidiva após essa modalidade terapêutica com resultados bastante promissores.

Mieloma múltiplo (MM)

O MM é uma das NH cujos tratamentos e prognóstico melhoraram consideravelmente desde o início dos anos 2000, com a incorporação de um arsenal terapêutico que inclui agentes imunomoduladores, inibidores de proteassoma e anticorpos monoclonais, dentre outros.[23] Os principais fatores prognósticos dos pacientes estão relacionados ao hospedeiro, carga tumoral, biologia da doença (citogenética) e resposta ao tratamento inicial.[23] Nas Tabelas 2 e 3 são abordados o principal escore utilizado na avaliação inicial do paciente e as alterações citogenéticas e seus riscos.

Tabela 2 *Revised International Staging System*[23]

Estágio I
Todos os seguintes:
• Albumina sérica ≥ 3,5 g/dL
• Beta-2 microglobulina sérica < 3,5 mg/L
• Ausência de alterações citogenéticas de alto risco
• Lactato desidrogenase (DHL) sérica normal
Estágio II
• Não preenche critérios para os estágios I ou III
Estágio III
Ambos os seguintes:
• Beta-2 microglobulina sérica > 5,5 mg/L
• Citogenética de alto risco [(t4;14), t(14;16) ou del(17p)] ou lactato desidrogenase sérica elevada

Tabela 3 Estratificação de risco de mieloma múltiplo da Clínica Mayo[23]

Grupo de risco	Porcentagem de pacientes recém-diagnosticados com a anomalia
Risco padrão/intermediário	75%
Trissomias	
t(11;14)	
t(6;14)	
Alto risco	25%
t(4;14)	
t(14;16)	
t(14;20)	
del(17p)	
gain(1q)	
Duplo risco: presença de 2 anomalias quaisquer de alto risco	
Triplo risco: presença de 3 ou mais anomalias quaisquer de alto risco	

O R-ISS (*Revised International Staging System*) divide os pacientes em grupos, de acordo com características laboratoriais e citogenéticas, com taxas de sobrevida de 82% para o estágio I, 62% para o estágio II e 40% para o estágio III. As alterações citogenéticas de alto risco também conferem um pior prognóstico ao paciente.

O tratamento do MM é dividido nos pacientes candidatos a HSTC autólogo ou não candidatos. No primeiro grupo, taxas de sobrevida em 4 anos maiores que 80% são encontradas hoje em dia com sobrevida global de aproximadamente 8 anos. Nos pacientes com > 75 anos a sobrevida global, embora menor, é de aproximadamente 5 anos.

MM é também a primeira NH a incorporar uma avaliação geriátrica como ferramenta de auxílio na decisão de tratamento, por meio de um escore de fragilidade que divide os pacientes idosos em três grupos: idoso "fit", "fit-intermediário" e frágil.[24]

Linfoma não Hodgkin (LNH)

É um grupo heterogêneo de mais de 50 entidades patologicamente distintas cuja origem pode ser de células B e T progenitoras (leucemia linfoblástica/linfomas B e T), células B e T maduras e, mais raramente, *natural killers* (NK).[25] Em relação a seu comportamento clínico, são divididos em:

- Linfomas agressivos (linfoma difuso de grandes células B, linfoma Burkitt, leucemia de células progenitoras B e T, leucemia/linfoma de células T do adulto e alguns linfomas de células T periféricas).
- Linfomas indolentes (linfoma folicular, leucemia linfoide crônica/linfoma linfocítico de pequenas células, linfoma da zona marginal esplênica).

O LNH mais comum é o linfoma difuso de grandes células B, que corresponde a aproximadamente 30-40% dos LHN. O prognóstico dessas doenças é bastante heterogêneo, está relacionado a fatores do hospedeiro e a fatores biológicos (alterações citogenéticas) e ao comportamento clínico (agressivo/indolente). Existem escores prognósticos específicos que podem ser aplicados ao diagnóstico para determinados tipos de LNH.

O tratamento dos LNH de células B sofreu uma grande melhoria sobretudo após o surgimento do primeiro anticorpo monoclonal com aplicabilidade clínica, o rituximabe, que é utilizado até hoje, com melhoria significativa nas taxas de resposta e sobrevida global da maioria desses linfomas.[26]

CAR-T CELL

Recentemente a Agência Nacional de Vigilância Sanitária (ANIVISA) aprovou no Brasil uma nova modalidade de tratamento para neoplasias hematológicas, denominada terapia *Car-T Cell*.[27] Essa terapia foi aprovada para:

1. Pacientes pediátricos e jovens (< 25 anos), portadores de leucemia linfoblástica aguda de células B que é refratária, em recidiva pós-transplante, ou em uma segunda ou posterior recidiva.
2. Pacientes adultos com linfoma difuso de grandes células B (LDGCB) recidivado ou refratário após duas ou mais linhas de terapia sistêmica.

Nosso sistema imune é capaz de reconhecer o que é próprio ("*self*") do que não é próprio ("*non-self*") e dessa maneira garantir a eliminação de bactérias, vírus e inclusive células tumorais. Entretanto, alguns tipos de neoplasias são capazes de subverter nossa resposta imune, escapando da destruição e se proliferando.[28] Na terapia *Car-T Cell*, o paciente é submetido a uma retirada de glóbulos brancos (leucaférese), um procedimento corriqueiro na hematologia, com seleção de linfócitos T, sendo essa seleção um passo crucial. Um receptor de célula T é então sintetizado em laboratório, sendo chamado de quimérico (*Chimeric Antigen Receptor* – CAR), é reintroduzido nos linfócitos, que passam a ter a habilidade de reconhecer as células tumorais sem, entretanto, apresentar autoimunidade.[2]

Os estudos ELIANA[29] e JULIET[30] para tratamento de LLA-B e linfoma difuso de grandes células serviram como base cientifica para a aprovação da ANVISA.

Os pacientes que serão submetidos a essa nova modalidade devem ser acompanhados e receber cuidados paliativos: primeiramente porque são pacientes em cenários de pior prognóstico, como leucemia e linfoma recidivados e, portanto, são doenças de pior prognóstico. Em segundo lugar, devido às toxicidades específicas relacionadas a *CAR-T Cell*, cujas mais comuns são:[31]

1. Síndrome de liberação de citocinas (*cytokine releasing syndrome* – CRS), uma resposta inflamatória sistêmica desencadeada pela liberação de citocinas pelas *CAR-T Cell* após o reconhecimento tumoral *in vivo*, caracterizada por febre, mialgia, tremores, perda de apetite e que em casos graves pode levar a disfunção orgânica.
2. Síndrome da toxicidade neurológica associada a célula imune efetora (*immune effector cell-associated neurotoxicity syndrome* – ICANS) pode acontecer juntamente com CRS, mas tipicamente ocorre quando CRS diminui. Apresenta-se como uma encefalopatia toxica, com dificuldade em achar as palavras, afasia, confusão, mas pode evoluir para diminuição de nível de consciência, coma, convulsões, fraqueza motora e edema cerebral.

Geralmente ambas são graduadas de casos mais leves a casos mais graves com escores de 1-4 e ambas são tratáveis e reversíveis com a associação de sintomáticos, corticoides e tocilizumabe no caso de CRS.

CONSIDERAÇÕES FINAIS

- Pacientes com NH apresentam prevalências de dor, dispneia, náusea e vômitos semelhantes às dos pacientes portadores de NS e tendem a apresentar mais sintomas relacionados a fadiga, sonolência e vertigens.
- Hematologistas, de maneira geral, tendem a associar o cuidado paliativo a cuidados de fim de vida e é necessário envolver mais esse profissional, cuja relação com seu paciente tende a ser muito intensa.
- Mesmo associando cuidados paliativos à fase final de vida, é difícil, aos hematologistas, identificar e fazer a transição para cuidados de fim de vida.
- Apesar de haver conversas relacionadas a prognóstico, geralmente elas se dão ou na consulta inicial e não são mais reavaliadas, ou muito próximas ao fim de vida, levando a mais tratamentos intensivos, especialmente nessa fase.
- Os escores prognósticos utilizados em Hematologia são geralmente aplicados no momento do diagnóstico e nos dão a ideia de sobrevida e risco das diversas doenças, mas não há escores definidos para serem aplicados ao longo da doença e que permitam avaliar proximidade de morte.
- O prognóstico da maioria das doenças hematológicas vem melhorando muito, seja por melhorias nos tratamentos de suporte e redução das complicações, seja pelo surgimento de novos tratamentos que estão modificando as histórias naturais das doenças, cujas taxas de sobrevida ainda estão sendo definidas.
- *CAR-T Cell* é uma nova modalidade de tratamento bastante promissora, que em breve fará parte do arsenal terapêutico dos hematologistas e que os médicos paliativistas devem conhecer e entender.

REFERÊNCIAS BIBLIOGRÁFICAS

1. Howell DA, Shellens R, Roman E, Garry AC, Patmore R, Howard MR. Haematological malignancy: Are patients appropriately referred for specialist palliative and hospice care? A systematic review and meta-analysis of published data. Palliat Med. 2011;25(6):630-41.
2. Hui D, Didwaniya N, Vidal M, Shin SH, Chisholm G, Roquemore J, et al. Quality of end-of-life care in patients with hematologic malignancies: A retrospective cohort study. Cancer. 2014;120(10):1572-8.
3. Fadul NA, Osta BE, Dalal S, Poulter VA, Bruera E. Comparison of symptom burden among patients referred to palliative care with hematologic malignancies versus those with solid tumors. J Palliat Med. 2008;11(3):422-7.
4. Hochman MJ, Yu Y, Wolf SP, Samsa GP, Kamal AH, LeBlanc TW. Comparing the palliative care needs of patients with hematologic and solid malignancies. J Pain Symptom Manage [Internet]. 2018;55(1):82-88.e1.
5. LeBlanc TWW, Smith JM, Currow DC. Symptom burden of haematological malignancies as death approaches in a community palliative care service: A retros-

pective cohort study of a consecutive case series. Lancet Haematol [Internet]. 2015;2(8):e334-8.

6. LeBlanc TW, Abernethy AP, Casarett DJ. What is different about patients with hematologic malignancies? A retrospective cohort study of cancer patients referred to a hospice research network. J Pain Symptom Manage [Internet]. 2015;49(3):505-12.
7. Alexander SC, Sullivan AM, Back AL, Tulsky JA, Goldman RE, Block SD, et al. Information giving and receiving in hematological malignancy consultations. Psychooncology. 2012;21(3):297-306.
8. LeBlanc TW, O'Donnell JD, Crowley-Matoka M, Rabow MW, Smith CB, White DB, et al. Perceptions of palliative care among hematologic malignancy specialists: A mixed-methods study. J Oncol Pract. 2015;11(2):e230-8.
9. Wright B, Forbes K. Haematologists' perceptions of palliative care and specialist palliative care referral: A qualitative study. BMJ Support Palliat Care. 2017;7(1):39-45.
10. Odejide OO, Salas Coronado DY, Watts CD, Wright AA, Abel GA. End-of-life care for blood cancers: A series of focus groups with hematologic oncologists. J Oncol Pract. 2014;10(6):e396-403.
11. Moccia AA, Donaldson J, Chhanabhai M, Hoskins PJ, Klasa RJ, Savage KJ, et al. International prognostic score in advanced-stage Hodgkin's lymphoma: Altered utility in the modern era. J Clin Oncol. 2012;30(27):3383-8.
12. Shipp MA, et al. A predictive model for agressive non-Hodgkin's lymphoma. N Engl J Med. 1993;329(14):987-94.
13. Solal-Céligny P, Roy P, Colombat P, White J, Armitage JO, Arranz-Saez R, et al. Follicular lymphoma international prognostic index. Blood. 2004;104(5):1258-65.
14. Odejide OO, Uno H, Murillo A, Tulsky JA, Abel GA. Goals of care discussions for patients with blood cancers: Association of person, place, and time with end-of-life care utilization. Cancer. 2020;126(3):515-22.
15. Shah A, Andersson TML, Rachet B, Björkholm M, Lambert PC. Survival and cure of acute myeloid leukaemia in England, 1971-2006: A population-based study. Br J Haematol. 2013;162(4):509-16.
16. Döhner H, Estey E, Grimwade D, Amadori S, Appelbaum FR, Büchner T, et al. Diagnosis and management of AML in adults: 2017 ELN recommendations from an international expert panel. Blood. 2017;129:424-47.
17. Serdlow SH, Campo E, Harris NL, Jaffe ES, Pileri SA, Stein H, et al. World Health Organization classification of tumours haematopoietic and lymphoid tissues. 2017. 585 p.
18. National Cancer Institute. Hodgkin lymphoma – cancer stat facts [Internet]. [cited 2020 May 27]. Disponível em: https://seer.cancer.gov/statfacts/html/hodg.html.
19. Bond DA, Alinari L. Emerging treatment options for the management of Hodgkin's lymphoma: Clinical utility of nivolumab. J Blood Med. 2017;8:41-54.
20. Chen R, Gopal AK, Smith SE, Ansell SM, Rosenblatt JD, Savage KJ, et al. Five-year survival and durability results of brentuximab vedotin in patients with relapsed or refractory Hodgkin lymphoma. Blood. 2016;128(12):1562-6.
21. Armand P, Engert A, Younes A, Fanale M, Santoro A, Zinzani PL, et al. Nivolumab for relapsed/refractory classic Hodgkin lymphoma after failure of autologous hematopoietic cell transplantation: Extended follow-up of the multicohort single-arm phase II checkmate 205 trial. J Clin Oncol. 2018;36(14):1428-39.
22. Chen R, Zinzani PL, Fanale MA, Armand P, Johnson NA, Brice P, et al. Phase II study of the efficacy and safety of pembrolizumab for relapsed/refractory classic Hodgkin Lymphoma. J Clin Oncol. 2017;35(19):2125-32.

23. Rajkumar SV. Multiple myeloma: 2020 update on diagnosis, risk-stratification and management. Am J Hematol. 2020;95(5):548-67.
24. Palumbo A, Bringhen S, Mateos M, Larocca A, Facon T, Kumar S, et al. Geriatric assessment predicts survival and toxicities in elderly myeloma patients: An International Myeloma Working Group report. Blood. 2015;125(13):2068-75.
25. Bowzyk Al-Naeeb A, Ajithkumar T, Behan S, Hodson DJ. Non-Hodgkin lymphoma. BMJ. 2018;362(August):1-7.
26. Pierpont TM, Limper CB, Richards KL. Past, present, and future of rituximab - The world's first oncology monoclonal antibody therapy. Front Oncol. 2018;8(JUN).
27. Carta de aprovação de produto de terapia avançada Kymriah® (tisagenlecleucel).
28. Mohanty R, Chowdhury CR, Arega S, Sen P, Ganguly P, Ganguly N. CAR T cell therapy: A new era for cancer treatment (Review). Oncology Reports. Spandidos Publications. 2019;42:2183-95.
29. Maude SL, Laetsch TW, Buechner J, Rives S, Boyer M, Bittencourt H, et al. Tisagenlecleucel in children and young adults with B-cell lymphoblastic leukemia. New England Journal of Medicine. 2018 Feb;378(5):439-48.
30. Schuster SJ, Bishop MR, Tam CS, Waller EK, Borchmann P, McGuirk JP, et al. Tisagenlecleucel in adult relapsed or refractory diffuse large B-cell lymphoma. New England Journal of Medicine. 2019 Jan 3;380(1):45-56.
31. Neelapu SS. Managing the toxicities of CAR T-cell therapy. Hematological Oncology. 2019 Jun 1;37(S1):48-52.

16

O paciente em fase final de vida

Sabrina Corrêa da Costa Ribeiro
Paula Damaris Chagas Barrioso

COMO IDENTIFICAR O PACIENTE QUE ESTÁ MORRENDO?

Você tem sob seus cuidados um paciente de 56 anos, com síndrome respiratória aguda grave, evoluindo com insuficiência respiratória. O teste rápido confirma COVID-19. O paciente evolui com necessidade de intubação e hipoxemia grave, sendo colocado em posição prona. Além disso, evolui com anúria e choque refratário após intubação. Você faz uma notificação de gravidade por telefone e o filho do paciente pergunta a você: "Meu pai está morrendo?".

Neste caso e em muitos outros semelhantes, a pergunta não se refere a valores isolados que refletem a gravidade de cada disfunção orgânica, e sim a uma impressão geral de irreversibilidade, tendo essa questão um cunho que se parece mais com: "O que realmente está acontecendo? O que devo fazer?".[1]

Uma definição proposta para paciente em processo ativo de morte[1] é a de um paciente cuja morte é inevitável em um curto período (dias a semanas), a despeito de todo o cuidado médico. O paciente em processo ativo de morte é distinto do paciente "crítico", "grave" ou "com múltiplas disfunções orgânicas" no sentido em que essas condições podem se beneficiar de medidas prolongadoras de vida e ter seu quadro revertido.

Por outro lado, é nos setores de cuidado ao paciente crítico que muitos pacientes com doenças avançadas em fase final de vida são encaminhados por uma situação aguda ou agravo e progridem para um processo ativo de morte. Em qualquer situação, é imprescindível, associada ao tratamento específico, a abordagem dos cuidados paliativos. O objetivo já não é somente prolongar a vida, mas também o alívio do sofrimento tanto do paciente quanto de um filho que questiona se o seu pai está morrendo.

A identificação do processo ativo de morte é fundamental para o planejamento da assistência e alinhamento das expectativas. A família desempenha um papel ativo no cuidado do paciente em fim de vida, tanto em relação à preparação prática, como à interação com o paciente, que se dá de forma diferente a depender do prognóstico estabelecido. É importante para os familiares saber se devem investir prioritariamente na esperança ou na despedida.

O estudo SUPPORT, realizado nas décadas de 80-90,[2] sugeriu que, uma vez que o paciente era admitido na unidade de terapia intensiva (UTI), as suas preferências não eram levadas em consideração e o único desfecho almejado pela equipe era a alta da UTI. A equipe de saúde, ao receber o paciente e identificar um quadro irreversível, pode desenvolver um plano de cuidado mais realista, evitando que tratamentos inadequados sejam instituídos e que os desejos e valores do paciente sejam desrespeitados.

Nossas previsões relacionadas a prognóstico são com frequência excessivamente otimistas e pouco acuradas.[3] Uma revisão sistemática que incluiu 1,2 milhão de pacientes[4] demonstrou que tratamentos não benéficos como antibióticos foram instituídos em 11-75% de pacientes que estavam morrendo (média 38%), demonstrando assim o quanto as nossas condutas podem estar equivocadas em relação ao que é proporcional nos últimos dias ou horas de vida.

Alguns indicadores relacionados ao risco de entrar em processo ativo de morte merecem destaque, sendo eles:[5]

- Permanência no hospital acima de sete dias.
- Acamado ou semicomatoso.
- Com ingesta oral reduzida ou dificuldade de ingerir medicações.
- Declínio funcional sem causa reversível identificada.
- Sem melhora, mesmo após 48-72 h da admissão, apesar de terapia otimizada para doença de base.
- Hospitalizações ou visitas à emergência frequentes nos últimos 6 meses.

A presença desses indicadores requer uma atenção maior e sugere a necessidade urgente de avaliação e controle de sintomas, comunicação da gravidade da situação e de plano de cuidados e diretivas antecipadas (se não estiverem previamente definidas) com o paciente, idealmente, ou com seu representante.

Os sinais mais familiares de que a morte está próxima são relacionados a disfunções neurológicas como sonolência, dificuldade de se manter alerta, fadiga.[6,7] Um estudo em 100 pacientes com câncer demonstrou que a porcentagem de pacientes alertas/sonolentos/comatosos foi de 56%/44%/0%, respectivamente, uma semana antes da morte, 26%/62%/12%, nas últimas 24 horas, e 8%/42%/50%, nas últimas 6 horas de vida.

O padrão respiratório pode se tornar mais superficial ou haver alternância entre episódios de apneia e episódios de taquipneia com padrão superficial. Outro sinal comum é a presença de secreções respiratórias (*death rattle*), conhecida popularmente como "sororoca". Este ruído acontece quando secreções se acumulam na faringe posterior ou traqueia, situação que pode incomodar mais aos familiares e equipe que ao próprio paciente.

Alterações hemodinâmicas associadas com múltiplas disfunções orgânicas podem incluir hipotensão, pulsos finos, extremidades frias e livedo. Esses sinais geralmente indicam que a morte acontecerá em horas a poucos dias. Anúria com retenção de líquidos e edema é um achado comum nos últimos dias de vida.

A pele, como maior órgão, também apresenta indicações de que a finitude se aproxima. Na maioria das vezes as alterações são mais objetivas, como mudança de turgor, cor ou integridade, no entanto, manifestações subjetivas como dor ao toque e movimento necessitam ser avaliadas e mitigadas por meio de um plano de cuidado atencioso a esses detalhes. Além disso, algumas lesões são preditoras de morte, como: úlcera terminal de Kennedy (UTK), lesão tecidual terminal de Trombley-Brennan, sinal de Welam (ver Capítulo "Cuidados com a pele e ferida").

Alguns indicadores de que o paciente está entrando em processo ativo de morte são:[5]

- Presença de secreção respiratória audível (*death rattle*).
- Taquipneia acima de 20 incursões por minuto.
- Taquicardia (acima de 100) mantida em repouso.
- Presença de livedo reticular.
- Rebaixamento do nível de consciência.
- Pulsos finos.

A Tabela 1 relaciona alguns desses sinais com o tempo médio até a morte.

Tabela 1 Sinais e tempo até a morte

Sinal	Horas até a morte (Média +/– desvio padrão)/mediana
Secreções respiratórias (*death rattle*)	57 +/– 82 / 23
Respiração com movimento mandibular	7,6 +/– 18 / 2,5
Cianose de extremidades	5,1 +/– 11 / 1
Ausência de pulso radial	2,6 +/– 4,2 / 1

Adaptação livre de Morita et al.[7]

COMO MANEJAR OS SINTOMAS E CUIDADOS NOS ÚLTIMOS DIAS/HORAS DE VIDA?

Existem iniciativas que integram práticas baseadas em evidência e *guidelines* com o objetivo de proporcionar assistência multidimensional ao paciente em fim de vida. Uma das mais conhecidas é o *Liverpool Care Pathway*.[8]

O impacto do planejamento para cuidados de conforto do *BEACON project* foi avaliado por meio da análise de dados de pacientes que morreram antes (n = 3.243) e depois (n = 2.824) da implementação do projeto. Após a implementação, a taxa de uso de opioides subiu de 62% para 73%, sinalizando um maior controle de sintomas; mais pacientes receberam consulta de cuidados paliativos (de 17% a 31%); mais pacientes tinham diretivas avançadas e menos pacientes estavam com sondas nasoenterais no momento da morte.

Para objetivo didático, dividiremos as intervenções no final da vida entre não farmacológicas e farmacológicas.

AMBIENTE E CUIDADOS

A emergência e as unidades de terapia intensiva são lugares isolados, movimentados e longe do ideal para um paciente em processo ativo de morte. Idealmente, desde que seja viável, esses pacientes deveriam ser encaminhados para um final de vida em um ambiente mais privativo, como o quarto de enfermaria. No entanto, é possível tentar proporcionar privacidade e presença de um familiar, caso seja o desejo do paciente. Um grande medo dos familiares e pacientes em fim de vida é o abandono.

O paciente deve receber a mesma atenção que os demais e expressões como: "não tem o que fazer", "não vamos mais investir" devem ser proscritas. O plano terapêutico deve ser elaborado de maneira multidisciplinar e ser descrito em termos do que será feito: analgesia, avaliação seriada do controle de sintomas, intervenções de enfermagem e fisioterapia.

Alguns serviços instituíram um chamado "código branco" onde, de forma semelhante à deterioração clínica (código amarelo) ou em situação de parada cardiorrespiratória (código azul), este bipe é acionado quando existem sintomas novos ou em piora que necessitam de atenção imediata nos pacientes sem indicação de ressuscitação cardiopulmonar ou medidas invasivas.

ABORDAGEM NÃO FARMACOLÓGICA

A necessidade de monitorização deve ser repensada e a aferição de sinais vitais deve ser feita com a frequência mínima de acordo com o protocolo da instituição para este cenário.[5] Intervenções de enfermagem comuns como a mudança de decúbito devem diminuir em amplitude e frequência. O alívio de pressão em proeminências ósseas pode ser realizado com a utilização de coxins ou travesseiros, evitando dessa maneira o desconforto da mudança programática de decúbito.

O banho, a higienização íntima e/ou troca de curativos não devem ser suspensos, mas sim adaptados para que sejam dispensados com delicadeza. A administração de analgésico de resgate antes dessas atividades é essencial para prevenção de dor. O objetivo é ofertar conforto, asseio e dignidade durante esse momento.

Os cuidados com lesões preexistentes, por exemplo, feridas oncológicas ou lesões por pressão devem ser continuados, mas deve-se levar em conta que o objetivo já não é mais a cicatrização, e sim a diminuição do desconforto, causado principalmente por odor, sangramento, excesso de exsudato e dor. Nestes casos, a conduta para as lesões e as alterações cutâneas até as últimas horas de vida deve ser compartilhada com a família. O intuito é aliviar qualquer angústia relacionada à falência natural da pele que prediz o momento final de vida e que geralmente é um fator desencadeador de sofrimento, principalmente entre os familiares que ofertaram cuidado até a chegada no hospital.

Em pacientes que permanecem com a via oral pérvia deve-se utilizar a alimentação de conforto sem restrições e assim como desejarem, esse tipo de dieta pode ser adaptado de acordo com a capacidade de deglutição. Se possível, oferecer aos familiares a possibilidade de trazer os alimentos preferidos.

Nas últimas horas de vida, o paciente evolui com uma diminuição de consciência e perda gradual da via oral. Os sistemas corporais entram em um processo de falência natural para esta fase com menor necessidade de aporte energético, sendo assim, o jejum é fundamental para prevenir complicações. Embora a medida mais segura seja a suspensão de dieta, a alimentação tem papel simbólico de cuidado e familiares podem se angustiar com a suspensão da alimentação. Para isso, um plano preventivo de sofrimento deve incluir uma comunicação transparente com a família que alerte previamente e sempre que possível a necessidade de condutas que serão instituídas nos últimos momentos de vida. Essa ação é essencial para que os familiares criem vínculo de confiança quando chegar o momento da descontinuação da alimentação.

O acúmulo de secreção em cavidade oral nas últimas horas de vida pode ser otimizado pelo uso de medicações anticolinérgicas, posicionamento da cabeça (lateralizada) que melhore a drenagem e higienização do excesso de secreção com gaze de algodão. Medidas mais invasivas como aspiração não são indicadas pelo risco de causar desconforto. Familiares e profissionais não habituados com a finitude devem ser orientados em relação ao ruído causado pelo acúmulo de secreção, que é consequência natural da perda da capacidade de deglutição.

Outra manifestação comum é o ressecamento da mucosa oral, que pode ser diminuído com auxílio de gaze de algodão ou *swab* umidificado com água sempre que conveniente. Os lábios devem ser hidratados com protetores labiais e a região dos olhos e rosto deve ser limpa com compressa de algodão umidificada. Essas ações mais simples podem ser ensinadas e ofertadas pelos acompanhantes do paciente, desde que eles desejem prover algum cuidado. O objetivo é manter o asseio do paciente e a proximidade das pessoas que sempre proveram o cuidado.

A retirada de dispositivos (cateteres, sondas...) é indicada, principalmente se ocasionam algum desconforto ao paciente, mas deve-se avaliar cuidadosamente a retirada de acesso venoso central ou gastrostomia (se preexistente), pois podem ser vias úteis para administração de medicação caso a via oral não seja viável.

Outra alternativa como via de administração de medicamentos e fluidos é a via subcutânea, muito utilizada nos últimos dias de vida em virtude de trazer maior conforto, menor necessidade de troca de dispositivos e favorecer a titulação de algumas medicações muito utilizadas nesta fase (ver Capítulo "Hipodermóclise").

INTERVENÇÕES FARMACOLÓGICAS – PARTICULARIDADES NO PACIENTE EM PROCESSO ATIVO DE MORTE

Um estudo recente (Verhoef, 2020) que analisou as necessidades de cuidado paliativo em 420 pacientes com câncer que buscaram o departamento de emergência durante os últimos 3 meses de vida evidenciou que os sintomas mais comuns foram dispneia (21%) e dor (17%). A maioria dos pacientes (76%) foi hospitalizada e 24,8% morreram em até 7 dias após a visita à emergência, sendo que 71,2% morreram no hospital. Fatores associados à maior mortalidade foram: câncer de pulmão, icterícia, disfunção neurológica, dispneia e hipercalcemia.

Um dos grandes desafios do controle de sintomas em pacientes em fase final é a incapacidade do paciente de expressar os sintomas de forma verbal. Recomendamos a utilização seriada das escalas não verbais de dor e dispneia descritas nos capítulos específicos e o tratamento dos sintomas identificados em prescrição de horário, nunca "se necessário".

Os opioides são a base do tratamento da dor. Doses baixas como morfina 2 mg SC podem ser utilizadas inicialmente para pacientes sem uso prévio de opioide, no entanto, o paciente deve ser reavaliado com frequência (ao menos a cada meia hora) para avaliar a necessidade de doses adicionais. Pacientes em uso crônico de opioide devem ter como dose inicial 10-15% da dose total diária.

Em relação ao tratamento de dispneia, oxigenoterapia não deve ser indicada em pacientes sem hipoxemia. Se indicada, uma cânula nasal no geral é menos desconfortável e mais bem tolerada que a administração por máscara. Cateter nasal de alto fluxo e ventilação não invasiva geralmente não têm indicação nesta fase, a não ser que o paciente já esteja em uso dessas interfaces e relate piora do desconforto com a retirada. Nessa situação, pode ser necessário ajuste de opioides e sedativos.

A medicação de escolha é a morfina e a dose inicial pode ser de 2 mg SC no paciente virgem de opioide e 10-15% da dose diária no paciente usuário crônico. Como há efeito teto para dispneia, morfina acima de 20 mg nas 24 h usualmente não promove alívio adicional do sintoma. Nestes casos, benzodiazepínico em dose ansiolítica pode trazer benefício. Sugere-se midazolam 5 a 10 mg em bomba de infusão contínua nas 24 h. Apesar de não haver comprovação na literatura, clorpromazina 12,5 mg 12/12 h pode ser associada a esse esquema, sem atrasar, porém, a avaliação quanto à necessidade de sedação paliativa.

O *delirium* pode ter uma variedade de causas e a abordagem inicial inclui a identificação e resolução da causa de base se isso for possível. Em situação de *delirium* terminal, depois de excluir e ocasionalmente até tratar empiricamente dor e dispneia como causa de agitação, pode-se utilizar o haloperidol, 1 mg SC/EV inicialmente a cada 2 horas, até controle, e posteriormente a cada 6 ou 8 horas. Em pacientes com via oral preservada, quetiapina 12-25 mg inicialmente e a cada 8 horas ou risperidona 0,5-1 mg 12/12 horas são alternativas.

Para sintomas refratários devemos utilizar a sedação paliativa, descrita em capítulo específico. A medicação de escolha é o midazolam, que pode ser utilizado por via endovenosa ou subcutânea, com dose inicial de 2,5-5 mg em *bolus*. O paciente em fim de vida pode necessitar de sedação de forma emergencial em situações extremas como hemorragias, obstrução tumoral de via aérea, dispneia intensa e dor intolerável.

Desprescrevendo

Medicações não essenciais devem ser suspensas. Frequentemente, os pacientes estão utilizando várias medicações no fim da vida, o que aumenta o risco de interações medicamentosas indesejadas e efeitos adversos, além de não beneficiar o paciente nessa fase devido à curta expectativa de vida.[9]

A maior parte das medicações pode ser interrompida sem causar problemas, especialmente as que têm como objetivo principal prevenção primária ou secundária (ácido acetilsalicílico, estatinas). Exceções são medicações que atuam sobre o sistema nervoso central e sistema cardiovascular que podem necessitar de uma redução gradual devido ao risco de efeito rebote (betabloqueadores, clonidina).

Controle glicêmico não deve ser realizado em pacientes em processo ativo de morte e hipoglicemiantes e insulina podem ser suspensos, já que hiperglicemia raramente é fonte de desconforto nesses pacientes. Anticonvulsivantes no geral são mantidos, assim como medicações que possam auxiliar no controle de sintomas (por exemplo, um paciente com insuficiência cardíaca pode se beneficiar de manter diuréticos para controle de edema e dispneia).

Pacientes com necessidade de isolamento por doença infectocontagiosa

Pacientes com doenças altamente contagiosas ou mesmo hospitalizados em uma situação em que há grande restrição de visitas podem acabar passando seus momentos finais longe de seus entes queridos e aos cuidados de equipes pouco preparadas para os cuidados de pacientes nessa fase e sobrecarregadas de trabalho. Um objetivo de cuidado importante é manter a conexão terapêutica com o paciente e família, utilizando-se de formas criativas e alternativas para criar um ambiente familiar, seja por meio de videochamadas entre paciente e família, áudios que podem ser enviados para a equipe e colocados para o paciente com mensagens de amor ou despedida, um objeto familiar pode ser trazido. A morte em isolamento é um fator de risco para luto complicado e estas famílias devem receber apoio durante a internação e após a morte.

Abordagem à família e/ou rede social

Ações de prevenção às complicações no processo de luto são parte fundamental do cuidado destinado aos familiares e rede social do paciente, constituindo um dos eixos de cuidado em fase final de vida. Infelizmente, no cenário da emergência ou de terapia intensiva, pela rapidez dos eventos relacionados à finitude da vida, nem todas as intervenções serão possíveis de serem efetivadas. Todavia, assegurar que as expectativas dos familiares sejam alinhadas, que haja controle eficaz de sintomas, permitir rituais de despedida e comunicar de forma compassiva por si só são medidas que irão auxiliar e prevenir complicações durante o luto.[11]

Outra questão a ser considerada é a identificação de pessoas próximas ao paciente com risco de complicação durante o luto, que pode ser realizada por toda a equipe profissional. Uma vez identificado esse risco, essas pessoas devem ser orientadas e encaminhadas aos serviços de suporte a enlutados.[12]

O momento de identificação do óbito é muitas vezes angustiante para o acompanhante do paciente. Nestas situações, profissionais devem se solidarizar e acolher a pessoa presente. O pedido de licença para continuar os cuidados e medidas simples como o posicionamento do corpo sem vida, o cerramento dos olhos, o silêncio respeitoso, desligamento de qualquer equipamento ruidoso e o espaço para despedidas e rituais devem ser ações frequentes e padrões para uma assistência de qualidade.[13]

CONSIDERAÇÕES FINAIS

Cuidar de um paciente e sua família durante o processo ativo de morte em cenários como emergência ou unidades de terapia intensiva é sem dúvida um grande desafio, mas também uma oportunidade única de ofertar a continuidade de cuidados e promover dignidade diante da finitude. A delicadeza do cuidar em sua essência baseada em competência técnica, habilidade e atitude deve ser prioridade para toda a equipe.

O trabalho em equipe é fundamental para a identificação da proximidade da morte, tomada de decisões, plano de cuidados e alinhamento da comunicação. Recomenda-se que as instituições elaborem protocolos e *guidelines* que considerem a singularidade de cada situação e, ainda, promovam o treinamento dos seus profissionais.

Muito mais do que o objetivo de salvar ou prolongar a vida a qualquer custo, o alívio de sofrimento é o cerne de todo planejamento de cuidado diante de pacientes em situações irreversíveis em progressão para óbito. Na fase final devem ser sempre priorizadas medicações para controle de sintomas, enquanto as demais intervenções (exames, profilaxias, controle glicêmico) no geral devem ser descontinuadas.

Uma boa comunicação é essencial para que a transição de cuidados seja entendida como um ajuste de objetivo e um cuidado intensivo focado em conforto e nunca como abandono terapêutico. O paciente deve sempre ser reavaliado e assistido pela equipe em todas as suas necessidades e a família deve ser acolhida.

A morte em isolamento é duplamente difícil para os pacientes e famílias. A equipe deverá se utilizar de todos os recursos disponíveis e se colocar à disposição para ser elo entre familiares e pacientes, seja através de mensagens, videoconferências, objetos ou sons familiares, criando um ambiente de acolhimento e cuidado.

REFERÊNCIAS BIBLIOGRÁFICAS

1. Iwashyna T. Recognizing a patient is acutely dying. Ann Am Thorac Soc. 2020 Oct;17(10):1195-8.
2. The SUPPORT principal investigators. A controlled trial to improve care for seriously ill hospitalized patients. JAMA. 1995;274:1591-8.
3. Glare P, Virik K, Jones M, et al. A systematic review of physicians' survival predictions in terminally ill cancer patients. BMJ. 2003;327:195-8.
4. Cardona-Morrell M, Kim J, Turner RM, et al. Non-beneficial treatments in hospital at the end of life: a systematic review on extent of the problem. Int J Qual Health Care. 2016;28:456-69.
5. The BEACON project. Disponível em: https://www.uab.edu/medicine/palliativecare/training/resources/beacon. Acesso em 17/08/2020.

6. Pantilat S, Anderson W, Gonzales M, Widera E. Hospital-based palliative medicine: A practical, evidence-based approach. Wiley; 2015.
7. Morita T, Ichiki T, Tsunoda J, et al. A prospective study on the dying process in terminally ill cancer patients. Am J Hospice Pall Care. 2008;45(4):217-23.
8. Ellershaw J, Dewer S, Murphy D. Achieving a good death for all. BMJ. 2010;341:c4861.
9. Verhoef M, de Nijs E, Horeweg N. Palliative care needs of advanced cancer patients in the emergency department at the end of life: an observational cohort study. Support Care Cancer. 2020;28(3):1097-107.
10. McNeil M, Amos K, Kvale E. The burden of polypharmacy in patients near the end of life. J Pain Sympt Manage. 2016;51(2):178.
11. Hudson P, et al. Bereavement support standards and bereavement care pathway for quality palliative care. Palliative and Supportive Care. 2017.
12. Wan J, Prigerson HG. "Caregrieving" in palliative care: Opportunities to improve bereavement services. Palliative Medicine. 2018;32(7).
13. Henry C, et al. Personal care at the end of life and after death. Nursing Times. 2012;108. Online issue.

Seção III

Tomada de decisões

17

Avaliação de capacidade de tomada de decisão na emergência

Sabrina Corrêa da Costa Ribeiro

Ana tem 80 anos e buscou a emergência por ter apresentado hoje dois episódios de sangramento vermelho vivo, em quantidade moderada, nas fezes. Foi diagnosticada com uma hemorragia digestiva baixa e orientada que deveria ser internada para realização de uma colonoscopia. Mas Ana recusou o exame e a internação.

QUAL A IMPORTÂNCIA DO TEMA?

A capacidade para tomar decisões relativas ao próprio cuidado é fundamental para que o direito à autonomia possa ser exercido de forma adequada e é um componente essencial do consentimento informado. Um dos principais determinantes da capacidade para tomar decisões é a cognição. Doenças ou tratamentos que levem a comprometimento cognitivo podem dificultar ou até mesmo impedir que o paciente possa exercer sua autonomia. Pacientes com traumatismo craniano, doenças psiquiátricas ou neurodegenerativas estão em risco de ter sua capacidade de decisão comprometida.[1]

Capacidade e cognição são conceitos que se relacionam, mas são distintos. Cognição é um conceito mais geral que descreve e quantifica as várias funções cerebrais (aprendizagem, atenção, memória, linguagem, raciocínio, tomada de decisões). Capacidade se refere à habilidade do indivíduo de tomar uma decisão. Capacidade também é conceitualmente diferente de *status* funcional, que inclui atividades básicas e instrumentais da vida diária.[2] Uma pessoa funcionalmente incapaz de realizar uma tarefa (p. ex., tomar banho) pode ser capaz de decidir de que forma outra pessoa pode auxiliá-la a realizar a tarefa em questão.

Existe um motivo ético para que esta distinção entre capacidade, cognição e funcionalidade seja ressaltada. Perguntas como: “Você poderia me descrever em suas próprias palavras os riscos de sair do hospital neste momento e os motivos pelos quais deseja fazer isso?" dão ao paciente uma oportunidade de expressar seus valores, os riscos que está disposto a correr e os potenciais benefícios que importam para ele. Os profissionais de saúde devem fazer a pacientes que conseguem se comunicar perguntas como essas por uma obrigação moral e profissional de conhecer os valores do paciente e respeitá-lo em sua individualidade, independentemente do diagnóstico ou de seu grau de comprometimento funcional ou mesmo cognitivo.[3]

O fato de um paciente apresentar uma doença neurológica ou psiquiátrica não quer dizer necessariamente que ele seja incapacitado para tomar decisões. Mesmo pacientes com doenças como esquizofrenia ou demência podem manter sua capacidade para tomar decisões.[4,5]

QUANDO DEVEMOS CONSIDERAR UMA AVALIAÇÃO DA CAPACIDADE DE DECISÃO?

Em termos gerais, um paciente adulto é considerado capaz de tomar decisões relacionadas ao próprio cuidado desde que adequadamente informado. A capacidade de decisão em pacientes pediátricos é um tema complexo que foge ao escopo deste capítulo.

A presença de declínio cognitivo é indicação para avaliar capacidade de decisão. Situações clínicas comuns em que isso pode acontecer são demências de grau moderado a grave, esquizofrenia, *delirium*.[3]

Entre os diagnósticos de risco para comprometimento da capacidade de decisão estão:

- Doença de Alzheimer.
- Doença de Parkinson.
- Esquizofrenia, depressão e abuso de substâncias.
- Traumatismo cranioencefálico.

Mesmo pacientes sem diagnóstico prévio de doenças neurológicas ou psiquiátricas podem ter sua capacidade de decisão comprometida. Em um estudo com 302 pacientes hospitalizados não selecionados,[9] 31% foram considerados incapazes de tomar decisões. Entre os fatores associados à incapacidade, foram identificados idade e declínio cognitivo, mensurado através da pontuação no MMSE (*Mini Mental State Exam*).

Um estudo realizado em 3.746 pacientes acima de 60 anos[10] demonstrou que 42,5% precisaram de decisões de fim de vida, e destes, 70,3% foram considerados incapazes de tomar essas decisões. Entre os que foram julgados incapazes, em torno de um terço não tinham formalizado diretivas antecipadas.

Além de condições relacionadas ao paciente, condições relativas à decisão a ser tomada podem criar a necessidade de uma avaliação da capacidade. Decisões relacionadas a tratamentos de alto risco, em que a magnitude de benefícios *versus* potenciais malefícios seja muito discordante ou mesmo situações em que a decisão do paciente pareça muito diferente das que ele tomou ao longo da vida merecem especial cuidado.

Não devemos presumir que o paciente é incapaz de tomar decisões com base exclusivamente no fato de que a decisão tomada contraria a orientação médica. No entanto, ao mesmo tempo em que o conceito de autonomia permite que o paciente tome suas próprias decisões individuais, o profissional de saúde deve garantir que essa decisão seja tomada por um paciente capacitado e devidamente informado, com base em informações e premissas verdadeiras.

COMO FAZER ESTA AVALIAÇÃO?

A capacidade de tomar decisões médicas no geral é definida por meio de quatro domínios ou critérios:

1. Compreensão (*understanding*).
2. Contextualização (*appreciation*).
3. Racionalização (*reasoning*).
4. Expressão de uma escolha (*expression of a choice*).[1,3,5,6,7]

> A recusa de Ana causou estranhamento à equipe, que tratou de tentar entender o que estava por trás desta decisão. A equipe que a atendia explicou de forma acessível o que era uma hemorragia digestiva, o risco de um sangramento maciço e morte. Explicaram ainda sobre a colonoscopia, como era sua realização e a possibilidade de tratar o sangramento com o mesmo procedimento.

Compreende a escolha em questão

Tanto em termos éticos como legais, a habilidade de compreender o significado de uma informação é um elemento essencial da capacidade de decisão. Deve ser avaliado se a pessoa compreende do que se trata o insulto agudo que está apresentando, quais as suas consequências e quais os riscos e benefícios de tratá-lo.

Após uma explanação acessível e didática, deve ser solicitado que o paciente explique com suas próprias palavras o que compreendeu, para garantir que o entendimento tenha sido adequado.

Ana confirmou que estava ciente de tudo isso, não era a primeira vez que apresentava este sangramento. Tinha diagnóstico de angiodisplasia de cólon e há cerca de 6 meses havia tido um sangramento que cessou espontaneamente. Recentemente esteve internada para realização de uma colonoscopia e havia passado muito mal durante o preparo.

Consegue contextualizar a decisão

O conhecimento dos fatos é essencial para tomar uma decisão, mas a aplicação desse conhecimento direcionado aos valores e ao cotidiano do paciente é necessária para dar credibilidade e autenticidade à decisão.

Um paciente que consegue explicar em termos gerais uma doença, como ela o afeta e o que pode ocorrer no futuro provavelmente compreende de forma adequada seu diagnóstico e prognóstico.

Ainda preocupada, a médica que a atendia perguntou a Ana por que ela achava melhor não fazer o exame, ou ao menos permanecer internada em observação. Explicou que era possível monitorizar seus níveis de anemia e, caso concordasse pela realização da colonoscopia, poderia ser realizado um preparo mais lento e menos agressivo.

Ana explicou que mora sozinha com seu esposo e que ele demanda cuidados; além de que seu aniversário de casamento seria em dois dias e ela estava nos preparos finais de suas bodas de diamante, não podia se ausentar neste momento.

Consegue dar um embasamento racional à sua decisão

O paciente embasa sua escolha de forma racional quando é capaz de comparar opções e inferir consequências de uma determinada escolha. Como na contextualização, aqui o paciente expressa por que a escolha é compatível com suas crenças e valores. A pergunta: "Por que você crê que não fazer o exame é melhor que fazê-lo?" provavelmente trará esses valores, pois ela requer que a paciente compare as consequências de fazer o exame com as de não fazer.

Ana conta sobre a sua família, diz que para ela e seu esposo são muito importantes os momentos em que conseguem reunir todos. Acredita que pela sua idade momentos como este serão cada vez mais raros, por isso faz questão de fazer esta festa. Além disso, seu esposo está cada vez mais esquecido, pela demência, e quer que ele aproveite cada oportunidade. Disse estar tranquila, pois mora próximo ao hospital e tem fácil acesso, poderia retornar a qualquer momento caso voltasse a ter sangramento ou apresentasse mal-estar.

É capaz de comunicar sua decisão

O paciente deve ser capaz de comunicar sua decisão quando confrontado com múltiplas opções de tratamento. Mudanças repentinas e seguidas de opinião no contexto de doença neurológica ou psiquiátrica devem levantar suspeitas em relação à capacidade de decisão do paciente. A Tabela 1 resume de forma simplificada estes pontos.

Tabela 1

Compreender	Repete com suas próprias palavras e de forma crítica as informações relevantes à decisão a ser tomada
Demonstrar	Entende a situação atual e suas potenciais consequências, aplicando-as à sua realidade
Embasar	Explica sua decisão de forma lógica e racional, pesando riscos e benefícios e demonstrando de que forma essa decisão contempla suas prioridades e valores
Comunicar	Consegue explicar claramente qual a opção escolhida

Existem instrumentos validados para a avaliação de capacidade, como o MacCAT-T (*MacArthur Competency Assessment Tool for Treatment*) e o ACED (*Assessment of Capacity for Everyday Decisions*)[8], que aumentam a concordância entre avaliadores. Esses instrumentos são pouco usados na prática diária, mas podem ser úteis em situações em que há discordância entre as partes envolvidas ou possibilidade de litígio.

Apesar de a gravidade do comprometimento cognitivo estar relacionada à maior probabilidade de incapacidade para tomar decisões, ferramentas de avaliação de desempenho cognitivo como o *Mini-mental State Exam* (MMSE) não são suficientes para avaliação de capacidade, devendo ser utilizados para esse fim os passos descritos neste capítulo ou uma ferramenta específica como o MacCAT ou ACED.

O PACIENTE ENCONTRA-SE INCAPACITADO PARA TOMAR DECISÕES. O QUE FAZER?

Se o paciente se encontra em uma situação de emergência, o emergencista deve identificar um procurador que possa representar o paciente nessa situação. Esta pessoa idealmente deveria ter sido apontada pelo paciente em um momento anterior. Não havendo uma pessoa apontada pelo paciente, o familiar mais próximo pode assumir esse papel, sendo uma hierarquia possível marido/esposa, seguidos de filhos adultos, pais, irmãos e outros familiares.

Ao tomar uma decisão, o familiar responsável deve se basear na biografia do paciente, privilegiando preferências e valores expressos pelo paciente durante todo seu período de convivência. É função do profissional de saúde levar esse foco para os valores do paciente, não do familiar. A função deste é ajudar o profissional de saúde a conhecer melhor o paciente. A pergunta: "O que devo saber sobre seu pai (mãe, irmão) para cuidar dele/a da melhor forma possível?" pode trazer informações preciosas para o cuidado do paciente (ver Capítulo "O paciente instável").

Importante

Mesmo quando julgamos que ele se encontra incapacitado para tomar decisões complexas, devemos sempre ouvir o paciente. Em perguntas e sentenças simples pode ser possível entender o que o incomoda, o que deseja (p. ex., "Estou com dor, quero ir para casa") e traçar um plano que possibilite da melhor forma possível o alívio do sofrimento e a realização de objetivos. Por exemplo, podemos possibilitar que o paciente retome a convivência familiar saindo da UTI e indo para a enfermaria, mesmo que não seja viável o retorno do paciente para casa.

PONTOS IMPORTANTES

- A avaliação da capacidade do paciente para tomar decisões faz parte da rotina do médico emergencista.
- Existem ferramentas desenvolvidas para essa finalidade que podem auxiliar em casos complexos, mas de forma resumida o paciente deve ser capaz de: compreender, contextualizar, embasar e comunicar sua opção.
- O fato de o paciente optar por algo diferente do que seria a recomendação médica não implica em falta de capacidade de decisão.
- Em situações em que o paciente é incapaz de decidir, deve ser identificado um familiar ou pessoa próxima que possa auxiliar na tomada de decisão, sempre levando em conta a biografia, os valores e desejos prévios expressos pelo paciente.

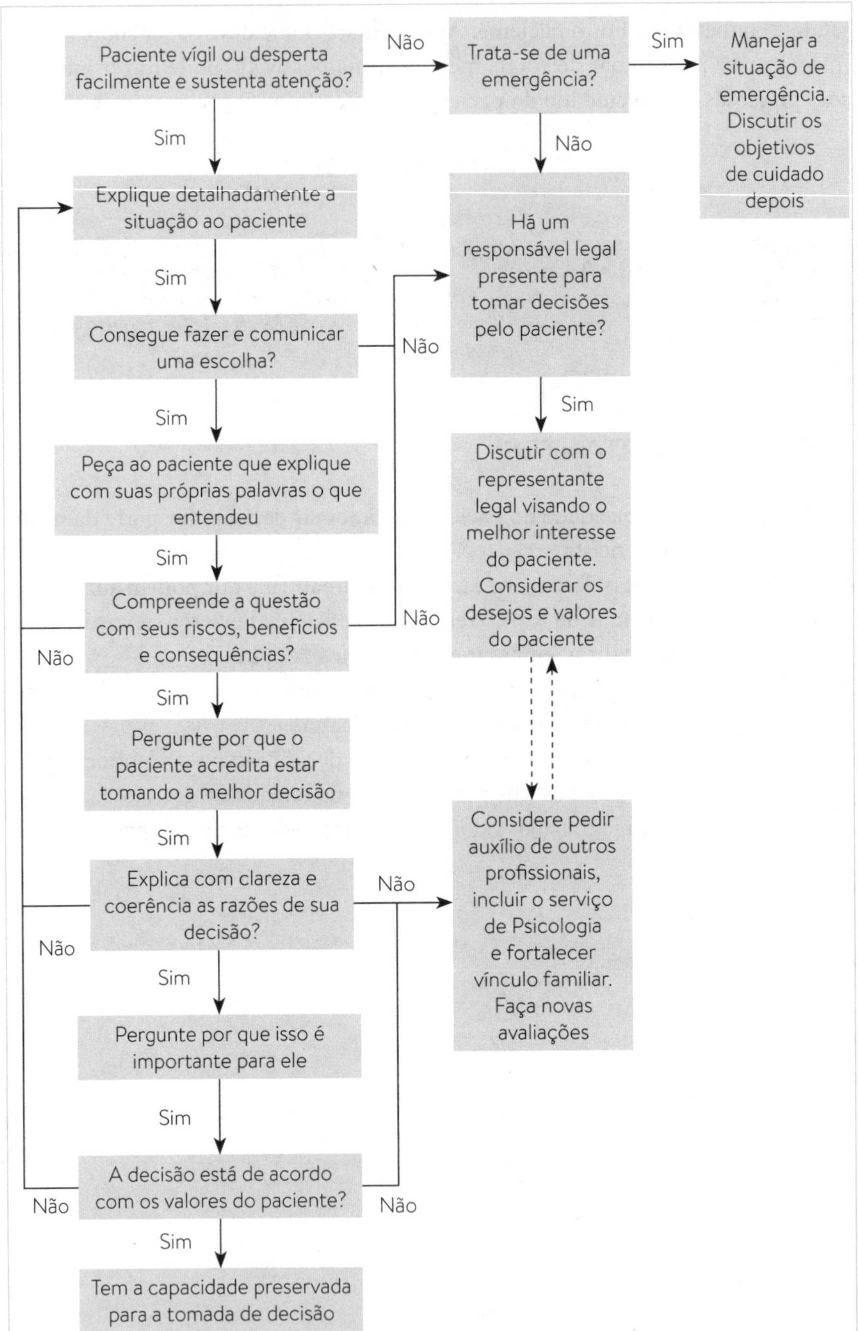
Paciente vígil ou desperta facilmente e sustenta atenção?
Não
Trata-se de uma emergência?
Sim
Manejar a situação de emergência. Discutir os objetivos de cuidado depois
Sim
Não
Explique detalhadamente a situação ao paciente
Há um responsável legal presente para tomar decisões pelo paciente?
Sim
Consegue fazer e comunicar uma escolha?
Não
Sim
Sim
Discutir com o representante legal visando o melhor interesse do paciente. Considerar os desejos e valores do paciente
Peça ao paciente que explique com suas próprias palavras o que entendeu
Sim
Compreende a questão com seus riscos, benefícios e consequências?
Não
Não
Sim
Pergunte por que o paciente acredita estar tomando a melhor decisão
Sim
Explica com clareza e coerência as razões de sua decisão?
Não
Não
Considere pedir auxílio de outros profissionais, incluir o serviço de Psicologia e fortalecer vínculo familiar. Faça novas avaliações
Sim
Pergunte por que isso é importante para ele
Sim
A decisão está de acordo com os valores do paciente?
Não
Não
Sim
Tem a capacidade preservada para a tomada de decisão

Figura 1

REFERÊNCIAS BIBLIOGRÁFICAS

1. John S, Rowley J, Bartlett K. Assessing patients decision-making capacity in the hospital setting: A literature review. Aust J Rural Health. 2020;28(2):141. Epub 2020 Jan 20.
2. Lai JM, Karlawish J. Assessing the capacity to make everyday decisions: a guide for clinicians and an agenda for future research. Am J Geriatr Psychiatry. 2007 Feb;15(2):101-11.
3. Karlawish J. Assessment of decision-making capacity in adults. https://www.uptodate.com. Acesso em 17/07/2020.
4. Ganzini L, Volicer L, Nelson W. Ten myths about decision-making capacity. JAMDA. 2005;6(3):100-4.
5. Etchells E, Darzins P, Silberfeld M, et al. Assessment of patient capacity to consent to treatment. J Gen Intern Med. 1999;14(1):27-34.
6. Palmer B, Harmell A. Assessment of healthcare decision-making capacity. Arch Clin Neuropsychol. 2016;31(6):530-40.
7. Shibu J, Rowley J, Bartlett K. Assessing patients decision-making capacity in the hospital setting: A literature review. Australian Journal of Rural Health. 2020;28(5).
8. Lamon S, Jeon Y, Chiarella M. Assessing patient capacity to consent to treatment: an integrative review of instruments and tools. J Clin Nurs. 2013;22(17-18):2387.
9. Raymont V, Bingley W, Buchanan A, et al. Prevalence of mental incapacity in medical inpatients and associated risk factors: cross-sectional study. Lancet. 2004;364:1421-7.
10. Silveira M, Kim S, Langa K. Advance directives and outcomes of surrogate decision making before death. N Engl J Med. 2010;362(13):1211.

18

Aspectos ético-legais do atendimento ao paciente crítico

Luciana Dadalto
Sabrina Corrêa da Costa Ribeiro

CONSIDERAÇÕES INICIAIS

Na emergência e na terapia intensiva, os profissionais de saúde se deparam frequentemente com a necessidade de tomar decisões e, em paralelo, com o medo de essas decisões serem questionadas judicialmente.

No ordenamento jurídico brasileiro, vige o direito constitucional de ação, previsto no inciso XXXV do art. 5º da Constituição Federal, que significa que todo cidadão brasileiro tem o direito de provocar a atividade jurisdicional, ajuizando uma ação, independentemente de ter razão em seu pleito.

Neste contexto, o medo de processo judicial, motivador da nefasta medicina defensiva que assola os profissionais de saúde brasileiro, precisa ser substituído pela compreensão de que a melhor forma de diminuir o risco de ser processado é conhecer as normas jurídicas pertinentes à prática da emergência e da terapia intensiva e aliá-las às evidências científicas na boa prática médica diária.

Com o objetivo de auxiliar nesta compreensão, o presente capítulo pretende analisar casos reais, com detalhes modificados para preservar a confidencialidade, sob a perspectiva ética, bioética e jurídica.

CASO A

José Cláudio, 56 anos, com doença pulmonar obstrutiva crônica (DPOC), dependente de oxigênio, internado por dispneia. Evoluiu com acidose respiratória e rebaixamento, sendo intubado e transferido para a UTI. Ao despertar, José Cláudio imediatamente puxa o tubo endotraqueal e exige ir para casa. Apesar da suplementação de oxigênio, a saturação do paciente é de 82% em máscara de oxigênio, bem abaixo do seu basal.

1. *Como avaliar se o paciente tem capacidade de decisão?*
2. *Posso deixar o paciente ir, mesmo com risco de morte?*
3. *Que tipo de documentação devo fazer?*

A Declaração Universal sobre Bioética e Direitos Humanos da Unesco, da qual o Brasil é signatário, elenca dentre seus princípios o da autonomia das pessoas quanto à tomada de decisões, "desde que assumam a respectiva responsabilidade e respeitem a autonomia dos outros. No caso das pessoas incapazes de se autodeterminarem, devem ser tomadas medidas especiais para proteger os seus direitos e interesses".[1] O Capítulo "Avaliação da capacidade de tomada de decisão na emergência" desta obra enfrenta, com profundidade, a discussão acerca de quando o paciente será capaz de se autodeterminar.

Além de estar na normativa internacional, a autonomia do indivíduo também está resguardada pelo ordenamento jurídico brasileiro na Constituição Federal e no Código Civil. Há ainda proteção da autonomia do indivíduo nas normas deontológicas das profissões de saúde. Contudo, segundo o art. 4º, inciso XI, da Lei n. 12.842/2013 (Lei do Ato Médico), a alta é ato privativo do médico, razão pela qual o termo mais adequado para o desejo do paciente de ir embora da instituição hospitalar é alta à revelia.

Ocorre que, no caso em tela, a saída do paciente da instituição hospitalar acarreta risco de morte; portanto, está-se diante de verdadeira recusa de tratamento – um controverso tema no Brasil pois, de um lado, temos o Conselho Federal de Medicina (CFM) afirmando em diversos artigos do Código de Ética Médica,[2] na Resolução n. 2.232/2019[3] e no Parecer Consulta n. 33/2000[4] que o médico pode desrespeitar a vontade do paciente em situações de risco de morte; de outro lado, há inúmeros questionamentos no Supremo Tribunal Federal acerca dessa postura paternalista do CFM, pois ela vai de encontro ao direito humano e fundamental à autodeterminação.

Desta feita, mesmo no cenário de alta à revelia, há uma grande controvérsia acerca da recusa terapêutica, razão pela qual a conduta mais prudente do médico deve ser:

1. Conversar com o paciente, a fim de compreender as razões de seu desejo e de informá-lo dos riscos dessa atitude.
2. Caso o paciente reafirme o desejo, deve o médico:
   2.1 Redigir um termo de alta à revelia e recusa terapêutica em duas vias e colher a assinatura do paciente.
   2.2 Anotar todo o procedimento no prontuário (comunicação e documentação) e anexar uma via do termo.

2.3 Entregar para o paciente um relatório de seu estado clínico, no qual deve estar claro que não havia indicação de alta e que o paciente decidiu, unilateralmente, sair do hospital e recusar o tratamento.

Saliente-se a imprescindibilidade de que neste relatório conste a motivação da conduta do paciente. Saliente-se ainda que o paciente não deve ser penalizado ou destratado por exercer seus direitos, mesmo que esse exercício implique em contradição à orientação médica; assim, deve o médico entregar ao paciente, além do relatório clínico, a receita de medicações de uso contínuo e encaminhamento para seguimento, caso seja necessário. Não se pode olvidar: o objetivo do profissional de saúde deve ser, sempre, proporcionar o melhor cuidado e prover da melhor forma o atendimento à saúde, respeitando a autodeterminação do paciente.

CASO B

Irineu, 62 anos, com insuficiência renal crônica não dialítica, anticoagulado por arritmia. Chega com choque hipovolêmico causado por hemorragia digestiva. É estabilizado, intubado e submetido a endoscopia. O choque agrava a insuficiência renal e o paciente evolui com necessidade de diálise de emergência em terapia intensiva.

No entanto, não há vaga de UTI no momento, nem previsão. A família questiona o médico plantonista sobre a vaga e a possibilidade de realização da diálise na emergência. No entanto, o procedimento não pode ser realizado fora da UTI por falta de máquina adequada, além da emergência não dispor de equipe de enfermagem e médica qualificada para assistir uma diálise contínua, que é indicada em casos de pacientes críticos com instabilidade hemodinâmica como Irineu.

1. *Como proceder em relação aos familiares?*
2. *Posso ser responsabilizado caso o paciente morra por falta de recurso?*
3. *A que instâncias posso recorrer?*

Em primeiro lugar, é preciso ficar claro que a responsabilidade profissional pode se dar em três esferas: a) administrativa, em caso de infração às normas deontológicas; b) cível, em caso de ato ilícito civil; c) penal, em caso de crime ou contravenção penal. Na primeira esfera, o médico responderá perante o Conselho Regional de Medicina no qual está inscrito. Nas esferas cível e criminal, ele responderá perante o Poder Judiciário, de acordo com a natureza do ato.[5]

Deve-se, contudo, ressaltar que, nas três esferas, a responsabilidade é pessoal e não pode ser presumida, sendo necessária a comprovação de que o dano causado ao paciente foi resultado da ação ou omissão do profissional.[6] Logo, se a morte do paciente ocorrer por falta de recurso, não há que se falar em responsabilização pessoal do médico.

Todavia, todo médico que estiver diante da situação narrada, ou seja, falta de vaga em UTI, deve comunicar ao paciente - se ele estiver consciente - ou aos familiares dele - quando o paciente não estiver consciente (como no caso concreto apresentado) - em observância ao dever ético e legal de informar.[6]

Ademais, deve o médico solicitar a vaga ao serviço de regulação, em caráter de urgência, e informar ao responsável técnico da UTI acerca da situação, vez que é deste a coordenação-geral e chefia da equipe da unidade em conformidade com o estabelecido na Resolução CFM n. 2.271/2020.[7]

CASO C

Cláudia, 72 anos, trazida pelo atendimento pré-hospitalar com parada cardiorrespiratória, sem dados de história. O médico inicia as manobras de ressuscitação e ao expor a paciente percebe que ela tem um cateter venoso implantado; o médico, então, imagina que possa ser um paciente em diálise com parada por hipercalemia. Após administração de bicarbonato e gluconato de cálcio, a paciente retorna à circulação espontânea, porém ainda intubada e com necessidade de noradrenalina. Cláudia é transferida para a unidade crítica da emergência.

Meia hora depois, chega a irmã da paciente. A equipe conta a ela o que aconteceu. Ela diz que Cláudia jamais desejaria ser ligada a aparelhos, já tinha uma qualidade de vida bastante comprometida pela diálise e já havia expressado o desejo de não ser internada novamente ou ser submetida a medidas de prolongamento de vida. No entanto, ela não deixou nada disso por escrito. Como proceder?

A Resolução CFM n. 1.805/20068 faculta ao médico limitar ou suspender procedimentos e tratamentos que prolonguem a vida do doente em fase terminal de enfermidade grave e incurável.

A Resolução CFM n. 1.995/20129 dispõe sobre as Diretivas Antecipadas de Vontade e afirma que a vontade do paciente deve ser levada em consideração, ainda que informada pelo seu representante legal.

É importante ressaltar que a constitucionalidade de ambas as resoluções já foi reconhecida pelo Poder Judiciário e, portanto, para além de infração ética, o descumprimento do disposto nessas resoluções pode ensejar responsabilização civil (por ofensa a direitos fundamentais do paciente) por meio de processo judicial.

Percebe-se que o caso em tela se adequa às supracitadas resoluções. Deve o médico, primeiramente certificar-se sobre quem é o representante legal desta paciente. Ela é casada? Possui filhos? Ou a irmã é a única familiar? Caso a irmã seja a única familiar, deve o médico garantir que esta era a vontade da paciente, discutir o caso com a equipe, assegurando que todos os profissionais compreendem a importância de respeitar a vontade da paciente e posteriormente realizar uma reunião com essa irmã, preferencialmente com outro profissional de saúde presente, informando as consequências da não manutenção do suporte vital.

Depois, deve fazer o relato da reunião em prontuário e respeitar a manifestação de vontade da paciente. Isso posto, deve continuar cuidando da paciente segundo as melhores práticas, sem utilizar procedimentos em desacordo com os valores pessoais dela. Medidas instituídas anteriormente podem ser suspensas a partir do momento em que o profissional de saúde recebe a informação (não disponível anteriormente) de que não são compatíveis com os valores e desejos do paciente.

No caso em questão, foi realizada reunião com os familiares presentes (2 irmãos e sobrinho), que demonstraram estar em consenso em relação à vontade da paciente de não ter sua vida prolongada por meios artificiais. Durante a reunião foi discutido e optado por suspender vasopressores (ver Seção "Ajuste de suporte vital") e instituir medidas de conforto. A paciente foi a óbito em poucas horas.

É importante deixar claro que a recusa do suporte artificial de vida não se confunde com eutanásia e não pode ser justificativa para o abandono terapêutico, pois, conforme o art. 2º da Resolução CFM n. 1.805/2006 e o parágrafo único do art. 41 do Código de Ética Médica,[10] "o doente continuará a receber todos os cuidados necessários para aliviar os sintomas que levam ao sofrimento, assegurada a assistência integral, o conforto físico, psíquico, social e espiritual, inclusive assegurando-lhe o direito da alta hospitalar".

CASO D

Você está de plantão no atendimento pré-hospitalar e é chamado para atender um paciente de 75 anos arresponsivo. Ao avaliar, você verifica que o paciente se encontra bastante emagrecido, com uma gastrostomia. Sua impressão é de um paciente com doença grave em fase avançada e que não se beneficiará de suporte avançado de vida. No entanto, os familiares se encontram em desespero, pedindo que você "faça tudo", pois "até ontem ele estava ótimo".

O caso em tela é um típico caso de aplicação do parágrafo único do art. 41 do Código de Ética Médica:

> É vedado ao médico:
>
> Art. 41 Abreviar a vida do paciente, ainda que a pedido deste ou de seu representante legal.
>
> Parágrafo único. Nos casos de doença incurável e terminal, deve o médico oferecer todos os cuidados paliativos disponíveis sem empreender ações diagnósticas

> ou terapêuticas inúteis ou obstinadas, levando sempre em consideração a vontade expressa do paciente ou, na sua impossibilidade, a de seu representante legal.

O médico deve ter a sensibilidade de perceber que os familiares estão em desespero e que em situações de desespero é comum que peçam para o profissional realizar ações obstinadas. Deve, ainda, ter a consciência de que o cumprimento desse pedido implica em prática antiética, já que a obstinação terapêutica é vedada pelo parágrafo único do art. 41, e que o médico não pode praticar conduta antiética nem a pedido do paciente, nem de seu representante legal.

Diante desta realidade, tão comum para os profissionais de saúde no Brasil, o profissional deve utilizar-se das ferramentas de comunicação para acolher o sofrimento da família e explicar que "fazer tudo" não significa utilizar-se de toda a tecnologia existente, mas sim de oferecer o melhor cuidado ao paciente e, neste caso, o melhor cuidado significa não iniciar o suporte artificial de vida.

É importante perceber que caso o médico cumpra o desejo dos familiares, ele violará, ainda, os arts. 32 e 35 do Código de Ética Médica, vejamos:

> É vedado ao médico:
>
> Art. 32 Deixar de usar todos os meios disponíveis de promoção de saúde e de prevenção, diagnóstico e tratamento de doenças, cientificamente reconhecidos e a seu alcance, em favor do paciente.
>
> Art. 35 Exagerar a gravidade do diagnóstico ou do prognóstico, complicar a terapêutica ou exceder-se no número de visitas, consultas ou quaisquer outros procedimentos médicos.

Diante de pedidos de obstinação terapêutica (também conhecida como distanásia), é preciso que o médico tenha segurança técnica de que o prolongamento artificial da vida do paciente com doença grave em fase avançada é conduta não benéfica ao paciente, contrária às evidências científicas e ao princípio da beneficência.

Ademais, "a distanásia não pode ser praticada com o objetivo de aliviar o sofrimento da família, mas apenas em situações muito específicas – sempre a pedido do paciente – em que o prolongamento artificial (seja por máquinas ou por medicamentos) seja imprescindível para que o paciente consiga resolver algumas questões práticas, como, por exemplo, realizar um último desejo".[11]

Isso posto, a conduta adequada no caso concreto é informar à família de que não será possível cumprir o que ela está pedindo, pois configura conduta antiética. É importante que essa comunicação seja compassiva e que o médico compreenda que o pedido, em verdade, é uma demonstração de sofrimento dos familiares diante da morte iminente. Assim, recomenda-se que, sempre que possível, seja a família encaminhada para a equipe de psicologia hospitalar.

CASO E

Maria Paula é diarista em uma unidade de Terapia Intensiva que recebeu Claudio, 30 anos, com insuficiência respiratória por COVID. Claudio preenchia os critérios de indicação de ECMO (terapia de oxigenação por membrana extracorpórea), que foi iniciada com boa resposta.

Claudio foi mobilizado precocemente e Maria Paula fez um vídeo do paciente caminhando em EMCO e postou em uma rede social, na qual possui um perfil de ensino de Terapia Intensiva com alguns milhares de seguidores.

1. *Maria Paula está cometendo uma infração ética? E se Maria Paula tivesse obtido consentimento de Cláudio, ela poderia postar o vídeo?*
2. *E se em vez de postar em rede social, Maria Paula utilizasse o vídeo para finalidade didática em um evento científico?*

O Conselho Federal de Medicina trata da questão da publicidade médica no Código de Ética Médica e nas Resoluções n. 1.974/2011 e 2.126/2015.

> O art. 3° da Resolução n. 1.974/2011 proíbe a publicação de imagens que exponham o paciente, ainda que haja autorização do paciente para tanto.
>
> Art 3° É vedado ao médico:
> g) Expor a figura de seu paciente como forma de divulgar técnica, método ou resultado de tratamento, ainda que com autorização expressa do mesmo, ressalvado o disposto no art. 10 dessa resolução.
>
> Art 10. Nos trabalhos e eventos científicos em que a exposição da figura de paciente for imprescindível, o médico deverá obter autorização expressa do mesmo ou de seu representante legal.

A Resolução n. 2.126/2015, por sua vez, tem por objetivo atualizar alguns aspectos da resolução de 2011 – que permanece válida –, adequando as normas ao cenário das redes sociais, estabelecendo que as mídias sociais de médicos e estabelecimentos (sites, blogs, Facebook, Twitter, Instagram, YouTube) deverão obedecer às resoluções normativas e ao Manual da Comissão de Divulgação de Assunto Médicos (CODAME).

Isso significa que ainda que Maria Paula tenha o consentimento de Claudio, ela estará cometendo uma infração ética aos ditames de sua profissão ao postar o vídeo em sua rede social.

A utilização do vídeo em um evento científico para fins didáticos é contemplada no art. 10 da Resolução n. 1.974/2011, ou seja, Maria Paula poderá fazê-lo desde que tenha o consentimento expresso de Claudio ou de seu representante legal.

Todavia, é importante lembrar que atualmente muitos eventos científicos são disponibilizados em redes sociais abertas para público leigo, o que coloca uma nova camada de discussão ética nesse tema, ainda não regulamentada pelo Conselho Federal de Medicina.

CONSIDERAÇÕES FINAIS

Sabe-se que a emergência e a terapia intensiva apresentam desafios singulares aos profissionais de saúde, pois a iminência da morte aliada ao pouco tempo para a tomada de decisão coloca uma maior pressão na conduta profissional.

Todavia, essas peculiaridades não justificam o desrespeito à direitos dos pacientes e nem às normas deontológicas da Medicina. Cabe, portanto, ao médico intensivista e/ou emergencista atualizar-se acerca das normas jurídicas e deontológicas e pautar sua atuação sempre nestas, visando o melhor interesse do paciente, entendido não como o prolongamento artificial da vida a qualquer custo, mas sim como um cuidado centrado na pessoa e não na doença. O melhor atendimento é aquele que alia as evidências científicas ao reconhecimento do paciente protagonista de sua vida e de seu tratamento, obtendo consentimento sempre que necessário, respeitando seus direitos à autodeterminação e à privacidade.

REFERÊNCIAS BIBLIOGRÁFICAS

1. ONU. Declaração Universal sobre Bioética e Direitos Humanos. Artigo 5º. Disponível em: http://unesdoc.unesco.org/images/0014/001461/146180por.pdf. Acesso em 18 set. 2018.
2. Conselho Federal de Medicina. Resolução 2217/2018. Disponível em: https://sistemas.cfm.org.br/normas/visualizar/resolucoes/BR/2018/2217. Acesso em 20 jul. 2020.
3. Conselho Federal de Medicina. Resolução 2232/2019. Disponível em: https://sistemas.cfm.org.br/normas/visualizar/resolucoes/BR/2019/2232. Acesso em 20 jul. 2020.
4. Conselho Federal de Medicina. Parecer consulta 33/2000. Disponível em: https://sistemas.cfm.org.br/normas/visualizar/pareceres/BR/2000/33. Acesso em 20 jul. 2020.
5. França GV. Direito Médico. 16. ed. São Paulo: Gen; 2019.
6. Pereira AGD. Direitos dos pacientes e responsabilidade médica. Coimbra: Coimbra Editora; 2015.
7. Conselho Federal de Medicina. Resolução 2271/2020. Disponível em: https://sistemas.cfm.org.br/normas/visualizar/resolucoes/BR/2020/2271. Acesso em 05 ago. 2020.

8. Conselho Federal de Medicina. Resolução 1805/2006. Disponível em: https://sistemas.cfm.org.br/normas/visualizar/resolucoes/BR/2006/1805. Acesso em 20 jul. 2020.
9. Conselho Federal de Medicina. Resolução 1995/2012. Disponível em: https://sistemas.cfm.org.br/normas/visualizar/resolucoes/BR/2012/1995. Acesso em 20 jul. 2020
10. Conselho Federal de Medicina. Resolução 2217/2018. Disponível em: https://sistemas.cfm.org.br/normas/visualizar/resolucoes/BR/2018/2217. Acesso em 20 jul. 2020.
11. Dadalto L. Investir ou desistir: análise da responsabilidade civil do médico na distanásia. In: Rosenvald N, Milagre M (orgs.). Responsabilidade civil: novas tendências. 1.ed. v. 1. Indaiatuba: Foco; 2017. p. 487-97.
12. Código de Ética Médica, 2019. Disponível em: https://portal.cfm.org.br/images/PDF/cem2019.pdf. Acesso em 06/07/2022.
13. Dadalto L. Cuidados paliativos Aspectos jurídicos. 1.ed. Foco; 2021. p.137-46.
14. Conselho Federal de Medicina. Resolução 1947/2011. Disponível em: https://sistemas.cfm.org.br/normas/visualizar/resolucoes/BR/2011/1947. Acesso em 06 jul. 2022.
15. Conselho Federal de Medicina. Resolução 2126/2015. Disponível em: https://sistemas.cfm.org.br/normas/visualizar/resolucoes/BR/2015/2026. Acesso em 06 jul. 2022.
16. Conselho Federal de Medicina. Manual de publicidade médica. Disponível em: https://portal.cfm.org.br/publicidademedica/arquivos/cfm1974_11.pdf. Acesso em 6 jul. 2022.

19

O papel da família na tomada de decisões

Arthur de Campos Soares
Sabrina Corrêa da Costa Ribeiro

O lugar do médico deve ser sempre o de condutor do processo terapêutico, e não o de senhor do destino de seus pacientes.[1]

Joana, de 87 anos, era acompanhada previamente por doença renal crônica (DRC) não dialítica, hipertensão arterial sistêmica (HAS), *diabetes mellitus* tipo 2 (DM2), doença pulmonar obstrutiva crônica (DPOC) O_2-dependente, insuficiência cardíaca com fração de ejeção reduzida (ICFER) e demência moderada. Apesar de ser parcialmente dependente para atividades de vida diária, era muito envolvida em atividades do convívio familiar. Devido à progressão de doença renal, é admitida no departamento de emergência com quadro de edema pulmonar por hipervolemia, e torna-se dependente de terapia renal substitutiva, apresentando também quadro persistente de *delirium* hipoativo. Em primeiro contato para discussão sobre objetivos de cuidado, sua família reforça que gostaria que fossem mantidas medidas invasivas de suporte, incluindo cateter de longa permanência para hemodiálise após eventual alta hospitalar.
Como podemos envolver a família de Joana nessa decisão? Qual seu papel nesse processo?

INTRODUÇÃO

Como o estabelecimento de diretivas antecipadas de vontade ainda é incomum, o processo de tomada de decisão sobre objetivos de cuidado muitas vezes envolve discussões entre a equipe profissional de saúde e familiares dos pacientes, principalmente no caso de pacientes sem capacidade de tomada de decisão.

Nessas situações, é importante estar ciente de implicações éticas e legais, bem como de particularidades da comunicação nesse contexto.

Os principais desafios nesse processo incluem: alcançar sincronia de informações sobre condição clínica e prognóstico; aplicar julgamento substitutivo (colocar-se no lugar do paciente); estabelecer um contínuo entre cuidados prolongadores de vida e voltados à qualidade de vida e controle de sintomas (em vez de cuidados "plenos" *versus* nenhum cuidado); e interpretar cuidadosamente os valores e declarações previamente expressas pelo paciente.

Para uma comunicação eficaz, é essencial o estabelecimento de conexão e vínculo com os familiares envolvidos, bem como abertura à manifestação e compreensão de emoções.

Importante

Se o paciente tiver um testamento vital, as instruções contidas nele deverão ser cumpridas. Diretivas verbais trazidas pelos familiares ou documentadas no prontuário em consultas anteriores são igualmente válidas e devem ser respeitadas.

POR QUE É NECESSÁRIO ENVOLVER A FAMÍLIA?

A indicação e a prescrição de cuidados em saúde, incluindo decisões de objetivos de cuidado no contexto de cuidados paliativos, são prerrogativa da equipe profissional de saúde. Entretanto, tais decisões devem ser tomadas preferencialmente de forma consensual entre a equipe, a pessoa paciente (se possível) e seus familiares ou representantes legais.

É importante ressaltar que embora coloquemos a perspectiva do paciente como central no planejamento de cuidado, o paciente também pode se tornar dependente de cuidadores. Na maioria das vezes, estes serão membros da família ou amigos,[2] que se tornam coordenadores do cuidado e passam a ter responsabilidade na tomada de decisões.

Uma vez que o estabelecimento de diretivas antecipadas de vontade ainda é incomum, é frequente no caso de pacientes sem capacidade de tomada de decisão a necessidade de abordagem familiar para melhor compreensão da biografia do paciente, de seus valores, prioridades e sua percepção sobre o que é sofrimento. A demanda da família por envolvimento nesse processo não deve ser subestimada, e traz benefícios (quando feito de forma adequada) para além de melhor compreensão de valores da pessoa,[3] tendo impacto também no processo de luto e redução de estresse do cuidador.[4]

QUE PAPEL OCUPA A EQUIPE PROFISSIONAL DE SAÚDE E A FAMÍLIA NO PROCESSO DE TOMADA DE DECISÃO?

Há dois principais modelos teóricos para tomada de decisão conjunta, que se aplicam à decisões de objetivos de cuidado: o modelo paternalista e o modelo de decisão compartilhada. No modelo paternalista, a equipe profissional de saúde (por ser detentora do conhecimento técnico) toma decisões de cuidado e as comunica ao paciente e sua família. No modelo de decisão compartilhada, o paciente e sua família são integrados ao processo de tomada de decisão, embora a indicação e a prescrição de cuidados sejam em última instância uma indicação técnica (e, portanto, de responsabilidade da equipe profissional de saúde).

Ambos os modelos não são mutuamente excludentes, e a escolha do modelo a ser seguido deve ser embasado nas expectativas da equipe, do paciente e da família; no relacionamento estabelecido entre todos; em fatores sociais, emocionais, morais e financeiros; e na autoridade da equipe dentro da estrutura hierárquica da unidade de saúde.

COMO A FAMÍLIA TOMA DECISÕES SOBRE O CUIDADO?

The family, not just the patient, deals with and attempts to understand the meaning of cancer, and it is the meaning of cancer to the family that sets the context within which dynamic processes occur.

Frances Marcus Lewis, 1990

O processo de doença gera impacto sobre as relações familiares. Membros da família de pacientes críticos possuem maior incidência de sofrimento psíquico,[5] que pode ser particularmente desencadeado pelo sofrimento agudo do paciente em si (principalmente em situações de mau controle de sintomas). Mudanças na dinâmica familiar são muitas vezes necessárias, com incorporação das funções (familiares, sociais e econômicas) do paciente.

Decisões relativas a opções terapêuticas são muitas vezes embasadas em desejos previamente manifestados e influenciadas pela representação e significado da pessoa no contexto familiar.[6] Essa influência pode se sobrepor aos valores e desejos do paciente, não sendo incomuns solicitações de "fazer todo o possível". Entretanto, esses paradigmas podem ser questionados pela própria família, ao entrar em contato com a percepção do prolongamento de sofrimento.[5] Além dos fatores supracitados, outros envolvidos no processo decisório são a qualidade de vida prévia do paciente e suas condições de saúde associadas/comorbidades.[7]

Uma preocupação neste processo é em relação à concordância entre percepções da família e do paciente. Familiares tendem a favorecer mais opções terapêuticas prolongadoras de vida em relação aos próprios pacientes, embora maior concordância fosse atingida quando todas as pessoas envolvidas tinham o mesmo nível de conhecimento sobre o processo de doença e opções terapêuticas, e quando familiares estavam cientes das preferências do paciente.[8]

QUE OBSTÁCULOS SÃO ENFRENTADOS NO ENVOLVIMENTO DA FAMÍLIA?

Os principais obstáculos enfrentados no envolvimento da família em decisões de objetivos de cuidado são relativos à comunicação entre equipe e família, devido à natureza superficial deste relacionamento, e principalmente em situações de falha de comunicação adequada do prognóstico do paciente.[9]

Outro desafio a esse envolvimento é a possível dificuldade de compreensão da criticidade do quadro clínico do paciente devido à disponibilidade de tecnologias avançadas de suporte à vida. A gravidade do quadro pode ser ofuscada pela esperança atrelada a terapias avançadas, assim como a equipe profissional de saúde pode manter a convicção de que problemas irreversíveis poderiam ser solucionados se todos os recursos estivessem disponíveis.[8]

Com isso em mente, alguns conceitos são importantes para melhor condução desta comunicação:

- **Construção de vínculo:** as interações com a família devem ser feitas em ambiente apropriado e confortável, preferencialmente de forma pessoal. Deve ser dedicado tempo para identificação e conhecimento de cada membro da família participante e seu relacionamento com o paciente, bem como os membros da equipe profissional de saúde.
- **Sucessão de responsabilidade:** talvez o primeiro desafio seja o de determinar quem abordar para decisões de cuidado. Na ausência de determinação legal (procurador de saúde já determinado pelo próprio paciente), em geral considera-se a hierarquia de cônjuge, filhos adultos e então pais.[10] É útil determinar em conjunto quem terá a "palavra final". Todavia, a equipe deve considerar as decisões que melhor incorporam os valores do paciente; reconhecendo que a melhor fonte para essa informação pode não ser o familiar mais próximo.
- **Opinião substituta:** diz respeito a como o paciente, se capaz de compreender completamente sua condição, tomaria as decisões colocadas. Difere de decisões "no melhor interesse" do paciente, em que familiares usam os próprios valores para tomar a melhor decisão no lugar do paciente. Envolve colocar-se no lugar do paciente em discussão e minimiza sentimentos de culpa ou responsabilidade individual sobre as decisões tomadas.[11]
- **Sincronia sobre situação clínica e prognóstico:** todas as pessoas envolvidas devem ter conhecimento equivalente sobre a condição clínica e prognóstico do paciente; assim, qualquer interação com a família deve passar por avaliar essa compreensão, bem como o grau de aceitação do quadro atual. Muitas vezes, mais do que uma reunião ou conversa será necessária para progredir na tomada de decisões, priorizando inicialmente esse alinhamento de conhecimento.

- **Diretivas específicas vs. baseadas em valores:** a equipe deve tentar determinar se o paciente, enquanto capaz de tomar decisões, havia expressado diretivas específicas. Na sua ausência, devem ser avaliados os valores do paciente sobre qualidade de vida, sobrevida, crenças e confiança na biomedicina tradicional; a partir disso, tenta-se determinar que abordagens seriam mais consistentes com tais valores. Quanto mais baseadas em desejos e valores dos pacientes, mais úteis as recomendações da equipe serão. Cabe ressaltar o risco de interpretação errônea de declarações prévias dos pacientes, se retiradas de contexto (ex.: declaração "não quero ser intubado" associada a contexto de lesão cerebral grave, porém não de lesão pulmonar reversível).
- **Cuidados prolongadores de vida vs. voltados à qualidade de vida e controle de sintomas:** estabelecer um contínuo entre estes polos, em vez da dicotomia cuidados "plenos" vs. nenhum cuidado, é mais apropriado e pode ajudar a família a construir o histórico de valores do paciente. Esse contínuo reflete a gama de decisões terapêuticas a serem tomadas pela equipe, que vão além de reanimação cardiopulmonar. Em caso de prognóstico incerto ou de dificuldade da família de aceitação de prognóstico, pode-se propor acordos intermediários, como *trial* de terapias invasivas.
- **Respondendo a emoções:** é razoável esperar a manifestação de emoções, e cabe sempre perguntar sobre o interesse da família em compartilhá-los. Contudo, deve haver abertura para a real compreensão de emoções compartilhadas por cada um, evitando presunção de significados por trás de declarações e evitando respostas gerais como "eu compreendo".

O QUE NÃO FAZER DURANTE O COMPARTILHAMENTO DE DECISÕES?

- Delegar à família decisões técnicas – ex.: "vocês querem que a paciente realize hemodiálise?": esse é um erro comumente cometido quando um paciente crítico não tem capacidade de decisão. No Brasil, não existe qualquer dispositivo legal que defira a escolha de tratamentos e cuidados de saúde a familiares. O Estatuto da Pessoa com Deficiência deixa claro em seu art. 84 que "a curatela afetará tão somente os atos relacionados aos direitos de natureza patrimonial e negocial".
- Reforçar a dicotomia cuidados "plenos" (envolvendo suporte avançado de vida) vs. nenhum cuidado – ex.: "vocês querem que tudo seja feito pelo paciente?: "tudo" pode ser tudo o que prolongue a vida, ou tudo o que traga conforto ou qualidade de vida. Uma abordagem mais adequada é estabelecer um contínuo entre cuidados prolongadores de vida e voltados à qualidade de vida e controle de sintomas, reajustando o planejamento de acordo com a evolução clínica do paciente.
- Não priorizar a construção de vínculo e sincronia de informações sobre quadro clínico e prognóstico: a compreensão adequada do quadro clínico atual e do prognóstico é um passo essencial que antecede o planejamento e a tomada de decisão.

- Fornecer informações demasiadamente técnicas, sem adequá-las ao nível de compreensão do familiar ouvinte; fornecer um excesso de dados, que podem tirar a atenção do foco principal (por exemplo, falar sobre a função renal normal, balanço e eletrólitos em um paciente com lesão neurológica grave e possível progressão para morte encefálica).
- Continuar fornecendo informações adicionais durante um momento de forte emoção, em que a capacidade de absorção e compreensão pode estar comprometida. Pausas com escuta acolhedora são a melhor estratégia neste momento.

E SE A VONTADE DO FAMILIAR DIFERE DA VONTADE DO PACIENTE?

A vontade do paciente adulto e capaz mentalmente deve ser respeitada, independentemente da idade e estado de fragilidade dele. De acordo com nosso Código de Ética, art. 24: "É vedado ao médico deixar de garantir ao paciente o exercício do direito de decidir livremente sobre a sua pessoa ou seu bem-estar, bem como exercer sua autoridade para limitá-lo".

Ao mesmo tempo, é essencial o acolhimento dos familiares, que assim como o paciente, se encontram em grande sofrimento. A mediação de um profissional da psicologia e uma postura acolhedora e sem julgamentos pela equipe de saúde podem ser fundamentais para que não haja quebra de confiança e a discordância não se transforme em conflito.

Em situações em que apesar da concordância entre equipes, tentativas de mediação e acolhimento o conflito entre equipe e familiares permanecer, a American Thoracic Society (ATS) sugere os seguintes passos:

- Solicitar a opinião de especialistas que possam mediar o conflito.
- Notificar aos familiares de que esta primeira medida foi instituída.
- Pedir uma segunda opinião médica.
- Pedir um parecer a um comitê interdisciplinar de bioética.
- Oferecer aos familiares a possibilidade de transferência para outro serviço.
- Implementar a resolução que resultou do processo intra-hospitalar de deliberação.

PONTOS IMPORTANTES NA DISCUSSÃO SOBRE OBJETIVOS DE CUIDADO COM FAMILIARES

1. O paciente é nosso principal objeto de cuidado e, quando lúcido e consciente, é ele que deve expressar seus valores e prioridades e guiar a equipe no processo de decisão compartilhada.
2. No caso do paciente incapacitado para tomar decisões, utilizar como guia diretivas antecipadas de vontade e/ou procurador em saúde, caso existam.

3. Determinar quem deve ser abordado para tomada de decisão, se há membros-chave ausentes, e tentar manter os que melhor conheciam o paciente no centro da tomada de decisão.
4. Preparar ambiente adequado de conversa, com silêncio e conforto para os participantes.
5. Estabelecer vínculo: nomes e relação de todos os membros com o paciente, expectativas e reações à condição atual do paciente. Reforçar comunicação sincera e atenção ao cuidado com conforto e dignidade do paciente.
6. Estabelecer sincronia de informações sobre quadro clínico e prognóstico atual do paciente.
7. Discutir "como decidir" antes de "o que decidir": questionar sobre manifestações prévias de diretivas específicas e, caso ausentes, estabelecer histórico de valores sobre qualidade de vida e percepções sobre o que seria sofrimento no fim de vida. Esclarecer diferença entre opinião substituta e decisões "no melhor interesse" do paciente.
8. Dividir interpretação do significado de valores e declarações prévias do paciente, bem como das impressões da família, e a partir disso estabelecer quais são os objetivos de cuidado.
9. Definidos esses objetivos, o próximo passo é dividir recomendações clínicas, descrevendo o que é compatível ou não com esses objetivos e, portanto, será ou não realizado.
10. Discutir procedimentos e diretivas específicas, se apropriado.
11. Manter atenção às respostas emocionais da família, e apoiar conforme necessário e apropriado.
12. Estabelecer um prazo para observação da resposta do paciente e reavaliação com reajuste do objetivo de cuidado e plano terapêutico, caso necessário.

Foram realizadas quatro conferências familiares com a família de Joana. Em primeira reunião, foi dado maior enfoque ao estabelecimento de vínculo com a equipe (com reconhecimento do papel de Joana dentro do núcleo familiar, e identificação de sua filha mais velha como principal responsável pelo cuidado), e ao esclarecimento sobre o quadro clínico atual e prognóstico desfavorável. Em reuniões subsequentes, foi identificado que apesar de Joana não ter determinado procurador de saúde nem ter registrado diretivas antecipadas de vontade, havia manifestado previamente valores claros de priorização de independência e tempo de convívio próximo da família. A partir disso, foi dividida com a família a recomendação de não manutenção de terapia renal substitutiva (TRS), uma vez que isso iria de encontro a seus valores previamente expressos. Inicialmente, a reação da família foi a de favorecer medidas prolongadoras de vida (pois previamente Joana já era dependente dos cuidados da família), e o acordo realizado com a equipe foi de *trial* de TRS. Após realização de visita presencial à paciente, em última conferência familiar foi manifestado incômodo da família com a manutenção de sofrimento e desconforto e frustração com o fato de a TRS não ter trazido melhora clínica evidente. Foi aceita, então, recomendação da equipe de suspensão de TRS, com posterior transferência da paciente para leito de enfermaria de cuidados paliativos, com priorização do controle de sintomas e presença da família durante a fase final de vida de Joana.

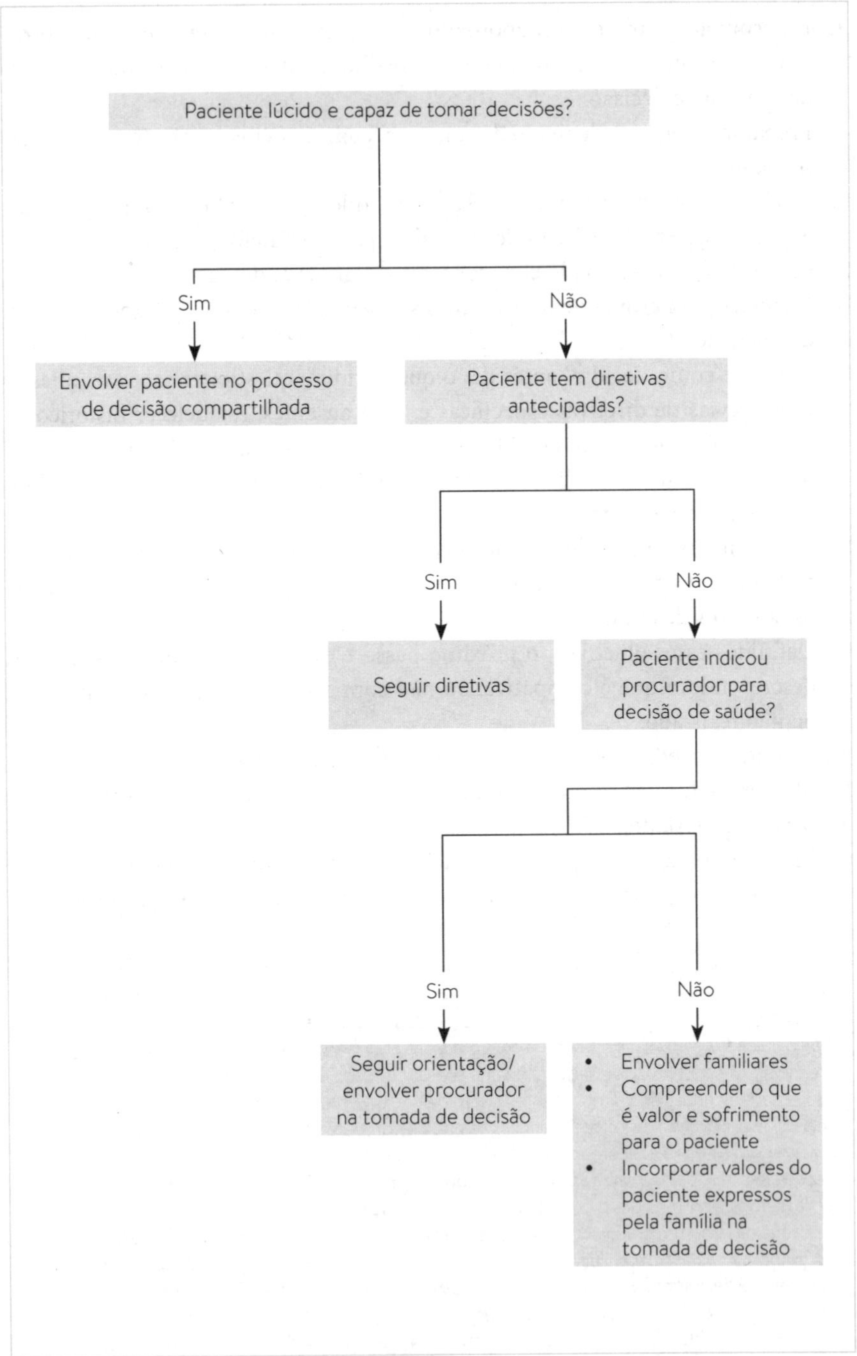

Figura 1 Papel da família na tomada de decisões.

REFERÊNCIAS BIBLIOGRÁFICAS

1. Bussinguer ECA, Barcellos I. A. O direito de viver a própria morte e sua constitucionalidade. Ciência & Saúde Coletiva. 2013;18(9):2691-8.
2. Burns CM, et al. Uncovering an invisible network of direct caregivers at the end of life: A population study. Palliative Medicine. 2013;27(7):608-15.
3. Nelson JE, et al. In their own words: Patients and families define high-quality palliative care in the intensive care unit. Critical Care Medicine. 2010;38(3):808-18.
4. Lago PM, Garros D, Piva JP. Participação da família no processo decisório de limitação de suporte de vida: paternalismo, beneficência e omissão. Revista Brasileira de Terapia Intensiva. 2007;19(3):364-8.
5. Milberg A, Wåhlberg R, Krevers B. Patients' sense of support within the family in the palliative care context: what are the influencing factors? Psycho-Oncology. 2014;23(12):1340-9.
6. Monteiro MC, et al. The decision-making process in families of terminal ICU patients. Psico-USF. 2019;24:437-48.
7. Gomes HÁ, et al. Limitação de esforço terapêutico na pessoa com lesão encefálica grave. Revista Bioética. 2014;22(2):282-90.
8. Symmons SM, et al. Decision-making in palliative care: patient and family caregiver concordance and discordance - systematic review and narrative synthesis. BMJ Supportive & Palliative Care. 22 mar. 2022.
9. Curtis JR, et al. The family conference as a focus to improve communication about end-of-life care in the intensive care unit: opportunities for improvement. Critical Care Medicine. 2001;29(2):N26-33.
10. Finucane TE, Denman SJ. Deciding about resuscitation in a nursing home theory and practice. Journal of the American Geriatrics Society. 1989;37(8):684-8.
11. Areen J. The legal status of consent obtained from families of adult patients to withhold or withdraw treatment. JAMA: The Journal of the American Medical Association. 1987;258(2):229.

LEITURA RECOMENDADA

1. Lethborg C, Kissane D. Family dynamics in the context of serious illness. In: Cherny N, et al. (eds.). Oxford Textbook of Palliative Medicine. [s.l.] Oxford University Press; 2021. p. 301-7.
2. Van Oosterhout SPC, et al. Experiences of bereaved family caregivers with shared decision making in palliative cancer treatment: a qualitative interview study. BMC Palliative Care. 2021;20(1).

20

Trial de UTI

Vitor Schlittler Abreu

CONTEXTO

O momento da decisão sobre a admissão de um paciente na Unidade de Terapia Intensiva (UTI), ou mesmo o escalonamento de suporte artificial à vida em um paciente já internado na unidade, envolvem muita responsabilidade e atenção por parte do profissional de saúde.

Existem situações claras de indicação ou não indicação, como:

- Indicação clara: paciente jovem sem comorbidades com quadro de meningite meningocócica, no qual há grande chance de recuperação com funcionalidade e qualidade de vida preservadas.
- Não indicação clara: paciente nonagenário com demência avançada, dependente para todas as atividades básicas diárias, já com limitações de suporte definidas previamente, que se apresenta com quadro de abdome agudo vascular.

Porém, quando o prognóstico e o desfecho são incertos, torna-se crucial uma reflexão estruturada para tomada consciente da decisão. Isso porque ela representa potenciais danos ao paciente e seus familiares, como distanásia e altos custos financeiros, que poderiam ser evitados; assim como para o sistema de saúde, especialmente o público, onde eventualmente não há recursos disponíveis para todos os pacientes.

DEFINIÇÃO

A definição mais utilizada é a de Quill e Holloway:[1]

Acordo entre o médico e o paciente ou seus familiares para uso de determinadas terapias por um período de tempo definido, a fim de observar se o paciente melhora ou piora de acordo com desfechos clínicos previamente acordados.

QUANDO DEVE SER CONSIDERADO

É bastante comum a incongruência entre percepções quanto ao prognóstico do paciente, por parte dos familiares e da equipe médica:

- Visão do familiar – otimista demais: talvez por influência de vieses cognitivos, fatores culturais ou religiosos, ou mesmo pela falta de informação adequada pelo médico, essa percepção inacurada seja comum. Cox et al.[2] demonstraram que de 126 pacientes que necessitaram de ventilação mecânica prolongada com necessidade de traqueostomia, apenas 9% deles estavam vivos e sem limitação funcional importante após 1 ano. A percepção inicial dos familiares era que a sobrevida seria de 93%, e a ausência de limitação funcional importante seria de 71%.
- Visão do médico – pessimista demais: especialmente no ambiente de terapia intensiva. Wildman et al.[3] mostraram que de 832 pacientes com doença pulmonar obstrutiva crônica (DPOC) ou asma internados na UTI, a sobrevida foi de 40%, contra 10% apenas quando foi predito pela equipe assistente. Talvez o avanço da sobrevida, oriundo de evolução das terapias disponíveis, ainda não tenha contrabalanceado a experiência do profissional; além de vieses cognitivos também permearem diariamente a prática médica.

O *Trial* de UTI é uma ferramenta de tempo do tipo negociação, indicada quando o prognóstico do paciente em um momento específico é incerto, quando os seus valores não estão claros, ou também para servir como recurso para ganho de confiança e vínculo com o paciente e seus familiares.

Tabela 1 Principais objetivos do *Trial*

▪ Construir consenso
▪ Refinar o prognóstico
▪ Preparação do paciente e seus familiares para desfechos negativos
▪ Preparação do paciente e seus familiares para decisões de limitação de suporte

Adaptada de Bruce et al.,[4] e Aslakson, 2015.[5]

Deve considerar as características intrínsecas do paciente (p. ex., idade, funcionalidade, comorbidades), o prognóstico específico de sua patologia de base (p. ex., estádio oncológico, classe funcional NYHA para insuficiência cardíaca ou GOLD para DPOC) e a gravidade do quadro agudo (p. ex., sepse ou choque séptico, disfunções orgânicas, tempo de internação hospitalar).

Esses critérios podem ser estruturados da seguinte forma apresentada na Tabela 2, sendo que a presença de 1 deles já é indicativo de consideração de *Trial* de UTI.

Tabela 2 Algoritmo "FRAIL" para consideração de *Trial* de UTI. Traz os componentes de síndrome de fragilidade (F e R), potencial de melhora limitado (A e I) e ausência de resposta ao tratamento atual ou outras condições que levam a pior desfecho (L)

F	*Functional Impairment* (perda de funcionalidade) – pacientes que têm sua funcionalidade reduzida e necessitam de auxílio para atividades básicas de vida diária
R	*Recurrent Hospitalizations* (hospitalizações recorrentes) – 2 ou mais admissões hospitalares não planejadas nos últimos 12 meses
A	*Advanced Malignancy and Chronic Diseases* (câncer avançado e doenças crônicas) – exemplos são cânceres metastáticos e DPOC GOLD IV
I	*Irreversible Organ Failure* (falência orgânica irreversível) – exemplos são falência renal e cardíaca mesmo com tratamento clínico otimizado
L	*Long Hospital Stay* (estadia hospitalar prolongada) – longo tempo de internação hospitalar atual, pela ausência de melhora ou por complicações

Adaptada de Cheung et al.[6]

DURAÇÃO

Não há consenso na literatura quanto ao tempo ideal de duração do *Trial*, devendo ser individualizado caso a caso, porém há recomendação de não ser inferior a 3 dias. O fator mais importante de todo o processo é criar vínculo com o paciente e seus familiares e acompanhar todos os eventos que possam ocorrer no decorrer do tempo. Reuniões familiares para rediscussão do objetivo do *Trial* são extremamente encorajadas. Dessa maneira, ele pode ser prolongado ou até mesmo encurtado a depender da evolução do paciente.

Os pacientes oncológicos são os que mais foram estudados quanto ao benefício e tempo ideal do *Trial*. Dentre eles, os com neoplasias sólidas provavelmente já têm o prognóstico definido após 3-4 dias do início, enquanto os com neoplasias hematológicas ou com menor gravidade (*SOFA score* < 15) podem se beneficiar de maior tempo do *Trial* (8 a 15 dias).[7]

QUAIS TIPOS DE SUPORTE/INTERVENÇÕES

Quando se é proposto um *Trial* de UTI, não necessariamente todos os tipos de suporte artificial ("*Full-code*") devem ser considerados, mas sim os que façam sentido no contexto da dúvida. Por exemplo:

- Paciente dialítico com insuficiência cardíaca classe funcional III da NYHA, faz suas atividades com restrições em casa, com razoável independência, o que está de acordo com seus valores. Internado por descompensação do tipo perfil C (congestão e baixo débito) por não estar tolerando suas sessões de hemodiálise.

Neste caso, o *Trial* está indicado, pois se houver compensação cardíaca ele pode recuperar o básico de sua funcionalidade prévia. Provavelmente a investigação de causa isquêmica, o uso de vasopressor e inotrópico para que consiga dialisar, e posterior ajuste de vasodilatadores configuram o suporte artificial proporcional ao *Trial*. Porém, caso haja piora clínica importante, o uso de altas doses de vasopressor (ou mesmo a combinação deles) ou a intubação orotraqueal com alto grau de certeza não resultarão na reversão do quadro.

Nessa linha, o termo mais correto seria "*Trial* proporcionado", sendo papel do médico propor apenas os suportes artificiais que façam sentido de serem tentados.

PRINCIPAIS DETERMINANTES DE MORTALIDADE

Lacuyer et al.[8] demonstraram que em 188 pacientes com neoplasias hematológicas ou de órgãos sólidos que necessitaram de ventilação mecânica e tinham uma disfunção orgânica ao menos além da hematológica, elegíveis a um *Trial* de UTI de 5 dias, as características da neoplasia não foram determinantes para a mortalidade, mas sim o número crescente de disfunções orgânicas, especialmente após o 3º ao 5º dia. Todos os pacientes que iniciaram ventilação mecânica, uso de vasopressor ou terapia de substituição renal após o 3º dia de internação na UTI não sobreviveram. Assim, sugere-se que o acúmulo de disfunções orgânicas durante um *Trial* de UTI de 3 a 5 dias possa servir como indicativo de falha do mesmo.

Tabela 3 Determinantes de mortalidade se iniciados após 3 dias do *Trial* de UTI em pacientes oncológicos

▪ Ventilação mecânica
▪ Uso de vasopressor
▪ Terapia de substituição renal

Adaptada de Lacuyer et al.[8]

VANTAGENS E FACILITADORES

Como demonstrado na casuística de Chang et al.,[9] o simples uso do *Trial* como ferramenta na UTI, quando bem indicado, reduziu significativamente o tempo médio de internação na unidade em mais de 1 dia, sem que houvesse diferença na mortalidade hospitalar de 209 pacientes estudados.

Alguns pontos são importantes para o sucesso do *Trial* (Tabela 4).

Tabela 4 Facilitadores do *Trial*

▪ Partir de objetivo de cuidado já definido previamente, baseado nos valores do paciente
▪ Selecionar bem o caso elegível, de forma criteriosa
▪ Utilizar variáveis claras e objetivas para determinar sucesso ou falha
▪ Determinar o tempo adequado de forma individualizada
▪ Tomar a liderança e manter a horizontalidade na condução do caso
▪ Utilizar comunicação empática e reuniões frequentes para atualizar os envolvidos

Adaptada de Bruce et al.[4] e Aslakson.[5]

DIFICULDADES

Alguns fatores são definidos como dificultantes para a realização do *Trial*:[4,5]

- Familiares que não aceitam.
- Discordância entre equipes médicas.
- Quando mais tempo é necessário.
- Quebra de comunicação ou vínculo.
- Mudanças no curso clínico.

A duração do *Trial* também pode se tornar um problema, caso torne-se muito longo ou muito curto (Tabela 5).

Tabela 5 Problemas na duração inadequada do *Trial*

	Muito longo	Muito curto
Paciente e familiares	Distanásia Desgaste emocional	Limitação muito precoce Sensação de "apressado" Perda de confiança na equipe

(continua)

Tabela 5 Problemas na duração inadequada do *Trial (continuação)*

	Muito longo	Muito curto
Equipe de saúde	Fadiga de compaixão Desgaste emocional *Burnout* Queda na qualidade da assistência	Pressão por definição apressada Erro na prognosticação Desgaste emocional *Burnout*
Gestor	Aumento de custos Aumento de complicações associadas à assistência Imagem do hospital de estimular distanásia	Aumento da mortalidade hospitalar Imagem do hospital de excesso de limitação de suporte

Adaptada de Vink et al.[10]

CONSIDERAÇÕES FINAIS

O *Trial* de UTI é uma ferramenta muito útil em momentos em que a incerteza sobre o prognóstico em determinada situação ou mesmo sobre os valores do paciente possa surgir. Permite a tomada de decisão mais estruturada, tempo para análise mais detalhada de variáveis importantes, evita distanásia, pode reduzir custos e, sobretudo, fortalece o vínculo com o paciente e seus familiares.

Incerteza sobre prognóstico ou valores
Necessidade de fortalecer vínculo

↓

Caso elegível para *Trial*?
Análise criteriosa de: funcionalidade prévia, tempo de internação hospitalar ou recorrência de hospitalizações, prognóstico da doença de base, gravidade do quadro atual

↓

Quanto tempo?
Individualizar de acordo com o objetivo proposto. Não menor que 3 dias

↓

Quais intervenções?
Somente propor intervenções que estejam de acordo com os valores e o objetivo de cuidado do paciente

↓

Encerrar?
Análise de variáveis claras e objetivas
Avaliar necessidade de prolongamento ou abreviação de acordo com a evolução

↓

Não esquecer
Acompanhar de forma horizontal
Estimular reuniões frequentes
Comunicação empática

Figura 1

REFERÊNCIAS BIBLIOGRÁFICAS

1. Quill TE, Holloway R. Time-limited trials near the end of life. JAMA. 2011;306(13).
2. Cox CE, Martinu T, Sathy SJ, Clay AS, Chia J, Gray AL, et al. Expectations and outcomes of prolonged mechanical ventilation. Crit Care Med. 2009 November;37(11):2888-94.
3. Wildman MJ, Sanderson C, Groves J, Reeves BC, Ayres J, Harrison D, et al. Implications of prognostic pessimism in patients with chronic obstructive pulmonary disease (COPD) or asthma admitted to intensive care in the UK within the COPD and asthma outcome study (CAOS): multicentre observational cohort study. BMJ. 2007;335:1132.
4. Bruce CR, Liang C, Blumenthal-Barby JS, Zimmerman J, Downey A, Pham L, et al. Barriers and facilitators to initiating and completing time-limited trials in critical care. Crit Care Med. 2015;43(12).
5. Aslakson R. Time-limited trials in the ICU: Seeing the forest beyond the bark and trees. Crit Care Med. 2015;43(12).
6. Cheung EHL, Cheung HCH, Yip YY. Raising awareness for time-limited trial discussion upon ICU triage and admission. Intensive Care Med. 2022;48:240-1.

7. Shrime MG, Ferket BS, Scott DJ, Lee J, Barragan-Bradford D, Pollard T, et al. Time--limited trials of intensive care for critically ill patients with cancer: how long is long enough? JAMA Oncol. 2016 January 1;2(1):76-83.
8. Lecuyer L, Chevret S, Thiery G, Darmon M, Schlemmer B, Azoulay E. The ICU Trial: A new admission policy for cancer patients requiring mechanical ventilation. Crit Care Med. 2007;35(3).
9. Chang DW, Neville TH, Parrish J, Ewing L, Rico C, Jara L, et al. Evaluation of time--limited trials among critically ill patients with advanced medical illnesses and reduction of nonbeneficial ICU treatments. JAMA Intern Med. 2021 Jun;181(6):786-94.
10. Vink EE, Azoulay E, Caplan A, Kompanje EJO, Bakker J. Time-limited trial of intensive care treatment: an overview of current literature. Intensive Care Med. 2018;44:1369-77.

21

Transição de cuidados na UTI

Camila de Castello Branco Boccato
Sabrina Corrêa da Costa Ribeiro

Fábio, 83 anos, diabético, hipertenso e bastante emagrecido, internado há 12 dias na enfermaria da Cirurgia Vascular, é trazido à UTI após ter sido visto confuso e sonolento no leito pela manhã. O paciente aguardava disponibilidade de sala cirúrgica para realizar revascularização do membro inferior direito quando, já durante a internação, passou a apresentar tosse produtiva e febre. A equipe assistente diz aguardar melhora clínica para realizar o procedimento e informa que há um grande risco de que a amputação do membro seja necessária.

DE QUE TRANSIÇÃO DE CUIDADOS ESTAMOS FALANDO?

O cuidado "tradicional" na UTI tem como principal objetivo prolongar a vida utilizando recursos humanos e tecnológicos para dar suporte a falências orgânicas enquanto a doença que levou ao quadro agudo é tratada.

No entanto, em algumas situações essa abordagem não é a mais adequada, seja por não ser compatível com os valores do paciente, seja por se tratar de quadro irreversível, seja por mudança dos objetivos de cuidado durante a internação.[1]

Nessas situações, pode ser necessário modificar o objetivo de cuidado, cujo foco sai da reversão da doença e das disfunções agudas e se fixa no paciente, seus sintomas e suas demandas.

Logo na admissão na Unidade de Terapia Intensiva, em reunião multidisciplinar, questionam-se os riscos e potenciais benefícios de submeter um paciente idoso e com múltiplas comorbidades a um procedimento invasivo e com riscos reais de desfecho desfavorável, seja ele perda de funcionalidade associada a amputação ou, no cenário extremo, óbito.

Apesar disso, Fábio apresenta, no momento, um insulto agudo, grave e potencialmente reversível (uma sepse de foco respiratório), que necessita de compensação clínica. A equipe opta, então, por iniciar o tratamento com expansão volêmica e antibioticoterapia.

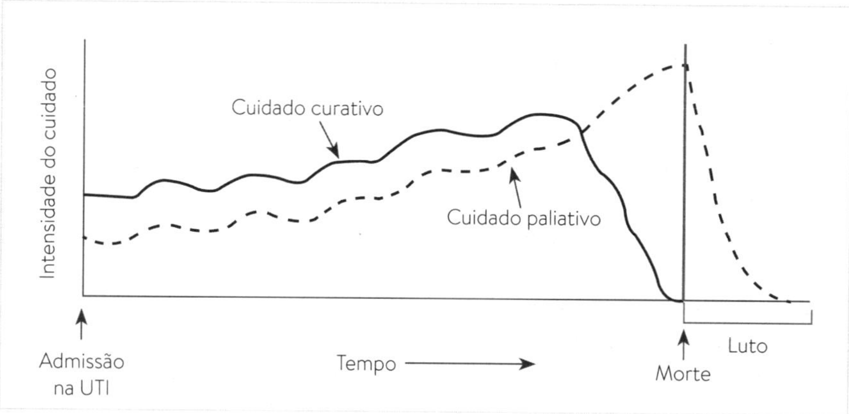

Figura 1

Após 72 horas de tratamento clínico otimizado, Fábio, ao contrário do desejado por todos, não apresenta melhora dos parâmetros ventilatórios e hemodinâmicos, tem piora da função renal e passa a mostrar-se mais confuso e com desconforto respiratório.

A equipe decide, então, por realizar uma reunião familiar para acessar melhor os valores e a percepção de sofrimento de Fábio através de seus familiares e reavaliar o objetivo de cuidado (ver Capítulo "Definindo objetivos de cuidado – afinal, o que é 'cuidado proporcional'?").

> Os filhos dizem, durante a reunião, que a maior alegria da vida de Fábio é cuidar do seu jardim e brincar com as netas. Eles entendem que, para o pai, a ideia de "perder a independência e depender de máquinas ou de cuidados de outras pessoas, mesmo que por pouco tempo", é pior do que morrer. Além disso, eles temem que, caso vá para a cirurgia, seja necessária a amputação, que também seria motivo de grande tristeza para o paciente. Outra preocupação é o afastamento de Fábio do convívio familiar, que relatam ser a maior fonte de alegria e prazer dele. "Doutor, ele não ia se sentir melhor se ele estivesse em casa perto da gente?"

QUAIS SÃO OS CRITÉRIOS QUE INDICAM A NECESSIDADE DE UMA TRANSIÇÃO DE CUIDADOS?

Não há consenso na literatura, até o momento, sobre critérios definitivos de indicação de transição de cuidados na UTI. Contudo, uma publicação da 2013 da *Improving Palliative Care in the ICU (IPAL-ICU) Advisory Board*[2] revisou os principais estudos sobre o assunto e suas propostas de critérios.

Essas são as sugestões comuns:

- Presença de uma doença crônica crítica e/ou incurável.

- Necessidade de procedimentos invasivos para garantir suporte avançado de vida (gastrostomia, traqueostomia, ECMO, entre outros) em pacientes com condições já ameaçadoras à vida.
- Idade $\geq$ 80 anos.
- Baixo *status* funcional prévio ou múltiplas comorbidades.
- Patologias agudas ameaçadoras da vida (pós-PCR, por exemplo).
- Mais de 3 disfunções orgânicas agudas.
- Ventilação mecânica > 7 dias.
- Predição de prognóstico reservado e desfavorável por equipe experiente.
- Sintomas físicos e/ou psicológicos refratários.
- Solicitação de cuidados paliativos pelo paciente e/ou seus familiares/responsáveis legais.

EM QUE MOMENTOS A TRANSIÇÃO DE CUIDADO PODE ESTAR INDICADA?

- **No início da internação:** se o paciente foi internado na UTI em uma situação em que estava incapaz de expressar seus valores e preferências, mas possui uma diretiva antecipada (verbal ou escrita) que demonstra claramente que as medidas de suporte instituídas estão em desacordo com o seu desejo expresso, a transição para cuidados de conforto deverá ser realizada assim que a equipe obtiver e confirmar essas informações.
- **Após as primeiras 72 horas**: se, como no caso de Fábio, o paciente estiver evoluindo de forma desfavorável após as primeiras 72 horas de internação, especialmente com o acúmulo de novas disfunções, o prognóstico geral piora sensivelmente. Pode ser adequada uma reavaliação de objetivo de cuidados, especialmente se já havia dúvida inicial em relação ao benefício do cuidado intensivo (ver Capítulo "*Trial* de UTI").
- **Após um novo evento ou diagnóstico:** durante a evolução do paciente, podem ocorrer eventos com grave impacto no prognóstico ou funcionalidade futura: um acidente vascular encefálico extenso, um diagnóstico de um câncer metastático como causa de uma trombose venosa. Considerando a nova situação do paciente, ajustes no objetivo de cuidado e mudanças de prioridades podem ser adequadas.
- **Em uma situação de refratariedade:** muitas vezes, apesar de nossos melhores esforços, o paciente entra em uma situação de refratariedade (ver capítulo específico). Nessas situações, a transição é necessária, pois o cuidado de alguém que está em uma situação irreversível de fim de vida difere do paciente muito grave, mas que ainda se considera ter possibilidade de recuperação.[3] Em situações claramente irreversíveis, devemos evitar condutas que possam prolongar desnecessariamente o processo de morte.

QUAIS OS DESAFIOS EM RELAÇÃO À TRANSIÇÃO PARA CUIDADOS PALIATIVOS PLENOS?

Os principais medos de pacientes e familiares em relação à transição de cuidado se relacionam ao medo de abandono, redução da intensidade de cuidado e perda do acesso a tratamentos ou intervenções potencialmente benéficas. Durante toda a comunicação deve ser assegurado que a intensidade do cuidado não será reduzida e que todos os tratamentos que possam beneficiar o paciente e estejam de acordo com os objetivos de cuidado definidos serão realizados.[4]

As estratégias de comunicação para discussão de valores e objetivos de cuidado são delineadas no Capítulo "Definindo objetivos de cuidado – afinal, o que é 'cuidado proporcional'?". É importante ressaltar durante a comunicação tudo que essa transição trará de benéfico para o paciente. No geral, esses benefícios se relacionam a: aumento de proximidade dos familiares, evitar procedimentos invasivos e dolorosos, possibilidade de liberação de alimentação de conforto, melhora na qualidade de sono (na saída do ambiente de UTI), entre outros.

COMO FAZER A TRANSIÇÃO PARA CUIDADO COM PRIORIDADE EM CONFORTO? QUAIS AS MEDIDAS PRÁTICAS NECESSÁRIAS?

Uma vez definida a transição de objetivo do cuidado de prolongar a vida para preservar conforto e priorizar presença familiar, algumas intervenções se tornam inadequadas.

- Cuidados:
  - Dispositivos que tragam desconforto ou incômodo ao paciente devem ser retirados. No entanto, essa decisão deve ser individualizada. A manutenção de uma sonda vesical em um paciente com retenção urinária pode deixá-lo mais confortável.
  - Aspiração traqueal e outras manobras que geram desconforto devem ser evitadas; em caso de hipersecreção podem ser realizadas medidas medicamentosas ou sucção gentil apenas da cavidade oral.
  - Caso o paciente retire a sonda nasoenteral, ela não deve ser repassada. Contenção mecânica, que já deve ser evitada a todo custo em qualquer paciente,[5] é proscrita após a transição para cuidados de conforto.

Após a transição para cuidados de conforto, opta-se por não realizar mais coleta de exames laboratoriais de Fábio. Ele recebe morfina em *bolus* e posteriormente em bomba de infusão para controle de dispneia. Os antibióticos e profilaxias são suspensos. A equipe de cuidado paliativo é acionada e indica hospice. Fábio permanece na UTI enquanto aguarda vaga.

O controle medicamentoso de sintomas deve ser realizado de forma cuidadosa, com avaliação proativa e sistemática de queixas e aplicação de escalas de dor e dispneia (vide Anexos) em pacientes incapazes de verbalizar suas queixas.

O controle de sintomas de pacientes em processo ativo de morte é detalhado na Seção VI, onde também são pontuadas as profilaxias e medicações que são inadequadas nesta fase e devem ser suspensas.

Pode ser considerada a transferência do paciente para uma unidade de menor complexidade ou mesmo para o domicílio, desde que haja condição para providenciar o cuidado necessário e um excelente controle de sintomas.

A maioria dos pacientes em fase final de vida, quando perguntados sobre onde gostariam de morrer, responderam que prefeririam estar em casa,[5] e acredita-se que isso se deva principalmente às crenças religiosas e culturais.[6] Caso a transferência para domicílio não seja possível (seja por instabilidade hemodinâmica ou respiratória, seja por sintomas de difícil controle ou por falta de uma rede de apoio apta a prestar os cuidados necessários ao paciente), deve ser considerada a ida para uma unidade de menor complexidade, onde seja garantida a presença de familiares e amigos, se assim for desejado.

Uma publicação de 2011 da *The Going Home Initiative*, na *Critical Care Nurse*,[7] sugere o seguinte algoritmo da Figura 2 para a transferência desses pacientes.

Preparação
1. Determinar se o paciente está estável o suficiente para transporte
2. Avaliar se paciente e família estão prontos para cuidados de hospice
3. Avaliar se a família tem recursos suficientes para cuidar do paciente em casa
5. Promover encontro entre familiares e cuidadores com profissionais do hospice, se possível
6. Discutir com a família sobre infraestrutura necessária (cama, oxigênio, medicações)
7. Avaliar possibilidade de contato com médico da atenção primária ou responsável pelo cuidado continuado anterior do paciente

→

Dia da transferência
1. Contactar rede de atenção primária e/ou responsável pelo cuidado prévio para informar da transferência e garantir seguimento e continuidade do cuidado do paciente
2. Preparar ambulância e realizar ajustes finais do local que receberá o paciente
   a) Checar documentações necessárias
   b) Avaliar se infraestrutura necessária está pronta
3. Organizar com a família ou equipe do hospice o horário da transferência, para garantir que haja recepção imediata no destino

→

Após a transferência
1. Realizar seguimento para avaliar como a transferência e a nova fase estão sendo
2. Coletar dados para rever processos
3. Conversar e rever dados com equipe multiprofissional
4. Observar e implementar mudanças e ajustes necessários para melhora do processo nas próximas transições

Figura 2 Algoritmo sugerido para desospitalização do paciente em cuidado paliativo. Traduzido e adaptado de *The Going Home Initiative: Getting Critical Care Patients Home With Hospice*.

Nota-se que, antes da saída da UTI, devemos garantir que toda a logística de transferência, planejamento para garantir o conforto e o acompanhamento multidisciplinar estejam bem definidos e alinhados entre equipe, paciente e familiares, para garantir que a experiência não traga riscos nem desconforto aos envolvidos. A ideia é permitir que o desejo de morrer em casa com dignidade seja cumprido, mas sem que isso de alguma forma implique em sobrecarga dos familiares ou piora da qualidade do controle de sintomas.

Fábio é transferido para o hospice em uso de morfina em bomba. As visitas são liberadas e os netos podem finalmente visitá-lo. Após 24 horas, Fábio começa a ficar mais alerta. Diz que a falta de ar melhorou e pede água.

E SE O PACIENTE MELHORA?

Não é incomum que, ao não iniciar ou suspender medidas invasivas e privilegiar o controle de sintomas, os pacientes melhorem clinicamente, contrariando as expectativas. Estudos em pacientes com câncer sugeriram aumento de sobrevida relacionada à instituição precoce de cuidados paliativos[8] e até o momento não há qualquer evidência de que intervenções de cuidado paliativo para controle de sintomas (inclusive sedação paliativa) possam ter impacto negativo em sobrevida.[9]

Essa melhora pode ser transitória ou progressiva, algumas vezes possibilitando a alta hospitalar, que foi o que ocorreu com o paciente no qual baseamos a história de "Fábio".

Em caso de melhora evidente dos sintomas, a redução da dose de opioides pode ser realizada cuidadosamente, com posterior transição para a via oral.

Nesta situação, o foco pode se voltar para reabilitação e recuperação até onde for possível da funcionalidade anterior.

Na alta hospitalar, é importante registrar em prontuário e também em uma via com o familiar/paciente a discussão sobre valores e as prioridades do cuidado estabelecidas na internação. Essas diretivas são dinâmicas e podem posteriormente ser atualizadas em um acompanhamento ambulatorial.

PONTOS IMPORTANTES

- O cuidado paliativo, no que diz respeito a controle de sintomas e boa comunicação, está sempre indicado na terapia intensiva, em conjunto com as terapias modificadoras de sintomas.

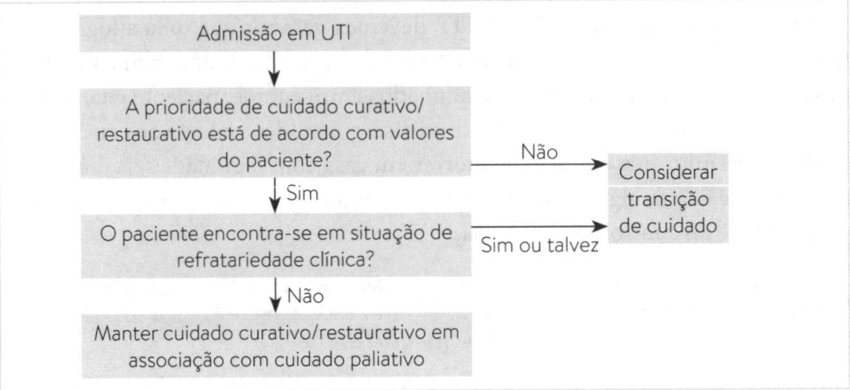

Figura 3 Transição de cuidado.

- Em alguns momentos da trajetória do paciente, pode estar indicada uma transição para prioridade em conforto, seja ela realizada de forma mais gradual durante a trajetória de doença ou a partir de um ponto bem definido, em situações em que é verificada refratariedade ou incompatibilidade entre as medidas tomadas e os valores expressos do paciente.
- A transição para prioridade em conforto não implica de forma alguma em redução da intensidade do cuidado, simplesmente modifica o seu objetivo.
- As necessidades do paciente são dinâmicas e devem ser reavaliadas periodicamente, sendo realizados os ajustes necessários conforme sua evolução.

REFERÊNCIAS BIBLIOGRÁFICAS

1. Cook D, Rocker G. Dying with dignity in the intensive care unit. N Engl J Med. 2014 Jun 26;370(26):2506-14.
2. Nelson JE, Curtis JR, Mulkerin C, Campbell M, Lustbader DR, Mosenthal AC, et al. Choosing and using screening criteria for palliative care consultation in the ICU. Critical Care Medicine. 2013;41(10):2318-27.
3. Iwashyna TJ. Recognizing a patient is acutely dying. Ann Am Thorac Soc. 2020 Oct;17(10):1195-8.
4. Berzlanovich AM, Schöpfer J, Keil W. Deaths due to physical restraint. Dtsch Arztebl Int. 2012 Jan;109(3):27-32.
5. Wholihan D. Psychological issues of patient transition from intensive care to palliative care. Crit Care Nurs Clin North Am. 2019 Dec;31(4):547-56.
6. Nilsson J, Blomberg C, Holgersson G, Carlsson T, Bergqvist M, Bergström S. End-of-life care: Where do cancer patients want to die? A systematic review. Asia-Pacific Journal of Clinical Oncology. 2017;13(6):356-64.

7. Lusardi P, Jodka P, Stambovsky M, Stadnicki B, Babb B, Plouffe D, et al. The going home initiative: getting critical care patients home with hospice. Critical Care Nurse. 2011;31(5):46-57.
8. Sullivan DR, Chan B, Lapidus JA, Ganzini L, Hansen L, Carney PA, et al. Association of early palliative care use with survival and place of death among patients with advanced lung cancer receiving care in the veterans health administration. JAMA Oncol. 2019 Dec 1;5(12):1702-9.
9. Maltoni M, Scarpi E, Rosati M, Derni S, Fabbri L, Martini F, et al. Palliative sedation in end-of-life care and survival: a systematic review. J Clin Oncol. 2012 Apr 20;30(12):1378-83. Erratum in: J Clin Oncol. 2012 Sep 20;30(27):3429.

22

Definindo objetivos de cuidado - afinal, o que é "cuidado proporcional"?

Gabriel Afonso Dutra Kreling
Sabrina Corrêa da Costa Ribeiro

INTRODUÇÃO

Durante um plantão, emergencistas e intensivistas são expostos a diversas situações, de maior ou menor importância, em que se exige uma tomada de decisão. Provavelmente, uma das mais angustiantes seja a respeito de procedimentos invasivos em pacientes com uma doença avançada. Muitas vezes, essa preocupação pode tirar o foco da parte mais importante do processo de tomada de decisão: o cuidado centrado na pessoa.

> Imagine-se em um plantão em que o Sr. Carlos, um homem de 75 anos com câncer de pulmão metastático, em primeira linha de quimioterapia e com ECOG 1 previamente à internação, é admitido na UTI por um quadro de choque séptico secundário a uma pneumonia lobar. Algumas horas após o início do seu plantão, o Sr. Carlos começa a apresentar hipotensão arterial refratária a volume e oligúria, porém, ao ler o prontuário do paciente para entender o plano terapêutico, você se depara com a seguinte descrição: "Paciente com câncer de pulmão metastático, em quimioterapia, internado por choque séptico em piora clínica. Conduta:
>
> 1. Solicito culturas e inicio antibiótico.
> 2. Prescrevo expansão volêmica.
> 3. Cuidados intensivos.
> 4. Cuidados proporcionais – familiares cientes da gravidade."

Para a sua tomada de decisão diante desse quadro, o que a informação contida no plano terapêutico "cuidados proporcionais" ajudou? Neste caso, o que se pode entender por "cuidados proporcionais"?

DEFINIÇÕES

O cuidado centrado na pessoa incentiva a colaboração ativa e a tomada de decisão compartilhada entre pacientes, famílias e agentes de saúde para projetar e gerenciar um plano de atendimento personalizado e abrangente. As preferências, valores, tradições culturais e condições socioeconômicas do paciente e da família são respeitados. Os pacientes e suas famílias são uma parte integrante e proativa da equipe de atendimento e desempenham um papel nas decisões.[1]

Apesar de comumente utilizado em prontuários e passagens de plantão, o termo "cuidados proporcionais" não auxilia de maneira objetiva na tomada de decisão em um cuidado centrado na pessoa e não é um termo encontrado na literatura médica. O termo no geral é utilizado para se referir a pacientes que apresentam algum tipo de teto terapêutico ou limitação de suporte e a ausência de uma definição precisa e de equivalência na literatura internacional limita sua utilidade.

Um ato, para ser considerado proporcional, deve ser ao mesmo tempo adequado, necessário e proporcional em sentido estrito. A verificação dessas condições passa pela seguinte análise:

1. Adequação – relação de causalidade entre o meio adotado e as finalidades buscadas. Ou seja, deve-se fazer a seguinte pergunta: os meios adotados são ou seriam capazes de atingir o fim adequado?
2. Necessidade – deve-se fazer as seguintes perguntas: o ato é realmente indispensável? Haveria outra ação adequada a atingir a finalidade buscada sem que fosse necessário arcar com efeitos colaterais tão negativos?
3. Proporcionalidade propriamente dita – avalia a relação entre o bem esperado e o mal produzido. Os benefícios acarretados superam as desvantagens igualmente trazidas pelo mesmo?
4. Se em algum desses passos a resposta for negativa, o ato é, então, desproporcional.[2]

Essa análise à beira-leito é difícil e pouco usual. Para uma avaliação mais pragmática e que auxilie na tomada de decisão no cuidado centrado no paciente, existe na literatura médica o termo "objetivos de cuidado" e que sugerimos serem determinados para o planejamento terapêutico dos pacientes críticos.

Entende-se "objetivos de cuidado" como os "objetivos abrangentes do cuidado médico que são formados pelos valores e pelas prioridades do paciente, estabelecidos dentro do contexto clínico existente e usados para orientar decisões sobre o uso ou a limitação de intervenções médicas específicas".

A definição de "objetivos de cuidado" abrange quatro pontos-chave: objetivos abrangentes da assistência; valores e prioridades do paciente; contexto clínico; e decisões de intervenção médica.

Importante

É fundamental ressaltar que a definição de objetivo de cuidado precede a formulação do plano de tratamento: ou seja, para determinar que intervenções são apropriadas, devemos sempre ter em vista se elas são compatíveis com o objetivo de cuidado estabelecido.

Além disso, existem três dimensões que destacam a importância do conceito de "objetivos de cuidado": é um mecanismo que promove e protege a autonomia do paciente e o cuidado centrado no paciente; ajuda a evitar intervenções indesejadas e a identificar cuidados necessários; oferece apoio psicológico aos pacientes e seus familiares.[3]

Em relação aos benefícios esperados, um estudo de 2019[4] avaliou o impacto de uma intervenção que incluiu a realização de conversas sobre objetivo de cuidado e consulta precoce com a equipe de cuidado paliativo em 283 pacientes identificados como de alto risco para um desfecho desfavorável. Após a intervenção, houve redução das transferências para a UTI e uma tendência ao aumento das mortes em casa, sem aumento de mortalidade.

QUAIS PODEM SER OS OBJETIVOS DE CUIDADO?

Para orientar a tomada de decisões no fim de vida e alinhar as escolhas terapêuticas com os valores dos pacientes, podemos categorizar "objetivos de cuidado" em seis domínios:[5]

1. Ser curado.
2. Viver mais.
3. Melhorar ou manter funcionalidade/qualidade de vida/independência.
4. Estar confortável.
5. Alcançar objetivos de vida.
6. Prover apoio à família/cuidador.

Algumas vezes, o objetivo de cuidado trazido pelo paciente pode parecer irreal ou inatingível. A primeira ferramenta é checar se a equipe de saúde teve a capacidade de realizar a comunicação do quadro clínico e do prognóstico de maneira realista (ver Capítulo "Falando sobre prognóstico na UTI"), pois objetivos de cuidado aparentemente incompatíveis com a realidade clínica podem estar embasados na falta de conhecimento sobre a doença.

Se mesmo após a garantia do entendimento do prognóstico de maneira realista os objetivos de cuidado do paciente forem incompatíveis com a realidade, a equipe deve determinar e informar os limites técnicos em caso de procedimentos e intervenções fúteis.

Carlos traz como valores preservar sua autonomia, passar o Natal com a família e permanecer em casa (próximo dos netos) o maior tempo possível. Em suas palavras: "Eu quero viver muito, doutor. Mas quero viver bem". Ao explorar o que é viver bem para Carlos, ele cita atividades como caminhar, encontrar amigos na praça e brincar com os netos.

QUAIS AS PREOCUPAÇÕES E MEDOS DOS PACIENTES?

Além de compreender quais os valores e prioridades do paciente, para respeitar sua autonomia é fundamental entender o que significa sofrimento para ele. Existe alguma situação que ele considere pior que a morte?

Um estudo que incluiu 180 pacientes demonstrou que a maioria deles considerava pior que a morte as seguintes situações: incontinência fecal e urinária (68,9%), depender de um tubo para respirar (67,2%), ser alimentado de forma artificial (55,6%) e depender continuamente do cuidado de outros (53,9%).[11]

Essa discussão é fundamental, pois, em termos gerais, em nossa cultura é muito mais simples não instituir medidas invasivas incompatíveis com os valores do paciente do que retirá-las posteriormente, apesar de contarmos com embasamento ético-legal e institucional para essa conduta.

Ao ser questionado sobre seus medos e preocupações, Carlos traz: ficar preso em uma cama. Sentir dor. Precisar que os outros cuidem dele. Não estar presente no Natal e no aniversário da neta, que seria no início do ano seguinte.

Importante

Para alguns pacientes, o maior valor é viver mais. O maior sofrimento é morrer. Observamos esse objetivo com frequência em pacientes jovens, mas pacientes idosos também podem ter a sobrevida como valor principal. Devemos ser cuidadosos na escuta do real valor do paciente, em vez de tentar conduzi-lo ao curso de tratamento que julgamos adequado. Também não podemos negligenciar o poder de recuperação mesmo de pacientes extremamente idosos. Um estudo em 372 nonagenários internados na UTI demonstrou que 70% tiveram alta hospitalar e mais da metade teve sobrevida superior a um ano.[12]

QUAL O MELHOR PLANO DE TRATAMENTO PARA ATINGIR OS OBJETIVOS DE CUIDADO?

Identificar os objetivos de cuidado do paciente é o cerne do planejamento terapêutico que é construído a partir da decisão compartilhada. A Figura 1 mostra de maneira gráfica os principais componentes para a elaboração dos objetivos de cuidado.

De maneira geral, a tomada de decisão deve envolver uma avaliação técnica acurada e detalhada da doença (biologia) e o reconhecimento aprofundado dos valores do paciente e da sua biografia, e neste momento identificar os objetivos de cuidado.

Após isso, devemos confrontar a biologia e a biografia e identificar, de maneira multidisciplinar, quais as melhores condutas terapêuticas disponíveis e recomendadas, os tratamentos potencialmente inapropriados e os tratamentos fúteis ou inaceitáveis para este momento. A partir disso, deve-se realizar, por meio de uma comunicação empática, honesta e adaptada, a deliberação e a confecção do plano terapêutico.[6]

Pacientes e famílias diferem entre si, também, na forma com que preferem participar do processo de tomada de decisão[13]. Uma fala frequente é: "Doutor, vocês que sabem. Acreditamos que vão fazer o melhor". Em outro lado do espectro, temos pacientes que desejam participar ativamente do processo decisório.

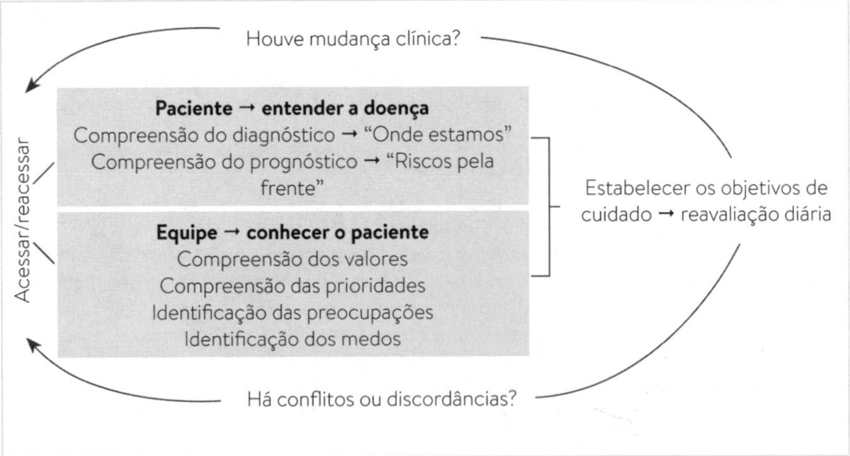

Figura 1 Elaboração dos objetivos de cuidado.

A maneira como será feita a comunicação do plano terapêutico deve, portanto, ser diferente para esses dois casos. No primeiro caso, a condução clínica tende a ser mais paternalista pelo perfil do paciente ou da família, e o processo decisório será comunicado como uma recomendação. No outro caso, a postura de condução clínica tende a ser mais baseada no perfil do paciente e da família que desejam ter mais controle do processo decisório, e neste caso, devemos comunicar o plano terapêutico como uma sugestão (Figura 2).

Carlos deseja participar ativamente do seu planejamento de tratamento, ao mesmo tempo que valoriza a opinião da equipe.

É imprescindível garantir que esse plano seja seguido, sendo necessário documentar em prontuário qual o objetivo de cuidado, qual o plano terapêutico (com as ações desejadas, as recomendáveis, as potencialmente inapropriadas, as fúteis e as inadequadas) e fazer com que toda a equipe saiba do planejamento através das passagens de plantão.

Devemos também lembrar que esse plano deve ser revisto periodicamente, a depender da evolução clínica do paciente (que pode modificar prognóstico e ter potencial de reversibilidade) e de eventuais mudanças de prioridades e de preferências durante o processo de adoecimento. Em uma mesma situação biológica (funcionalidade/comorbidades/doença aguda), diferentes biografias – e diferentes objetivos de cuidado – exigem diferentes planos terapêuticos. Da mesma maneira que em uma mesma situação biográfica, com os mesmos valores, diferentes momentos biológicos envolvem diferentes objetivos de cuidado e exigem diferentes planos terapêuticos.[7]

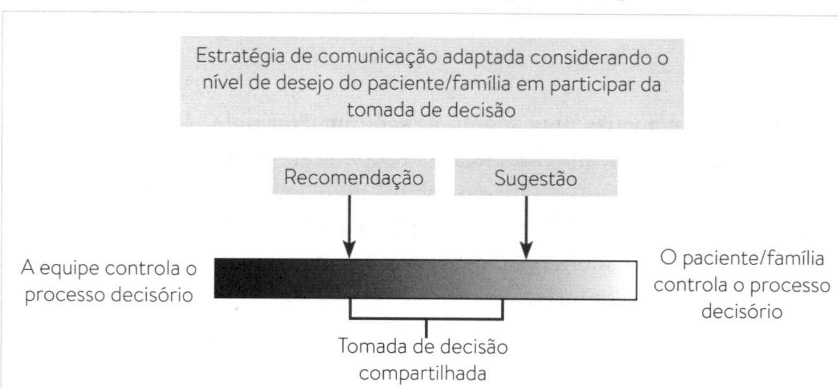

Figura 2 Adaptação da comunicação do plano terapêutico na tomada de decisão compartilhada com base na postura de controle do paciente e da família no processo decisório.[7,14]

APÓS OUVIR AS PRIORIDADES, VALORES E PREOCUPAÇÕES DE CARLOS, QUE OBJETIVO DE CUIDADO DEFINIREMOS E QUAL PLANO DE TRATAMENTO VAMOS SUGERIR A ELE?

Após explorar os valores de Carlos, podemos resumi-los da seguinte forma:

Valor	Sofrimento
Viver mais	Sentir dor
Manter independência e funcionalidade	Ficar dependente
Priorizar convívio familiar	Ficar acamado

Em resumo, tratamentos que tenham uma probabilidade razoável de fazer com que Carlos viva mais, sem que ele sinta dor e sem um alto risco de que ele se torne acamado/dependente, são compatíveis com seu objetivo de cuidado.

Considerando o diagnóstico atual de Carlos (choque séptico), podemos considerar:

Potencialmente benéficos	Potencialmente inapropriados
• Internação em UTI	• RCP (ressuscitação cardiopulmonar)
• Antibioticoterapia	
• Tratamento sintomático de dor e dispneia	No contexto de piora clínica e disfunção
• Correção clínica de distúrbios eletrolíticos	progressiva de múltiplos órgãos apesar
• Suporte inicial com vasopressores	das intervenções iniciais:
• Oxigenoterapia	• Intubação orotraqueal
• Interfaces ventilatórias não invasivas	• Hemodiálise

Este quadro é apenas uma sugestão, não uma "fórmula". Durante a evolução de Carlos, pode ficar evidente sua recuperação, o suporte iniciado pode ser gradualmente retirado e o foco principal pode tornar-se a reabilitação. Por outro lado, caso ele evolua com piora progressiva e múltiplas disfunções, possivelmente será adequado transicionar para um plano que privilegie progressivamente medidas de conforto.

O plano desenvolvido com base nos valores expressos foi compartilhado da seguinte forma:

- *Carlos, posso ver que você compreende adequadamente a gravidade do câncer que está tratando e da infecção pulmonar que te trouxe aqui. Pelo que conversamos, é importante para você ter mais tempo de qualidade, preservar sua autonomia e ficar o maior tempo possível em casa perto da família. Situações de sofrimento seriam sentir dor, ficar acamado e dependente de cuidados. Entendi corretamente?*
- *Sim, doutor, é isso mesmo.*
- *Levando isso em consideração, nossa sugestão é que você seja internado na UTI, onde receberá antibióticos adequados, oxigênio e medicações para melhorar a pressão. E veremos qual será sua reação. Torcemos para que a infecção melhore e em breve você volte para casa para continuar seu tratamento.*
- *Tenho fé que vai ser assim, Deus vai permitir.*
- *É tudo que nos desejamos.*
- *Mas tá difícil, né?*
- *Estamos preocupados. Por isso, eu gostaria de falar com o senhor da outra possibilidade. Da que não queremos. Podemos falar um pouco?*
- *Pode, doutor. Eu quero saber a verdade.*
- *Pode acontecer de mesmo com os antibióticos, oxigênio e a internação na UTI a melhora não acontecer e os órgãos começarem a falhar. Infelizmente, precisamos pensar nesse cenário. Se as coisas começarem a piorar dessa forma, não recomendamos tentar reiniciar seu coração se ele parar. Ou colocar um tubo para respirar. Caso sua situação piore o suficiente para que essa seja a única opção, entendemos que a possibilidade de você morrer apesar de tudo ou, no caso de sobreviver, se tornar acamado ou dependente é muito alta. O que você pensa disso?*
- *Todo mundo vai morrer, doutor. Eu e o senhor, ninguém sabe nem o dia nem a hora. Eu tenho sido muito bem cuidado. Confio em vocês para fazer o melhor por mim.*
- *Obrigada, Carlos. Obrigada. Faremos o melhor, sim, e sempre te falaremos toda a verdade.*
- *É isso que eu quero.*

CONSIDERAÇÕES FINAIS

- Os objetivos de cuidado se baseiam nos valores, prioridades e percepção de sofrimento do paciente, levando em consideração a situação aguda e seu prognóstico, e devem ser definidos antes do planejamento terapêutico.
- Definidos os objetivos de cuidado, a partir deles podem ser avaliadas: quais as intervenções adequadas para atingir estes objetivos e quais apresentam grande potencial de trazer sofrimento.
- Durante a evolução do paciente, seus objetivos podem mudar ou uma situação de piora clínica pode inviabilizar os objetivos inicialmente propostos, sendo que estes terão de ser ajustados.
- A depender da preferência relativa à sua participação no processo de tomada de decisão (delegar para a equipe ou participar ativamente do planejamento), o plano de tratamento pode ser colocado em forma de sugestão ou recomendação.

REFERÊNCIAS BIBLIOGRÁFICAS

1. Catalyst NEJM. What is patient-centered care?. NEJM Catalyst. 2017;3.1. Disponível em: https://catalyst.nejm.org/doi/full/10.1056/CAT.17.0559#:~:text=The%20primary%20goal%20and%20benefit,population%20outcomes%20may%20also%20improve.
2. Godoy MK. O princípio da proporcionalidade como ferramenta no processo de tomada de decisão pelo método principialista, frente a conflitos bioéticos na relação do médico com o paciente. Dissertação (Mestrado em Bioética, Ética aplicada e Saúde Coletiva). Rio de Janeiro: Universidade do Estado do Rio de Janeiro; 2016.
3. Secunda K, Wirpsa MJ, Neely KJ, Szmuilowicz E, Wood GJ, Panozzo E, et al. Use and meaning of "goals of care" in the healthcare literature: a systematic review and qualitative discourse analysis. J Gen Intern Med. 2020 May;35(5):1559-66.
4. Deptola AZ, Riggs J. Inpatient goals-of-care conversations reduce intensive care unit transfers in high-risk patients. Am J Hosp Palliat Care. 2019 Jul;36(7):583-6.
5. Kaldjian LC, Curtis AE, Shinkunas LA, Cannon KT. Goals of care toward the end of life: a structured literature review. Am J Hosp Palliat Care. 2008 Dec-2009 Jan;25(6):501-11.
6. Forte DN, Kawai F, Cohen C. A bioethical framework to guide the decision-making process in the care of seriously ill patients. BMC Med Ethics. 2018;19:78.
7. Curtis JR, White DB. Practical guidance for evidence-based ICU family conferences. Chest. 2008 Oct;134(4):835-43.
8. Myers J, Cosby R, Gzik D, Harle I, Harrold D, Incardona N, et al. Provider tools for advance care planning and goals of care discussions: a systematic review. Am J Hosp Palliat Care. 2018 Aug;35(8):1123-32.
9. Vale TG. Cuidados proporcionais e desproporcionais com os pacientes. Disponível em: https://osaopaulo.org.br/colunas/cuidados-proporcionais-e-desproporcionais-com-os-pacientes/.
10. Taboada P. The ethics of foregoing treatment at the end of life. Disponível em: https://hospicecare.com/policy-and-ethics/ethical-issues/essays-and-articles-on-ethics-in-palliative-care/the-ethics-of-foregoing-treatment-at-the-end-of-life/.
11. Rubin EB, Buehler AE, Halpern SD. States worse than death among hospitalized patients with serious illnesses. JAMA Intern Med. 2016 Oct 1;176(10):1557-9.
12. Becker S, Müller J, de Heer G, Braune S, Fuhrmann V, Kluge S. Clinical characteristics and outcome of very elderly patients ≥90 years in intensive care: a retrospective observational study. Ann Intensive Care. 2015 Dec;5(1):53.
13. Mittel A, Hua M. Supporting the geriatric critical care patient: decision making, understanding outcomes, and the role of palliative care. Anesthesiol Clin. 2019 Sep;37(3):537-46.
14. Curso – Comunicação e compartilhamento de decisões na assistência ao paciente. Hospital Sírio-Libanês e Massachussets General, Harvard Medical School. Junho, 2022.

23

Incluindo cuidado paliativo no *round* interdisciplinar diário

Magali Batista Marques Filgueira
Sabrina Corrêa da Costa Ribeiro
Eslaine Barbosa Borges

É IMPORTANTE QUE A UTI TENHA VISITA INTERDISCIPLINAR DIÁRIA À BEIRA-LEITO? QUAIS OS BENEFÍCIOS?

Os *rounds* realizados à beira-leito na Unidade de Terapia Intensiva (UTI) são um momento único de compartilhamento de informações e tomada de decisões relativas ao cuidado por uma equipe interdisciplinar e idealmente transdisciplinar, composta no mínimo por médicos, equipe de enfermagem e fisioterapia, com o objetivo de alcançar uma assistência segura e humanizada.

Enfermeiros, fisioterapeutas e médicos dificilmente visitam o paciente em um mesmo momento, o que pode gerar informações díspares sobre as prioridades do cuidado. As discussões multiprofissionais à beira-leito trazem a tentativa de melhorar as informações e envolver o paciente em seu tratamento.[1] Ao trazer alinhamento de condutas e melhora na comunicação tanto entre membros da equipe como com paciente e familiares, a visita pode gerar:

- Otimização do gerenciamento dos processos realizados na UTI.
- Melhora da segurança do paciente com redução de incidência de eventos adversos.
- Tomada de decisões centrada no paciente.
- Melhora da adesão da equipe ao plano de tratamento e, consequentemente, ganhos na qualidade das unidades.[2,3]

Este modelo também incentiva o paciente a fazer perguntas, expressar suas expectativas e sentimentos, proporcionando a toda a equipe mais informações para a tomada de decisões e simultaneamente mantendo os pacientes informados da direção de seu tratamento e fortalecendo o vínculo de confiança entre equipe e paciente.[4] Consequentemente, o *round* à beira-leito pode aumentar a satisfação dos familiares e pacientes, pois ambos são envolvidos nas decisões do cuidado e compreendem melhor o papel de cada membro da equipe.[5]

Em 2018, um estudo realizado durante 6 anos com 5.950 pacientes com o objetivo de avaliar estratégias que melhoram a qualidade em UTI incluiu como parte de uma intervenção multidimensional a criação de times multidisciplinares.[6] Essa intervenção resultou em melhora significativa do desempenho das unidades incluídas, demonstrando: redução de 24% de mortalidade a longo prazo, 43% nos dias de internação e 52% nos dias de ventilação mecânica.

Alguns obstáculos encontrados à implementação dos *rounds* interdisciplinares são:[3]

- Sobrecarga de trabalho e falta de tempo durante o plantão.
- Falta de cultura institucional.
- Divergência de objetivos e responsabilidades entre profissionais.
- Aspectos relacionados a hierarquia e coordenação.

Apesar dessas dificuldades e de outras que são específicas de cada serviço, sugerimos que a implementação dos *rounds* seja priorizada, considerando que:

- O *round* traz a oportunidade ímpar de discussão entre profissionais de diversas áreas, que conseguem juntar seus conhecimentos teóricos e práticos e realmente colaborar com o objetivo de alcançar o cuidado centrado no paciente, seja ele até a alta da UTI ou com foco em conforto na fase final de vida.
- A discussão conjunta permite uma abordagem sistematizada, integralizada e única para cada paciente, respeitando seus valores e crenças, assim como seus aspectos sociais, espirituais e morais.
- A partir do momento que a meta do cuidado é traçada de forma colaborativa e todos da equipe estão decididos a realizar, é muito mais fácil e seguro alcançar o objetivo.

COMO PODE SER O MODELO DO *ROUND*?

O modelo de visita sugerido neste capítulo foi proposto por Daniel Forte e adotado na unidade crítica de emergência do HC-FMUSP. Existem outros modelos[7] e adaptações que devem ser realizadas considerando a realidade de cada serviço. Em nossa unidade, o *round* acontece durante a passagem de plantão médico, sendo realizado à beira-leito com transição de cuidado do médico plantonista da noite para a equipe do dia. A passagem de plantão das equipes de enfermagem e fisioterapia ocorre uma hora mais cedo.

Apresentações

No início da visita todos os profissionais se colocam em um círculo, onde é realizada a apresentação dos profissionais com nome, função e se estão entrando ou saindo do plantão. Temos como exemplo:

- Sabrina, médica diarista, entrando.
- João, médico plantonista, saindo.
- Fernanda, fisioterapeuta, entrando.
- Magali, enfermeira, entrando.

A apresentação dos membros da equipe é especialmente importante em hospitais-escola devido à grande rotatividade de profissionais. No entanto, esse passo pode ser benéfico também em locais de equipe fixa, auxiliando na memorização de nomes e funções.

Passagem de caso

A passagem é realizada utilizando uma forma adaptada do IPASS (descrito a seguir no exemplo ilustrativo) e a passagem verbal é acompanhada de um resumo escrito.

Pacientes já conhecidos pela equipe são passados de forma mais breve, com foco em diagnóstico atual, principais alterações e pendências. Para que a visita não se estenda demais e para evitar poluição visual no instrumento de passagem de plantão, são mencionados apenas os valores laboratoriais e achados de exame físico alterados, sendo citado que o restante se encontra dentro da normalidade. Pacientes recém-admitidos têm uma passagem mais detalhada que inclui a história clínica.

Após a apresentação, o *round* se inicia no primeiro leito pelo **enfermeiro** que apresenta o paciente com nome completo e dias de internação na UTI, seguidos do principal diagnóstico atual e do objetivo de cuidado, caso esteja definido.

O **médico plantonista** que está saindo realiza a passagem do caso por etapas, seguindo a sequência do IPASS e discorre sobre as intercorrências das últimas 24 horas e as principais pendências. Durante essa passagem o **fisioterapeuta** relata evolução da ventilação e da funcionalidade do paciente e o **enfermeiro** complementa informações relativas a dispositivos, integridade da pele e aceitação de dieta.

Todos os profissionais podem identificar e verbalizar durante a visita as necessidades de cuidado paliativo do paciente por eles identificadas, estejam elas relacionadas a sintomas mal controlados, sofrimento psicológico, espiritual ou social.

Definição do planejamento terapêutico e síntese pelo receptor

O médico plantonista tira dúvidas sobre a apresentação, discute sobre as alterações necessárias na prescrição médica e define em conjunto com a equipe: exames a serem solicitados, procedimentos a serem realizados, necessidade de avaliação de demais profissionais (fonoaudiologia, nutrição e especialidades médicas) e divide as tarefas determinando o tempo que devem ser realizadas e por quem.

Na visita realizada à beira-leito a participação do paciente e de familiares é desejada e encorajada. Familiares podem trazer informações bastante relevantes para a equipe durante o *round*. Para que esse momento não se estenda demais, os esclarecimentos mais detalhados ao paciente e à família devem ser dados em um momento posterior.

Finalmente, o **médico diarista** que está recebendo o plantão faz a síntese do caso e o resumo das principais condutas a serem realizadas durante o dia, sempre verificando se todos se encontram confortáveis com as condutas definidas e se algum membro da equipe tem algo a acrescentar.

Alinhamento do meio-dia

Em nossa unidade realizamos um rápido *round* adicional ao meio-dia, no geral com a presença de médicos e fisioterapia, quando são descritas brevemente as novas informações sobre o paciente (resultados de exames, procedimentos realizados) e atualizadas as pendências e metas que permanecem para o plantão da tarde.

POSTURA PROFISSIONAL DURANTE O *ROUND*

Durante a visita à beira-leito, devemos ser cuidadosos com nossa postura, atitudes e linguagem.

- Devemos comunicar previamente ao paciente que falaremos sobre seu quadro clínico em equipe (e respeitar caso ele prefira não participar ou deseje manter algum diagnóstico ou informação em sigilo).[7]
- Antes de iniciar o *round* precisamos nos certificar de que o paciente tem ciência de seu diagnóstico e de que notícias ruins ou inesperadas já foram comunicadas ao paciente de forma privada e adequada antes de ser citadas em visita.
- Ao examinar o paciente durante o *round*, pergunte se ele consente e se é um momento adequado. Sempre higienize as mãos antes e depois de examinar o paciente.

Tabela 1 Exemplo de passagem de plantão durante *round* multidisciplinar

I (*Ilness severity*): diagnóstico, gravidade e objetivo de cuidado	**Enfermeiro:** Bom dia, senhor Onofre. Vamos falar um pouco sobre o senhor, tudo bem? Esse é o senhor Onofre, 53 anos, 14° dia de internação por um AVC isquêmico em região frontotemporal direita. Tem como objetivo de cuidado definido reversão de intercorrências clínicas, sem novas invasões que tragam sofrimento, encontra-se estável.
P (*Patient summary*): resumo de problemas e intercorrências	**Plantonista:** Durante o plantão, o sr. Onofre apresentou agitação psicomotora associada a gemência. Consideramos a hipótese de dor e houve melhora com a administração de 3 mg de morfina intravenosa. **Fisioterapeuta:** Em relação à parte respiratória, o sr. Onofre tem evoluído positivamente, estando em nebulização com oxigênio 5 litros e fora do respirador há 24 horas. **Enfermeiro:** Sr. Onofre não apresenta lesões por pressão, mantém dieta por via sonda nasoenteral exclusiva, mas está em acompanhamento com a fonoaudiologia. **Plantonista:** Em relação aos demais sistemas, não existem novas alterações clínicas ou laboratoriais. *(Obs.: exemplificamos a passagem do caso de um paciente já conhecido pela equipe. Pacientes novos deverão ter a história clínica passada para quem está chegando)*
A (*Action list*): plano de tratamento	**Plantonista:** Planejei para o sr. Onofre otimizar a analgesia, iniciando metadona 5 mg de 12/12 horas e deixando morfina 3 mg como resgate, otimizar medidas laxativas aumentando o bisacodil para 10 mg 12/12 h e, como ele já está há 24 horas fora de ventilação, solicitar uma vaga na enfermaria da Neurologia.
S (*Situation awareness and contingency planning*): situação atual e planejamento em caso de intercorrências	**Diarista:** Então, o sr. Onofre clinicamente estável, apresentou sinais de dor e está em melhora respiratória. **Fisioterapeuta:** Caso ele apresente sinais de desconforto respiratório, ele ainda tem bastante secreção. Tem melhorado com estímulo a tosse e, se necessário, aspiração. **Diarista:** Vamos ficar atentos a isso. Caso ele apresente febre e desnaturação, vamos coletar um aspirado traqueal e fazer uma ultrassonografia para buscar consolidação pulmonar.
S (*Summary by receiver*): resumo por quem recebe o caso. Pergunta se alguém da equipe tem algo a acrescentar	**Diarista:** Em resumo, vamos otimizar a analgesia, as medidas laxativas e solicitar uma vaga na enfermaria da Neurologia. Alguém tem algo a acrescentar? **Enfermeiro:** Hoje está programada para 15:00 a visita de um filho, uma criança de sete anos. Queria confirmar se a equipe de psicologia já foi acionada para dar suporte. **Diarista:** Ótima lembrança. Já avisei a Isabela, nossa psicóloga, mas confirmarei com ela o horário após a visita. Em resumo, analgesia, laxativos, pedido de enfermaria, reabilitação, visita com filho, psicologia. Todos de acordo? Então podemos continuar.

Alguns exemplos de situações inadequadas para a visita à beira-leito são:

- Uso de celulares e outros dispositivos eletrônicos durante o *round*, para finalidades não relacionadas ao cuidado.
- Exposição do paciente em situações íntimas como no momento do banho ou de trocas.
- Uso de expressões superlativas ao descrever exames ou alterações: "A tomografia mostrou um tumor enorme! Está tudo invadido!" Uma descrição técnica, que inclua a medida da lesão e que estruturas ela envolve, é mais acurada e adequada.
- Frases que expressem julgamentos: "o paciente parou de tomar a medicação" ou "o familiar não entendeu a gravidade" podem ser estigmatizantes e prejudiciais para a relação de confiança entre paciente e equipe.[8] São consideradas negativas e devem ser evitadas expressões que:
  - Questionem a credibilidade do paciente, seu autocuidado ou o motivo por trás de suas escolhas.
  - Reforcem estereótipos negativos relativos a raça ou classe.
  - Rotulem o paciente como "difícil" ou "resistente ao tratamento".
  - Enfatizem a autoridade do profissional sobre o paciente.
- Expressões consideradas positivas incluem desde elogios a expressões de aprovação da equipe ao paciente e a seu progresso, minimização de culpa, personalização e ênfase na capacidade do paciente para tomar decisões relativas ao próprio cuidado.[8]

COMO NECESSIDADES DE CUIDADO PALIATIVO NÃO ATENDIDAS PODEM SER IDENTIFICADAS DURANTE O *ROUND* MULTIPROFISSIONAL?

Durante o *round* multidisciplinar, informações como funcionalidade prévia, fragilidade, reversibilidade da condição aguda e prognóstico são essenciais para a tomada de decisão e planejamento terapêutico.

Pacientes extremamente idosos, frágeis ou com multimorbidades, considerados de alto risco de morte ou complicações graves durante a internação têm seus valores acessados e objetivos de cuidado definidos o mais breve possível. A identificação de pacientes com necessidades de cuidado paliativo é abordada em maior detalhe no Capítulo 1.

Neste capítulo, ilustramos a importância da equipe, especialmente da enfermagem na identificação e no cuidado do sofrimento do paciente crítico.

Pacientes críticos apresentam uma elevada carga de sintomas físicos que com frequência são subestimados, especialmente quando se encontram em ventilação mecânica, em *delirium* ou incapazes de se expressar por qualquer motivo.[9]

Um estudo realizado com enfermeiros que cuidaram de 200 pacientes na UTI demonstrou que a percepção desses profissionais é de que 40,9% dos pacientes se encontravam em grave sofrimento e 33,1% apresentavam importante perda de dignidade. A percepção de perda de dignidade se relacionava principalmente a fatores como dispneia, edema e perda de controle de movimento dos membros.[10]

Tabela 2 Incidência de sintomas em 171 pacientes considerados de alto risco para morte intra-hospitalar[9]

Sintoma	Prevalência
Fadiga	74,7%
Sede	70,8%
Ansiedade	57,9%
Dispneia	43,9%
Dor	33,9%

O *round* multidisciplinar é uma oportunidade única de identificar e abordar o sofrimento em todas as suas dimensões – física, psicológica, espiritual e social.

O paciente tem a oportunidade de dizer o que sente durante todos os momentos em que é abordado pela enfermagem, sendo eles durante o banho, higiene íntima, cuidados com cateteres, oferta de alimentos e administração de medicações. A enfermagem tem a oportunidade, por estar por mais tempo próximo do paciente, de ouvir e consequentemente formar um elo de confiança. Ilustramos esse elo com a história de dois pacientes, cujos nomes e detalhes foram omitidos para evitar identificação.

Caso 1

Durante internação de um paciente de 44 anos na UTI, com diagnóstico de neoplasia de pulmão em fase avançada de doença. Ao realizar a verificação dos sinais vitais, a enfermeira observa que paciente encontra-se agitado e angustiado; ao ouvi-lo para tentar compreender a angústia do paciente e saber se pode ajudar em algo mais, ele relata que tem muita vontade de se despedir da filha de 10 anos que não mora com ele. Este é um desejo que a equipe conseguiu realizar por meio do acionamento da família, psicologia do hospital e flexibilização do horário de visita para que a filha pudesse vir acompanhada e ter o apoio materno durante o contato com o pai doente.

Caso 2

Paciente de 34 anos, com antecedente de doença psiquiátrica, transferida para a UTI após ter sido intubada em outro serviço, no contexto de crise de agitação incontrolável. Após 48 horas de desmame de sedativos e controle de agitação, é extubada. Durante o banho, consegue lembrar-se do que ocorreu antes da crise que a levou a internar-se: uma situação de abuso sexual. Essa informação, obtida durante um contato íntimo com a profissional de enfermagem, impactou de forma essencial todos os aspectos do seguimento e dos cuidados posteriores à paciente, desde a coleta de exames e realização de profilaxias até o suporte psicológico e acionamento das instâncias previstas em protocolo institucional, incluindo a compreensão pela equipe do fator desencadeante de uma crise tão grave.

As angústias, a dor, o desejo de estar próximo de alguém ou mesmo de coisas tão simples como tomar um café com leite ou assistir o programa favorito na TV podem ser identificadas no momento de cuidar. Essas informações podem ser ditas a qualquer membro da equipe e serão discutidas no momento do *round*, e sempre que possível os desejos dos pacientes são atendidos com o objetivo de promover dignidade e reduzir o sofrimento, aumentando a satisfação do paciente, da família e da equipe multidisciplinar que cuida dele.

ROUND MULTIDISCIPLINAR – O PLANEJAMENTO COMPARTILHADO PODE EVITAR O ESTRESSE MORAL?

Em cuidado paliativo e especialmente no cuidado do paciente crítico nos deparamos com decisões difíceis diariamente.

O estresse moral pode ocorrer quando um membro da equipe tem convicção em relação ao que é eticamente correto, mas é orientado a agir em desacordo com essa convicção.[11] Até 80% dos enfermeiros em unidades de terapia intensiva relatam situações de estresse moral.[12]

Fatores que podem contribuir para a presença de estresse moral incluem:[13,14]

- Falta de escuta e desbalanço de poder entre membros da mesma equipe.
- Pressão institucional por redução de custos.
- Falta de suporte administrativo e medo de processos judiciais.
- Solicitações por familiares ou pacientes de intervenções que o profissional julga inadequadas.

Algumas situações do dia a dia que podem levar a estresse moral são: a instituição de RCP (ressuscitação cardiopulmonar) em uma situação em que a probabilidade de reversão do quadro é percebida como muito baixa ou mesmo ausente, controle de dor inadequado apesar de existirem recursos facilmente disponíveis que poderiam trazer alívio ao paciente, realização de procedimentos que tragam sofrimento ao paciente com baixa probabilidade de reverter o quadro clínico.

O desenvolvimento de um plano conjunto durante os *rounds* multidisciplinares e a melhora da comunicação entre a equipe e entre a equipe e o paciente/familiar podem ter como impacto a redução de situações de estresse moral.[14] Manter o cuidado centrado no paciente proporciona a possibilidade de entender objetivos e assim, traçar o plano de cuidado adequado.

Uma organização institucional que privilegia acolhimento e escuta e a abertura de um espaço para discutir situações eticamente complexas, assim como o desenvolvimento de uma infraestrutura que dê suporte à tomada de decisões, como um comitê de bioética, podem ser ações importantes na redução do risco de estresse moral.

PONTOS IMPORTANTES

- A realização de *rounds* multidisciplinares melhora a comunicação e o alinhamento da equipe e pode levar à melhora de desfechos como: maior segurança do paciente e ampliação da participação deste no plano de cuidado.
- O formato do *round* deve ser adaptado às particularidades de cada serviço e a transmissão de informações é otimizada quando há passagem tanto verbal como escrita.
- Durante o *round*, deve ser mantida uma postura respeitosa e linguagem adequada e profissional.
- Pacientes considerados de alto risco para complicações durante a internação podem ser identificados e ter os objetivos de cuidado definidos precocemente, evitando a tomada de decisões difíceis em situações de crise.
- Necessidades de cuidado paliativo identificadas por um dos profissionais da equipe podem ser compartilhadas e abordadas de forma rápida e multidimensional.
- A participação de todos os profissionais no planejamento terapêutico pode evitar situações de estresse moral, extremamente comum entre profissionais atuantes na terapia intensiva.

REFERÊNCIAS BIBLIOGRÁFICAS

1. O'Leary KJ, Killarney A, Hansen LO, Jones S, Malladi M, Marks K, et al. Effect of patient-centred bedside rounds on hospitalised patients' decision control, activation and satisfaction with care. BMJ Qual Saf. 2016;25:921-8.
2. Xuemin W, YuXiang W, GeW, Hui L, Hong Z. Systematic evaluation of the effect of bedside ward round checklist on clinical outcomes of critical patients. Journal of Healthcare Engineering. 2021.
3. Heip T, Van Hecke A, Malfait S, Van Biesen W, Eeckloo K. The effects of interdisciplinary bedside rounds on patient centeredness, quality of care, and team collaboration: a systematic review. J Patient Saf. 2022 Jan 1;18(1):e40-e44.

4. Cao V, Tan LD, Horn F, Bland D, Giri P, Maken K, et al. Patient-centered structured interdisciplinary bedside rounds in the medical ICU. Crit Care Medicine. 2018 Jan;46:85-92.
5. Rappaport DI, Ketterer TA, Nilforoshan V, Sharif I. Family-centered rounds: views of families, nurses, trainees, and attending physicians. Clin Pediatr (Phila). 2012 Mar;51(3):260-6.
6. Ersson A, Beckman A, Jarl J, Borell J. Effects of a multifaceted intervention QI program to improve ICU performance. BMC Health Services Research. 2018;18:838.
7. Institute for Healthcare Improvement. How-to guide: multidisciplinary rounds. Disponível em: https://www.mnhospitals.org/Portals/0/Documents/patientsafety/Patient%20Family%20Engagement/IHIHowtoGuideMultidisciplinaryRounds.pdf. Acessado em 16/08/2022.
8. Park J, Saha S, Chee B, Taylor J, Beach MC. Physician use of stigmatizing language in patient medical records. JAMA Netw Open. 2021 Jul 1;4(7):e2117052.
9. Puntillo KA, Arai S, Cohen NH, Gropper MA, Neuhaus J, Paul SM, et al. Symptoms experienced by intensive care unit patients at high risk of dying. Crit Care Med. 2010 Nov;38(11):2155-60.
10. Su A, Lief L, Berlin D, Cooper Z, Ouyang D, Holmes J, et al. Beyond pain: nurses' assessment of patient suffering, dignity, and dying in the intensive care unit. J Pain Symptom Manage. 2018 Jun;55(6):1591-8.e1.
11. Weissman DE. Moral distress in palliative care. J Palliat Med. 2009;12:865-6.
12. Corley MC. Nurse moral distress: a proposed theory and research agenda. Nurs Ethics. 2002 Nov;9(6):636-50.
13. Schluter J, Winch S, Holzhauser K, Henderson A. Nurses' moral sensitivity and hospital ethical climate: a literature review. Nurs Ethics. 2008;15:304-21.
14. Rushton CH. Defining and addressing moral distress: tools for critical care nursing leaders. AACN Adv Crit Care. 2006;17:161-8.
15. Kalvemark S, Hoglund AT, Hansson MG, Westerholm P, Arnetz B. Living with conflicts-ethical dilemmas and moral distress in the health care system. Soc Sci Med. 2004;58:1075-84.

Seção IV

Comunicação

24

Documentação em prontuário

Juliana Costa de Oliveira Galvão
Guilherme de Abreu Pereira
Julio Flávio Meirelles Marchini

CASO CLÍNICO INICIAL

GJK, sexo feminino, 60 anos de idade, com antecedente de esclerose lateral amiotrófica, dá entrada no departamento de emergência trazida por familiares com relato de queda do estado geral, febre e sonolência. Encaminhada à sala de emergência por hipotensão, dessaturação e rebaixamento do nível de consciência. Identificado choque séptico de foco pulmonar, iniciados antibioticoterapia, fluidoterapia e suporte com drogas vasoativas. Realizada intubação orotraqueal por falha na proteção e manutenção da perviedade da via aérea e falha na oxigenação.

Após estabilização clínica, familiares informam existência de diretivas antecipadas de vontade da paciente. Relatam múltiplas internações hospitalares no último ano, com perda de funcionalidade importante. Equipe assistencial identifica conflito familiar importante entre filhos da paciente, discordando sobre diretivas antecipadas e momento atual da história da doença.

PERGUNTAS NORTEADORAS

- No que consiste o prontuário médico?
- Qual é o valor legal do prontuário?
- Em que momento pode-se preencher um prontuário? Apenas logo após o ocorrido? No final do plantão? Dois dias depois?
- Como registrar em prontuário as decisões médicas tomadas no momento da urgência?
- Como os registros em prontuário podem auxiliar no desenho do plano terapêutico?
- Como registrar um plano de cuidado que esteja de acordo com os valores prévios do paciente?

- Como registrar conversas com familiares? Quais informações são necessárias?
- Que informações são imprescindíveis de registro para amparo das decisões médicas de restrição de cuidados intensivos?
- A quem pertence o prontuário? O paciente ou responsável legal podem ler livremente o prontuário?
- Em casos de procedimentos invasivos e posterior descoberta de diretivas antecipadas de vontade: o que fazer quanto aos registros?
- Em caso de diretivas antecipadas de vontade, o paciente ou responsáveis legais devem assiná-las em prontuário?

O PRONTUÁRIO MÉDICO E SEU VALOR LEGAL

De acordo com o Conselho Federal de Medicina (CFM), o prontuário médico é definido como um documento pertencente ao paciente, o qual contém registros elaborados pelos diversos profissionais da área da saúde, tornando-se elemento fundamental no cuidado do paciente. É um documento com valor legal cujas informações possuem presunção de veracidade, isto é, são consideradas verdadeiras, só podendo ser afastadas por prova em contrário.

Segundo o Conselho Regional de Medicina do Estado de São Paulo (CREMESP), o prontuário médico é um instrumento valioso para todos os envolvidos no cuidado em saúde: paciente, médico, demais profissionais de saúde e instituição. Além disso, possui grande valor para ensino, pesquisa, elaboração de censos, propostas de assistência à saúde pública e para a avaliação da qualidade da assistência médica prestada. Em casos de sindicâncias e processos éticos, civis ou criminais, o prontuário médico será incluído como documento legal. Além disso, o prontuário deve ser disponibilizado ao paciente na íntegra por médico ou instituição de saúde quando solicitado por paciente ou indivíduo autorizado por ele.

Conforme consta no Código de Ética Médica, é dever do médico a elaboração de prontuário legível devendo conter os dados clínicos necessários para a boa condução do caso, devendo ser preenchido em cada avaliação, em ordem cronológica com data, hora, assinatura e número de registro do médico no Conselho Regional de Medicina.

ATENDIMENTOS NO DEPARTAMENTO DE EMERGÊNCIA

No contexto de atendimento médico em departamento de emergência, é comum o paciente apresentar-se com intercorrências agudas e potencialmente letais, sem maiores informações sobre história pregressa em saúde. Como problematizado no caso citado, medidas terapêuticas são tomadas objetivando resolução da situação ameaçadora à vida naquele momento. Porém, após medidas mais invasivas como intubação orotraqueal ou reanimação cardiopulmonar, em alguns casos, descobre-se posteriormente que aquele paciente não seria candidato a tais medidas com base em seu histórico de saúde, valores prévios ou diretivas legais. Em casos como esse é importante o correto registro em prontuário que descreva de forma detalhada a urgência identificada e as medidas adotadas para estabilização clínica do paciente.

Para que a decisão médica no momento da urgência esteja amparada faz-se necessária a descrição detalhada de todo o processo vivenciado: identificação do paciente, contexto da admissão hospitalar (trazida pelo pré-hospitalar, familiares, proveniente de outro serviço de saúde ou domicílio), anamnese sucinta, exame físico pertinente, hipóteses diagnósticas formuladas, instabilidades clínicas identificadas e terapias de suporte efetuadas nesse contexto.

Ademais, a desinformação de antecedentes pessoais é um desafio comum no departamento de emergência, seja pela incapacidade de comunicação do paciente naquele momento ou pela necessidade de tomada rápida de decisões que impossibilitam contato prévio com familiares para obtenção de maiores informações. No entanto, em grandes serviços de saúde as informações de atendimentos prévios podem existir e facilitar o raciocínio clínico, uma vez que intercorrências e complicações poderão estar relacionadas a diferentes seguimentos que o paciente possui no hospital. Portanto, a centralização do prontuário médico torna-se fundamental para o atendimento do paciente no departamento de emergência, devendo ser facilmente acessado.

Reavaliações, procedimentos, tomadas de decisões e comunicação com familiares devem ser registrados em prontuário com clareza e de forma completa. Copiar e colar evoluções diárias não acrescenta valor ao registro, gerando distratores de informações relevantes ao cuidado clínico e reduzindo a segurança do paciente.

APÓS ESTABILIZAÇÃO CLÍNICA

Após estabilização clínica do paciente, destacamos a importância de registrar no prontuário maiores informações de seu histórico em saúde. Nesse momento faz-se necessário identificar e deixar registradas as redes de apoio mais próximas do paciente (familiares, cuidadores, vizinhos, amigos etc.), as quais se tornarão aliados para que se possa conhecer melhor sobre seus antecedentes e valores. As dificuldades em tal identificação também devem ser registradas.

REGISTRO DE INFORMAÇÕES OBTIDAS PELA REDE DE APOIO DO PACIENTE

As conversas com familiares/cuidadores devem sempre ser registradas em prontuário, constando informações essenciais como: nome dos envolvidos, grau de parentesco e proximidade com o paciente, contexto da conversa (reunião presencial, videochamada) e como transcorreu (se houve conflitos de qualquer natureza, quebra de expectativas, reações emocionais intensas etc.). Não deve transparecer no prontuário um julgamento sobre os conflitos ou situação familiar do paciente e seus familiares/cuidadores; apenas cabe o registro dos fatos de que se toma conhecimento.

Para obtenção de informações sobre valores prévios, perguntas como "Quem é ela?", "Conte-me um pouco mais sobre ela", "Quais são as coisas que ela considera mais importantes?" etc. permitirão acessar informações essenciais para o correto planejamento terapêutico. A análise do grau de funcionalidade prévio também se torna imprescindível nesse contexto.

Em pacientes com antecedentes de doenças graves e incuráveis, perguntas que avaliem: controle atual dos sintomas, queda da funcionalidade e idas recentes a prontos-socorros são essenciais para a detecção de pacientes com indicação de cuidados paliativos.

As respostas para as perguntas mencionadas deverão ser transcritas para o prontuário de forma integral e, assim, embasarão a formulação de um plano de cuidado individualizado.

DEFININDO PLANO DE CUIDADO

O plano de cuidado deverá ser elaborado de acordo com os valores prévios do paciente, combinando-os às melhores indicações terapêuticas nesse contexto. Para isso, a equipe interprofissional deverá estar alinhada com o objetivo de cuidado e confortável com a decisão conjunta. O prontuário médico torna-se então ferramenta essencial para o registro e amparo de tais decisões.

Após definição do plano de cuidado, deve-se priorizar seu registro em prontuário de maneira sucinta e clara, destacando-se os motivos que embasam tais definições e justificam de forma coerente a tomada de decisão. Em casos de limitação ou suspensão de medidas de suporte, tal registro será o principal respaldo do ponto de vista ético e jurídico.

DIRETIVAS ANTECIPADAS DE VONTADE

As diretivas antecipadas de vontade são compostas por documentos que contêm instruções elaboradas pelo próprio paciente para que norteie seu cuidado médico de acordo com suas escolhas, conforme detalhado em artigo publicado pelo *The Journal of the American Medical Association* (*JAMA*) em 2015. São aplicadas em várias situações, como para planejamento de parto ou condução clínica em situações de crise quando um paciente tem doença psiquiátrica. São de grande importância para uma melhor tomada de decisão em cenários como doenças terminais ou em casos de danos cerebrais irreversíveis e devem ser seguidas quando se determina que naquele momento o paciente se encontra incapaz de tomar novas decisões acerca de seus cuidados em saúde.

Entre tais documentos há o testamento vital, um tipo de diretiva cada vez mais comum na prática médica. É elaborado pelo próprio paciente em casos de doença ameaçadora à vida e sem possibilidade de cura, devendo ser utilizado em situações nas quais o paciente estiver impossibilitado de manifestar livremente sua vontade. Nele há informações quanto a desejos pessoais do paciente, formalizados enquanto esse é capaz, referindo quais tratamentos médicos aceita ou recusa, a exemplo de: uso de ventilação mecânica invasiva, alimentação enteral ou parenteral, hemodiálise e ressuscitação cardiopulmonar, entre outros. É importante também registrar em testamento vital quais os valores e percepções de sofrimento que levaram o paciente a fazer estas escolhas, para que estes valores possam ser levados em conta e respeitados em situações inesperadas ou não contempladas no testamento vital. A nomeação de um procurador de saúde, que conheça os valores e preferências do paciente também é de grande auxílio para tomada de decisões em situações de incapacidade temporária ou permanente do paciente.

Em termos legais, o Conselho Federal de Medicina, na Resolução n. 1.995, de 9 de agosto de 2012, define as diretivas antecipadas de vontade, reitera seu prevalecimento sobre qualquer outro parecer não médico (inclusive sobre os desejos dos familiares) e destaca o dever do médico em desconsiderá-las em caso de desacordo com os preceitos ditados pelo Código de Ética Médica. Ressalta como dever do médico o registro em prontuário das diretivas antecipadas de vontade que lhe foram diretamente comunicadas. Adicionalmente, não há necessidade de assinatura do prontuário médico por parte de paciente ou familiares, considerando que este possui fé pública.

Atualmente há diversos projetos de lei em curso objetivando maior regulamentação e amparo legal para validação das diretivas antecipadas de vontade e dos documentos que as compõem com destaque para o testamento vital e procuração para cuidados de saúde.

Dessa forma, ressaltamos que diante da existência de tais documentos e uma vez que guiarão as suas condutas médicas, faz-se extremamente necessário o correto registro em prontuário de tais informações para melhor condução do caso. Além disso, em casos de descoberta de diretivas antecipadas de vontade posteriormente à implementação de medidas invasivas não coerentes com a documentação deve-se esclarecer nos registros oficiais o desconhecimento prévio desse documento e a tomada de decisão na urgência visando resolver a situação clínica ameaçadora à vida. Posteriormente, deve-se avaliar a melhor conduta a ser tomada de acordo com o previsto em documento, considerando descalonamento ou até retirada do suporte implementado.

CONSIDERAÇÕES FINAIS

- O prontuário médico é definido como um documento pertencente ao paciente, tornando-se elemento fundamental no cuidado do paciente, possuindo valor legal e presunção de veracidade.
- É dever do médico a elaboração de prontuário legível e com dados clínicos necessários para a boa condução do caso.
- Em atendimentos médicos no departamento de emergência, para garantia de prontuário completo devem constar: identificação do paciente, contexto da admissão hospitalar (trazida pelo pré-hospitalar, familiares, proveniente de outro serviço de saúde ou domicílio), anamnese sucinta, exame físico pertinente, hipóteses diagnósticas formuladas, instabilidades clínicas identificadas e terapias de suporte efetuadas neste contexto.
- Em casos de sindicâncias e processos éticos, civis ou criminais, o prontuário médico torna-se parte do processo e, quando legível e corretamente preenchido, oferece respaldo aos profissionais de saúde.
- Reavaliações, procedimentos, tomadas de decisões e comunicação com familiares devem sempre ser registrados em prontuário com clareza e de forma completa.
- A identificação de diretivas antecipadas de vontade prévia é cada vez mais frequente nos departamentos de emergência e nas unidades de terapia intensiva, devendo-se garantir o seu registro adequado em prontuário.

REFERÊNCIAS BIBLIOGRÁFICAS

1. Conselho Federal de Medicina. Código de Ética Médica: Resolução CFM n. 2.217, de 27 de setembro de 2018, modificada pelas Resoluções CFM ns. 2.222/2018 e 2.226/2019. Brasília: Conselho Federal de Medicina; 2019.
2. Resolução CFM n. 1.995, de 9 de agosto de 2012. Dispõe sobre as diretivas antecipadas de vontade dos pacientes. Diário Oficial da União. Poder Executivo; Brasília, 31 ago. 2012, Seção 1, p.269-70.
3. Thompson AE. Advance directives. JAMA. 2015;313(8).
4. CREMESP – Conselho Regional de Medicina do Estado de São Paulo [Internet]. Prontuário e segredo medico. Disponível em: http://www.cremesp.org.br/?siteAcao=PublicacoesConteudoSumario&id=57.
5. Conselho Federal de Medicina. Prontuário médico. Disponível em: https://portal.cfm.org.br/artigos/prontuario-medico/.
6. Dadalto L. Testamento vital. Disponível em: https://www.testamentovital.com.br/sobre.
7. Weis JM, Levy PC. Copy, paste, and cloned notes in electronic health records. Chest. 2014;Mar;145(3):632-8.

25

Interação entre equipes e definição de papéis

Juliana Mandato Ferragut

COMO OCORRE A INTEGRAÇÃO ENTRE CUIDADOS INTENSIVOS E PALIATIVOS?

O cuidado paliativo é compreendido na atualidade como a abordagem terapêutica voltada para o alívio ao sofrimento grave relacionado à saúde, ou seja, o sofrimento vivenciado por um paciente e sua família que está vinculado a uma condição de adoecimento grave e que não pode ser controlado sem a intervenção de uma equipe médica e multiprofissional direcionada a este fim.[1]

Reafirmando o conceito da Organização Mundial da Saúde (OMS) que, desde 2002, desvincula essa prática somente ao contexto de doenças incuráveis ou em cenário de final de vida, mas sim destinada a toda condição ameaçadora à vida;[2] desde 2014 a OMS também define o cuidado paliativo como um direito humano,[3] e para nós, profissionais de saúde que prestamos assistência a condições de adoecimento grave, trata-se de um dever implícito na nossa prática profissional.[4]

No ambiente da terapia intensiva, onde a totalidade dos pacientes e famílias vivenciam condição de adoecimento grave, o cuidado paliativo é parte essencial dos tratamentos e do plano de cuidado de todos os assistidos.

Para abordarmos de forma responsável essa temática, devemos levar em conta que os cenários de terapia intensiva são heterogêneos, existindo UTIs especializadas como: cardiológicas, neurológicas, infectológicas, pneumológicas, de assistência ao trauma, pós-cirúrgicas ou voltadas para assistência clínica em geral.

Sendo assim, em cada cenário existem características específicas da população assistida em suas doenças graves e também existem especificidades em suas necessidades em alívio ao sofrimento grave relacionado à saúde, ou seja, nas necessidades em cuidados paliativos.

Portanto, a integração entre cuidados intensivos e cuidados paliativos deve absorver questões particulares das dinâmicas de cada serviço e especialmente se apropriar de suas fragilidades no que tange ao tratamento adequado e à prevenção de sintomas e de sofrimento.[5]

Sabemos que, independentemente do perfil de doença grave, alguns fatores em comum acontecem com pacientes em todos os cenários de terapia intensiva, e eles definem por si só necessidades básicas em cuidados paliativos a serem abordadas no plano de cuidado ao doente crítico.

Fatores gerais que definem necessidades primárias em cuidados paliativos nas UTIs

- Os pacientes em geral são frágeis.
- Possuem alto risco de mortalidade.
- O prognóstico imediato é muitas vezes incerto.
- Apresentam-se altamente dependentes para cuidados em geral.
- Frequentemente são submetidos a procedimentos invasivos desagradáveis, aumentando a carga de desconforto e sofrimento como dor e outros sintomas.

Além dessas necessidades a serem abordadas centradas no paciente, o plano de cuidados paliativos também possui aspectos comuns no que diz respeito à atenção voltada aos membros da família, que em geral:

- Estão sob grande pressão.
- Não compreendem em detalhes a complexidade dos vários tratamentos concomitantes envolvidos na terapêutica do paciente.
- Frequentemente não permanecem no ambiente da terapia intensiva como acompanhantes, não podendo constatar a complexidade do adoecimento e dos cuidados de forma concreta.
- Muitas vezes são obrigados a se envolver nos processos de tomada de decisão.[6,7]

A ATUAÇÃO INTEGRADA DAS EQUIPES DE INTENSIVISTAS E PALIATIVISTAS NO PLANO DE CUIDADOS

Quando começar?

Não há dúvidas de que o melhor momento para o início integrado dos cuidados intensivos e paliativos seja na admissão à UTI, ocorrendo aumento gradativo de sua intensidade conforme as necessidades do doente e sua família, sendo esta uma abordagem básica em cuidados paliativos necessária para todo paciente crítico.[4,8]

Por onde começar?

Um dos principais desafios para uma adequada interface entre os cuidados intensivos e os cuidados paliativos é a própria percepção da cultura paliativa pela equipe da UTI.

A fomentação do conhecimento dos princípios básicos de cuidados paliativos deve ser o primeiro passo para que a interface de cuidado ocorra, desmistificando conceitos equivocados e atualizando todos os profissionais atuantes na unidade.[9-12]

Os pilares que norteiam a interação entre ambas as equipes, paliativistas e intensivistas, são:

1. Definição clara de que a abordagem paliativa (ou cuidados paliativos primários) necessariamente faz parte do plano terapêutico de todos os pacientes nas unidades de terapia intensiva.
2. A implantação dessa abordagem deve ocorrer independente da presença ou não de um paliativista na equipe ou com interface de forma interconsultora na instituição.
3. A construção de uma cultura e uma dinâmica assistencial dentro da unidade de terapia intensiva que possibilite essa abordagem de forma integrada para todos os pacientes é de responsabilidade do setor de terapia intensiva, podendo receber assessoria do serviço de cuidados paliativos conforme pactuações específicas para cada instituição.
4. O nível de complexidade para implantação desse plano de cuidados voltado ao alívio do sofrimento grave, quando elevado, pode definir a necessidade de assistência conjunta com a equipe especializada em cuidados paliativos ou até mesmo a transferência para uma unidade específica de cuidados paliativos quando disponível.[5,13,14]

QUAIS AS ESPECIFICIDADES NO CENÁRIO DE CUIDADOS DE FINAL DE VIDA NA UTI?

A depender do cenário, em média de 15 a 30% dos pacientes internados em uma unidade de terapia intensiva morrerão durante a internação na unidade.[15]

No entanto, não é infrequente que, no momento da admissão na UTI, a gravidade e a extensão das doenças crônicas preexistentes, bem como o prognóstico da doença aguda, sejam muitas vezes desconhecidos, tornando difícil prever a resposta ao tratamento e, por essa razão, o tratamento inicial na unidade de terapia intensiva geralmente envolve uma tentativa de grandes esforços para salvar vidas.

Esses esforços muitas vezes não conseguem estabilizar o paciente e, com o tempo, torna-se cada vez mais evidente que ele morrerá ou permanecerá vivo apenas com sistemas de suporte à vida contínuos, como ventilação permanente.

Por isso, a tomada de decisão em relação aos cuidados no final da vida é extremamente importante e frequente dentro do cenário da terapia intensiva.[5]

Os cuidados de final de vida também fazem parte dos cuidados paliativos primários, devendo ser implantados pelos intensivistas de forma geral. Todas as necessidades de alívio ao sofrimento grave relacionado à saúde (necessidades em cuidados paliativos) devem ser identificadas e contempladas no plano de cuidados da própria equipe intensivista, inclusive sob os aspectos dos cuidados de final de vida quando essa condição de desfecho é diagnosticada.

COMO ORGANIZAR A INTERAÇÃO ENTRE AS EQUIPES?

Por vezes, a equipe da unidade de terapia intensiva contará com a equipe especializada em cuidados paliativos para assessorar a implantação do plano de cuidados multidimensional voltado para alívio ao sofrimento grave, independentemente do prognóstico e desfecho apresentado e nos diferentes níveis de complexidade em assistência paliativa, seja porque o processo de capacitação naquela determinada unidade ainda segue em implantação e a UTI apresenta fragilidades para disponibilizar os cuidados paliativos primários adequados; seja pelo nível elevado de complexidade para implantação do plano de cuidado paliativo para um determinado doente.

Desta forma, de maneira bastante individualizada para a realidade de cada serviço, deverá ser definido o papel da equipe especializada em cuidados paliativos nesta interface, podendo variar entre:

1. Auxiliar na implantação de uma política de cuidados paliativos primários na UTI;
2. Realizar consultoria especializada com as devidas sugestões para condução de casos específicos solicitados pela equipe intensivista com necessidades em cuidados paliativos em geral; e/ou
3. Conduzir casos específicos quando houver nível elevado de complexidade para implantação de um plano de cuidado efetivo ao alívio ao sofrimento grave, com ou sem transferência para uma unidade de cuidados paliativos.

Portanto, os cuidados paliativos podem e devem ser prestados por todos os profissionais que cuidam de pacientes em ambientes de terapia intensiva, seguindo as diretrizes da OMS, por se tratar de um ambiente que assiste a pacientes portadores de doenças graves.[2,4]

Esses cuidados também podem ser prestados por especialistas em cuidados paliativos quando disponíveis, sendo a atuação desses especialistas especialmente necessária quando a condição do paciente e/ou de sua família apresentar maior complexidade para implantação de um plano de cuidados eficaz no alívio ao sofrimento.

A seguir, diferenciaremos os cenários em seus níveis de complexidade, definindo os papéis de cada equipe.

COMO DEFINIR OS PAPÉIS NA INTERAÇÃO ENTRE AS EQUIPES DENTRO DO PLANO DE CUIDADOS PALIATIVOS?

A equipe especializada em terapia intensiva e a equipe especializada em cuidados paliativos possuem diferentes responsabilidades no que compete à garantia ao alívio do sofrimento grave relacionado à saúde dos pacientes internados no ambiente de terapia intensiva.

É importante que esses papéis estejam claros dentro do serviço e pactuados com a gestão da instituição, com o intuito de garantir que o profissional especializado não se aproprie de condutas na assistência que competem à prática rotineira da própria unidade, retardando tratamentos básicos voltados para aliviar sintomas e sofrimento que somente serão instituídos no momento da interconsulta especializada, por exemplo.

Competências da equipe intensivista

Os cuidados paliativos básicos disponibilizados pela própria UTI devem incorporar:

- A habilidade de comunicação empática.
- A capacidade de prognosticar e tomar decisões.
- A mediação de conflitos.
- O cuidado centrado no paciente e familiares.
- O controle de sintomas.
- O planejamento de cuidados de fim de vida.
- A abordagem psicológica e espiritual.

Existe amplo consenso sobre a necessidade de competências em cuidados paliativos entre os profissionais da UTI, sendo que várias autoridades publicaram documentos e padrões de políticas e diretrizes sobre este assunto.[16]

Mas como promover essa capacitação?

A Fundação Robert Wood Johnson propõe que a mensuração da qualidade do atendimento de cuidados paliativos aos pacientes críticos seja organizada pela formação em diferentes domínios:

- Tomada de decisão centrada no paciente e família.
- Comunicação dentro da equipe e com paciente e familiares.
- Planejamento e continuidade do cuidado.
- Gerenciamento de sintomas e cuidados de conforto.
- Suporte psicológico para pacientes e familiares.
- Suporte espiritual para pacientes e familiares.
- Suporte emocional para equipe multidisciplinar.

Em cada domínio são usadas ferramentas de qualidade e segurança do paciente como rondas e visitas multidisciplinares, reuniões de equipe e reuniões familiares, criação de fluxos e protocolos, coleta de dados e aferição de indicadores, organização e documentação dos processos,[17] com apoio dos líderes e gestores da instituição.

A rotina em comunicação com as famílias precisa ocorrer de forma precoce e sistemática, fazendo parte da integração entre a equipe de terapia intensiva e o paciente e sua família.

As reuniões familiares subsequentes devem ser realizadas quando ocorre uma mudança no estado clínico do paciente, quando os médicos assistentes acreditam que os objetivos do cuidado devem ser reavaliados, ou quando existem conflitos entre os membros da família ou entre a família e os médicos assistentes.[18,19]

Uma boa comunicação e reuniões familiares regulares não só melhoram o bem-estar psicológico dos membros da família, mas também podem estar associados a um menor tempo de permanência na UTI.

> Ao intensivista, portanto, competem os cuidados paliativos primários, conhecidos como abordagem em cuidados paliativos, que devem ser praticados com o embasamento de políticas institucionais e fluxos de atendimento que incorporem o cuidado paliativo à rotina do cuidado da unidade, integrando métodos e procedimentos de cuidados paliativos em ambientes não especializados em cuidados paliativos.[20]

Competências da equipe paliativista

Além do envolvimento com a unidade de terapia intensiva na implantação dos cuidados paliativos primários do ponto de vista educacional quando necessário, o papel do profissional especializado em cuidados paliativos é de compartilhar com a equipe da UTI, quando assim solicitado, o conhecimento técnico dentro do escopo de sua especialidade que se faz necessário para a construção do plano de cuidados do paciente específico e sua família.

Sendo assim, trata-se de uma avaliação complexa e ampliada para as multidimensionalidades do paciente e sua família, além da competência em identificar o sofrimento entre os membros da própria equipe da unidade de terapia intensiva que vivencia a assistência daquele doente, promovendo sugestões de intervenções específicas de forma empática e colaborativa.

Por outro lado, é necessário que ele saiba reconhecer quando as necessidades do paciente e sua família são de alta complexidade de manejo, cabendo, portanto, à equipe paliativista compartilhar ou assumir a assistência de forma integral deste doente na própria unidade ou, quando disponível e possível, transferi-lo para unidade especializada.

Os pontos-chave a serem avaliados pelo profissional paliativista que irão direcionar o parecer especializado nas UTIs são:

- As comorbidades prévias e doenças crônicas graves com prognóstico e proporcionalidade de cuidados estabelecidos ou não.
- O evento agudo atual que determine a condição crítica do doente com suas indicações de intervenções em terapia intensiva.
- As metas em *trials* terapêuticos alcançados até o momento e/ou programados.
- As disfunções orgânicas estabelecidas na condição atual e a expectativa de recuperação ou de novas disfunções dentro da trajetória de adoecimento do paciente, com a reflexão sobre as metas de cuidados para cada disfunção.
- A funcionalidade prévia do paciente e a evolução de sua funcionalidade neste período de internação até o momento atual.
- Os indicadores prognósticos.

Ao paliativista, portanto, compete, após avaliação multidimensional, sugerir o direcionamento adequado do plano de cuidados centrado no paciente e sua família que contemple a melhor terapêutica para seu processo de adoecimento grave, com adequações para as variáveis complexas que ele apresente enquanto doente crítico, envolvendo em seu raciocínio clínico a sua história biográfica, os seus valores e princípios e as necessidades atuais e esperadas em alívio de sintomas e sofrimento dele e de seus familiares.

QUAIS SÃO OS MODELOS DE ATENDIMENTO DA EQUIPE ESPECIALIZADA EM CUIDADOS PALIATIVOS NO AMBIENTE DE TERAPIA INTENSIVA?

Uma variedade de modelos tem sido proposta para aumentar o envolvimento dos cuidados paliativos no cuidado de pacientes de UTI. O projeto *Improving Palliative Care in the ICU* identificou três modelos principais de envolvimento de cuidados paliativos em UTIs:[23]

- Modelo consultivo.
- Modelo integrativo.
- Modelo misto (abordagens consultivas e integrativas).

Modelo consultivo

Nesse modelo, os especialistas em cuidados paliativos são acionados pela equipe da UTI, uma vez que esta reconhece necessidades de cuidados paliativos não atendidas. Essas necessidades tendem a ocorrer principalmente quando há conflitos quanto aos objetivos e métodos de cuidado.

Estudos têm demonstrado que um modelo consultivo leva a tempos mais curtos para o primeiro encontro com a família, reduções significativas no tempo de permanência na UTI, aumento de pedidos de "não ressuscitar", redução da utilização de recursos não benéficos após pactuação das metas de cuidados com pacientes e familiares e maior transição para metas focadas no conforto, sem aumentar as taxas de mortalidade.[21, 22]

Um estudo de simulação também mostrou que o planejamento antecipado de cuidados e a consulta de cuidados paliativos podem reduzir significativamente os custos hospitalares totais para pacientes com doenças crônicas que limitam a vida.[22]

Como os especialistas em cuidados paliativos não são os principais coordenadores clínicos no ambiente da UTI, seu envolvimento não deve substituir o dos médicos da UTI, o que pode ser percebido pelas famílias como abandono.

Embora louvável, um problema com o uso atual desse modelo de envolvimento em cuidados paliativos "conforme necessário" é a potencial subutilização de serviços paliativos.[21]

Modelo integrativo

Este modelo promove a integração dos princípios de cuidados paliativos e a educação continuada no cuidado diário de todos os pacientes internados pelas próprias equipes de UTI, contando com assessoria de profissionais paliativistas.

Essa abordagem depende menos de serviços externos de cuidados paliativos ou da disposição da equipe da UTI em encaminhar para especialistas em cuidados paliativos.

Este modelo se concentra em intervenções para aumentar dentro da equipe de intensivistas a conscientização das necessidades de cuidados paliativos do paciente/família, melhorar as habilidades de comunicação e incorporar o treinamento de habilidades técnicas básicas de cuidados paliativos dentro da unidade.

Modelo misto

Um "modelo misto" provavelmente é o mais eficaz em ambientes onde os médicos de UTI estão dispostos a aprender habilidades de cuidados paliativos primários e a trabalhar com a interconsulta especializada em cuidados paliativos disponível para atender os pacientes com maior complexidade de cuidados.[16]

Esse modelo de cuidado requer a colaboração entre a UTI e a liderança de cuidados paliativos no desenvolvimento de diretrizes e no treinamento dos intensivistas para promover os cuidados paliativos primários na unidade e direcionar os casos com maior complexidade para o modelo consultivo com possibilidade de assistência compartilhada ou transferência de cuidados.

CONCLUSÕES

- O cuidado paliativo é compreendido na atualidade como a abordagem terapêutica voltada para o alívio ao sofrimento grave relacionado à saúde, não sendo vinculada essa prática somente ao contexto de doenças incuráveis ou de final de vida, mas sim destinada a toda condição ameaçadora à vida. No ambiente da terapia intensiva, onde a totalidade dos pacientes e famílias vivenciam condição de adoecimento grave, o cuidado paliativo é parte essencial dos tratamentos e do plano de cuidado de todos os assistidos.
- O direito dos pacientes ao alívio adequado dos sintomas e sofrimento e o direito dos membros da família a um cuidado compassivo implicam deveres para todos os profissionais que trabalham nesse ambiente, além de obrigações para a instituição em garantir níveis adequados de treinamento em habilidades técnicas, capacitações em comunicação empática e adequações de fluxos, processos e indicadores de qualidade.
- Ao profissional intensivista competem os cuidados paliativos primários, que devem ser praticados com o embasamento de políticas institucionais e fluxos de atendimento que incorporem o cuidado paliativo à rotina do cuidado da unidade. Esses cuidados podem ser prestados unicamente pela equipe da UTI ou combinados com equipes de cuidados paliativos especializadas de diferentes

formas, conforme as necessidades e particularidades de cada serviço e de cada paciente.

- Ao profissional paliativista compete, em sua avaliação multidimensional, sugerir o direcionamento adequado do plano de cuidados centrado no paciente e sua família que contemple a melhor terapêutica para seu processo de adoecimento grave, com adequações para as variáveis complexas que ele apresente enquanto doente crítico, envolvendo em seu raciocínio clínico a sua história biográfica, os seus valores e princípios e as necessidades atuais e esperadas em alívio de sintomas e sofrimento dele e de seus familiares.
- O paliativista também deve identificar qual o nível de complexidade envolvido para implantar este plano de cuidados, pactuando conjuntamente com a equipe da UTI o melhor ambiente de assistência para este paciente e sua família e o corpo multiprofissional idealmente envolvido neste plano terapêutico.

REFERÊNCIAS BIBLIOGRÁFICAS

1. Knaul FM, et al. Alleviating the access abyss in palliative care and pain relief - an imperative of universal health coverage: the Lancet Commission report. Lancet. 2018;391(10128):1391-454.
2. WHO - World Health Organization. WHO definition of palliative care. Disponível em: https://www.who.int/cancer/palliative/definition/en/. Acesso em: 22 Fev 2017.
3. WHO. WHA67.19. Strengthening of palliative care as a component of comprehensive care throughout the life course. Geneva: World Health Organization; 2014.
4. Gómez Batiste X, Connor S, et al. Building integrated palliative care programs and services, 2017. [cited 2020 september 12]. Disponível em: https://www.thewhpca.org/resources/building-integrated-palliative-care-programs-and-services.
5. Cherny N, et al. Oxford textbook of palliative medicine. 6. ed. Oxford: Oxford University Press; 2021.
6. Truog RD, Campbell ML, Curtis JR, et al. Recommendations for end-of-life care in the intensive care unit: a consensus statement by the American College [corrected] of Critical Care Medicine [published correction appears in Crit Care Med. 2008 May;36(5):1699]. Crit Care Med. 2008;36(3):953-63.
7. Edwards JD, Voigt LP, Nelson JE. Ten key points about ICU palliative care. Intensive Care Med. 2017;43:83-5.
8. Lanken PN, Terry PB, Delisser HM, et al. An official American Thoracic Society clinical policy statement: palliative care for patients with respiratory diseases and critical illnesses. Am J Respir Crit Care Med. 2008;177(8):912-27.
9. Mercadante S, Gregoretti C, Cortegiani A. Palliative care in intensive care units: why, where, what, who, when, how. BMC Anesthesiol. 2018;18(1):106.
10. Quill TE, Abernethy AP. Generalist plus specialist palliative care - creating a more sustainable model. N Engl J Med. 2013;368(13):1173-5.
11. Strand JJ, Billings JA. Integrating palliative care in the intensive care unit. J Support Oncol. 2012;10(5):180-7.
12. Moritz RD, et al. Terminalidade e cuidados paliativos na unidade de terapia intensiva. Rev Bras Ter Intensiva. 2008; 20(4):442-8.

13. Castilho RK, Silva VCS, Pinto CS (Org.). Manual de Cuidados Paliativos ANCP. 3.ed. São Paulo: s. n., 2021.
14. Bruera E, et al. Textbook of palliative medicine and supportive care. 3. ed. Boca Raton: CRC Press; 2021.
15. Garland A, Olafson K, Ramsey CD, Yogendran M, Fransoo R. A population-based observational study of intensive care unit-related outcomes. with emphasis on post-hospital outcomes. Ann Am Thorac Soc. 2015;12:202-8.
16. Nelson JE, Puntillo KA, Pronovost PJ, Walker AS, McAdam JL, Ilaoa D, et al. In their own words: patients and families define high-quality palliative care in the intensive care unit. Crit Care Med. 2010 Mar;38(3):808-18.
17. Mularski RA, Curtis JR, Billings JA, et al. Proposed quality measures for palliative care in the critically ill: a consensus from the Robert Wood Johnson Foundation Critical Care Workgroup. Crit Care Med. 2006;34(11 Suppl):S404-S411.
18. Kon AA, Davidson JE, Morrison W, Danis M, White DB. Shared decision-making in intensive care units. Executive summary of the American College of Critical Care Medicine and American Thoracic Society policy statement. Crit Care Med. 2016;44:188-201.
19. Zante B, Schefold JC. Teaching end-of-life communication in intensive care medicine: review of the existing literature and implications for future curricula. J Intensive Care Med. 2017;34:301-10.
20. Academia Nacional De Cuidados Paliativos. [ANCP]. Panorama dos Cuidados Paliativos no Brasil. 2018. Disponível em: https://paliativo.org.br/wpcontent/uploads/2018/10/Panorama-dos-Cuidados-Paliativos-no-Brasil-2018.pdf. Acesso em: 20 jan.2019.
21. Wysham NG, Hua M, Hough CL, et al. Improving ICU-based palliative care delivery: a multicenter, multidisciplinary survey of critical care clinician attitudes and beliefs. Crit Care Med. 2017;45:e372-e378.
22. Kyeremanteng K, Gagnon LP, Thavorn K, Heyland D, D'Egidio G. The impact of palliative care consultation in the ICU on length of stay: a systematic review and cost evaluation. J Intensive Care Med. 2018;33:346-53.
23. Strand JJ, Billings JA. Integrating palliative care in the intensive care unit. J Support Oncol. 2012;10:180-7.

26

Reunião familiar: elaborando, comunicando e documentando plano de cuidado

Márcio Veronesi Fukuda
Gisela Biagio Llobet

A reunião ou conferência familiar programada com a equipe é uma das etapas mais importantes do processo de cuidado do paciente com doença grave ameaçadora à vida. Há evidência em literatura relacionando a realização de reuniões multidisciplinares com a família do paciente a uma maior satisfação de familiares, principalmente por possibilitar a identificação de questões previamente não descobertas e garantir maior envolvimento dos entes queridos no processo de adoecimento e morte.[1-3]

Por outro lado, estudos de terapia intensiva demonstram haver frequentemente uma demanda não atendida dos familiares de pacientes identificados como graves por comunicação mais clara e aberta a respeito de prognóstico e de expectativas com o cuidado; as barreiras identificadas para essa comunicação envolvem fatores da família, dificuldades da equipe e a falta de um contexto que possibilite a comunicação mais ampla.[4,5] Além disso, intervenções visando à melhora de comunicação entre equipe de saúde e familiares de pacientes internados em UTIs resultam em tratamento mais concordante com valores e preferências do paciente, além da redução de custos e de utilização de recursos em saúde.[6,7] Podemos traçar um paralelo entre esse cenário e o do departamento da emergência e concluir que a realização de uma conferência planejada efetiva pode ser um grande passo no sentido do cuidado integral do paciente.

PREPARAÇÃO E ABORDAGEM INICIAL

Antes de proceder à reunião propriamente dita, é fundamental que haja clareza dentro da equipe quanto aos propósitos e metas envolvidos.[8] O contexto não usual e o conteúdo da comunicação podem ser fonte de ansiedade e desgaste emocional, por isso é importante que a convocação da conferência não seja banalizada ou desperdiçada. Portanto, é recomendado que o momento da reunião seja reservado para comunicações de informações importantes e decisões fundamentais a respeito do tratamento, particularmente quando envolve limitação ou suspensão de medidas de suporte de vida.

O primeiro passo a ser tomado sempre deve ser a revisão minuciosa dos dados clínicos do paciente em questão; nenhum planejamento de cuidado adequado pode ser feito sem o conhecimento aprofundado do caso.[8,9] Em um contexto de emergência, grande parte das vezes as informações previamente disponíveis serão poucas e a reunião familiar pode servir justamente para preencher essas lacunas, mas mesmo nesse caso a revisão é importante para definir as principais questões a serem colocadas. Além disso, a partir dessa análise é possível estabelecer os cenários evolutivos mais prováveis (óbito iminente, óbito não iminente, mas esperado na internação ou reversão do quadro agudo e alta hospitalar), com impacto na condução da reunião.

Em seguida, devem ser estabelecidas as metas de cuidado do paciente, de acordo com a avaliação prognóstica e resposta esperada às intervenções médicas, e definidas quais decisões são passíveis de compartilhamento com o paciente e seus familiares, e quais competem exclusivamente à equipe. Ao se discutir sobre realização ou suspensão de um tratamento, a sua indicação, do ponto de vista técnico, deve ser o primeiro quesito a ser avaliado, antes de envolver preferências e valores.[9] É um erro muito frequente perguntar sobre desejos diante de decisões específicas sem esse crivo prévio, o que pode gerar conflitos com familiares e condutas ina-

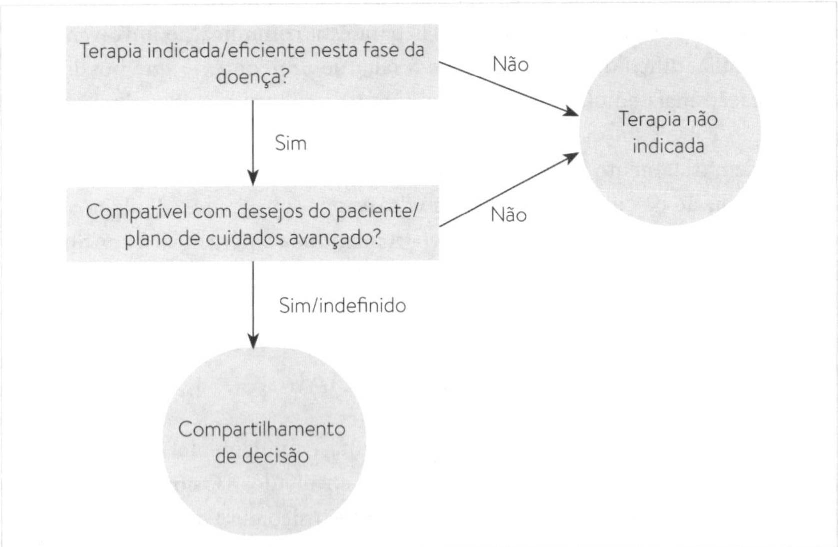

Figura 1 Deliberação técnica: indicação de terapias específicas.

propriadas pela equipe. O fluxograma proposto na Figura 1 ilustra esse processo de deliberação.

Uma vez definido o conteúdo da reunião, alguns aspectos práticos devem ser contemplados. Deve-se garantir local silencioso, com capacidade adequada ao número de pessoas envolvidas, considerando-se também a distribuição delas, que idealmente devem estar sentadas na mesma altura e dispostas de maneira que todos os elementos consigam manter contato visual direto entre si. Se o paciente for participar, deve-se considerar previamente suas necessidades físicas (como espaço para cadeira de rodas, necessidade de oxigênio etc.). Para evitar interrupções, o local deve estar disponível para a equipe por cerca de 1 hora (conferências mais longas tendem a ser exaustivas e improdutivas) e sinalizado na porta da sala o acontecimento da reunião. É, ainda, desejável ter no ambiente prontamente disponíveis água, copos e lenços de papel que possam ser oferecidos aos participantes.

Por fim, é importante definir quem da equipe participa da reunião. Idealmente, deve envolver profissionais de múltiplas áreas (no mínimo um médico e um enfermeiro, mas outros profissionais podem ser fundamentais em situações específicas, como psicólogo ou assistente social) e representantes de outras equipes envolvidas no seguimento do paciente; todos devem estar previamente cientes e alinhados quanto ao conteúdo e planejamento da reunião, e deve estar claramente estabelecido quem será o principal condutor.[8] No caso do envolvimento de equipes médicas diferentes, é essencial o alinhamento prévio entre as equipes quanto à avaliação global do caso, pois impressões e condutas divergentes apresentadas durante a reunião minam a confiança e aumentam o desconforto dos familiares. Ainda, é recomendável que o número de profissionais seja semelhante ao de membros da família, evitando que a conferência torne-se intimidadora para os familiares ou desorganizada para o condutor.

CONHECENDO O PACIENTE E A FAMÍLIA

Dentro da proposta de um cuidado centrado no paciente, idealmente a abordagem da família deve ser feita em conjunto com o paciente. Nos cenários do departamento de emergência e da UTI, porém, frequentemente a condição clínica do paciente é inapropriada para uma comunicação difícil. Assim, ainda que a participação direta seja inviável, o paciente – dado que seu estado mental permita – deve ser comunicado sobre a reunião e envolvido na discussão da maneira que lhe for possível, seja através da nomeação de tomadores de decisão substitutos, seja pela expressão prévia de suas preferências e valores. Nesse sentido, cabe lembrar que a Resolução n. 1995/2012 do Conselho Federal de Medicina, que trata de diretivas antecipadas de vontade, afirma claramente que a expressão de desejo do paciente (desde que autônomo para tal) prevalece sobre outros pareceres não médicos.

É de praxe envolver preferencialmente os membros da família que sejam mais engajados no cuidado do paciente e mais próximos por grau de parentesco (cônjuge, filhos, pais e irmãos). No entanto, não é raro que se observem organizações de cuidado alternativas, em que essas duas condições não se sobreponham (por exemplo, o principal cuidador ser um vizinho ou ex-marido/esposa), ou que o tomador de decisão nomeado pelo paciente não seja um parente. Assim, deve haver uma avaliação prévia mínima da organização familiar, idealmente por parte de um assistente social, para a convocação. Ressalta-se que o próprio conceito de família é heterogêneo entre diferentes fontes e sob diferentes vieses; caso se identifique que essas disparidades geram impasses éticos e legais para o processo de compartilhamento de decisões, é recomendável envolver instâncias apropriadas (como comitês de bioética ou departamento jurídico).

COMUNICANDO DE FORMA EMPÁTICA

A reunião familiar inicia-se com o profissional condutor agradecendo a presença da família e explicando em linhas gerais o motivo da convocação, por exemplo, comunicar sobre uma condição grave, conhecer a família e os valores do paciente ou estabelecer um plano terapêutico compartilhado. Em seguida, solicita-se que cada um dos presentes se apresente pelo primeiro nome e fale qual seu grau de relação com o paciente ou papel na equipe.

Ocasionalmente, os familiares podem desejar fazer registro audiovisual da conferência – se for o caso, isso deve ser autorizado pelo próprio paciente (por questões de confidencialidade de informações de saúde), por todos os envolvidos na reunião e a autorização ser verbalizada no registro; da mesma maneira, a não autorização precisa ser explicitada.

Na primeira parte da reunião, normalmente preconiza-se que o condutor dê abertura para fala dos familiares a respeito de suas percepções e ideias a respeito da situação atual do paciente. Nesse momento, podem ser identificados os entendimentos prévios – adequados ou não –, bem como demandas, questionamentos e reações emocionais mais evidentes. Se necessário, o condutor pode fazer intervenções com perguntas abertas como "o que vocês sabem/entendem em relação à situação de saúde do(a) sr(a) ...." ou "quais são suas maiores preocupações/dúvidas neste momento?".

A partir da fala dos familiares, o condutor deve resumir o quadro clínico, retificando pontos de compreensão inadequada e confirmando entendimentos corretos. Pedir permissão antes de iniciar pode ajudar a preparar os familiares para notícias difíceis. É importante utilizar linguagem clara e simples, evitando uso de termos técnicos e longas discursões sobre resultados de exames laboratoriais. Neste momento, o objetivo é alinhar os familiares quanto ao prognóstico esperado, circunstância que deve provocar emoções. Deve-se fazer uso de silêncio intencional após o compartilhamento de notícias ruins, deixando que a família assimile a informação e quebre o silêncio quando estiver pronta para prosseguir.

Emoções são parte esperada de reuniões familiares e sua validação alinha a equipe de saúde aos familiares, ajuda a construir confiança e melhora a satisfação com o encontro. O mnemônico NURSE – *name* (nomear), *understand* (entender), *respect* (respeitar), *support* (apoiar) e *explore* (explorar) elenca técnicas para responder à emoção apresentada. Reflexões simples (ecoar ou parafrasear a fala do familiar) e complexas (sugerir o significado ou emoção implícita por trás da fala do familiar) também são formas válidas para reconhecer e validar a emoção. Frases do tipo "eu gostaria que (a situação fosse diferente) e eu me preocupo que ele(a) continue a piorar" ajudam a integrar o princípio da incerteza na avaliação prognóstica e a alinhar a equipe com as expectativas dos familiares, sem oferecer falsas esperanças nem antagonizar os desejos dos familiares.[9]

Nas situações em que o paciente não tem condições de se comunicar, é importante solicitar à família que fale a respeito dele. É recomendável que o condutor parta de questões mais amplas e gerais sobre o paciente, sua personalidade, gostos, valores e desejos – com questões como "fale-me um pouco sobre sr(a). _____", "o que você diria que são as coisas mais importantes para o(a) _____" – antes de abordar diretamente aspectos relacionados ao adoecimento e ao cuidado de saúde. É válido lembrar que os familiares devem representar a voz do paciente, o que reduz um pouco a sobrecarga emocional da responsabilidade pela tomada de decisões. Frases como "caso o tempo fosse curto, o que ele(a) consideraria mais importante?" ou "se sua saúde continuasse a deteriorar-se, apesar dos tratamentos, como ele(a) gostaria de ser cuidado(a)?" ajudam a voltar o foco para os valores do paciente.

PROPONDO UM PLANO DE CUIDADO

Em seguida, deve-se traçar um panorama geral da situação e dos objetivos de cuidado, tentando estabelecer um consenso unindo o planejamento prévio e as colocações da família.[10] Uma fala possível que exemplifica isso é "Infelizmente, atualmente, as chances do(a) sr(a). _____ sobreviver a esta internação são muito baixas. Pelo tipo de pessoa que vocês descrevem que ele(a) é, acredito que ele(a) gostaria que continuássemos fazendo tudo o que puder deixá-lo(a) confortável e que ele(a) não gostaria de ser mantido vivo(a) nestas condições às custas de aparelhos. Vocês concordam com isso?"

Uma questão fundamental a ser colocada nessa discussão é a garantia do cuidado e do manejo de sintomas independentemente da linha de tratamento proposta; é sabido que na maior parte das situações, as preocupações dos pacientes e familiares têm mais relação com medo de abandono ou do sofrimento e com não ter suas preferências valorizadas, do que com o tipo de tratamento propriamente dito.[2,11] Assim, sempre deve-se iniciar a recomendação reforçando as medidas que serão realizadas (como controle de sintomas, manutenção de cuidados, permitir a proximidade da família), para então explicitar medidas que serão renunciadas (como reanimação cardiopulmonar, hemodiálise, ventilação mecânica).

A literatura mostra que a maior parte dos conflitos nas discussões sobre fim de vida gira em torno de informações discordantes por parte da família em relação a preferências do paciente, dúvidas sobre quem tem maior poder de decisão dentro da família e sobre diferenciar o "deixar morrer" do "matar".[12] Assim, é fundamental que haja espaço e acolhimento para as colocações e questionamentos de todos os familiares em relação a essas decisões. Caso não seja possível obter um consenso completo, o condutor pode optar por estabelecer um ponto comum e planejar uma rediscussão em segundo momento.

Por fim, deve ser feito o registro no prontuário do paciente acerca das discussões. É importante que constem os nomes de todos os envolvidos e que as conclusões e os motivos das decisões tomadas estejam descritos de maneira breve e clara. Esse registro, desde que adequadamente justificado, constitui o principal respaldo do ponto de vista ético para a limitação ou suspensão de medidas de suporte de vida.

O roteiro proposto na Figura 2 resume as principais etapas para a realização de uma reunião familiar.

TRANSIÇÃO DE CUIDADO

A partir do plano de cuidado delineado em conjunto com paciente e família, deve-se decidir a melhor alocação indicada para o paciente. Caso a alta hospitalar não seja viável, sempre que possível deve-se procurar um contexto de internação que possa propiciar melhor contato e interação do paciente com a sua família.

Sempre que houver transferência de cuidado entre setores ou equipes, deve ter destaque no prontuário o plano de cuidado previamente estabelecido, de maneira a garantir seu seguimento. Da mesma maneira, caso haja condições de alta hospitalar, pode-se considerar a formulação desse plano em um relatório cuja cópia deve ficar em mãos do paciente.

CONSIDERAÇÕES ESPECIAIS: REUNIÃO FAMILIAR VIRTUAL

A pandemia de COVID-19 viu crescer alternativas para comunicação a distância, em contrapartida à restrição da presença de familiares e acompanhantes de pacientes internados. Mesmo com a redução do número e gravidade dos casos e flexibilização de visitas a pacientes internados, a incorporação de recursos de tele-

1. Preparo

Revisar informações relevantes
Elencar objetivos da reunião
Determinar indicação de intervenções (crivo técnico)
Espaço e condições adequadas
Apresentações e objetivos

2. Conhecendo o contexto

Perguntar à família sobre o(a) paciente [quem ele(a) "é", valores]
Perguntar sobre o processo de adoecimento e conhecimento do quadro atual
Validar informações e corrigir entendimentos
Responder a emoções (NURSE, silêncio, reflexões simples e complexas)

3. Planejamento

Traçar panorama e validar com familiares
Propor plano de cuidados

- Iniciar com medidas que serão realizadas (como alívio de sintomas, antibioticoterapia, *trial* de UTI)
- Pontuar limitações de suporte (como RCP, DVA, HD)
- Reforçar o compromisso com o cuidado

4. Encerramento

Resumir o plano de cuidados
Verificar compreensão
Agradecer a disponibilidade dos familiares
Registrar em prontuário

Figura 2 Roteiro para reunião familiar.

medicina à prática clínica e ao ambiente hospitalar deve perdurar. Equipes de saúde estão se adaptando aos desafios e oportunidades da comunicação não presencial.

Alguns pontos são peculiares à comunicação por telemedicina e devem ser considerados no planejamento das interações. Proteção da privacidade dos profissionais de saúde por meio do uso de equipamentos institucionais; mitigação de dificuldades tão diversas quanto baixo acesso a internet, inexperiência com uso de tecnologias, baixa acuidade visual ou hipoacusia; restrição à linguagem não verbal, entre outros, são questões relevantes. Porém, não são objeto de análise deste capítulo. No que tange às reuniões familiares, o aspecto mais importante é a possibilidade de ocorrência por videochamada, que traz algumas particularidades.

A videoconferência permite a participação de múltiplos membros da família geograficamente distantes. Isso pode ser benéfico para aqueles envolvidos com o cuidado, porém, pode prejudicar a fluidez da comunicação, devido a atrasos na condução do sinal e falas simultâneas. É importante realizar pausas durante a conversa e, de preferência, reafirmar a escuta através de acenos de cabeça ou interjeições curtas. Especial atenção deve ser dada ao contato visual – que é realizado ao olhar para a câmera, e não a tela –, assim como ao tom de voz, expressão facial e silêncio intencional, que podem auxiliar na formação de vínculo e demonstração de empatia. Sempre que possível, o paciente deve ser incluído na reunião, ou consentir em sua realização. Quando houver esse contato, deve-se tomar o cuidado prévio de preparar os familiares para a visualização de seu ente querido em situação crítica. Assim como reuniões presenciais, as eletrônicas devem obedecer a um planejamento, porém, usualmente com objetivos reduzidos devido a restrições de tempo.[13]

REFERÊNCIAS BIBLIOGRÁFICAS

1. Powazki R, Walsh D, Hauser K, Davis MP. Communication in palliative medicine: a clinical review of family conferences. J Palliat Med. 2014;17(10):1167-77.
2. Virdun C, Luckett T, Lorenz K, Davidson PM, Phillips J. Dying in the hospital setting: A meta-synthesis identifying the elements of end-of-life care that patients and their families describe as being important. Palliat Med. 2017;31(7):587-601.
3. Stapleton RD, Engelberg RA, Wenrich MD, Goss CH, Curtis JR. Clinician statements and family satisfaction with family conferences in the intensive care unit. Crit Care Med. 2006;34(6):1679-85.
4. Azoulay E, Chevret S, Leleu G, Pochard F, Barboteu M, Adrie C, et al. Half the families of intensive care unit patients experience inadequate communication with physicians. Crit Care Med. 2000;28(8):3044-9.
5. Gay EB, Pronovost PJ, Bassett RD, Nelson JE. The intensive care unit family meeting: making it happen. J Crit Care. 2009;24(4):629.e1-12.
6. Lilly CM, De Meo DL, Sonna LA, Haley KJ, Massaro AF, Wallace RF, et al. An intensive communication intervention for the critically ill. Am J Med. 2000;109(6):469-75.
7. Ahrens T, Yancey V, Kollef M. Improving family communications at the end of life: implications for length of stay in the intensive care unit and resource use. Am J Crit Care. 2003;12(4):317-23; discussion 24.
8. Curtis JR, White DB. Practical guidance for evidence-based ICU family conferences. Chest. 2008;134(4):835-43.
9. Baran CN, Sanders JJ. Communication skills: delivering bad news, conducting a goals of care family meeting, and advance care planning. Prim Care. 2019 Sep;46(3):353-72.
10. Forte DN, Kawai F, Cohen C. A bioethical framework to guide the decision-making process in the care of seriously ill patients. BMC Med Ethics. 2018;19(1):78.
11. Kirchhoff KT, Song MK, Kehl K. Caring for the family of the critically ill patient. Crit Care Clin. 2004;20(3):453-66, ix-x.
12. Hsieh HF, Shannon SE, Curtis JR. Contradictions and communication strategies during end-of-life decision making in the intensive care unit. J Crit Care. 2006;21(4):294-304.
13. Flint L, Kotwal A. The new normal: key considerations for effective serious illness communication over video or telephone during the coronavirus disease 2019 (COVID-19) pandemic. Ann Intern Med. 2020.

27

O paciente potencial doador de órgãos e tecidos para transplante

Edvaldo Leal de Moraes
Leonardo Borges de Barros e Silva

INTRODUÇÃO

Na atualidade, a temática sobre doação e transplante encontra-se cada vez mais presente na vida de muitas famílias brasileiras, seja pela necessidade de decidir sobre o destino que darão aos órgãos e tecidos do parente falecido ou pela necessidade de um órgão para transplante. Essa modalidade terapêutica produz um impacto positivo, tanto na sobrevida como na qualidade de vida de pacientes com doença terminal do órgão. O profissional de saúde está inserido nesse contexto, seja por meio de sua atuação na otimização de órgãos e tecidos para a realização dos transplantes, seja como cidadão sujeito a experienciar a perda de um familiar.[1]

Nesse cenário, percebe-se que muitas famílias de potenciais doadores apresentam compreensão inadequada sobre a definição de morte encefálica (ME), pois ao acompanhar o ente querido com esse diagnóstico, mantido por aparelhos na unidade de terapia intensiva (UTI), os familiares ficam confusos em relação ao estado de saúde do parente. A condição do corpo quente e com o coração batendo contrasta com a ideia de que o indivíduo seja um corpo sem vida. No imaginário dos familiares, e mesmo de alguns profissionais que prestam assistência ao doador elegível em morte encefálica, de alguma forma, a pessoa ainda pode ser percebida como viva.

Assim, a família emerge como elemento central nesse processo; de um lado, ela é vista como o principal entrave à efetivação dos transplantes, de outro, ela é percebida como a vítima em todo o processo, acrescendo-se a dor da perda brusca e traumática e o grande estresse que representa a decisão de doar. Portanto, é de fundamental importância que os profissionais de saúde conheçam os aspectos técnicos, legais e éticos referentes à doação de órgãos e tecidos para transplantes de pacientes potenciais doadores.

A seguir serão feitas algumas considerações sobre os referidos aspectos no momento da identificação, notificação e diagnóstico de ME, no intuito de oferecer elementos norteadores aos profissionais de saúde que possibilitarão a relação de ajuda aos familiares do paciente potencial doador.

ASPECTOS TÉCNICOS, LEGAIS E ÉTICOS REFERENTES À IDENTIFICAÇÃO, NOTIFICAÇÃO E DIAGNÓSTICO DE MORTE ENCEFÁLICA DO PACIENTE POTENCIAL DOADOR DE ÓRGÃOS PARA TRANSPLANTE

Antes do diagnóstico de ME ser confirmado, muitos pacientes apresentam-se na condição de "morte encefálica iminente" e podem evoluir para o quadro de possível doador de órgãos. Essa situação deve ser claramente definida e reconhecida na UTI e emergência, sendo importante enfatizar que o paciente nesse estado não está morto e deve ter todos os cuidados intensivos mantidos e garantidos até que se confirme o quadro de irreversibilidade.[2]

Portanto, a nomenclatura recomendada pela Organização Mundial da Saúde (OMS) e pela The Transplantation Society (TTS) é a seguinte:[3]

- Possível doador: paciente que apresenta lesão encefálica grave e necessita de ventilação mecânica.
- Potencial doador: um paciente é considerado potencial doador a partir do momento que se inicia o protocolo de morte encefálica.
- Elegível para a doação: quando se confirma o diagnóstico de morte encefálica e não há contraindicação, conhecida previamente, para a doação.
- Doador efetivo: quando se inicia a cirurgia para a remoção dos órgãos.
- Doador com órgãos transplantados: quando pelo menos um dos órgãos explantados é transplantado.

Uma vez identificado o paciente (possível doador) que apresente coma não perceptivo, ausência de reatividade supraespinal e apneia persistente, iniciam-se os procedimentos adequados (técnicos e protocolares) que confirmarão o diagnóstico de ME.[4-5]

Diante dessa situação, a equipe médica deve esclarecer aos familiares do paciente sobre os procedimentos que irão confirmar essa condição, objetivando oferecer subsídios que os auxiliem na compreensão do diagnóstico, além de proporcionar tempo para a reflexão e aceitação da morte do parente. Além desse cuidado, que é de extrema importância, caso a família do paciente solicite, será admitida a presença de médico de sua confiança no ato do diagnóstico de ME.[4,6]

No Brasil, o diagnóstico de morte encefálica é confirmado por meio de dois exames clínicos e um exame complementar, conforme determinam o Decreto n. 9.175/2017 e a Resolução do Conselho Federal de Medicina (CFM) n. 2.173 de 2017. Os médicos capacitados podem realizar os exames neurológicos para a determinação da ME.[6-7]

A ME nem sempre é compreendida pela população, que tem dificuldade para reconhecer que uma pessoa que apresenta batimentos cardíacos e está quente possa estar morta. O desconhecimento e a não aceitação dessa condição são compreensíveis, uma vez que, culturalmente, a morte é definida como a parada de todas as funções do corpo.[1-5]

O conceito de ME encontra resistência não só na população, mas também entre os profissionais de saúde que prestam assistência ao doador falecido, e representa um obstáculo na aceitação da doação dos órgãos por uma boa parte das famílias. Entender e aceitar a ME como morte, por parte de profissionais de saúde e população, é fundamental para o processo de doação.[8]

Nesse cenário, é preciso ressaltar o relevante papel dos profissionais que atuam em UTI e emergência no tocante à comunicação em situações críticas. A comunicação do diagnóstico de ME aos familiares do doador elegível é crucial, para que eles compreendam que morte encefálica é morte.[9]

Portanto, é imprescindível que os familiares compreendam esse conceito e aceitem que a pessoa morreu. Sendo assim, a habilidade do médico em comunicação é ponto-chave para garantir a clareza e a objetividade da informação transmitida a essas famílias.[9]

Segundo a Resolução do CFM n. 2.173/2017, o papel da equipe assistente é de comunicar de forma clara, objetiva e inequívoca sobre o quadro clínico e a sua gravidade, sobre o significado da ME e como será o processo para determiná-la, além de expor os resultados obtidos em cada etapa do processo. Isto é, a equipe assistente deverá focar no cuidado do paciente, no acolhimento familiar e na comunicação prognóstica e sobre a ME. O número de conferências familiares dependerá das demandas familiares. Na Figura 1 sugerimos alguns aspectos particulares de cada fase do paciente potencial doador na tentativa de fazer da comunicação um processo progressivo que ofereça à família as ferramentas necessárias para o processo de adaptação.

Cada vez mais, os profissionais de saúde estão preparados tecnicamente para cuidar e curar as patologias mais graves. Entretanto, poucos médicos e enfermeiros foram preparados para algo que faz parte de seu cotidiano de trabalho: a comunicação de más notícias e a relação de ajuda oferecida aos familiares do doador falecido no início do luto. Durante o período inicial de choque, a família sente-se desorientada, impotente e vulnerável. Nesse momento, o profissional de saúde

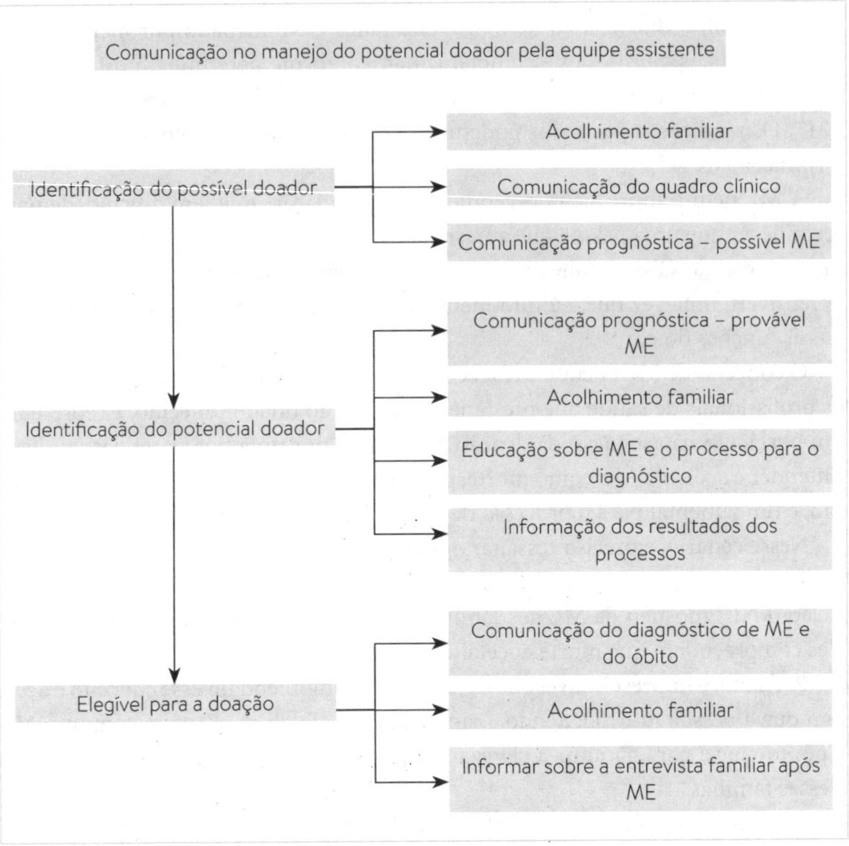

Figura 1 Sugestão de comunicação no paciente possível doador e nas etapas subsequentes no diagnóstico de morte encefálica (ME) para a equipe assistencial.

pode ser de grande ajuda aos familiares se for capaz de reconhecer e manejar as possíveis respostas diante do luto.[10]

As considerações apresentadas anteriormente são importantes no momento de comunicar a ME e têm como meta preparar os familiares do doador para que o coordenador intra-hospitalar de transplante possa realizar a entrevista familiar.

ENTREVISTA FAMILIAR PARA POSSIBILITAR A DOAÇÃO DE ÓRGÃOS E TECIDOS PARA TRANSPLANTE

A entrevista familiar é definida como uma reunião entre os familiares do doador de órgãos e um ou mais profissionais da equipe de doação ou outro profissional treinado, a fim de possibilitar o consentimento da família do doador falecido.[11-12]

Além disso, essa etapa tem por objetivo esclarecer dúvidas sobre o processo de doação de órgãos e tecidos para transplante e proporcionar aos familiares do doador elegível em ME uma tomada de decisão com autonomia.

No território brasileiro, a família do doador é quem autoriza a doação dos órgãos e tecidos para transplante. O Decreto n. 9.175 de 2017 definiu o consentimento livre e esclarecido como forma de manifestação à doação. A autorização deverá ser do cônjuge, do companheiro ou de parente consanguíneo, maior de idade e juridicamente capaz, na linha reta ou colateral, até o segundo grau, e firmada em documento subscrito por duas testemunhas presentes à verificação da morte.[6]

Apresentar a possibilidade da doação dos órgãos a um familiar que acabou de perder um ente querido é um ato que requer preparo por parte dos profissionais de saúde. O encontro deve ser realizado em um local privativo e apropriado, longe da presença do doador e com todo o conforto possível, onde a família sinta-se segura e acolhida. É também uma das etapas de maior complexidade no processo de doação de órgãos e tecidos para transplante, pois envolve aspectos técnicos, éticos, legais e emocionais. É a oportunidade que o coordenador intra-hospitalar de transplante tem para elucidar dúvidas, compartilhar sentimentos e viabilizar o processo de doação.[13]

Vale lembrar que o papel do coordenador intra-hospitalar de transplante não é convencer a família, mas sim esclarecer sobre a possibilidade da doação, além de oferecer apoio e conforto diante da perda. A doação não deve adicionar mais sofrimento aos familiares que estão vivenciando a trágica situação de perder um ente querido. Cada família reage de forma diferente diante da perda e solicita tempos diferentes para a tomada de decisão sobre a doação dos órgãos e tecidos do familiar falecido. Respeitar o tempo da família também faz parte do trabalho desses profissionais.[1]

Para que a entrevista seja conduzida de forma adequada, faz-se necessário que o entrevistador siga um roteiro norteador, como o modelo apresentado no Quadro 1.[13]

Dessa forma, pode-se afirmar que a entrevista é o momento oportuno que o coordenador intra-hospitalar de transplante possui para ajudar os familiares do doador na escolha do caminho perante a ME, possibilitar a reflexão familiar sobre a vontade do falecido manifestada em vida e esclarecer dúvidas sobre o processo de doação e transplante.

CONSIDERAÇÕES FINAIS

A escassez de órgãos para transplante justifica as iniciativas que têm como meta primordial estimular a doação. Os transplantes objetivam salvar ou melhorar a qualidade de vida de muitos pacientes com falência terminal do órgão. Para que isso seja uma realidade, é imprescindível que os profissionais de saúde ofereçam

Quadro 1 Roteiro para viabilizar a entrevista familiar

Quando realizar a entrevista?
Após a confirmação do diagnóstico de morte encefálica, avaliação do doador falecido e avaliação das condições emocionais da família.
Onde realizar a entrevista?
Em um local privativo e tranquilo com todo o conforto possível. Preferencialmente fora da UTI, emergência e recepção.
Quem deve realizar a entrevista?
O coordenador intra-hospitalar de transplante da Organização de Procura de Órgãos (OPO) ou da Comissão Intra-hospitalar de Doação de Órgãos e Tecidos para Transplante (CIHDOTT).
Quem deve participar da entrevista?
A entrevista familiar para possibilitar a doação de órgãos e tecidos para transplante deverá ser feita com a presença do cônjuge, companheiro, parente de primeiro ou de segundo grau do doador elegível em morte encefálica.
Como realizar a entrevista?
O médico do paciente deverá fornecer as informações e esclarecer as dúvidas sobre a evolução do tratamento e estado atual, incluindo o diagnóstico de morte encefálica.
Tratar o tema da doação de maneira simples.
Conhecer as condições do doador elegível em morte encefálica e as circunstâncias que cercaram a sua morte.
Informar-se sobre as condições emocionais da família.
Conhecer o que o médico do doador elegível em morte encefálica disse à família e o que ela compreendeu.
A família deve entender que morte encefálica é morte.
Não dizer o que eles devem fazer.
Não esperar que a família tenha reações lógicas, ou seja, objetivas.
A família necessita de tempo para aceitar a perda e para considerar a opção de doação.
Fornecer à família atendimento humanizado e diferenciado.
Estabelecer formas de contato entre a família e a OPO e vice-versa.
Não deixar de estar por perto após a entrevista sobre doação.
Ser honesto e não prometer o que não se pode cumprir.
Permitir que a família permaneça o maior tempo possível com seu ente querido.
Aceitar e apoiar a decisão da família.
Não ter medo de demonstrar suas emoções.

aos familiares do paciente potencial doador a oportunidade de conhecer e decidir em relação ao destino que darão aos órgãos e tecidos do ente querido.

É importante ressaltar que, no processo de doação, possivelmente os aspectos mais importantes não estejam relacionados apenas à efetivação da doação, mas também aos que conduzem a família a um caminho que possibilite mobilizar mecanismos de enfrentamento e superação do sofrimento, seja por meio da autorização da doação, ou da negação do consentimento familiar.

A família é o elemento principal e a transparência desse processo só ocorre quando os familiares são devidamente esclarecidos sobre o quadro do ente querido, pois a falta de esclarecimento é percebida como uma condição que gera dúvida, angústia, dor, medo e desespero. A equipe deve oferecer apoio aos familiares do falecido, independentemente da decisão tomada em relação à doação. A postura ética e o respeito diante do sofrimento da família são deveres do profissional de saúde que presta assistência ao doador elegível em ME.

Além disso, é essencial a implementação de programas de educação permanente direcionados aos profissionais da saúde quanto ao processo de doação e às implicações decorrentes do desconhecimento desse processo.

REFERÊNCIAS BIBLIOGRÁFICAS

1. Moraes EL, Santos MJ, Merighi MAB, Massarollo MCKB. Experience of nurses in the process of donation of organs and tissues for transplant. Rev Latino-Am Enfermagem. 2014;22(2):226-33.
2. Groot YJ, Jansen NE, Bakker J, Kuiper MA, Aerdts S, Maas AIR, et al. Imminent brain death: point of departure for potencial heart-beating organ donor recognition. Intensive Care Med. 2010;36:1488-94.
3. Domínguez-Gil B, Delmonico FL, Shaheen FAM, Matesanz R, O'Connor K. Minina M, et al. The critical pathway for deceased donation: reportable uniformity in the approach to deceased donation. Transplant International. 2011;24:373-8.
4. Moraes EL, Massarollo MCKB. Family refusal to donate organs and tissue for transplantation. Rev Latino-Am Enfermagem. 2008;16(3):458-64.
5. Moraes EL, Massarollo MCKB. Recusa de doação de órgãos e tecidos para transplante relatados por familiares de potenciais doadores. Acta Paul Enferm. 2009;22(2):131-5.
6. Brasil. Decreto n. 9.175, de 18 de outubro de 2017. Regulamenta a Lei n. 9.434, de 4 de fevereiro de 1997, para tratar da disposição de órgãos, tecidos, células e partes do corpo humano para fins de transplante e tratamento. Brasília: Diário Oficial da União; 19 out. 2017.
7. Conselho Federal de Medicina (CFM). Resolução n. 2.173, de 23 de novembro de 2017. Define os critérios do diagnóstico de morte encefálica. Brasília: Diário Oficial da União; 15 dez. 2017. Seção I, p.274-6.
8. Lago PM, Piva J, Garcia PC, Troster E, Bousso A, Sarno MO, et al. Morte encefálica: condutas médicas adotadas em sete unidades de tratamento intensivo pediátrico brasileiras. J Pediatr. 2007;83(2):133-9.
9. Santos MJ, Moraes EL, Massarollo MCKB. Comunicação de más notícias: dilemas éticos frente à situação de morte encefálica. O Mundo da Saúde. 2012;36(1):34-40.
10. Díaz FG. Comunicando malas noticias en medicina: recomendaciones para hacer de la necesidad virtud. Med Intensiva. 2006;30(9):452-9.

11. Santos MJ, Massarollo MCKB. Fatores que facilitam e dificultam a entrevista familiar no processo de doação de órgãos e tecidos para transplante. Act Paul Enferm. 2011;24(4):472-8.
12. Santos MJ, Massarollo MCKB, Moraes EL. Entrevista familiar no processo de doação de órgãos e tecidos para transplante. Act Paul Enferm. 2012;25(5):788-94.
13. Moraes EL, Santos MJ, Silva LBB, Pilan LASL, Lima EAA, Santana AC, et al. Family interview to enable donation of organs for transplantation: evidence-based practice. Transplant Proc. 2018;50(3):705-10.

28
Comunicação de óbito

Ionara de Medeiros
Glauco Cabral Marinho Plens

Um homem de 42 anos, hígido, operário em construção civil, é levado à sala de emergência por insuficiência respiratória aguda, febre, icterícia e disfunção renal, compatíveis com o diagnóstico de leptospirose em forma íctero-hemorrágica. Os sintomas haviam começado há 5 dias. É submetido a intubação orotraqueal por hipoxemia refratária; entretanto, o paciente apresenta hemorragia alveolar com hemoptise, parada cardiorrespiratória e evolui a óbito apesar de reanimação cardiopulmonar prolongada.
A esposa aguarda na sala de espera por notícias do marido.

CESSAR ESFORÇOS

A comunicação da morte de um paciente é uma das tarefas mais difíceis dentro da profissão médica, assumindo peculiaridades dentro do pronto-socorro potencializadoras de sofrimento. Frequentemente, a família guarda recordações deste dia por anos, e a maneira como é feita pode ter impacto profundo no luto e na saúde dos familiares. Estudos prévios demonstram incidência aumentada de transtorno de estresse pós-traumático e doenças cardiovasculares após notícia de morte súbita (suicídio, trauma automobilístico, arritmias) de um familiar.[1,3]

A esposa do paciente que aguarda na sala de espera, dentre as muitas angústias, frequentemente não considera a morte de seu amado como uma possibilidade. Trazê-la para essa realidade em poucos minutos é o que caracteriza o peso do súbito. Nesse cenário do pronto-socorro, o tempo restrito define a própria relação médico-familiar; o emergencista raras vezes possui algum vínculo e depende desse contato único para estabelecer confiança. Além disso, a comunicação com os familiares é frequentemente permeada pela urgência das condutas dos demais pacientes, característica que aumenta a ansiedade do médico e dificulta ter empatia com o processo de compreensão do evento.[5]

Por outro lado, o avanço significativo das tecnologias médicas permitiu que atualmente a complexidade das terapias de suporte ofertadas aumentasse significativamente a sobrevida destes pacientes. Entretanto, isso leva também a um aumento significativo no risco da prática de distanásia e o reconhecimento da fronteira entre uma terapêutica adequada e um tratamento obstinado é complexo. Um aspecto, no entanto, é indiscutível: a participação do paciente e da família nos processos de tomada de decisão acarreta menor sofrimento a todas as partes envolvidas no cuidado, especialmente quando se trata de pacientes em fim de vida.

Assim, em pacientes que se encontram em unidades de terapia intensiva a construção precoce de vínculo através de reuniões familiares e o fortalecimento contínuo de confiança entre as partes permite que a entrega de más notícias saia do local do súbito ou inesperado. Essa trajetória de cuidado que a família atravessa tem o potencial de reduzir ansiedade, depressão e transtorno de estresse pós-traumático pela perda de uma pessoa amada.

"PRECISAMOS AVISAR A FAMÍLIA": PREPARAÇÃO PARA DAR A NOTÍCIA

No departamento de emergência, a equipe envolvida na comunicação da morte passa por uma difícil transição em que seus esforços, antes destinados a evitar o desfecho de óbito na sala de emergência, agora devem ser redirecionados para comunicá-lo de modo que traga conforto à família. Essas duas tarefas são extremamente diferentes em natureza, e é importante que os envolvidos na comunicação tomem alguns minutos para se preparar e para permitirem essa transição antes da reunião com a esposa.

É fundamental que a equipe revise os dados do caso, organize de forma cronológica os acontecimentos e busque o máximo de informações à disposição sobre quem era o paciente e quem é a esposa que aguarda notícias sobre ele. Essa etapa de organizar as informações ajuda a transmitir a notícia de modo mais eficaz à família e a tornar a comunicação mais pessoal. Por exemplo, é importante se referir à pessoa pelo nome, e evitar o uso de termos genéricos como "paciente" para designá-lo.[1,2,6]

Depois de alinhadas as informações, a equipe deve buscar um local adequado para a reunião com a esposa do paciente. É importante conversar em um ambiente reservado, em que a esposa tenha espaço seguro para demonstrar seus sentimentos e expressar suas reações à notícia do óbito. O local escolhido deve permitir que a conversa se dê com todos os participantes sentados, inclusive o médico. Estar de pé pode passar a impressão de pressa.[7]

Sempre que possível, esteja acompanhado de uma equipe multiprofissional para a comunicação de óbito, com profissionais da equipe de enfermagem e da assistência social, para auxiliar na comunicação e para acolher melhor os familiares; frequentemente são eles os responsáveis por iniciar os trâmites burocráticos da alta óbito.

"SEU ESPOSO ESTÁ MORTO." COMUNICANDO O MAIS DIFÍCIL

Ao iniciar a reunião, a equipe deve se apresentar à esposa, e em casos com mais familiares presentes, a todos que estão ali. Após essa apresentação, a equipe deve solicitar à esposa que dê sua impressão sobre o que aconteceu com o paciente. Isso é importante para que sejam compreendidas as expectativas, angústias e pensamentos da esposa até aquele momento. Entender onde está o sofrimento da família não tornará a notícia menos difícil, mas pode ajudar a adequar melhor a forma de comunicá-la.[3,5,6]

Na UTI esta etapa pode ser menos rigorosa, caso a equipe e a família já tenham um vínculo de confiança estabelecido e a notícia do óbito já seja um desfecho esperado. Entretanto, é fundamental garantir que todos os presentes conheçam a equipe e se sintam acolhidos. Iniciar o encontro com frases como "Nós temos conversado bastante ultimamente. Como você está se sentindo hoje?" pode dar abertura para que o familiar traga à tona seus medos e expectativas para aquele momento.

O médico então deve contar à esposa, de modo gradual, os acontecimentos durante o atendimento ao paciente. É importante usar linguagem simples, sem terminologia técnica, e relatar apenas o fundamental para que a esposa compreenda o ocorrido com informações que possam ajudá-la a lidar com o luto. Um dado importante que pode ajudar os familiares a ter um processo de luto menos árduo é o bom controle de sintomas do paciente nos momentos antes da morte – ausência de dor, por exemplo.

Antes de dar a notícia do óbito, pode ser adequado dar alertas, utilizando frases como "é difícil dizer isto à senhora, mas..." ou "gostaríamos que fosse diferente, mas...". Especialmente em casos como o descrito, em que a morte é um desfecho inesperado e súbito, a comunicação gradual com alertas oferece maior tempo para a família receber a notícia.

Ainda que gradual, faz-se necessário o fechamento da notícia de forma direta e sem eufemismo. Termos vagos podem gerar interpretações sobre o estado atual do paciente e aumentar o desconforto da comunicação. Atente-se para sua linguagem não verbal, mantenha contato visual e saiba que não há fraseamento fácil: é necessário usar os termos morte/falecimento.[2,6,7]

O luto da esposa do caso relatado começará quando ela receber a notícia da morte. Portanto, é importante que a equipe de saúde dê espaço para que a família expresse suas emoções. Para isso, faz-se necessário o silêncio. Imediatamente após receber uma notícia difícil como essa, a esposa provavelmente não será capaz de receber nenhuma informação adicional, e necessitará de tempo e espaço para expressar suas angústias. Nesse momento, após as primeiras reações da família, expressar compaixão sincera pode contribuir para o acolhimento dos familiares, por meio de palavras ou mesmo de um toque gentil, se adequado.[1,6]

Em pacientes que já se encontram internados em unidades críticas e já estão em cuidados de fim de vida, o luto da família pode já estar sendo construído. Isso, entretanto, não diminui a necessidade de atenção e acolhimento no momento do óbito.

A primeira reação de uma família à notícia de óbito pode ser extremamente variável. Alguns familiares podem expressar tristeza, atordoamento, choque, enquanto outros podem reagir inicialmente com raiva, culpa e acusações à equipe. Neste último caso, os profissionais não devem assumir postura defensiva. Manter uma postura calma e atenciosa, além de validar o sofrimento dos familiares e buscar mitigar qualquer sensação de culpa que possa existir, ajuda a família a lidar melhor com sua perda na maioria dos casos.[6]

"FIZEMOS TUDO QUE ERA POSSÍVEL" – ALÉM DA SALA DE ESPERA

Será que a esposa poderia ter participado em algum momento do atendimento?

Ainda é controverso, mas a presença da família na sala de emergência durante ressuscitação cardiopulmonar poderia ter facilitado a comunicação do óbito. É justo imaginar que durante os momentos iniciais, para o estabelecimento de medidas de suporte, não haveria tempo para essa conduta, no entanto, uma vez estabelecidas as manobras de ressuscitação, comunicar a família e convidar para assistir talvez seja a melhor maneira de demonstrar e poupar o clichê "fizemos tudo que era possível".

Além de conter a suspeita sobre os esforços de ressuscitação a portas fechadas e as expectativas irrealistas de tais esforços, a presença do membro da família pode oferecer a oportunidade de um último adeus e ajudar essa pessoa a entender a realidade da morte, na esperança de que o processo de luto não seja prolongado ou complicado por luto patológico ou transtorno de estresse pós-traumático (TEPT).[3,4]

A presença do familiar deve ser feita de forma segura em todos os cenários. É importante que um profissional da equipe esteja dedicado a este familiar, explicando os procedimentos que estão sendo realizados e prestando auxílio caso necessário.

As vantagens e desvantagens de ter um familiar presente durante os esforços de ressuscitação têm sido discutidas desde que foi proposta em 1987. Mais recentemente, em 2013, um grande estudo randomizado, multicêntrico e controlado concluiu que tal presença é associada a resultados positivos em variáveis psicológicas e não interferiu nos esforços médicos, nem aumentou o estresse na equipe de saúde ou resultou em conflitos médico-legais.[4]

ANDAMENTOS PRÁTICOS - DECLARAÇÃO DE ÓBITO

Na caso descrito no começo do capítulo, os achados clínicos floridos e um tempo de assistência mínimo possibilitaram levantar a hipótese de leptospirose. No entanto, frequentemente pacientes graves chegam ao departamento de emergência e evoluem a óbito sem que um diagnóstico de *causa mortis* possa ser estabelecido, gerando questões sobre o encaminhamento do corpo e realização da declaração de óbito.

De modo sumário, deve-se procurar por sinais de causa externa, perante os quais a necrópsia é um procedimento obrigatório e o corpo deve ser encaminhado ao Instituto Médico-Legal (IML). Diante de uma morte natural, quando não se consegue estabelecer um diagnóstico, a declaração pode ser emitida pelo Serviço de Verificação de Óbito (SVO), no entanto, é necessário o consentimento da família. A autorização da família já foi mérito de discussão no Conselho Federal de Medicina (CFM), tendo pareceres contraditórios, no entanto, o último do Conselho Regional de Medicina do Estado de São Paulo (CREMESP) sugere que a autorização da família seria a medida mais prudente. Em um cenário de recusa de encaminhamento ao SVO, o plantonista poderá escrever "paciente sem sinais externos de violência. Causa não determinada".[7]

É indispensável que toda a equipe conheça o fluxo do seu serviço após o óbito, pois, inevitavelmente, o familiar, ao processar a notícia, questionará os profissionais sobre o que ainda precisa ser feito. Além de orientar minimamente os próximos passos com o serviço social, se possível, ofereça a possibilidade de ver o morto, e nesse momento, policie-se para não utilizar o termo "ver o corpo"; de preferência, use o nome do paciente.

FAMILIARES SÃO SOBREVIVENTES

Quando se trata de morte súbita, a literatura médica nomeia os familiares como sobreviventes. É importante observar que mesmo quando se trata de pacientes com doenças crônicas e em cuidados paliativos, um evento inesperado ou precoce pode caracterizar morte súbita.[8] É preciso reconhecer a perda de um ente querido como um fator causal de vários transtornos. Como dito, esses familiares estão propensos a se tornarem pacientes ao desenvolverem TEPT ou agudizarem suas condições crônicas.[3,5]

É a perda em si a responsável por tanto dano; reconhecer seu impacto é uma forma dos profissionais de saúde aumentarem a empatia em criar uma comunicação capaz de mitigar o sofrimento.

REFERÊNCIAS BIBLIOGRÁFICAS

1. Bogle AM, Go S. Breaking bad (news) death-telling in the emergency department. Mo Med. 2015;112(1):12-6.
2. Edlich RF, Kübler-Ross E. On death and dying in the emergency department. J Emerg Med. 1992;10(2):225-9.
3. Kaltman S, Bonanno GA. Trauma and bereavement: examining the impact of sudden and violent deaths. J Anxiety Disord. 2003;17(2):131-47.
4. Jabre P, Belpomme V, Azoulay E, et al. Family presence during cardiopulmonary resuscitation. N Engl J Med. 2013;368:1008-18.
5. Iserson KV. Notifying survivors about sudden, unexpected deaths. West J Med. 2000;173(4):261-5.
6. Edlich RF, Kübler-Ross E. On death and dying in the emergency department. J Emerg Med. 1992;10:225-9.
7. Laurenti R, MHPM. Atestado de óbito: aspectos médicos, estatísticos, éticos e jurídicos. São Paulo: Conselho Regional de Medicina do Estado de São Paulo; 2015.
8. Hui D. Unexpected death in palliative care: what to expect when you are not expecting. Curr Opin Support Palliat Care. 2015 Dec;9(4):369-74.

29

O melhor cenário é aceitável? Acessando valores

Arabella Claudine Soares de Freitas
Rodrigo Lima dos Santos

INTRODUÇÃO

Segundo a ética principialista, a assistência à saúde deve ser norteada por quatro normas: respeito pela autonomia, não maleficência, beneficência e justiça.[1] Na prática clínica, devemos aplicar tais princípios aos casos reais, utilizando métodos deliberativos, que envolvem três momentos – fatos (juízos descritivos), valores (juízos valorativos) e deveres (obrigação moral).[2] Logo, é necessário aos profissionais de saúde saber integrar o entendimento biomédico da situação (fatos) às preferências individuais (valores), sendo tais preferências subjetivas, complexas e dinâmicas.

Para ilustrar as dinâmicas relativas à integração dos valores à assistência à saúde, vamos utilizar um caso clínico hipotético.

> Jorge, 67 anos, portador de adenocarcinoma de pulmão com metástases ósseas, 4 internações nos últimos 6 meses por tromboembolismo e infecções, em piora progressiva da funcionalidade (há duas semanas em PPS 40%) e sem perspectiva atual de tratamento modificador de doença. Trazido ao departamento de emergência por queda do estado geral, investigação revela hipercalcemia da malignidade. Após uma semana, apesar do uso de calcitonina e ácido zoledrônico, Jorge mantém hipercalcemia grave, evoluindo com progressivo rebaixamento do nível de consciência e hipoxemia. Maria, esposa e principal cuidadora, diz que o médico do plantão noturno perguntou se gostaria que intubassem Sr. Jorge. Achou estranha tal pergunta e diz, enfaticamente, que quer "que façam tudo por ele".

DEFINIÇÃO TÉCNICA DE PERSPECTIVAS DE EVOLUÇÃO: PREMISSA PARA O ACESSO AOS VALORES

Antes de acessar os valores do paciente e/ou familiares com objetivo de tomada de decisão compartilhada, é importante definir do ponto de vista técnico quais condutas são indicadas, contextualizadas ao caso particular de cada paciente. Torna-se imperativo, como passo inicial, avaliar as potenciais intervenções e ponderar os desfechos mais prováveis, para então classificá-las quanto à indicação terapêutica.

No contexto de medicina de emergência e terapia intensiva, é frequente o uso de medidas invasivas de suporte à vida em cenários que podem parecer inadequados ou mesmo fúteis. A literatura apresenta conceitos claros sobre futilidade,[3] sendo que essa discussão tem seu marco histórico em publicação de 1988,[4] que distingue as intervenções que não podem atingir o objetivo fisiológico (intervenção fútil) – juízo descritivo, do campo dos fatos, focado no aspecto biomédico – das intervenções que têm baixa probabilidade de atingir o desfecho biológico ou não cumprem os objetivos de cuidado em cada caso (intervenção potencialmente inapropriada) – juízo valorativo, do campo dos valores, focado na subjetividade dos indivíduos.

Desde então, o debate sobre situações de conflito moral (disputas entre equipe e pacientes/procuradores de saúde em relação à indicação de procedimentos) tem crescido e diversas sociedades internacionais já se posicionaram, trazendo definições diferentes de futilidade.[5] A classificação da Tabela 1 busca classificar os diferentes tipos de intervenções terapêuticas segundo essa ótica.

Tabela 1 Classificação de intervenções em cenários de conflito moral

Classificação	Definição	Exemplo
Intervenções fúteis	Situações raras em que uma intervenção não pode atingir o objetivo fisiológico	Realizar ressuscitação cardiopulmonar em paciente com rotura de ventrículo esquerdo
Intervenções proscritas	Tratamentos proibidos por leis, precedentes jurídicos ou resoluções específicas	Admitir paciente em UTI e iniciar dobutamina apenas para garantir melhor posição em lista de transplante

(continua)

Tabela 1 Classificação de intervenções em cenários de conflito moral *(continuação)*

Classificação	Definição	Exemplo
Intervenções discricionárias	Tratamentos que podem não ser oferecidos conforme definido por leis, precedentes jurídicos ou resoluções específicas	Alguns países têm leis que permitem a limitação ou retirada de medidas de prolongamento artificial de vida em estado vegetativo persistente, independentemente da opinião de familiares. Obs.: no Brasil, até o momento, não existe nenhuma legislação vigente nesse sentido
Intervenções potencialmente inapropriadas	Tratamentos que têm alguma chance de atingir o objetivo procurado pelo paciente, porém os médicos acreditam que outras considerações éticas justificam a não realização	Passagem de sonda nasoenteral em paciente com demência avançada ou realização de ressuscitação cardiopulmonar em paciente com câncer avançado, em cuidados de hospice

Adaptada de Cherny et al.[5]

Antes de acessar os valores do paciente, é necessário definir quais intervenções são biologicamente fúteis, quais são proscritas ou discricionárias e quais são potencialmente inapropriadas. Então, avaliamos se o paciente tem capacidade de exercer sua autonomia e entendemos quais são os objetivos de cuidado, para construir em conjunto um plano de cuidado individualizado.

Considerando o caso de Jorge, entendemos que ele tem uma doença avançada, incurável e progressiva, com alguns marcadores de fase de terminalidade. Levando em conta o diagnóstico de hipercalcemia da malignidade, sem possibilidade de terapia modificadora de doença, entendemos que ele se encontra em fase final de vida, com prognóstico estimado em semanas. Logo, medidas invasivas de suporte avançado de vida podem não beneficiar o paciente. Porém, não é possível afirmar que intubação orotraqueal e ventilação mecânica não poderiam atingir o objetivo fisiológico (proteger via aérea e melhorar trocas gasosas), ficando definidas como "potencialmente inapropriadas".

PROTAGONISMO DO PACIENTE: DESAFIOS PARA OBTENÇÃO DOS VALORES

Ao se propor um plano de cuidados centrado no paciente é imperativa a busca por conhecê-lo como indivíduo, explorar o que qualidade de vida significa para ele e acessar quaisquer preferências de cuidados previamente declaradas. Alguns objetivos comuns são passar tempo com a família, manter a independência enquanto se envolve nas atividades da vida diária, voltar para casa ou viver o maior tempo possível.

Dessa maneira, propomos a organização didática das independências individuais do ser humano em quatro condições (diagrama dos 4Cs), fomentando uma escuta ativa direcionada, a fim de obter de maneira tempo-efetiva informações que impactem de maneira relevante no planejamento de cuidados.

Entretanto, não basta obter de maneira livre as informações referentes aos 4Cs. É necessário guiar a reflexão do interlocutor (paciente ou procurador de saúde) a fim de qualificar a importância proporcional entre as quatro condições, pontuando os valores que primariamente devem ser protegidos, especialmente em situações de piora funcional temporária ou permanente, em que não seja possível garantir todas elas.

Exemplo: paciente com doença do neurônio motor diagnosticada há 6 meses, evoluindo com tetraparesia flácida e mobilidade atual confinada à cadeira de rodas. Apresenta também disfagia progressiva nos últimos 2 meses, com aceitação de dieta pastosa, evoluindo com sarcopenia e dispneia aos esforços habituais por fraqueza muscular. Declínio funcional mais significativo no último mês, após 2 internações por sepse de foco pulmonar, em que precisou de suporte ventilatório não invasivo. Chega ao setor de emergência lúcida, em insuficiência respiratória tipo I e II por sepse de foco pulmonar superajuntada à hipoventilação pela sarcopenia. Seu desafio é traçar o planejamento de cuidados avançados deliberando com base nos fatos e valores.

Contexto A – Mulher analfabeta e do lar, tem como principais realizações a criação dos filhos e a manutenção de um lar acolhedor, preparando o ambiente e cozinhando para a família.

Avaliação dos 4Cs:

CORPO – independência para autocuidado, tolerando pequenas ajudas para se vestir, mas não desejando ter sua vida prolongada se acamada.

COGNIÇÃO – manter capacidade de vocalização e linguagem para ter conversas costumeiras com os filhos e expressar o que deseja em escolhas simples.

CIVIL – não se importaria com total dependência para gestão de bens e perda da capacidade de votar.

Corpo

- Independência para ABVD parcial ou plena (avaliar nuances de preferência; p. ex.: Não me importo que me deem comida na boca, mas jamais gostaria de usar fraldas)
- Independência para AIVD parcial ou plena
- Não se importaria de ter dependência completa se outro valor mais importante estivesse preservado

Cognição

- Linguagem preservada com independência plena para interlocução verbal
- Linguagem preservada com independência para interlocução verbal adaptada através de dispositivo fonatório, leitura labial, complementada com mímica ou escrita
- Linguagem preservada com independência para interlocução não verbal, gestos mínimos ou inteligência artificial

Civil

- Independência completa para gestão financeira e de bens e/ou
- Independência completa para votar
- Independência civil plena (participar da deliberação sobre aceite ou recusa de tratamentos ou intervenções sobre seu próprio corpo)
- Ex.: solicitação de eutanásia ou suicídio assistido; requerimento de sedação profunda e prolongada para abreviação da consciência; solicitação de instalação de medidas artificiais prolongadoras das funções biológicas, mesmo que não sejam ponte para reabilitação funcional, interpretando como prolongamento do processo de sofrimento como caminho para redenção e transcendência

Comer

- Manter alimentação via oral exclusiva como fonte de prazer independente de metas nutricionais ou risco de broncoaspiração
- Manter nutrição artificial exclusiva, para aumento de sobrevida mesmo que não seja ponte para reabilitação física
- Manter nutrição artificial exclusiva, para aumento de sobrevida desde que seja ponte para reabilitação física parcial
- Manter nutrição artificial para aumento de sobrevida desde que associada a estímulo gustativo mínimo

Figura 1 Diagrama dos 4Cs. ABVD: atividades básicas da vida diária; AIVD: atividades instrumentais da vida diária.

COMER – manter apenas ingesta oral, mesmo que adaptada, com sabores que remetem boas lembranças dos almoços em família, independentemente do volume ingerido, valor nutricional ou do risco de broncoaspiração.

Plano de cuidado – indicado protocolo de sepse, suporte com VNI em cenário de enfermaria, proximidade com familiares, controle de dispneia com opioide, cuidados com a boca e retorno de dieta assistida; estímulo gustativo por via oral precoce se melhora do desconforto respiratório. Em caso de ausência de resposta ou piora clínica, considerando que a paciente não desejaria prolongar a vida em uma situação em que estivesse completamente acamada, instituir cuidados de fim de vida, considerando que o melhor cenário – ter a vida prolongada por ventilação artificial por tempo indefinido – é inaceitável para a paciente.

Contexto B – Mulher solteira, sem filhos, possui pós-doutorado em física quântica, tem como principal realização o trabalho como pesquisadora e professora acadêmica, atividades que ainda exerce de maneira plena em casa, com auxílio de inteligência artificial. Indicada ao prêmio Nobel com resultado previsto para o próximo mês.

Avaliação dos 4Cs:

CORPO – toleraria dependência completa para autocuidado, se mantivesse capacidade de raciocínio preservada para exercício do seu trabalho através de inteligência artificial.

COGNIÇÃO – manter capacidade de comunicação mesmo que não verbal.

CIVIL – manter capacidade plena para atividades de vida civil.

COMER – toleraria uma vida em jejum oral completo, com nutrição artificial a fim de manter sua capacidade de raciocínio preservada para exercício do seu trabalho através de inteligência artificial.

Plano de cuidado – indicados internação em UTI, protocolo de sepse, instalação de medidas artificiais de suporte como IOT e ventilação mecânica com TQT precoce, droga vasoativa e diálise se indicado, com definição de tempo de reavaliação para resposta ao *trial*. Dieta por via artificial precoce e guiada por metas proteico-calóricas. Em caso de piora inexorável com perda da capacidade de interlocução por via artificial, suspender suportes artificiais e respeitar evolução natural do processo de morte, não estando indicada reanimação cardiopulmonar.

Contudo, no cenário de emergência e terapia intensiva existem condições que dificultam a obtenção dos valores diretamente com o paciente, impactando na sua autonomia e envolvimento na tomada de decisão:

- **Fatores ambientais:** ausência de privacidade, ruído ambiental, isolamento e restrição de visitas.
- **Fatores clínicos:** sintomas agudamente descompensados, estresse físico por sono não reparador, rotina frequente de procedimentos dolorosos, restrição ao

leito, acesso difícil a água repercutindo em xerostomia e dificuldade de fonação, alteração do nível de consciência, alteração no ciclo sono-vigília, estresse emocional agudo com postura de hipervigilância e medo.

Assim, ao cuidar de pacientes com doenças ameaçadoras à vida, a avaliação de risco-benefício das intervenções deve ser mais criteriosa, a fim de garantir que o paciente receba os cuidados adequados, porém evitando medidas que possam prolongar o sofrimento (distanásia), sem possibilidade de atingir os objetivos de cuidado. Assim, as principais vias para obtenção dos valores do paciente são:

- **Acesso direto contextualizado**: a *entrevista com o paciente* potencialmente é a maneira mais fidedigna de acessar os valores, visto que a capacidade de qualificar um cenário de vida muda ao passar pela experiência de adoecimento, sendo também dinâmica durante o processo de adoecimento. Nesse cenário, incomumente pode ocorrer o *paradoxo da incapacidade*,[6] sendo comum pacientes em situações de funcionalidade limitada referirem altos níveis de qualidade de vida[7,8].
- **Acesso direto planejado**: o *testamento vital* é um documento regulamentado que registra as *diretivas antecipadas de vontade* (Resolução CFM n. 1995 de 09/08/2012). Estas são o conjunto de desejos, prévia e expressamente manifestados, sobre cuidados e tratamentos que o indivíduo portador de doença grave e incurável quer, ou não, receber no momento em que estiver incapacitado de expressar, livre e autonomamente, sua vontade. As diretivas antecipadas do paciente prevalecerão sobre qualquer outro parecer não médico, inclusive sobre os desejos dos familiares.
- **Acesso indireto delegado:** as *entrevistas e conferências familiares* buscam acessar os valores através de terceiros, quando é inviável a participação direta do paciente. Estimula-se a narrativa através de uma ótica empática ao paciente, discorrendo sobre como ele se sentiria em relação ao prognóstico, incluindo as perspectivas de hospitalização prolongada e problemas cognitivos e funcionais. É a estratégia com mais vieses, visto que o ser humano tem psiquê autocentrada e comprometida em defender-se do próprio sofrimento. Assim, torna-se um desafio identificar durante o discurso os valores do paciente entremeados aos do representante, devendo-se escalonar a análise às instâncias apropriadas em caso de impasses éticos e legais.

Voltando ao caso de Jorge, já que o paciente encontra-se com nível de consciência rebaixado, devemos acessar seus valores através dos procuradores (acesso indireto delegado), entendendo sua biografia e a trajetória da doença, para inferir as melhores decisões diante do cenário atual.

ESTRATÉGIAS DE COMUNICAÇÃO PARA ACESSAR OS VALORES

Utilizando-se de estratégias de comunicação empática[9] (convite para conversa, escuta ativa e validação de emoções), é possível acessar o que é importante para cada paciente (por exemplo: passar tempo em casa, estar próximo a familiares ou comer certos alimentos) e o que seria sofrimento (por exemplo: ser dependente para cuidados básicos, ter dor incontrolável ou incapacidade de interação com o meio externo).

Prioritariamente, devemos acessar diretamente o paciente, se possível. Porém, o paciente pode delegar a tomada de decisão para terceiros, ou podemos entender que o paciente não tem condições físicas (insuficiência respiratória franca) ou psíquicas (crise de pânico severa) para participar de deliberações.

Ao conversar com procuradores (familiares e outros entes queridos), é importante ressaltar que queremos acessar os valores do paciente através de seus procuradores e não o valor dos procuradores. Algumas estratégias podem ser utilizadas, conforme a Tabela 2.

Tabela 2 Abordagens para tomada de decisão por procuradores

Tipo de abordagem	Objetivo	Implementação
Padrão	Fazer como o paciente faria	Escolher a opção que o paciente escolheria, se estivesse competente
Vida autêntica	Continuar a vida que o paciente viveu	Escolher a opção que prioriza a autenticidade da vida do paciente
Interesses substitutos	Promover os melhores interesses do paciente	Escolher a opção que promove os interesses do paciente, baseada nas suas preferências
Vida endossada	Promover a vida que o paciente valorizava	Escolher a opção que levaria à vida que o paciente valorizava para si mesmo

Adaptada de Phillips et al.[10]

Ao conversar com Maria e seu filho Pedro, percebemos que a intenção da solicitação da familiar é realizada no sentido de tentar restabelecer a funcionalidade e qualidade de vida de Jorge. Durante a conferência familiar, a esposa e o filho trazem que em internações anteriores Jorge chegou ao hospital grave, porém se recuperou e conseguiu voltar para casa para celebrar momentos importantes com a família e assistir aos jogos do seu time de futebol. Dizem também que Jorge sempre teve muita esperança do tratamento, mas percebia que sua saúde estava mais debilitada e dizia não querer ficar dependente para autocuidados (como seu tio, que faleceu por complicações de câncer de pâncreas há 7 anos).

ALIANDO OS VALORES AOS FATOS E REGISTRANDO AS DECISÕES

Por vezes, existem cenários em que as causas de sofrimento são maiores que fontes de prazer e, na literatura, definem-se "cenários piores que a morte". Por exemplo, em uma pesquisa com 3.000 voluntários americanos saudáveis, cerca de 75% dos participantes relataram que ficar em um estado vegetativo persistente seria "pior que a morte" e 50% relataram que a necessidade de supervisão contínua (24 horas por dia) seria "pior que a morte".[11]

No caso de Jorge, durante a conferência familiar, fica claro que a solicitação de intubação orotraqueal foi feita com intuito de tentar reestabelecer um cenário de qualidade de vida (recuperação funcional). Segundo relatos dos familiares, estar em situação de alta dependência se aproximaria de um "cenário pior que a morte".

ALINHANDO EXPECTATIVAS EM CENÁRIOS DE URGÊNCIA

Em cenários de urgência, por vezes é necessário construir com rapidez o plano de cuidado e, por vezes, desfazer problemas de comunicação prévios. Tais comunicações são repletas de carga emocional, muitas vezes com sentimentos aparentemente ambíguos. É comum observarmos um movimento pendular[12] entre um polo de esperança e otimismo (muitas vezes irreal) e outro de resignação (mais próximo da realidade). Nesses momentos, é importante "pendular junto" com o paciente e familiares, validando seus sentimentos, mas conduzindo no sentido dos desfechos mais prováveis e permitindo a elaboração do luto.

Durante as conversas sobre potenciais benefícios e malefícios de medidas invasivas, muitas vezes pacientes ou familiares compreendem cognitivamente os cenários, porém expressam sofrimento em "carregar o peso" de uma decisão. Uma estratégia muito útil é a de não dissentimento,[13] onde o médico, após revisar o caso e acessar os valores, expõe uma recomendação e explica que seguirá tal plano, a menos que o paciente ou familiar discorde. Após a definição em relação ao plano de cuidado é importante registrá-lo de forma clara e concisa.

No caso de Jorge, após expor, de forma calma e clara, aos familiares que o uso de medidas invasivas não seria capaz de atingir os objetivos de cuidado e garantindo que o paciente receberá os tratamentos para controle de sintomas e preservação da dignidade, é entendido que a intubação orotraqueal e o uso de ventilação mecânica são tratamentos inapropriados. É realizada a recomendação de um plano de cuidado focado no conforto, que é aceito pela família. Tal plano é registrado em prontuário e substanciado pelos dados médicos e com valores acessados.

CONSIDERAÇÕES FINAIS

O uso de estratégias de comunicação empática melhora os desfechos, sem aumentar de modo significativo o tempo gasto com a conversa.[14,15] Ao acessar valores, devemos levar em consideração as diferentes esferas da existência humana e o processo de elaboração do luto dos pacientes e familiares, a fim de construirmos o plano de cuidado mais adequado possível.

REFERÊNCIAS BIBLIOGRÁFICAS

1. Beauchamp TL, Childress JF. Principles of biomedical ethics. 8. ed. New York: Oxford University Press; 2019.
2. Zoboli EL. Bioética clínica na diversidade: a contribuição da proposta deliberativa de Diego Gracia. Bioethikos. 2012 Jan;6(1):49-57.
3. Kon AA, Shepard EK, Sederstrom NO, Swoboda SM, Marshall MF, Birriel B, et al. Defining futile and potentially inappropriate interventions: a policy statement from the Society of Critical Care Medicine Ethics Committee. Critical Care Medicine. 2016 Sep 1;44(9):1769-74.
4. Youngner SJ. Who defines futility?. JAMA. 1988 Oct 14;260(14):2094-5.
5. Cherny NI, Fallon M, Kaasa S, Portenoy RK, Currow D (eds.). Oxford textbook of palliative medicine. 6. ed. Oxford: Oxford University Press; 2021.
6. Albrecht GL, Devlieger PJ. The disability paradox: high quality of life against all odds. Social Science & Medicine. 1999 Apr 1;48(8):977-88.
7. van Loon AM, Depla MF, Hertogh CM, Huisman M, Kok AA. The disability paradox? Trajectories of well-being in older adults with functional decline. Journal of Aging and Health. 2022 Jun 17:08982643221108660.

8. Ubel PA, Loewenstein G, Schwarz N, Smith D. Misimagining the unimaginable: the disability paradox and health care decision making. Health Psychology. 2005 Jul;24(4S):S57.
9. Daubman BR, Bernacki R, Stoltenberg M, Wilson E, Jacobsen J. Best practices for teaching clinicians to use a serious illness conversation guide. Palliative Medicine Reports. 2020 Jul 1;1(1):135-42.
10. Phillips J, Wendler D. Clarifying substituted judgement: the endorsed life approach. Journal of Medical Ethics. 2015 Sep 1;41(9):723-30.
11. Wilson JE, Shinall Jr MC, Leath TC, Wang L, Harrell Jr FE, Wilson LD, et al. Worse than death: survey of public perceptions of disability outcomes after hypothetical traumatic brain injury. Annals of Surgery. 2021 Mar 1;273(3):500-6.
12. Sand L, Olsson M, Strang P. Coping strategies in the presence of one's own impending death from cancer. Journal of Pain and Symptom Management. 2009 Jan 1;37(1):13-22.
13. Kon AA. Informed nondissent rather than informed assent. Chest. 2008 Jan 1;133(1):320-1.
14. Can 40 seconds of compassion reduce patient anxiety?. Journal of Clinical Oncology. 1999 Jan;17(1):371.
15. Kennifer SL, Alexander SC, Pollak KI, Jeffreys AS, Olsen MK, Rodriguez KL, et al. Negative emotions in cancer care: do oncologists' responses depend on severity and type of emotion?. Patient Education and Counseling. 2009 Jul 1;76(1):51-6.

30

"A família recusa cuidados paliativos" - respondendo a demandas por tratamentos inapropriados

Sabrina Corrêa da Costa Ribeiro

INTRODUÇÃO

> Maria Eunice tem 88 anos e doença de Alzheimer em fase avançada. Ela é trazida para a emergência pela filha Dora por um quadro agudo de sonolência e dispneia.
> Na avaliação inicial, Maria Eunice se encontra hipotensa, mal perfundida e hipoxêmica. Dora é taxativa desde a entrada: "Minha mãe é tudo que eu tenho, doutor. Faça tudo o que o senhor puder por ela".
> O jovem plantonista da emergência se sente muito incomodado. Sua percepção é que medidas invasivas trariam sofrimento a Maria Eunice, com uma baixa probabilidade de benefício em quantidade ou qualidade de vida.
> A contragosto, anota em prontuário: "Filha Dora não deseja cuidado paliativo - investimento pleno. Indico intubação orotraqueal por rebaixamento".

Como agir quando o paciente ou familiar solicita alguma medida que você acredita que não seria benéfica e traria sofrimento ao paciente? Essa situação tem se tornado mais frequente e a solicitação por tratamentos considerados inapropriados pela equipe de saúde tem sido uma fonte estressante e relativamente comum de conflito. Sugerimos aqui alguns passos que podem ser utilizados para otimizar a comunicação e viabilizar o encontro de alternativas que contemplem o objetivo comum entre a família e a equipe de saúde: o melhor interesse do paciente.

O QUE SIGNIFICA "FAZER TUDO"?

O pedido para que o profissional "faça tudo" pode ter vários significados diferentes[2] e deve ser explorado com frases como:

- *Estamos fazendo a avaliação inicial para entender melhor o que está acontecendo com sua mãe. Enquanto isso, eu gostaria de perguntar:*
- *Qual a sua maior preocupação em relação ao estado atual da sua mãe?*

- *O que posso fazer para assistir sua mãe da melhor forma?*

O pedido "faça tudo" pode ter vários subtextos englobando aspectos afetivos: "*Não abandone minha mãe*"; espirituais: "*Só Deus sabe qual a hora certa*"; ou mesmo cognitivos: "*Não tinha noção de como a doença está avançada e como ela está frágil*".

O espectro possível do "fazer tudo" vai desde:

- Tomar qualquer medida para prolongar a vida dela independentemente do sofrimento envolvido, até
- Fazer todo o possível para aliviar o sofrimento dela, mesmo que a sobrevida seja breve.

A dificuldade de acesso a serviços de saúde, especialmente no serviço público, também pode contribuir para a sensação de que "mais" (mais exames, maior tempo de internação, mais intervenções) equivale a cuidado e "menos" a abandono. O Sistema Único de Saúde é a única forma de acesso à saúde de 7 em cada 10 brasileiros.[3] Uma pesquisa feita pelo Datafolha demonstrou que a maior dificuldade entre os usuários do SUS é de marcar consulta com um especialista. Para 29% dos pacientes, essa espera passava de 12 meses.[4] Portanto, a visita a um serviço de emergência vem carregada de expectativas.

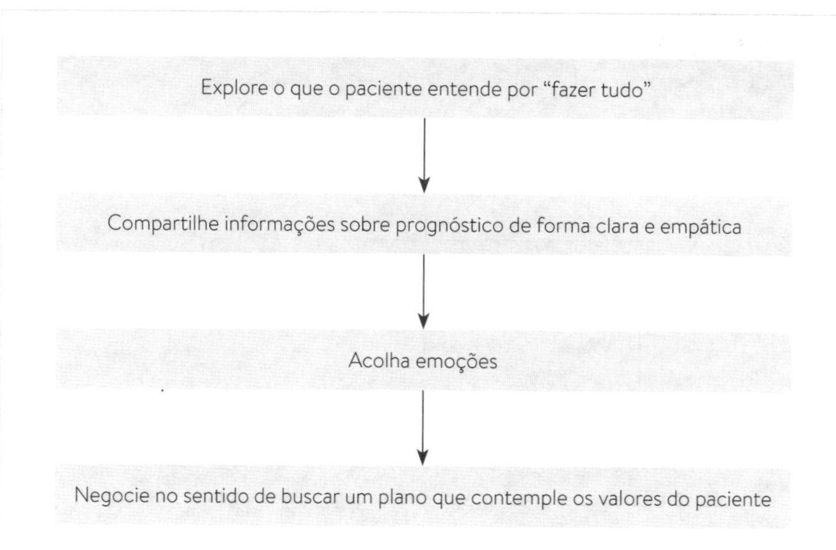

Figura 1 Discutindo opções de tratamento com pacientes/famílias que pedem: "Faça tudo".

Pacientes extremamente idosos, frágeis e com multimorbidades são especialmente vulneráveis a serem negligenciados ou vítimas de frases inadequadas como: "Não tenho nada a fazer por sua mãe". Garantir o acolhimento, a transparência e reforçar que prestará o melhor cuidado independentemente do que aconteça é o primeiro passo para o estabelecimento de um vínculo de confiança.

Em algumas situações, a expectativa de quem traz o paciente está alinhada ao que a equipe considera que seja o melhor tratamento para ele. Neste capítulo, focaremos nas situações de potencial conflito em que isso não acontece. Em nosso caso, a resposta às perguntas citadas anteriormente pode ser:

– *O que mais me preocupa é minha mãe morrer. O que eu espero é que você faça o que precisar para que isso não aconteça.*

A fala pede por um objetivo de cuidado de estender a vida, considerado pouco realista e potencialmente inapropriado pelo plantonista. O próximo passo da nossa reflexão é:

O PEDIDO É POR UM TRATAMENTO FÚTIL OU POTENCIALMENTE INAPROPRIADO?

Como já foi introduzido no Capítulo 19, "O papel da família na tomada de decisões", existe uma distinção importante a ser feita entre tratamentos[5] **fúteis** e **potencialmente inapropriados** (Figura 2).

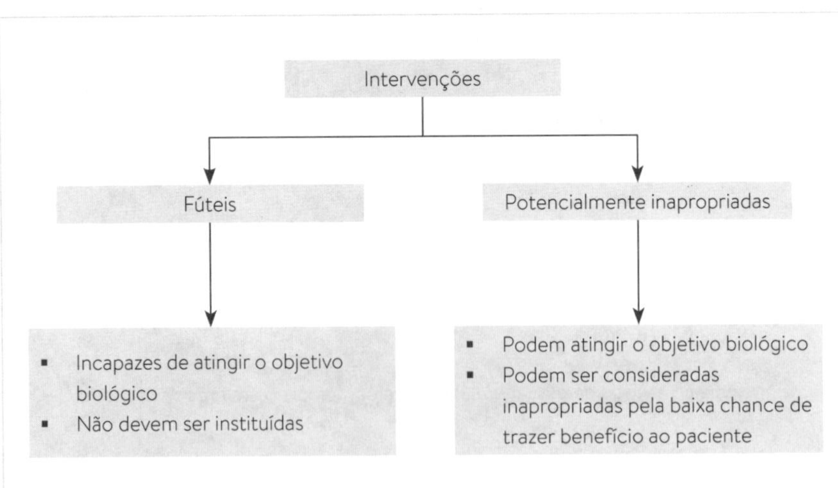

Figura 2 Intervenções fúteis ou potencialmente inapropriadas.

No caso descrito, considerando que a causa do quadro agudo de Maria Eunice seja uma pneumonia, por exemplo, a instituição de medidas de suporte avançado pode ser potencialmente inapropriada, mas não pode ser considerada fútil, uma vez que existe a possibilidade que o tratamento com antibiótico associado a outras medidas de suporte possa atingir o objetivo biológico de prolongar a vida.

Essa distinção é fundamental, **pois um tratamento fútil não deve ser oferecido ou implementado.**[6] Repare que até o momento, nossa conversa com a filha Dora não versa sobre procedimentos específicos. Questionar a família sobre a realização de procedimentos específicos é, além de inadequado, fonte frequente de conflitos.

Um tratamento ou medida de suporte podem ser potencialmente inapropriados por motivos relacionados a:

- Prognóstico: a equipe julga que a probabilidade de obter o desfecho desejado é muito baixa e a de prolongar sofrimento é maior.
- Desejos e valores: a intervenção proposta parece estar em desacordo com os valores expressos pelo paciente ou trazer sofrimento importante.

Em relação a Maria Eunice, a percepção de um prognóstico desfavorável é provavelmente acertada. No prosseguimento da conversa, o primeiro passo seria alinhar com Dora o "Onde estamos". Cabe pedir permissão para atualizar sobre o prognóstico e reforçar a relação de confiança em relação à transparência.

- *Posso dividir com você a impressão da equipe sobre o estado atual da senhora Maria Eunice?*
- *Pode, sim. Minha mãe é muito forte, fazia tudo sozinha até dois anos atrás. Tenho certeza de que ela vai sair dessa.*

Quando nos deparamos com a esperança, nosso primeiro impulso é interpretar como negação. Não precisamos combater a esperança. Podemos acolher de forma empática.

- *É tudo que nós queremos.*

Trabalhando com uma comunicação que contemple o melhor e o pior cenário, conseguimos manter a esperança e ter um plano caso a situação se agrave de forma irreversível. Para detalhes sobre a elaboração e comunicação de prognóstico, consulte os Capítulos 10 ("Escores prognósticos em UTI") e 31 ("Falando sobre prognóstico na UTI").

- *Pode falar.*
- *Olha, eu não tenho como dizer com certeza o que acontecerá com sua mãe, mas posso te dizer o que costuma acontecer com pacientes com situação semelhante à dela. De pacientes com idade próxima à dela, com uma fragilidade semelhante e uma pneumonia grave, em torno de seis em cada dez sobrevivem. Quatro em cada dez, infelizmente, morrem durante a internação.*
- *Morrer? Eu não acredito.*
- *Eu sinto muito. Deve ser muito difícil ouvir isso.*

Essa fala contempla "Onde estamos" e "Riscos pela frente". O passo seguinte da comunicação tem foco nos valores do paciente e na percepção dele de sofrimento.

- *Nesse tempo todo de doença, o que você acha que foi mais difícil pra sua mãe?*
- *Ah, tudo. Parar de dirigir, primeiro. Precisar da ajuda dos outros pras contas, depois pras coisas da casa. Ela adorava fazer a comidinha dela, deixar a casa limpinha.*
- *Se dona Maria Eunice pudesse falar com a gente sobre a situação atual dela, o que você acha que ela diria?*

Expressando cuidado e utilizando uma abordagem baseada em valores, é muito raro obter uma resposta como: "*Ela diria que quer ficar viva, custe o que custar*". Em nossa experiência com essa abordagem, basear o plano de tratamento em reversão com medidas clínicas otimizadas (antibioticoterapia, oxigênio, internação hospitalar) e recomendar que em situação de piora medidas invasivas (intubação, reanimação) teriam baixa probabilidade de beneficiar a paciente em termos de sobrevida e alto risco de complicações e de aumento de sofrimento costuma ser bem aceito. Observe que é um plano baseado em cuidado que contempla o objetivo de prolongar a vida da paciente estabelecendo como limite intervenções que trariam sofrimento e baixa probabilidade de beneficiar a paciente.

E SE A DEMANDA JÁ COMEÇA PELO PROCEDIMENTO CONSIDERADO INAPROPRIADO?

Especialmente se houve uma abordagem inapropriada em outro momento, a seguinte situação se torna cada vez mais comum:

- *Doutor, já me falaram desse tal de paliativo e eu não quero. Minha mãe é uma guerreira, tem muita vontade de viver e eu quero que intube, faça diálise, quero que ela receba tudo que tem direito!*

Esta situação deve ser manejada de forma diferente a depender da resposta a uma pergunta: O procedimento solicitado é fútil ou potencialmente inapropriado?

Solicitação de uma intervenção fútil

Digamos que a solicitação se refira a Maria Eunice, e que esta se encontre com múltiplas disfunções, em padrão respiratório agônico, já em uso de antibioticoterapia e mantendo hipotensão apesar de doses altas de vasopressores. Nesta situação, a morte breve de Maria Eunice é inevitável e a indução com um agente anestésico necessário para intubação e a instalação de ventilação com pressão positiva provavelmente vão precipitar o processo de morte, considerando o efeito dessas intervenções sobre a hemodinâmica. E é isso que devemos comunicar a Dora.

A resposta à solicitação expressa poderia ser:

- *Eu sinto muito. Posso ver que você ama muito sua mãe e deseja o melhor para ela. Nós também desejamos, por isso demos a ela oxigênio, antibióticos para tratar a pneumonia, medicações para manter a pressão arterial que estava muito baixa, mas o que podemos ver é que infelizmente ela está piorando e os órgãos estão parando. Intubá-la não vai tratar a pneumonia e, com a pressão tão baixa, corremos o risco dela morrer mais rápido, seja durante o procedimento ou mesmo ao receber os sedativos. Como ela está piorando rapidamente apesar de tudo o que já foi feito, o melhor a fazer neste momento é cuidar da senhora Maria Eunice, evitando qualquer tipo de sofrimento, e proporcionar a presença de quem ela ama ao seu lado.*

Responder desta forma, ao mesmo tempo que valida o sentimento da filha de querer o melhor para a mãe, a coloca junto à equipe com um objetivo comum – o melhor cuidado.

Um procedimento fútil não deve ser realizado ou oferecido. No entanto, a maior parte das discordâncias não se refere a procedimentos fúteis e sim a procedimentos potencialmente inapropriados.

Solicitação de um procedimento potencialmente inapropriado

Utilizando a mesma solicitação de Dora do exemplo anterior, vamos imaginar que o pedido seja feito durante a entrada de Maria Eunice na sala de emergência e a paciente se encontre hipotensa, mal perfundida, hipoxêmica e a suspeita é de sepse por uma pneumonia.

Considerando que grande parte dos pacientes idosos com doença avançada e fragilidade intubados na emergência morrem dentro do hospital (e a maioria dos que sobrevivem são institucionalizados), a instituição de suporte ventilatório em uma paciente como Maria Eunice não caracteriza um procedimento fútil, uma vez que pode atingir o objetivo biológico de prolongar a vida, mas pode ser considerado potencialmente inapropriado. A resposta à solicitação de Dora neste momento poderia ser algo como:

– *Vejo que você está muito preocupada com sua mãe. Nós também estamos. A impressão é que ela está novamente com pneumonia, o que está afetando a respiração, deixando-a sonolenta e com a pressão baixa. Esses são todos sinais de uma infecção grave e começaremos a tratá-la o mais rápido possível. Vamos iniciar oxigênio, soro e o antibiótico imediatamente.*

Não havendo falência respiratória iminente, o procedimento potencialmente inapropriado (intubação) não é a prioridade no cuidado clínico de Maria Eunice, mesmo mantendo o objetivo inicialmente posto pela filha de prolongar a vida.

A forma mais prudente de lidar com essa solicitação é acolher a filha, validar o desejo dela de fazer o melhor pela mãe e, a partir de uma escuta sem julgamentos, construir uma relação que permita uma conversa a respeito de prognóstico, riscos, valores e percepção de sofrimento da paciente, construção de um objetivo de cuidado comum e um plano de cuidado que pode incluir ou não procedimentos invasivos.

Em situações de conflito instalado, o final do Capítulo "O papel da família na tomada de decisões" traz recomendações que incluem mediação, solicitação de uma segunda opinião e acionamento de comitê de ética. Felizmente, utilizando escuta e comunicação adequada, a grande maioria das situações de conflito pode ser evitada ou contornada.

CONCLUSÕES

- O pedido de "fazer tudo" pode ter vários significados e deve ser acolhido e adequadamente explorado através da escuta.
- Procedimentos individuais não devem ser discutidos com o paciente ou família como um "cardápio". O processo de decisão adequado envolve a definição de um objetivo de cuidado, seguido das recomendações em relação aos tratamentos e condutas mais adequados para aquele objetivo.
- Intervenções fúteis não devem ser realizadas. No entanto, a maior parte dos conflitos se relaciona a intervenções consideradas potencialmente inapropriadas.

- Uma construção de vínculo inicial adequada, com escuta e acolhimento, seguida de um processo de decisão compartilhada que tenha como base do planejamento os valores do paciente, pode evitar situações de conflito.

REFERÊNCIAS BIBLIOGRÁFICAS

1. Comunicação e compartilhamento de decisão na assistência a pacientes graves | evento híbrido. Hospital Sírio-Libanês e Universidade de Harvard. Coordenado por Daniel Neves Forte.
2. Quill TE, Arnold R, Back AL. Discussing treatment preferences with patients who want "everything". Ann Intern Med. 2009 Sep 1;151(5):345-9.
3. Tajra A. 7 em cada 10 brasileiros dependem do SUS para tratamento, diz IBGE. Disponível em: https://noticias.uol.com.br/saude/ultimas-noticias/redacao/2020/09/04/7-em-cada-10-brasileiros-dependem-do-sus-para-tratamento-diz-ibge.htm.
4. Jornal Nacional. Marcar consulta com especialista é o maior problema no SUS, diz pesquisa. Disponível em: http://g1.globo.com/jornal-nacional/noticia/2018/06/marcar-consulta-com-especialista-e-o-maior-problema-no-sus-diz-pesquisa.html.
5. Kon AA, Shepard EK, Sederstrom NO, Swoboda SM, Marshall MF, Birriel B, et al. Defining futile and potentially inappropriate interventions: a policy statement from the Society of Critical Care Medicine Ethics Committee. Crit Care Med. 2016 Sep;44(9):1769-74.
6. Hayes MM, Turnbull AE, Zaeh S, White DB, Bosslet GT, Wilson KC, et al. Responding to requests for potentially inappropriate treatments in intensive care units. Ann Am Thorac Soc. 2015 Nov;12(11):1697-9.
7. George N, Jambaulikar G, Sanders J, Ouchi K. A time-to-death analysis of older adults after emergency department intubation. Journal of Palliative Medicine. 2020;23(3):401-5.

31

Falando sobre prognóstico na UTI

Flávia Vanessa Carvalho Sousa Esteves
Daniel Neves Forte

O paciente João, de 78 anos, interna na unidade de terapia intensiva por um acidente vascular cerebral agudo em território de artéria cerebral média esquerda extenso (ASPECTS 4 na admissão), sem reperfusão por ter chegado fora de janela de trombólise e sem indicação de trombectomia, com mecanismo cardioembólico por ter uma fibrilação atrial e trombo no átrio esquerdo. João foi intubado na sala de emergência por rebaixamento do nível de consciência e ao exame físico está sem sedação, abre os olhos, mas não interage com examinador e faz movimentos inespecíficos com braço esquerdo, mas não localiza a dor. Foi contraindicada craniectomia descompressiva pela equipe de Neurologia. A equipe da UTI está cuidando do sr. João no quarto dia pós-evento isquêmico e se prepara para conversar com a família sobre o prognóstico para entender melhor o objetivo de cuidado. O núcleo familiar mais próximo de João é formado por sua esposa Maria e suas filhas Lúcia e Márcia, que moram na mesma casa.

A comunicação sobre prognóstico na UTI é em geral um momento desafiador para o intensivista. O primeiro ponto é que **é difícil prognosticar pacientes** com a opinião e o senso comum, para isso os escores prognósticos e a literatura devem ser o principal suporte científico da equipe.

O prognóstico tem um papel central na tomada de decisão da equipe, desde o nível ambulatorial ao de UTI, limitando muitas vezes as estratégias e **direcionando o objetivo de cuidado**. Para os pacientes, compreender o prognóstico é importante desde para o planejamento financeiro até pela possibilidade de rever familiares distantes (mesmo por videochamada) ou fazer despedidas. Entretanto, a incerteza do prognóstico, não saber o que o futuro trará, agrega grande sofrimento emocional ao doente, situação comum do paciente internado em unidade de terapia intensiva (lugar que já traz medo), que sabe da gravidade da sua doença de base e frequentemente não tem ninguém para conversar diretamente sobre a complicação atual/doença atual e sobre as perspectivas futuras.

PASSOS NA CONVERSA SOBRE PROGNÓSTICO

É frequente que o intensivista baseie sua avaliação em escores prognósticos associados à doença atual que levou o paciente à UTI (trabalhos específicos sobre prognóstico individual da doença), nas graves intercorrências (ex.: choque refratário, terapia renal substitutiva, SOFA máximo) durante a internação e nas estatísticas da unidade (ex.: mortalidade de pacientes em ventilação mecânica, mortalidade de pacientes em terapia renal substitutiva contínua, *standardized mortality ratio* - SMR). É importante também ressaltar que escores prognósticos não têm especificidade suficiente para, sozinhos, guiarem qualquer predição individual e muito menos condutas. Mas têm importante função de oferecer uma taxa-base, ou seja, o que é mais comum acontecer com pacientes em situações similares, para que quem assiste ao paciente possa partir desta taxa-base e ajustar probabilidades de desfechos possíveis.

Por exemplo, os principais trabalhos de *Trial* de UTI publicados com pacientes oncológicos mostram que apesar de a funcionalidade prévia e as doenças de base serem importantes, talvez os principais determinantes de mortalidade sejam a gravidade da doença atual, o número de disfunções orgânicas agudas na admissão e nos primeiros dias de UTI.

O segundo problema é a **frequente discordância** entre os especialistas que cuidam do paciente sobre possibilidades terapêuticas e reversibilidade do quadro. Sabendo-se que as equipes têm o objetivo comum de trazer o melhor cuidado para o paciente, talvez os fatores que mais agreguem conflitos sejam: as experiências prévias diferentes de cada equipe, gerando desde vieses de disponibilidade de memória ou mesmo atenção seletiva para determinada doença em detrimento de outras, além do desconhecimento de valores do paciente (como a pessoa lida com aquela situação, o que é importante e o que é sofrimento para ela).

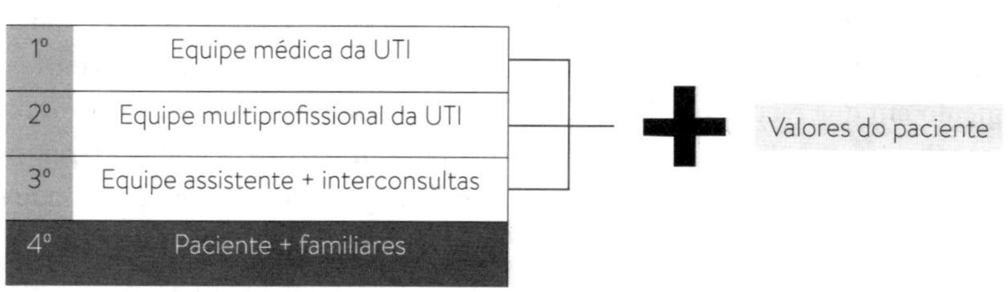

Figura 1 Sequência de alinhamento e concordância de opiniões com equipes que cuidam do paciente que deve anteceder a conversa central com o paciente e/ou familiares, que deve sempre valorizar os valores trazidos pelo paciente em cada etapa. Não devemos avançar de etapa sem ter a anterior concordante.

E provavelmente o momento que mais traz medo e receio é a conversa com o paciente em si, que por vezes é realizada com os familiares em momentos de perda de autonomia. Pensando nesses três desafios, é impossível conversar com os principais interessados sem antes resolver cada problema **nesta ordem**. Primeiro a equipe da UTI, depois equipes assistenciais e interconsulta e, por fim, a família e o paciente.

Após concordância entre a equipe multiprofissional da UTI, **é fundamental conversar com todas as equipes que prestam assistência**, quer seja como médico assistente direto ou como equipes de interconsulta. De forma organizada, verbalizar que deseja conversar sobre as propostas de tratamento para o paciente e entender qual o prognóstico visualizado pela equipe. Nesse momento, há dois cenários possíveis: concordância ou não de avaliação. Em caso de discordância, deve-se tentar entender em que evidência ou valores a equipe está embasada e da mesma forma apresentar a preocupação da equipe da UTI conforme valores e escores padronizados.

Por vezes, a conversa com a equipe assistente pode ser o maior desafio da conversa sobre prognóstico. Durante a conversa, o tom deve sempre ser de respeito e de escuta ativa, avaliando, conforme reações de afeto, se a conversa deve ou não ser continuada neste momento. Em situações difíceis, às vezes um prazo de reavaliação de evolução (por exemplo, reavaliar o número e a gravidade das disfunções orgânicas em 72 horas) ou exames complementares pode ser uma estratégia útil, com tempo estabelecido; quando o problema é incompatibilidade de proposta de intervenções com valores do paciente, os mesmos devem ser apresentados.

Após ter sido estabelecido um prognóstico para o paciente que todos concordem, devemos sempre perguntar ao paciente com autonomia preservada **se ele quer saber ou se quer delegar a um familiar** (*inviting*). Evidências atuais mostram que a maioria dos pacientes quer conversar sobre esse assunto; e que a informação não é um fator que aumenta incidência de depressão no paciente.

Neste momento, o médico tem medo de responder perguntas e os pacientes/familiares têm medo de perguntar e de escutar. É essencial que exista confiança e vínculo, que podem até ser criados em uma primeira conversa. O vínculo parte do momento em que os principais medos são assegurados: garantia de cuidado e de transparência/verdade. Isso pode ser feito como um pacto: "Senhora Maria, nós estamos nos conhecendo agora, mas eu queria lhe dizer que tem duas coisas que eu posso garantir para a senhora e para o senhor João que não são negociáveis: a gente vai sempre falar a verdade para a senhora e a gente vai cuidar bem do senhor João".

Tabela 1 Frases e perguntas frequentes que pacientes e familiares trazem na conversa sobre prognóstico

▪ Quanto tempo vou viver?
▪ Tenho medo de sentir dor/falta de ar
▪ Não quero sofrer
▪ Vou poder ficar com minha família?
▪ Não há outro tratamento possível? Vou ser abandonado?
▪ Eu acredito em milagre, doutor
▪ Doutor, faça todo o possível para o meu pai, não desista dele
▪ Mas ele é forte, Doutor, já passou por tanta coisa e está bem
▪ Ele não gostaria de passar por tudo isso
▪ Ele não gostaria de voltar para casa dependente

Um dos maiores erros do médico ao se comunicar diante das perguntas e afirmações da Tabela 1 é a surpresa diante de frases de esperança e tentar combater isso com reafirmações sobre gravidade. Diante de uma situação difícil, o ser humano tende a oscilar entre **o medo e a esperança**, como descrito no *modelo dual de lidar com o luto* de Stroebe e Schut; e isso não significa falta de compreensão sobre o quadro. Exemplo: "Após receber a notícia, Maria diz ter esperança de um milagre e que ele vai melhorar e vai acordar". Nesse momento, devemos validar a esperança respondendo "é tudo que eu mais quero". Quando Maria diz que acredita em um milagre, ela está lhe dizendo também que ela sabe que é tão grave a situação, que ela espera por um milagre. Provavelmente, na sequência ela dirá algo como "mas é difícil a situação, não é, doutor?" e você validará novamente o sentimento "é difícil mesmo"; oscilando entre medo e esperança.

Quanto à pergunta sobre tempo de vida, deve ser sempre explorado se há algum evento específico ou algo direcionado que a pessoa esteja preocupada se estará ou não viva até lá. Muitas vezes a dúvida do médico está em poucos anos e a preocupação do paciente está em poucos meses. Já o "fazer todo o possível" é algo que deve ser bem analisado e não combatido; **a equipe fará sempre todo o melhor pelo paciente e todo o possível**, apesar de isso não querer dizer um cuidado obstinado e que potencialmente agregaria sofrimento; deve-se entender, por exemplo, medidas clínicas não invasivas como prioridade de cuidado, como "todo o possível" que acreditamos que seja o melhor para o paciente neste momento, se entendermos na situação que medidas invasivas até possam reduzir a sobrevida do paciente frágil.

Após a percepção de que há vínculo, podemos fazer ajuste de "onde estamos", ou seja, verificar com a família a compreensão de tudo que fez a pessoa chegar até este momento na doença atual, incluindo funcionalidade, e a real situação de como ela está agora. É muito importante a clareza nas palavras, sem hesitação para falar sobre falência orgânica e gravidade.

A ideia de que a família/paciente compreenderam o "onde estamos" vem com uma pergunta logo na sequência: "e agora, doutor? O que vai acontecer?". E essa vai ser a deixa para iniciarmos a conversa sobre possibilidades de curso da doença.

Neste momento, uma sugestão de como iniciar a conversa é **normalizando a incerteza**: "Dona Maria, eu tenho que ser sincero com a senhora, **eu não sei** o que vai acontecer com o senhor João", prosseguindo com "o que eu posso lhe dizer é o que aconteceu com pessoas que a nossa equipe cuidou que tinham a doença dele e que tiveram situação parecida". E esse é o momento em que você pode (e deve) usar conhecimento técnico prognóstico com a família de forma objetiva. Quer seja baseado em estatística de estágio avançado de doença oncológica ou de doença renal, por exemplo, quer seja por gravidade por número de disfunções orgânicas. É o momento de apresentar as principais preocupações sobre o "onde estamos" já conversadas, podendo inclusive usar as palavras receio/medo/preocupação neste momento, por exemplo: "a nossa maior preocupação com o AVC do senhor João é de que ele não acorde ou acorde sem conseguir falar ou andar".

Exemplo: "Dona Maria, eu tenho que ser sincero com a senhora, eu não sei o que vai acontecer com o senhor João. (Pausa) O que eu posso lhe dizer foi o que aconteceu com pessoas que a gente já cuidou que tiveram doenças parecidas com a do senhor João... (Em geral, a pessoa diz que quer saber o que houve com os outros nesse momento.) Tantos % de pessoas com essa doença, que internam em UTI com tal complicação, morrem na internação".

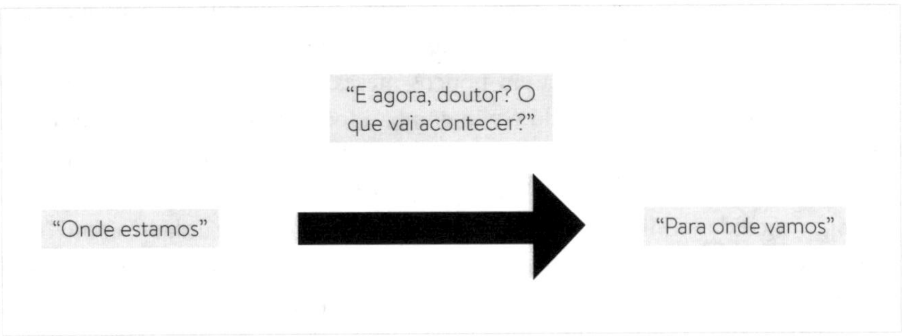

Figura 2 Pergunta de transição entre etapas da comunicação de "onde estamos" para "para onde vamos".

Em geral, esse é um momento de permitir silêncio e de sentir a família/paciente sob o que está sendo requerido, ou seja, se há desejo de saber mais ou não e ceder informações à medida que estão sendo solicitadas, assegurando que independentemente do curso seguido pelo paciente, será garantido sempre o melhor cuidado, a dignidade e o conforto (reforçando o pacto de confiança feito no início); que se possível a situação atual será revertida, mas caso não seja, que é uma possibilidade, e que o senhor João faleça durante a internação, não deixaremos de tratá-lo sempre com muita dignidade e respeito, e que isso é inegociável (reforçando mais uma vez a confiança sobre o cuidado).

PREOCUPAÇÕES DO MÉDICO ANTES DE UMA CONVERSA SOBRE PROGNÓSTICO

Tabela 2 Principais preocupações do médico antes de conversar com a família sobre prognóstico

▪ Receio de falar de forma inapropriada que acrescente ainda mais sofrimento para a família
▪ Medo de que seja uma família que não compreenda a real gravidade e o alto risco de óbito
▪ Preocupação de que a família não consiga dissociar os próprios interesses dos valores do paciente
▪ Medo de que a família não tenha quase nenhuma informação sobre o "onde estamos"
▪ Medo de transmitir muitas informações em uma só conversa e que elas não sejam todas compreendidas
▪ Medo de usar o "mediquês" ao invés de português
▪ Não conseguir lidar com o "medo" e a "esperança" em seu processo dual
▪ Medo de que a família perceba que está nervoso
▪ Medo de não ter se preparado adequadamente para a conversa
▪ Sentimento de falha por não conseguir curar o paciente

Depois do exposto sobre estratégias de comunicação, pouco se discute sobre os principais medos do médico ao se preparar para a conversa sobre prognóstico. O receio da falta de compreensão da família e do "medo/esperança" podem ser lidados a partir do momento em que você entende que isso **vai acontecer,** e que isso é normal, sem tentar ir contra isso, mas validando o sentimento dentro de sua própria oscilação. A técnica da conversa estruturada, ler o prontuário e ter conversado com a equipe multiprofissional e equipe assistente ajudam a reduzir de forma considerável o medo de não ter se preparado adequadamente para a conversa e o medo de acrescentar sofrimento por falar de forma inapropriada.

O medo de transmitir muitas informações só reduzirá com o tempo e com escuta ativa, a experiência ao longo das conversas o fará perceber os limites de cada vínculo e as necessidades de cada família, que não são fixos e podem mudar inclusive durante a conversa; mas as emoções e o afeto vão ajudar a entender se há vínculo de confiança e o momento de evitação da conversa, indicando um provável limite; bem como o tempo de conversa até então e a densidade das informações já abordadas.

A preocupação de que a família não consiga dissociar os próprios interesses dos valores do paciente é real e cotidiana. Em geral acontece, por exemplo, quando o paciente já fez diretivas antecipadas de vontade, mas a família muda diante da intercorrência aguda, ou quando houve uma conversa insuficiente no passado. **O medo do médico é de distanásia e o medo da família é de eutanásia**. Neste momento, escutar as preocupações da família, assegurar que o nosso maior objetivo é garantir o cuidado, validar as preocupações e criar um vínculo de confiança, talvez seja o melhor caminho de alinhamento de objetivo de cuidado; não é fácil.

O médico e a equipe multiprofissional assistente não precisam esconder (e nem vão conseguir) seu afeto e isso é reconhecido pelo paciente e pela família. Você pode, sim, transmitir suas emoções, desde que sejam concordantes com as emoções da família – sintonia emocional – e que isso flutue durante a conversa conforme as emoções da própria família.

CONSIDERAÇÕES FINAIS

O médico tem medo da conversa sobre prognóstico, por ser em geral uma conversa difícil por prognóstico limitado, embora na maioria dos casos o que o paciente e a família desejam são a honestidade e a segurança de bons cuidados; mesmo que para isso você tenha de assumir a insegurança de não saber a evolução que terá cada paciente. Normalizar a incerteza é uma forma de se colocar mais próximo da família sobre dúvidas e esperança e sair do papel de superioridade muitas vezes imposto pela sociedade na relação médico-núcleo paciente/família. A técnica em sequência lógica de alinhar a compreensão de todas as equipes e fazer uma conversa pautada em vínculo de confiança, clareza e transparência, seguida de "onde estamos", "para onde vamos", valores, prognóstico e objetivo de cuidado pode ajudar o médico a melhorar o cuidado integral do paciente na UTI.

REFERÊNCIAS BIBLIOGRÁFICAS

1. Forte DN, Kawai F, Cohen C. A bioethical framework to guide the decision-making process in the care of seriously ill patients. BMC Med Ethics. 2018 Aug 20;19(1):78.
2. Lecuyer L, Chevret S, Thiery G, Darmon M, Schlemmer B, Azoulay E. The ICU trial: a new admission policy for cancer patients requiring mechanical ventilation. Crit Care Med. 2007.
3. Stroebe MS, Schut H. The dual process model of coping with bereavement: Rationale and description. Death Studies. 2019;23:197-224.
4. Smith AK, White DB, Arnold RM. Uncertainty - the other side of prognosis. N Engl J Med. 2013.
5. Weissman DE. Determining prognosis in advanced cancer. Journal of Palliative Medicine. 2003.
6. Shrime M, Ferket BS, Scott DJ, Lee J, Barragan-Bradford D, Pollard T, et al. Time limited trials of intensive care for critically ill patients with cancer - How long is long enough? JAMA Oncology. 2016.
7. Kopar PK, Visani A, Squirrell K, Brown DE. Addressing futility: a pratical approach. Crit Care Explor. 2022.

Seção V

Ajuste de suporte vital

32

Identificando situações de refratariedade

Sabrina Corrêa da Costa Ribeiro

Alma, 78 anos, está internada por uma colangite aguda. Ela tem um tumor obstrutivo de vias biliares e apesar da antibioticoterapia e drenagem realizadas há 72 horas, encontra-se em piora progressiva, com insuficiência renal anúrica, hipotensão a despeito do uso de noradrenalina 1,5 mcg/kg/min e vasopressina em dose máxima, com disfunção hepática, hematológica, acidose metabólica e agora piora do desconforto respiratório. Você, paliativista, é chamada na UTI cirúrgica com urgência, pois, apesar da piora progressiva, os familiares pediram reiteradamente que se "fizesse tudo". "Doutora, não é melhor a gente intubar?"

COMO PODEMOS SABER SE UM PACIENTE CRÍTICO ESTÁ MORRENDO?

A definição proposta por Iwashyna em 2020 é:

Um paciente que está morrendo de uma condição aguda é um paciente cuja morte parece inevitável em um período relativamente curto de tempo, mesmo que ele receba todas as medidas prolongadoras de vida medicamente aceitáveis.[1]

POR QUE ESTE DIAGNÓSTICO É IMPORTANTE?

Perceber quando uma situação clínica se torna refratária permite que:

- A presença dos familiares seja priorizada, dando a eles e ao paciente a oportunidade de reconciliações, despedidas e evitando que ele morra sozinho.
- Sejam evitados novos tratamentos e invasões que tenham uma baixa probabilidade de beneficiar o paciente ou sejam incompatíveis com seus valores.
- Evite-se o estresse moral relacionado à percepção da equipe de que as medidas que estão instituindo são fúteis e só estão trazendo sofrimento adicional.[2]

QUE CAMINHOS LEVAM O PACIENTE A UMA SITUAÇÃO IRREVERSÍVEL OU DE REFRATARIEDADE?

- Uma situação é o paciente que sofre agudamente uma grave lesão tecidual e, mesmo que o suporte de vida dê tempo para uma potencial recuperação e reversão, se torna impossível recuperar a homeostase.[1] O exemplo dado no caso clínico se enquadraria nesse caminho. Em algumas situações, infelizmente a refratariedade acaba sendo definida por falta de disponibilidade de uma terapia de suporte ou modificadora, por exemplo, hipoxemia refratária em um paciente com COVID em serviço que não dispõe de ECMO (terapia de oxigenação extracorpórea por membrana) ou transporte para um centro em que esse recurso esteja disponível.
- Outra situação se desenvolve quando a vida do paciente poderia ser mantida de forma artificial, mas essa situação levaria a um desfecho inaceitável para o paciente em relação à qualidade de vida. Um exemplo seria o paciente com esclerose lateral amiotrófica que entra em insuficiência respiratória após definir que prolongar a vida através de ventilação mecânica invasiva é algo intolerável para ele.
- Uma terceira situação é a progressão irreversível de uma doença crônica. Poderíamos exemplificar com um paciente com um glioblastoma multiforme refratário a tratamento cirúrgico, radio e quimioterápico que se apresenta com rebaixamento. Na ausência de causas reversíveis (como distúrbios eletrolíticos ou infecção), a instituição de medidas de suporte avançado levaria simplesmente a um prolongamento do processo de morte.

Tabela 1 Aspectos relevantes do cuidado do paciente que entra em refratariedade

Físico	Tratamento de dor, dispneia, ansiedade Interrupção de monitorização ou medicações não benéficas
Alimentar	Dieta de conforto Cuidado com constipação/diarreia
Dispositivos	Podem ser retirados? Incomodam? Pensar em via para medicação (hipodermóclise?)
Social	Presença (física ou virtual) de entes queridos Suporte físico (estrutura para banho, descanso) e psicológico para familiares/amigos
Outros	Cuidado espiritual/religioso Música/pets Documentação Doação de órgãos

(continua)

Tabela 1 Aspectos relevantes do cuidado do paciente que entra em refratariedade *(continuação)*

Cuidados com equipe de saúde	Autocuidado Realização de *debriefing* e suporte à equipe Planejar um momento de pausa após a morte Reconhecer e cuidar do luto

Adaptada de Iwashyna, 2020.[1]

COMO PODEMOS MELHORAR NOSSA ACURÁCIA AO FAZER ESTE DIAGNÓSTICO?

- O diagnóstico de uma situação de irreversibilidade, dada a importância e o impacto sobre o planejamento terapêutico, deve ser feito de forma cuidadosa (idealmente em consenso com as demais especialidades envolvidas e sempre com avaliação de mais de um membro da equipe) e integra múltiplas variáveis:
  - **Reserva fisiológica:** Qual a condição prévia da pessoa que está sofrendo com uma doença aguda? Variáveis com impacto prognóstico como fragilidade, baixa funcionalidade e multimorbidade impactam negativamente a possibilidade de recuperação.
  - **Diagnóstico:** O que está acontecendo? Qual o prognóstico e potencial de reversibilidade da situação aguda? Existe tratamento? O paciente tem condição clínica para receber o tratamento?
  - **Evolução:** Houve deterioração clínica apesar do tratamento instituído? O paciente está acumulando disfunções?
  - **Valores:** O tratamento possível para esta condição é condizente com o objetivo de cuidado e os valores do paciente? Caso o paciente sobreviva à estadia na UTI, existe uma possibilidade razoável de que ele volte a ter a qualidade de vida que julga aceitável?
- A inclusão dos valores do paciente na elaboração do plano de cuidado dentro da terapia intensiva é relativamente recente. Dados do estudo SUPPORT coletados nas décadas de 80 e 90 sugeriam que, uma vez que o paciente era transferido para a terapia intensiva, as preferências do paciente eram desconsideradas, assim como qualquer outro objetivo de cuidado que não fosse a alta da UTI.[4]
- Hoje o papel da terapia intensiva inclui outros objetivos para além do prolongamento da vida de forma sistemática, como controle de sintomas físicos e espirituais e, em sua melhor prática, o planejamento de cuidado inclui necessariamente os valores do paciente.[5,6]

- Vocês não vão intubar minha mãe? Precisa fazer alguma coisa, ela está muito mal!

A filha de Alma chora à beira-leito, em desespero.

- A senhora está certa, a situação da sua mãe é muito grave. O médico da equipe da cirurgia chegou a conversar com a senhora sobre o que aconteceu nas últimas 24 horas?
- Chegou, doutora. Ele disse que o rim dela tá parando também.
- Ele contou por que isso tudo está acontecendo?
- É o câncer, né, doutora? Entupiu a via biliar e eles passaram o dreno. Tá tomando antibiótico também.
- É isso. A senhora entendeu tudo direitinho. Posso ser muito honesta com a senhora?
- Por favor. É tudo que eu quero.
- A infecção da sua mãe está sendo tratada há dois dias. Nossa esperança era de que ela melhorasse. Infelizmente, isso não está acontecendo. Os órgãos estão parando. A pressão dela está muito baixa e não melhora, mesmo com medicação na dose máxima.
- Minha mãe tá morrendo, doutora?
- Eu te prometi que seria honesta. Ela está, sim. E pela minha experiência, pelos pacientes que vi em situação parecida com a dela, o melhor que podemos fazer é ficar ao lado dela e cuidar da dor e da falta de ar.
- Mas se intubar não ajuda?
- Só as medicações que precisaríamos fazer para intubá-la, nessa condição, poderiam fazer o coração parar. Ela poderia morrer mais rápido. E isso não mudaria o que está acontecendo com os outros órgãos ou resolveria a infecção.
- Eu entendo, doutora. E agora?
- Agora a senhora chama as pessoas mais próximas dela. E a gente vai continuar aqui do lado, cuidando dela.
- Posso chamar um padre? Tem um que ela conhece desde novinho, fez meu casamento.
- Pode chamar, sim. Você gostaria de perguntar mais alguma coisa?
- Não, acho que é isso.
- Quer ir vê-la agora?
- Quero, sim. Por favor.

CONSIDERAÇÕES FINAIS

A identificação da evolução de um paciente para uma situação irreversível é essencial para o planejamento de cuidados, possibilitando que seja priorizada a presença da família nos momentos finais, permitindo a realização de despedidas e rituais e evitando a instituição de procedimentos fúteis ou indesejados.

Para o diagnóstico de irreversibilidade é necessário um grau razoável de certeza, sendo prudente discutir a situação do paciente entre vários profissionais de diferentes saberes e, em caso de discordância ou incerteza, aguardar e reavaliá-lo após mais algum tempo de evolução.

REFERÊNCIAS BIBLIOGRÁFICAS

1. Iwashyna TJ. Recognizing a patient is acutely dying. Ann Am Thorac Soc. 2020 Oct;17(10):1195-8.
2. Borhani F, Mohammadi S, Roshanzadeh M. Moral distress and perception of futile care in intensive care nurses. J Med Ethics Hist Med. 2015 Feb 23;8:2.
3. Ribeiro S. Cuidados paliativos na emergência. 1. ed. Barueri: Manole; 2020.
4. The SUPPORT Principal Investigators. A controlled trial to improve care for seriously ill hospitalized patients: the study to understand prognoses and preferences for outcomes and risks of treatments (SUPPORT). JAMA. 1995;274:1591-8.
5. Turnbull AE, Bosslet GT, Kross EK. Aligning use of intensive care with patient values in the USA: past, present, and future. Lancet Respir Med. 2019 Jul;7(7):626-38.
6. Oliveira AR. Manual da residência de medicina intensiva. 6. ed. Barueri: Manole; 2020.

33
Antibioticoterapia em cuidados paliativos

Juliana Mandato Ferragut
Carolina Neiva Guedes da Silva

Há um contexto desafiador para profissionais em saúde quando o uso de antibióticos está em pauta. Dados da literatura corroboram: cerca de 90% dos pacientes internados com câncer avançado estão em antibioticoterapia na sua última semana de vida, fato semelhante em 42% dos pacientes institucionalizados com demência avançada nas suas duas últimas semanas de vida.[1,2] Em pacientes assistidos em serviços de cuidados paliativos, a realidade não é muito diferente: 27% receberam pelo menos um antibiótico na última semana de vida, e 1,3% três ou mais antibióticos. No grupo de pacientes em antibioticoterapia, apenas 15% tinham uma infecção diagnosticada.[3-5]

Um estudo com 303 pacientes em uma instituição de longa permanência demonstrou que apenas 14% dos pacientes utilizavam opioides para dor, ao mesmo tempo em que 53% estavam em uso de antibioticoterapia sistêmica.[6] Ao longo dos 15 anos de dados revisados, observou-se uma tendência ao aumento de uso de analgésicos, tanto opioides como não opioides. No entanto, não houve decréscimo no uso de antibióticos durante esse mesmo período.

A eficácia da antibioticoterapia tanto em relação a aumento de sobrevida como em relação a controle de sintomas é questionável. Uma revisão sistemática publicada em 2013 analisou a melhora de sintomas com uso de antibioticoterapia em pacientes em cuidado paliativo e observou uma taxa de resposta entre 21,4% e 56,7% dos casos.[3] Houve melhora com mais frequência em infecções urinárias (60% a 92% de taxa de resposta) do que em infecções respiratórias (0-53% de resposta). Não foi observada melhora de sintomas em pacientes com bacteremia.

Uma revisão de 2020 apresentou estudos mostrando que o tratamento com antimicrobianos foi considerado não benéfico em 10 a 55% dos casos (quadro clínico piorou ou os sintomas pioraram) e um mostrou, inclusive, piora de sintomas em pacientes tratados com pneumonia. Outros efeitos indesejáveis relatados nesta revisão foram o aumento do tempo de internação, aumento da incidência de organismos multidrogas-resistentes, aumento de infecção por *Clostridioides difficile*, desconforto familiar com as medidas de precaução e isolamento nas infecções relacionadas à assistência de saúde, além de efeitos colaterais indesejáveis como diarreia, náusea e vômito, *delirium* hiperativo.[7]

Esses dados têm validade limitada pela ausência de estudos controlados e pela heterogeneidade na forma de avaliar sintomas. É importante lembrar que outras intervenções podem aliviar os sintomas relacionados à infecção, como antitérmicos para febre e antitussígenos em infecções pulmonares (ver Capítulo "Outros sintomas respiratórios no paciente crítico em cuidados paliativos").

Em pacientes com prognóstico estimado de semanas a meses, há pouca evidência de benefício de sobrevida com o uso de antibióticos.[8] Por outro lado, quando o tempo de sobrevida estimada é maior (meses a um ano), pode haver ganho de sobrevida com o uso de antibioticoterapia conforme demonstrado em um estudo prospectivo com 323 pacientes institucionalizados com demência avançada, em que o uso de antibióticos para o tratamento de pneumonia resultou em aumento de sobrevida. No entanto, os pacientes tratados apresentavam pior controle de sintomas em relação aos não tratados.[9]

A ideia da antibioticoterapia como uma medida relativamente menos onerosa comparada a outras intervenções potencialmente prolongadoras da vida (p. ex.: intubação orotraqueal) não pode nos levar a desconsiderar os riscos, principalmente em pacientes assistidos pelo cuidado paliativo, em sua maioria frágeis, com doenças graves associadas a um sofrimento de caráter multidimensional (físico, socioemocional e espiritual).[10-12] Uma revisão de 2017 com um total de 1.488 pacientes internados demonstrou a ocorrência de eventos adversos em até 20% dos pacientes.[13]

O processo de tomada de decisão quanto ao uso de antibióticos muitas vezes assume caráter de dilema ético, entre iniciar ou não iniciar ou mesmo suspender a terapia. Nesse sentido, as duas principais razões para se instituir devem ser os objetivos a serem perseguidos nesse processo deliberativo proposto neste capítulo: maior sobrevida e alívio de sintomas, onde a antibioticoterapia não implique em maior sofrimento do que o próprio processo de adoecimento.

PRIMEIRO PASSO: DEFINIR O CONTEXTO, AS CIRCUNSTÂNCIAS E OS VALORES

O processo deliberativo de tomada de decisão para antibioticoterapia proposto aqui compreende três etapas. A ideia é possibilitar ao profissional deliberar de forma técnica e assertiva contemplando aspectos individuais e subjetivos da unidade de cuidado (paciente e família) também envolvidos no processo.

O raciocínio sistemático deve se iniciar pela identificação do contexto de adoecimento em que o paciente se encontra, ou seja, em que fase da doença ele se localiza no

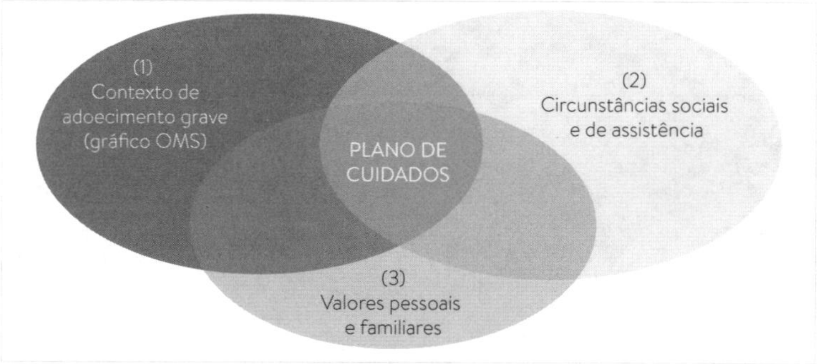

Figura 1 Etapas do raciocínio para tomada de decisão em antibioticoterapia.

gráfico de funcionalidade *versus* tempo (etapa 1); em quais circunstâncias sociais e de serviço assistencial está inserido (etapa 2); e quais são os valores pessoais e familiares implicados que podem contribuir para a construção do plano de cuidados (etapa 3).

Todas as etapas são indispensáveis durante o processo de tomada de decisão para qualquer paciente que apresente uma doença grave e sofrimento. Deve-se ressaltar que a segunda e a terceira etapas devem obrigatoriamente ocorrer de forma consecutiva à primeira, ou seja, o direcionamento principal para escolha técnica parte da interpretação do processo de adoecimento grave (etapa 1) e as demais (etapa 2 e etapa 3) seguem para complementar com dados relevantes na decisão do plano terapêutico.

A primeira etapa possui maior relevância, portanto, na indicação ou não da antibioticoterapia, e as duas etapas sequenciais devem contribuir com o raciocínio desenvolvido na etapa 1, além de facilitar a comunicação e o vínculo com o paciente e sua família no momento da partilha do plano de cuidados com os mesmos.

Somente em alguns casos em que há maior complexidade para definição técnica durante a etapa 1 é que as etapas sequenciais irão exercer papel decisório sobre a indicação do tratamento.

Para melhor compreender a aplicação desse raciocínio sistemático para antibioticoterapia racional em contexto de cuidados paliativos, seguem três casos clínicos.

Caso 1

Etapa 1

Homem, 92 anos, com demência avançada, 100% dependente para todas as atividades básicas de vida diária (ABVDs), PPS (*Palliative Performance Scale*) 20/10. Terceiro episódio de pneumonia broncoaspirativa em 6 meses associada a infecção do trato urinário de repetição por *Klebsiella pneumoniae* multirresistente, com padrão de resistência a carbapenêmicos. Fez uso recente de amicacina, e no momento evolui com insuficiência renal aguda. Sem sintomas genitourinários.

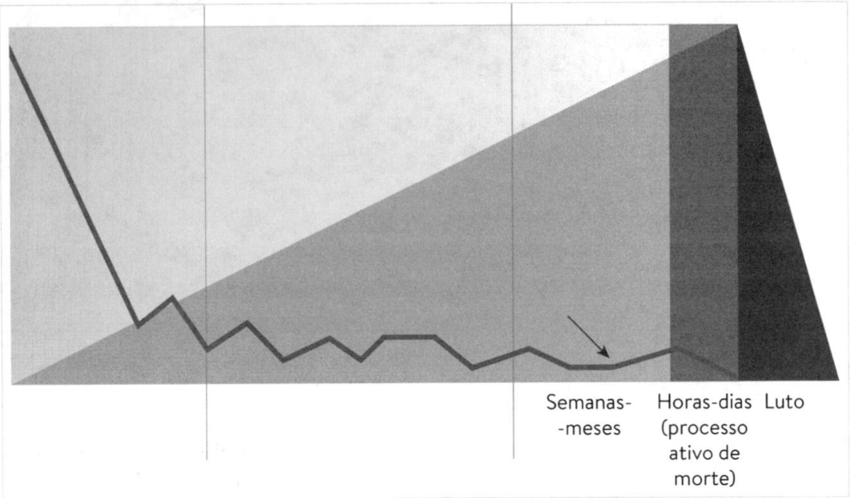

Figura 2 Funcionalidade x tempo em condição de síndrome demencial avançada.

Etapa 2

O paciente é cuidado em contexto domiciliar, sua cuidadora principal é sua esposa, também idosa, sobrecarregada de cuidados físicos e emocionais. Atualmente tem dificuldades para mudança de decúbito do paciente, que já apresenta múltiplas lesões por pressão em região sacral, trocantérica e calcâneo.

Etapa 3

Trata-se de um homem previamente muito forte, provedor da família, que, segundo a esposa, não "suportaria viver nesta situação".

Caso 2

Etapa 1

Mulher, 45 anos, com neoplasia de mama avançada com metástases para pulmões, ossos e sistema nervoso central, internada para cuidados de final de vida, com sinais de processo ativo de morte, PPS 10, tem lesão ulcerada com infecção secundária em mama esquerda de odor fétido e secreção purulenta em grande quantidade.

Etapa 2

Paciente assistida em ambiente hospitalar, onde é cuidada por seu marido e dois filhos que se revezam. Todos bastante incomodados com o odor da ferida e a aparência dos curativos quando trocados pela enfermagem.

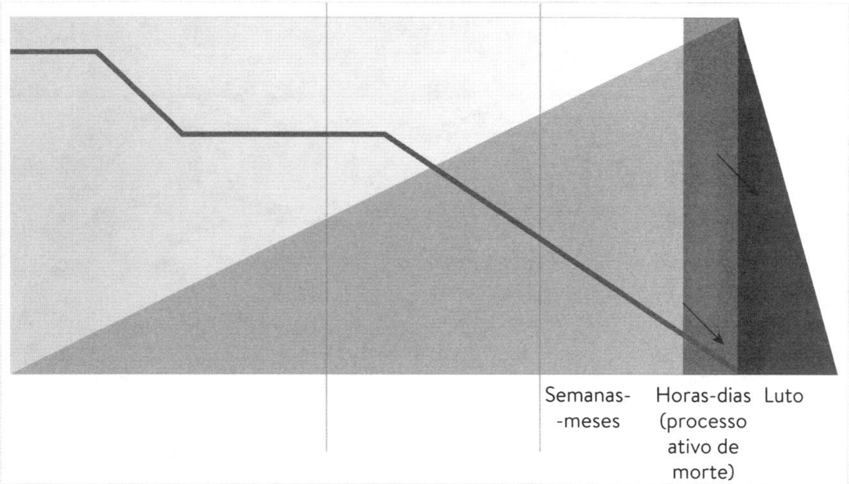

Figura 3 Funcionalidade x tempo em condição de doença neoplásica avançada.

Etapa 3

Trata-se de uma mulher muito vaidosa que, segundo seu marido, estava muito triste nos últimos meses com a deformidade de seu corpo e sua condição frágil.

Caso 3

Etapa 1

Homem, 72 anos, com doença pulmonar obstrutiva crônica (DPOC) GOLD IV, oxigênio-dependente, PPS 40, internado por dispneia em agudização da DPOC.

Etapa 2

O paciente é assistido ambulatorialmente. Nas agudizações da insuficiência respiratória crônica é internado na Unidade de Pronto Atendimento (UPA) de referência. Sua filha sempre o acompanha, é sua cuidadora principal.

Etapa 3

Trata-se de um homem 100% dependente para ABVDs, porém com atividades intelectuais preservadas, responsável pelas decisões financeiras da casa e, segundo sua filha, é seu grande conselheiro no lar.

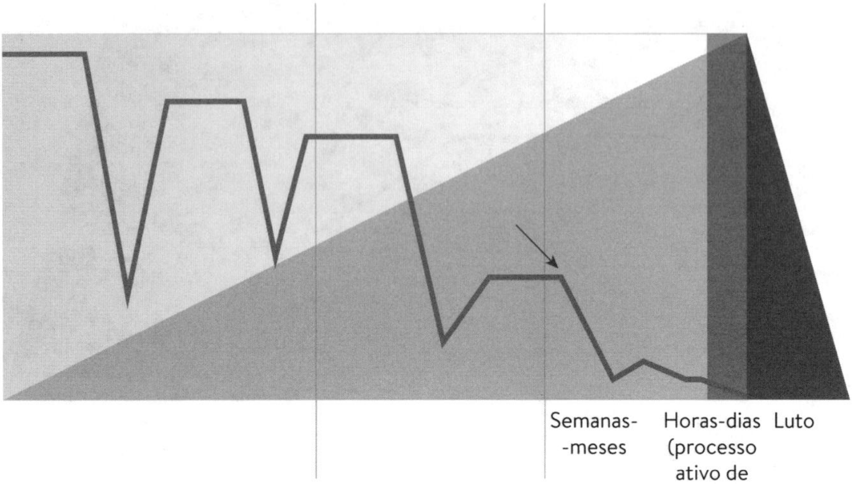

Figura 4 Funcionalidade x tempo em condição de disfunção orgânica avançada.

CONSTRUINDO A TOMADA DE DECISÃO EM ETAPAS

Caso 1

Etapa 1

Neste primeiro caso, o paciente está na fase final de vida devido à síndrome demencial avançada, com critérios de intratabilidade clínica para infecção urinária vigente, após múltiplos ciclos de antibioticoterapia com caráter de elevada toxicidade e, neste caso particularmente, com malefício concreto em lesão renal atribuída ao fármaco. Deve-se destacar a fase final comum em condições crônicas não oncológicas em que múltiplos eventos infecciosos compõem a história natural de final de vida desse paciente, onde invariavelmente a proliferação bacteriana em via urinária e a broncoaspiração farão parte da cadeia de eventos até o processo ativo de morte. Neste contexto, o malefício da antibioticoterapia sobrepõe-se ao seu suposto potencial benefício na condição atual. Deve-se ao mesmo tempo, no plano de cuidados, assegurar que este paciente terá seus sintomas, caso presentes (p. ex.: dispneia, secreções respiratórias, febre, *delirium*), adequadamente abordados por outras medidas, quer sejam farmacológicas, quer não (p. ex.: antipiréticos para febre, opioide para dispneia, posicionamento no leito).

Etapa 2

Pode-se inferir que o deslocamento do paciente para unidade hospitalar para instituição da antibioticoterapia de amplo espectro implicaria em maior sofrimento para ele e para sua esposa, já em sobrecarga física e emocional enquanto cuidadora principal...

Etapa 3

E que os valores expressos pelo paciente em momentos prévios à perda de autonomia, segundo sua esposa, refletiam a incompatibilidade de seus desejos com o cenário do processo de finitude prolongado.

Caso 2

Etapa 1

É uma paciente jovem, com uma doença oncológica avançada em processo ativo de morte. Neste caso, a antibioticoterapia não possui o objetivo de reverter o quadro infeccioso, tendo em vista o processo inexorável da morte instalado, mas sim de controle de sintoma: minimizar o desconforto com o odor e a secreção presentes na lesão neoplásica.

A via de administração do antibiótico de escolha deve estar em consonância com o objetivo. Assim, o uso de metronidazol de forma tópica será o mais eficaz e adequado para o controle do odor e da secreção, uma vez que o uso parenteral apresenta maior toxicidade e a necessidade de um acesso venoso, o que poderia trazer mais desconforto e riscos.

Etapa 2

O controle da secreção e do odor possibilitará para o marido e os filhos partilharem desse momento com menos dificuldade ao lado da paciente...

Etapa 3

Além de individualizar o cuidado, respeitando a dignidade humana relevante para esta família e esta mulher vaidosa no seu processo de morrer.

Caso 3

Etapa 1

É um paciente idoso, com DPOC grave e avançada, com limitação significativa para ABVDs (PPS 40), em uso contínuo de oxigenoterapia domiciliar. Essa condição de adoecimento grave crônico, não oncológico, pode seguir por meses a poucos anos. As exacerbações por infecções respiratórias costumam impactar na qualidade de vida desses pacientes e fazer parte da evolução da doença até o processo ativo de morte.

A antibioticoterapia neste caso pode estar adequadamente indicada com o objetivo de aliviar sintomas (dispneia, secreção, febre e tosse) e reverter o quadro infeccioso agudo. Ela deverá ser constantemente reavaliada pesando riscos e benefícios dentro do plano de cuidados instituído. Por vezes, inicia-se a antibioticoterapia por 48-72 h ("*trial* de 48-72 h") para observar a permanência da indicação do tratamento e o resultado alcançado. Deve-se atentar quando o processo infeccioso determinar outras disfunções orgânicas e/ou falência respiratória; neste caso pode configurar o início da fase final de vida, tendo em vista a irreversibilidade do quadro no contexto de uma evolução desfavorável.

Etapa 2

O paciente tem uma funcionalidade reduzida (PPS 40), o que dificulta seu deslocamento para atendimento multiprofissional e para atuação da equipe em tempo adequado durante eventos de agudização da doença de base. Por tudo isso, é essencial, durante o tratamento, considerar a transição do plano de cuidados para assistência domiciliar e adotar estratégias facilitadoras para atendimento e terapêuticas como a antibioticoterapia, quando adequada e indicada, no contexto domiciliar.

Etapa 3

Deve-se identificar o momento ideal para conversar e elaborar as diretivas antecipadas de vontade do paciente, uma vez que tem preservada sua cognição e algum grau de autonomia. Essas decisões podem auxiliar a equipe assistencial e a sua família na construção de planos de cuidados mais individualizados.

CONSIDERAÇÕES FINAIS

Seguem alguns elementos fundamentais no processo deliberativo quanto à antibioticoterapia em cuidados paliativos:

- A decisão pelo uso de antibióticos em condição de adoecimento grave e sofrimento deve sempre compreender os princípios básicos da bioética (principialismo): autonomia, beneficência, não maleficência e justiça, implicados a um processo deliberativo individualizado.
- A tomada de decisão para se instituir antibióticos dentro do plano de cuidados desse perfil de pacientes é apresentada resumidamente na Figura 5 e necessariamente deve estar alinhada com: (1) o contexto do adoecimento grave (gráfico funcionalidade x tempo); (2) as circunstâncias sociais e de assistência; e (3) os valores do paciente e de sua família, garantindo sempre um plano de cuidado individualizado e centrado na pessoa.

- A antibioticoterapia para este perfil de pacientes pode atender a dois diferentes objetivos: produzir impacto na história natural da doença (aumentar a sobrevida) e/ou promover controle de sintomas.
- Como toda estratégia de intervenção terapêutica, a antibioticoterapia também não possui caráter inócuo, podendo promover toxicidade, piora de sintomas e alteração da história natural da doença de forma deletéria quando mal indicada.

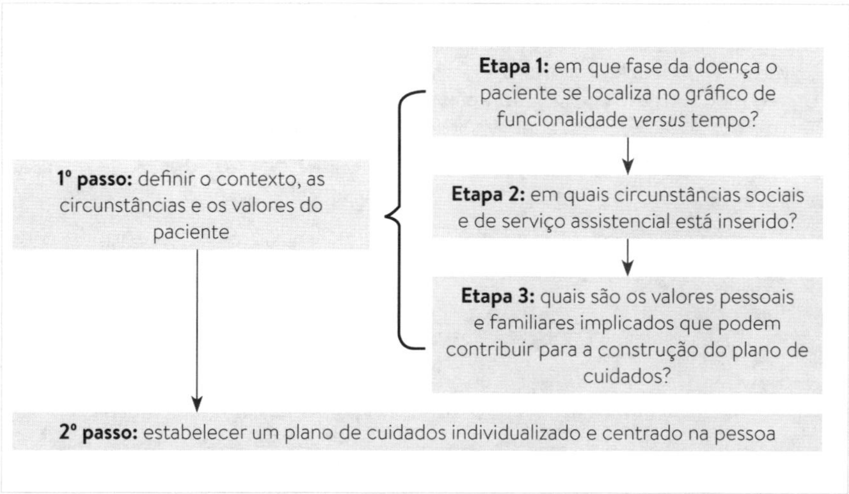

Figura 5 Processo de tomada de decisão para antibioticoterapia em cuidados paliativos.

REFERÊNCIAS BIBLIOGRÁFICAS

1. Clayton J, Fardell B, Hutton-Potts J, Webb D, Chye R. Parenteral antibiotics in a palliative care unit: prospective analysis of current practice. Palliative Medicine. 2003;17(1):44-8.
2. White P, Kuhlenschmidt H, Vancura B, Navari RM. Antimicrobial use in patients with advanced cancer receiving hospice care. J Pain Symptom Manage. 2003;25:438-43.
3. Rosenberg JH, Albrecht JS, Fromme EK, et al. Antimicrobial use for symptom management in patients receiving hospice and palliative care: a systematic review. J Palliat Med. 2013;16(12):1568-74.
4. Juthani-Mehta M, Malani PN, Mitchell SL. Antimicrobials at the end of life: an opportunity to improve palliative care and infection management. JAMA. 2015;314(19):2017-8.
5. Albrecht JS, McGregor JC, Fromme EK, Bearden DT, Furuno JP. A nationwide analysis of antibiotic use in hospice care in the final week of life. J Pain Symptom Manage. 2013;46(4):483-90.
6. Evers M, Purohit D, Perl D, et al. Palliative and aggressive end-of-life care for patients with dementia. Psychiatr Serv. 2002;53(5):609-13.

7. Fairweather J, Cooper L, Sneddon J, et al. BMJ Supportive & Palliative Care. Epub ahead of print. 2020;0:1-9.
8. Baghban A, Juthani-Mehta M. Antimicrobial use at the end of life. Infect Dis Clin North Am. 2017 Dec;31(4):639-47.
9. Givens JL, Jones RN, Shaffer ML, et al. Survival and comfort after treatment of pneumonia in advanced dementia. Arch Intern Med. 2010 Jul 12;170(13):1102-7.
10. Thompson AJ, Silveira MJ, Vitale CA, Malani PN. Antimicrobial use at the end of life among hospitalized patients with advanced cancer. Am J Hosp Palliat Care. 2012;29(8):599-603.
11. Knaul FM, Farmer PE, Krakauer EL, De Lima L, Bhadelia A, Jiang Kwete X, et al. Alleviating the access abyss in palliative care and pain relief - an imperative of universal health coverage: the Lancet Commission report. Lancet. 2018;391(10128):1391-454.
12. Twycross R, Wilcock A, Howard P. Palliative Care Formulary. PDF version, PCF5+. United Kingdon: www.palliativedrugs.com; 2016.
13. Tamma PD, Avdic E, Li DX, et al. Association of adverse events with antibiotic use in hospitalized patients. JAMA Intern Med. 2017;177(9):1308-15.

34

Transfusão de hemocomponentes em cuidados paliativos

Paulo Novita
Juliana Corrêa da Costa Ribeiro

INTRODUÇÃO

Hemocomponentes são os produtos oriundos do sangue total ou do plasma obtidos a partir de processos físicos, enquanto hemoderivados são produtos oriundos do sangue total ou do plasma obtidos por meio de processamento físico-químico ou biotecnológico.[1] Concentrado de glóbulos vermelhos (CGV), concentrado de plaquetas (CP), plasma fresco congelado (PFC) e crioprecipitado são os hemocomponentes extraídos a partir do sangue total.

O Cuidado Paliativo é uma abordagem direcionada a um grupo de pacientes muito diverso, que possuem doenças, tratamentos, funcionalidades, comorbidades, religiosidades e objetivos de fim de vida bastante variados e colocados sob uma mesma categoria: pacientes em cuidados paliativos. Essa heterogeneidade talvez seja a razão que torna essa área de atuação tão apaixonante e, ao mesmo tempo, torna muito complexa a missão de encontrar evidências que se adequem às particularidades destes indivíduos.

Não existem, até o momento, ensaios clínicos randomizados comparando benefícios e riscos de diferentes estratégias transfusionais em pacientes em cuidados paliativos. A grande maioria dos trabalhos nessa área envolve pacientes com doenças oncológicas e geralmente são questionários, estudos observacionais ou coortes, não controlados.

ANEMIA E TRANSFUSÃO DE CGV EM PACIENTES EM CUIDADOS PALIATIVOS

- Segundo a OMS, anemia é definida como hemoglobina (Hb) < 12,0 g/dL em mulheres e Hb < 13,0 g/dL em homens.

- Estima-se que a prevalência de anemia em pacientes de hospices chegue a 70% nas mulheres e 80% nos homens.[2]
- Mais de 50% dos pacientes com câncer avançado **não são investigados corretamente em relação às causas da anemia** e 75% são tratados apenas com transfusões sanguíneas.[3]
- A intensidade de sintomas de fadiga não se correlaciona adequadamente ao nível de hemoglobina.[4]
- As principais razões que levam médicos a indicar transfusão de CGV em pacientes em cuidados paliativos são: sintomas de anemia (97%), sangramento (62%), níveis baixos de hemoglobina (52%) e pressão de familiares (48%).[5]
- Geralmente utiliza-se o gatilho de hemoglobina < 7 g/dL, quando a indicação é por níveis baixos de hemoglobina.[5]
- Pacientes com diagnósticos não oncológicos têm menos indicação de transfusão.[5]
- Existe uma percepção de melhora subjetiva de sintomas após transfusão, tanto por pacientes quanto por médicos, muito embora, quando escalas de avaliação de sintomas são usadas como ferramentas objetivas para verificação de melhora clínica antes e após receber CGV, não apresentem mudanças significativas.[6]
- Uma revisão sistemática recente com 13 estudos sobre este tema confirma que a melhora clínica é subjetiva, não existem gatilhos transfusionais abaixo dos quais estaria indicada a transfusão para esses pacientes e confirma a falta de estudos de alta qualidade para a avaliação deste tema.[7]

É importante ressaltar, das observações acima, que a maior parte das indicações de transfusão de CGV neste grupo de pacientes é por sintomas de anemia, que muitas vezes se confunde com fadiga. A grande discussão, portanto, mais do que o valor de hemoglobina *per si*, deve ser a investigação adequada de fadiga nestes pacientes. Em um estudo recente,[8] o sintoma de fadiga, embora reconhecido como sendo comum em pacientes recebendo cuidados paliativos, foi considerado um sintoma de difícil manejo por 77% dos entrevistados e menos da metade dos participantes (46%) se sentiam confortáveis para avaliação e manejo deste sintoma.

Fadiga é definida como um sintoma subjetivo e desagradável, que incorpora sensações que variam de cansaço a exaustão, criando uma condição geral implacável que interfere com a capacidade dos indivíduos de funcionar em sua normal capacidade.[9] Raramente fadiga é um sintoma único e pode estar relacionado a outras causas que não anemia isoladamente, como dor, estresse emocional (depressão), ansiedade, déficit nutricional, disfunção cardíaca, endocrinopatias, infecção, lesão renal, dentre outras.[10]

Em 2012, uma revisão sistemática da Cochrane[11] sobre transfusão sanguínea em pacientes com câncer avançado concluiu que em pacientes com sintomas de anemia, fadiga ou falta de ar (não relacionados a hemorragia ou ao tratamento de câncer), devem ser levadas em consideração ANTES de prescrever transfusões sanguíneas estratégias alternativas de manejo desse pacientes, visto que até um terço deles não apresentam resposta à transfusão, e os que apresentam resposta, ela é de curta duração; após duas semanas, retornam aos escores basais de fadiga. Em pacientes frágeis e doente no fim da vida, pode haver potencial PIORA com a transfusão possivelmente relacionada a hiperviscosidade e sobrecarga circulatória.

TRANSFUSÃO DE PLAQUETAS E DE PLASMA FRESCO CONGELADO PARA PACIENTES EM CUIDADOS PALIATIVOS

- A escassez de trabalhos que avaliam a utilização destes hemocomponentes é ainda maior do que a de trabalhos que avaliam CGV.
- CP são mais comuns em pacientes hematológicos em cuidados paliativos, sendo mais frequentes do que as transfusões de CGV.[12]
- A maioria dos autores não indica transfusões profiláticas, mas sim terapêuticas (associadas a sangramentos ativos com diferentes níveis de plaquetas).[12]
  - Dois aspectos práticos a serem considerados nas transfusões de plaquetas: risco maior do que o do CGV de causar reações transfusionais e, também, a meia-vida curta das plaquetas, o que implica em transfusões mais frequentes.[12]
- Não há estudos relacionados à transfusão de PFC. Vale relembrar, entretanto, conforme as boas práticas transfusionais, as indicações de uso deste hemocomponente:[13]
  - Indicações: 1) sangramentos causados pela deficiência de múltiplos fatores da coagulação; 2) sangramento grave causado por anticoagulantes orais inibidores da vitamina K ou necessidade de reversão urgente destes anticoagulantes; 3) transfusão maciça com sangramento por coagulopatia; 4) sangramento por deficiência de único fator de coagulação quando não há produto com menor risco de contaminação viral; 5) como tratamento da púrpura trombocitopênica trombótica.
  - Contraindicações: como expansor volêmico e em pacientes com hipovolemias agudas (com ou sem hipoalbuminemia); em sangramentos sem coagulopatia; para correção de testes anormais da coagulação na ausência de sangramento; e em estados de perda proteica e imunodeficiência.

RISCOS TRANSFUSIONAIS

- Toda transfusão pressupõe o risco de uma reação transfusional.
- As reações transfusionais podem ser agudas, até 24 h após a transfusão, ou tardias, quando ocorrem depois desse período.[13]
- Na população geral, a ocorrência de uma reação transfusional fatal é rara, na ordem de uma para cada 1.800.000 unidades transfundidas a 2,3 por milhão de unidades transfundidas.[14]
- Existem reações transfusionais imediatas que podem ser potencialmente fatais na população geral e que, dados o perfil de fragilidade e a falta de reserva funcional do paciente em cuidados paliativos, podem levar a quadros desastrosos.

Tabela 1 Reações transfusionais potencialmente fatais e suas frequências

Reação transfusional imediata	Frequência
Reação hemolítica aguda imune	1:38.000-70.000 unidades transfundidas
Reação alérgica grave (anafilática)	1:20.000-50.000 unidades transfundidas
TRALI (lesão pulmonar aguda associada a transfusão)	1:5.000-190.000 unidades transfundidas
Contaminação bacteriana	1:3.000-123.000 unidades transfundidas
Sobrecarga volêmica (TACO)	< 1% das transfusões

Adaptada de Bastos F.[9]

- A frequência das reações transfusionais, entretanto, parece ser a mesma da população de pacientes fora de cuidados paliativos.[15]
- Parece existir uma associação entre taxas de mortalidade de pacientes em cuidados paliativos e transfusão sanguínea em até 30 dias após a transfusão, sendo maior na primeira semana que se segue à transfusão. Isso pode refletir tanto a gravidade do paciente quanto pode estar relacionado a algum evento adverso relacionado à transfusão.[15]
- Em uma coorte prospectiva multicêntrica envolvendo 5 países e 17 centros de cuidados paliativos/hospices com 141 pacientes:
  - 49% dos pacientes experimentaram melhora subjetiva de sintomas para os quais foi indicada a transfusão.
  - 78% dos pacientes apresentam melhora em algum sintoma (fadiga, falta de ar, fraqueza generalizada e vertigem).
  - Em relação a riscos e/ou potenciais danos, foram raros (12%) e de gravidade leve (reações alérgicas tardias, reações infusionais, dentre outras).

CONSIDERAÇÕES ÉTICAS A RESPEITO DE TRANSFUSÃO EM CUIDADOS PALIATIVOS

- Apenas uma minoria de pacientes apresenta diretrizes antecipadas de vontade e, entre aqueles que possuem, não é padrão haver posicionamento a respeito desse assunto,[8] o que acaba levando a decisões tomadas por substitutos.
- Há dados mostrando queda nas doações sanguíneas nos EUA[16] e isso nos traz à discussão eticamente desafiadora de racionalizar o uso de recursos finitos, em estoque (como hemocomponentes), para situações de emergência e outros grupos de pacientes.[17]

CONSIDERAÇÕES FINAIS

A decisão de transfundir este grupo de pacientes é complexa e deve ser alinhada com pacientes e familiares dentro dos objetivos de cuidados definidos. Deve-se ter em mente, entretanto, algumas informações:

- A melhora clínica em relação à fadiga é mais subjetiva do que objetiva.
- Não existe uma correlação clara entre intensidade da fadiga e níveis de hemoglobina nos pacientes com câncer avançado.
- Até 1/3 dos pacientes não apresentam qualquer tipo de resposta à transfusão de CGV. Nos que apresentam, essa resposta é de curta duração, voltando aos escores basais de fadiga em aproximadamente 2 semanas.
- Em pacientes frágeis e doentes com câncer avançado no fim da vida, a transfusão de CGV pode estar associada a dano.
- Sempre que possível, avaliar causas tratáveis de cansaço, fadiga, sintomas de anemia, principalmente em pacientes com expectativa de vida maior que dias.
- Os riscos transfusionais são similares aos de outros grupos de pacientes.

Dada a falta de estudos que indiquem os subgrupos que mais se beneficiariam de transfusões sanguíneas, Raval[15] sugere a utilização da seguinte estratégia que, em resumo, se fundamenta nas boas práticas transfusionais baseadas em evidências:

1. Para pacientes com estimativa de sobrevida > 7 dias, investigar e corrigir causas de citopenias e tratá-las conjuntamente ou em substituição à transfusão.
2. Considerar riscos e benefícios da transfusão e explicar aos pacientes as possíveis reações transfusionais.
3. Oferecer alternativas às transfusões: suplementação de oxigênio em pacientes com hipoxemia associada, antifibrinolíticos em caso de sangramentos.

4. Definir claramente o objetivo da transfusão e determinar objetivos perceptíveis que ajudem a tomar a decisão de continuar ou não com esse procedimento.
5. Preferir estratégias restritivas de uso de hemocomponentes, usando gatilhos transfusionais baseados em recomendações de alta qualidade:

- Pacientes sem doença cardiopulmonar, quando Hb < 7,0 g/dL.
- Pacientes com doença cardiopulmonar, considerar de forma individualizada quando Hb 7-10 g/dL.
- Considerar transfusão profilática de plaquetas quando < 10.000/mm³.
- Em pacientes com sangramento ativo, considerar transfusão quando plaquetas entre 20.000-50.000/mm³.
- Discutir estratégias de segurança transfusional em pacientes com risco de sobrecarga circulatória:
  - Doses apropriadas para o peso e transfusões em até 4 horas.

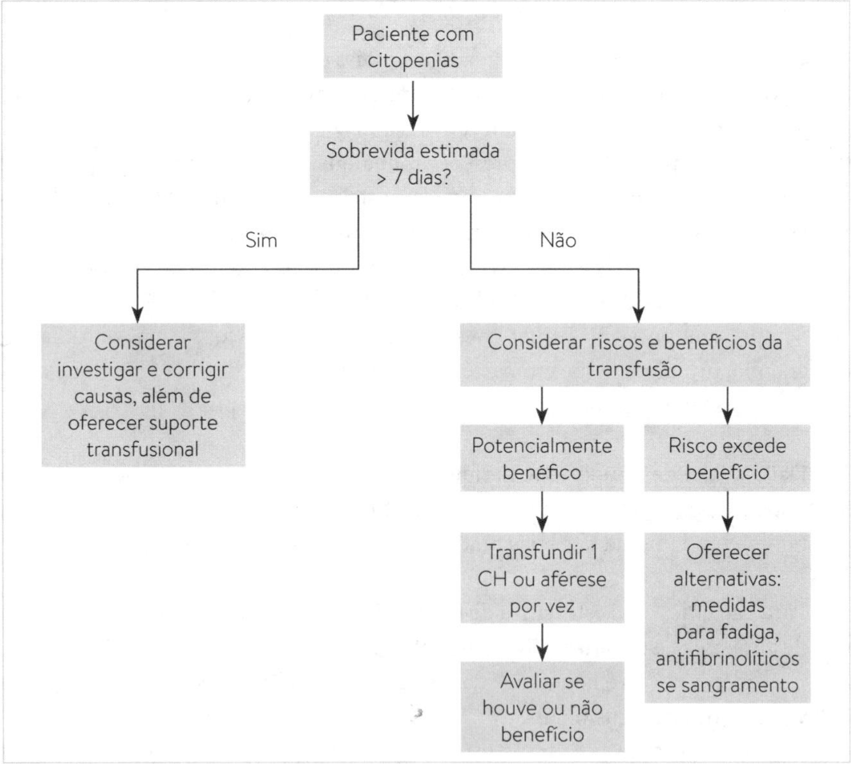

Figura 1 Fluxograma sugerido para transfusões no paciente em cuidado paliativo. CH: concentrado de hemácias.

6. Transfundir apenas uma unidade por vez e avaliar os objetivos após cada unidade.
7. Reavaliar objetivos após as transfusões:
   - Repetir testes laboratoriais após 24 h de transfusão de CGV e 1 h após transfusão de CP.
   - Procurar definir se a transfusão trouxe benefício e, em caso contrário, parar de realizá-la.
8. Realizar avaliação de funcionalidade após 7-14 dias da transfusão e assim que possível após transfusões de plaquetas.
9. Reavaliar necessidade de mais transfusões.

REFERÊNCIAS BIBLIOGRÁFICAS

1. Brasil. Ministério da Saúde. Resolução RDC n. 34, de 11 de junho de 2014. Dispõe sobre as boas práticas no ciclo do sangue. 2014. Disponível em: http://portal.anvisa.gov.br/documents/10181/2867975/RDC_34_2014_COMP.pdf/283a192e-eee8-42cc-8f06-b5e5597b16bd?version=1.0.
2. Dunn A, Carter J, Carter H. Anemia at the end of life: Prevalence, significance, and causes in patients receiving palliative care. J Pain Symptom Manage. 2003;26(6):1132-9.
3. de Putter R, Geboes K, De Man M, Van Belle S. Treatment of anemia in patients with solid tumors receiving chemotherapy in palliative setting: usual practice versus guidelines. Acta Clin Belgica Int J Clin Lab Med [Internet]. 2018;73(4):251-6.
4. Munch TN, Zhang T, Willey J, Palmer JL, Bruera E. The association between anemia and fatigue in patients with advanced cancer receiving palliative care. J Palliat Med. 2005;8(6):1144-9.
5. Chin-Yee N, Taylor J, Downar J, Tanuseputro P, Saidenberg E. Red blood cell transfusion in palliative care: A survey of palliative care physicians. J Palliat Med. 2019;22(9):1139-42.
6. To THM, To LB, Currow DC. Can we detect transfusion benefits in palliative care patients? J Palliat Med. 2016;19(10):1110-3.
7. Chin-Yee N, Taylor J, Rourke K, Faig D, Davis A, Fergusson D, et al. Red blood cell transfusion in adult palliative care: A systematic review. Transfusion. 2018;58(1):233-41.
8. Ingham G, Urban K. How confident are we at assessing and managing fatigue in palliative care patients? A multicenter survey exploring the current attitudes of palliative care professionals. Palliative Medicine Reports. 2020 May 1;1(1):58-65.
9. Ream E, Richardson A. Fatigue: A concept analysis. Int J Nurs Stud. 1996;33:519-29.
10. Preston NJ, Hurlow A, Brine J, Bennett MI. Blood transfusions for anaemia in patients with advanced cancer. Vol. 2016, Cochrane Database of Systematic Reviews. John Wiley and Sons Ltd; 2012.
11. Jankowski C, Aranha O, Banerjee C, Breitbart WS, Carpenter KM, et al. NCCN Guidelines Version 2. 2022 Cancer-Related Fatigue NCCN Guidelines Panel Disclosures Continue [Internet]. 2022.

12. Torres MEU, Rodríguez JNR, Ramos JLS, Gómez FA. Transfusion in palliative cancer patients: A review of the literature. J Palliat Med. 2014;17(1):88-104.
13. Bastos F. Guia para uso de hemocomponentes [Internet]. Brasília: Ministério da Saúde; 2015. 136 p. Disponível em: http://bvsms.saude.gov.br/bvs/publicacoes/guia_uso_hemocomponentes_2ed.pdf.
14. Vamvakas EC, Blajchman MA. Transfusion-related mortality: The ongoing risks of allogeneic blood transfusion and the available strategies for their prevention. Blood. 2009;113(15):3406-17.
15. Raval JS. Transfusion as a palliative strategy. Curr Oncol Rep. 2019;21(10).
16. Jones JM, Sapiano MRP, Savinkina AA, Haass KA, Baker ML, Henry RA, et al. Slowing decline in blood collection and transfusion in the United States – 2017. Transfusion. 2020;60(S2):S1-9.
17. Raval JS, Cooling LL. Red blood cell transfusion in palliative care: What are we doing and why are we doing it? Transfusion. 2018;58(1):3-4.

35

Tomada de decisão quanto à via de alimentação e hidratação do paciente crítico elegível aos cuidados paliativos

Cristina Terzi
Danielle Brito-Rodrigues

A terapia intensiva e a emergência são locais de cuidado que têm a missão de restabelecer o equilíbrio do corpo que chega nas condições mais adversas e nem sempre com um "manual" da história prévia. As respostas neste ambiente de cuidado devem quase sempre ser rápidas, uma vez que o limiar entre a vida e a morte é tênue.

Desta forma, a individualização do cuidado é fundamental no processo de tomada de decisão compartilhada sobre a via de alimentação/hidratação, que deve levar em conta:

- Diagnóstico atual.
- História clínica prévia.
- Preferências de cuidado do paciente.

Neste sentido, a decisão pela melhor via de alimentação/hidratação (e de administração de medicamentos) é comumente feita com base nas condições clínicas que envolvem:

- Estado de alerta.
- Capacidade (e desejo) que a pessoa tem de mastigar, engolir e tossir.
- Condição do trato gastrointestinal (trajeto do alimento/líquido).

DISFAGIA

É um sintoma que evidencia um desarranjo no mecanismo de transporte seguro do bolo alimentar da boca ao estômago, com risco de desvio para os pulmões. Desidratação, desnutrição, pneumonia aspirativa, comprometimento pulmonar crônico, asfixia, recusa ou diminuição da ingesta alimentar/hídrica e até mesmo a proximidade da morte podem estar associados à disfagia. No entanto, é importante salientar que não há relação linear entre a disfagia e pneumonia aspirativa.[1]

A pneumonia por broncoaspiração pode ocorrer pela combinação dos seguintes fatores:[2,3]

- Oscilações ou rebaixamento do nível de alerta.
- Déficit no mecanismo de tosse e deglutição.
- Déficits na mastigação.
- Higiene oral precária.
- Falta de próteses ou falhas dentárias.
- Feridas na cavidade oral.
- Dependência de outras pessoas para assistência ao comer e beber.
- Necessidade de suporte para posicionamento durante as refeições.

CASO CLÍNICO 1

Sra. Maria Joana, 67 anos, internada com AVC isquêmico na UTI de um hospital. Como antecedentes, ela tem hipertensão arterial e diabetes; a Escala de Performance Paliativa (PPS) prévia é de 100%. Apresentou durante a internação sepse de foco pulmonar, sendo iniciadas: antibioticoterapia e alimentação/hidratação artificiais (AHA), via sonda nasoenteral, pela queda do nível de consciência e risco de broncoaspiração. A paciente evoluiu bem, com a retirada da sonda nasoenteral, porém no dia da alta da UTI teve novo evento neurológico grave, sendo necessária a realização de intubação orotraqueal e ventilação mecânica.

Perguntas

1. A indicação da AHA foi adequada no primeiro e segundo eventos neurológicos?
2. Quem deve decidir sobre a indicação da AHA? A equipe multidisciplinar (EMD), paciente ou familiares/responsáveis?

Discussão

1. A indicação da AHA foi adequada em ambos os eventos neurológicos. No primeiro evento, embora a paciente tivesse um PPS prévio bom, não estava alerta para comer/beber por via oral e no segundo evento a AHA acompanhou o pacote da ventilação mecânica. A AHA foi indicada pelo prognóstico incerto a curto prazo, aguardando a evolução da doença neurocrítica.

2. A indicação sobre a via de alimentação/hidratação é responsabilidade da EMD, incluindo o fonoaudiólogo e nutricionista, a partir da avaliação criteriosa da capacidade do paciente de comer/beber por via oral, bem como dos riscos, benefícios e objetivos do uso da AHA. Pacientes, bem como familiares/responsáveis, devem ser consultados e esclarecidos sobre os riscos para assim opinarem sobre a indicação da AHA. A decisão final deve ser compartilhada entre EMD, paciente e/ou familiares/responsáveis.

CONTINUAÇÃO DO CASO CLÍNICO 1

Após cinco meses de internação e inúmeras sepses, paciente tem diagnóstico de estado vegetativo crônico.

Perguntas

1. Nesta nova condição, há necessidade de repactuar a continuidade do uso da AHA?
2. Como abordar a família/responsáveis?
3. Quais aspectos fundamentais devem ser estabelecidos no Plano Avançado de Cuidados (PAC)?

Discussão

1. Sim. Diante desta nova condição de estado vegetativo crônico, a EMD precisa reavaliar e repactuar a indicação, continuidade ou suspensão da AHA.[4-6] O processo de tomada de decisão deve basear-se em evidências e melhores práticas. A Academia Nacional de Cuidados Paliativos (ANCP) fornece os 5 posicionamentos:[7]

- A renúncia à AHA (não instalação ou retirada), diante de situação de estado vegetativo crônico comprovado por EMD experiente e de acordo com os valores do paciente, é ética, legal e não corresponde à eutanásia nem ao suicídio.
- A suspensão/não introdução de AHA pode ser realizada mediante o consentimento esclarecido do representante legal do paciente.
- Cada caso deve ser avaliado individualmente considerando todas as particularidades, grau de incerteza do prognóstico de sobrevivência, recuperação de consciência, funcionalidade e melhor interesse do paciente em cada situação.
- O acordo sobre a retirada ou não implementação da AHA deve ser pautado na comunicação proativa e compassiva, em um processo de decisão compartilhada.
- A fim de contribuir para a tomada de decisão compartilhada, a EMD deve: (a) promover conversas sobre os valores e preferências de cuidados de seus

pacientes enquanto estes têm capacidade mental e de comunicação, (b) encorajar a identificação de um representante que advogue pelos seus interesses de saúde e (c) documentar as diretivas antecipadas de vontade de pacientes em seus prontuários.

2. Familiares/responsáveis devem ser esclarecidos do real quadro clínico e prognóstico de seu ente querido, bem como dos riscos e benefícios do uso da AHA. Devem participar do processo de decisão compartilhada.
3. O PAC deve ser guiado por princípios e valores do paciente, sendo pactuado com a família/responsáveis na conferência familiar. Deve ser registrado em prontuário e conhecido na rede de cuidados do paciente.

CASO CLÍNICO 2

Sr. Antônio, 79 anos, diagnóstico de demência avançada, com FAST 7. Entra na emergência de um hospital com infecção urinária. Após 3 dias de internação, o paciente evolui com agitação psicomotora e é transferido para a UTI, onde a EMD observa que o paciente alimenta-se pouco e sugere a AHA na tentativa de nutrir, prevenir broncoaspiração e evitar lesões por pressão. Com o uso da sonda nasoenteral houve necessidade de contenção química e física, pois o paciente a retirou 3 vezes.

Perguntas

1. A AHA em pacientes com demência em fase avançada pode estar associada a eventos indesejados?
2. Como definir a melhor conduta?

Discussão

1. Sim. A AHA em pacientes com demência em fase avançada é frequentemente associada a eventos indesejados como: agitação, *delirium*, necessidade de contenção química e física, maior risco de desenvolvimento de lesões por pressão e broncoaspiração. Além disso, impede a percepção de sabores e da interação social da alimentação, que poderia acontecer através da alimentação cuidadosa por via oral de forma cuidadosamente assistida.[7]
2. É fundamental para definição da conduta:

- Garantir a atuação do fonoaudiólogo, nutricionista, dentista na emergência/UTI para avaliação clínica da deglutição e elaboração do plano alimentar singularizado.
- Realizar diagnóstico diferencial entre disfagia, inapetência e/ou recusa alimentar. Muitas vezes elas acontecem juntas, e o psicólogo auxilia quanto às questões que apontam para o sentido da vida.

- Em condições de doença grave, limitante e situações de incerteza, ampliar o olhar para detalhes que podem fazer diferença na decisão:
  - Manter o paciente com acompanhante.
  - Identificar medos e angústias.
  - Respeitar os valores, princípios e desejos do paciente.
  - Estar atento às preferências alimentares.

RISCOS NA EMERGÊNCIA E UTI

O termo "riscos" no contexto da saúde tem uma conotação negativa, de algo a ser evitado.[1] Entretanto, no atual cenário de envelhecimento da população e aumento das doenças crônicas, o risco precisa ser reconhecido e encarado como um fato da vida, que não deveria ser evitado ou negado. Nosso desafio como profissionais da saúde é identificar o risco para poder minimizar seus efeitos, levando em conta o cuidado centrado na pessoa.

COMER E BEBER COM RISCOS RECONHECIDOS

Comer e beber com riscos reconhecidos (CoBeRR) diante de doença limitadora da vida pode ser uma opção quando existe o risco de broncoaspiração, porém o foco do cuidado se afasta das intervenções fúteis e/ou de suporte avançado de vida, como a AHA. Nesses casos, com o propósito de maximizar a qualidade de vida assume-se o risco da alimentação por via oral e opta-se pela oferta/ingestão cuidadosa de alimentos/líquidos.

ALIMENTAÇÃO DE CONFORTO

Compreendida como alimentação cuidadosamente assistida por via oral em consistência, qualidade e quantidade com foco no conforto do paciente e não sobre a oferta de determinado volume/meta de nutrientes. Estabelecida como alternativa nos casos de renúncia ou não indicação da alimentação e hidratação artificiais.[8]

HIDRATAÇÃO ARTIFICIAL NO FINAL DE VIDA

A hidratação artificial é considerada uma intervenção médica, não um cuidado comum. Assim, não há imperativo legal ou ético para fornecê-lo, a menos que os benefícios superem os danos/riscos.

Embora a mioclonia possa melhorar com a hidratação em pacientes adultos que se aproximam do final de vida, o desconforto da retenção de líquidos é significativamente maior nos pacientes que recebem hidratação e a sobrevivência é a mesma dos que não recebem. As principais questões a serem consideradas ao determinar o papel da hidratação artificial incluem o seguinte.

As pessoas que estão morrendo não sentem fome e sede, porque seus corpos estão diminuindo suas funções e não necessitam de alimentos e líquidos. É como a natureza oferece conforto, sabendo que uma pessoa não será capaz de consumir alimentos ou água. Algumas situações podem causar a xerostomia, inclusive em pacientes inconscientes e naqueles temporariamente incapazes de comunicar suas sensações, como os acometidos pelo *delirium*. Essa condição deve ser avaliada diariamente, assim como seus fatores causadores, como as medicações. Sato et al. recentemente descreveram que a persistência da sensação de boca seca por mais de 24 horas foi significativamente associada ao aumento do risco de *delirium*.[9] Neste sentido, sugerem-se cuidados com a boca, mantendo-a úmida com lascas de gelo, esponja ou gazes umedecidas.

Nas decisões sobre indicação de hidratação artificial deve-se considerar:

- A presença de um objetivo específico pode direcionar o clínico a usar a hidratação como meio de melhorar o *delirium* e potencialmente retardar a morte.
- Carga de sintomas: sintomas relacionados ao excesso de água corporal total podem piorar com a hidratação.
- Sobrecarga para o paciente e cuidadores de manter a via artificial de hidratação.
- Desconforto familiar em manter hidratação/nutrição.
- Em caso de dúvida, um teste de hidratação (*trial*) por tempo limitado pode ser realizado.
- Autorreflexão do clínico.

Finalmente, é importante reconhecer que os profissionais de saúde geralmente têm preconceitos a favor ou contra a hidratação artificial perto do fim da vida. A autorreflexão sobre esses vieses é crucial para ajudar pacientes e familiares a tomar decisões baseadas nos melhores interesses e objetivos da unidade paciente/família.[10]

PROCESSO DE TOMADA DE DECISÕES

O processo de tomada de decisão pode diferir de acordo com o ambiente de cuidado, mas deve garantir que todos os aspectos do cuidado sejam incluídos. O Royal College of Speech Therapist[1] sugere os passos da Figura 1 na tomada de decisões a respeito da escolha da melhor via de alimentação/hidratação.

Na Figura 2, um fluxograma[11] orienta os profissionais nos processos iniciais de tomada de decisão clínica sobre a alimentação/hidratação por via oral ou artificial nos casos de risco de broncoaspiração.

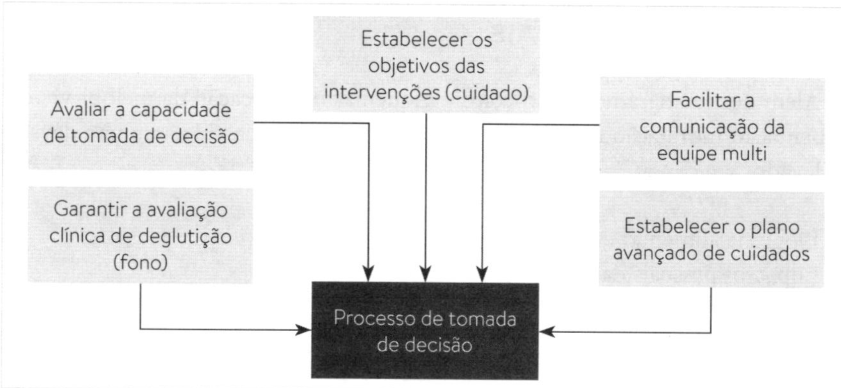

Figura 1 Hidratação e nutrição artificial (não oral) em pacientes que se aproximam do final de vida.

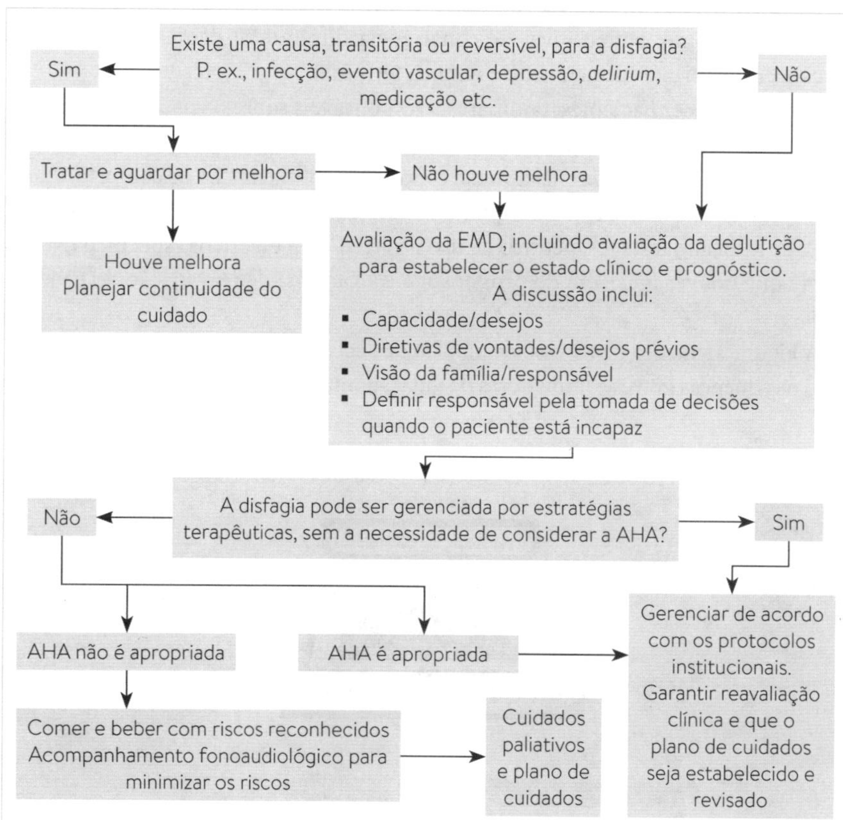
Existe uma causa, transitória ou reversível, para a disfagia? P. ex., infecção, evento vascular, depressão, *delirium*, medicação etc.
Sim
Não
Tratar e aguardar por melhora
Não houve melhora
Houve melhora Planejar continuidade do cuidado
Avaliação da EMD, incluindo avaliação da deglutição para estabelecer o estado clínico e prognóstico. A discussão inclui:
▪ Capacidade/desejos
▪ Diretivas de vontades/desejos prévios
▪ Visão da família/responsável
▪ Definir responsável pela tomada de decisões quando o paciente está incapaz
A disfagia pode ser gerenciada por estratégias terapêuticas, sem a necessidade de considerar a AHA?
Não
Sim
AHA não é apropriada
AHA é apropriada
Gerenciar de acordo com os protocolos institucionais. Garantir reavaliação clínica e que o plano de cuidados seja estabelecido e revisado
Comer e beber com riscos reconhecidos Acompanhamento fonoaudiológico para minimizar os riscos
Cuidados paliativos e plano de cuidados

Figura 2 Processos iniciais de tomada de decisão clínica sobre a alimentação/hidratação por via oral ou artificial nos casos de risco de broncoaspiração. AHA: alimentação/hidratação artificial; EMD: equipe multidisciplinar.

CONSIDERAÇÕES FINAIS

Além dos fluxogramas, protocolos e esquemas da indicação da melhor via da alimentação/hidratação nas doenças graves e limitadoras da vida, também devem ser levados em conta:

- Biografia alimentar e pessoal.
- Impactos pessoais da doença.
- Estilo de vida e preferências.
- Princípios e valores.

A EMD no cenário das doenças graves e limitadoras da vida:

- Deve ter conhecimento técnico de que a AHA tem indicações limitadas em situações como: coma, nível de consciência diminuído; demência avançada; câncer; distúrbios alimentares; e doença terminal.[5]
- Deve esclarecer pacientes, familiares e responsáveis sobre os riscos e benefícios da alimentação/hidratação oral e AHA.
- Deve recomendar preferencialmente o CoBeRR e alimentação de conforto, diante do risco de broncoaspiração, quando o foco do cuidado for a qualidade de vida.
- Pode indicar o teste terapêutico de uso da AHA com objetivos específicos, sempre que houver incerteza do prognóstico e a garantia de reavaliação do uso.

A Figura 3 sintetiza o processo de tomada de decisões da via de alimentação/hidratação nas doenças graves e limitadoras da vida, apontando para a elaboração do PAC.

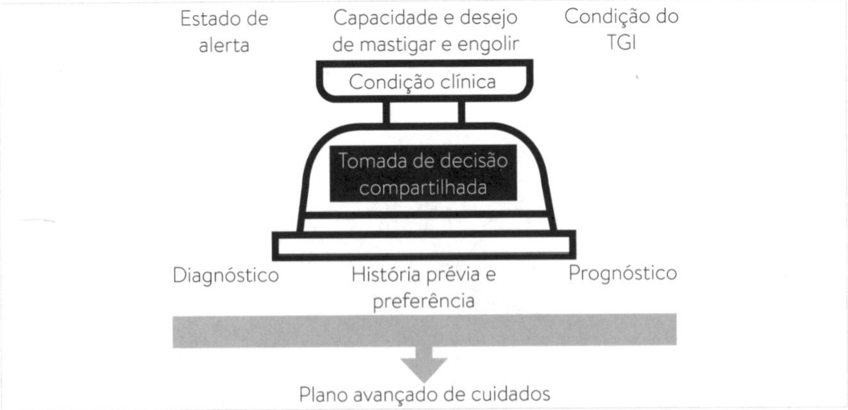

Figura 3 Balança do processo de tomada de decisões da via de alimentação /hidratação nas doenças graves e limitadoras da vida. TGI: trato gastrointestinal.

REFERÊNCIAS BIBLIOGRÁFICAS

1. Rcslt.org. Eating and drinking with acknowledged risks: Multidisciplinary team guidance for the shared decision-making process(adults) [Internet]. [citado 7 de agosto de 2022]. Disponível em: https://www.rcslt.org/wp-content/uploads/2021/09/Eating-and-drinking-with-acknowledged-risks-guidance.pdf.
2. Langmore SE, Skarupski KA, Park PS, Fries BE. Predictors of aspiration pneumonia in nursing home residents. Dysphagia. 2002;17(4):298-307.
3. Hibberd P. Review: Strategies to deliver dementia training and education in the acute hospital setting. J Res Nurs [Internet]. 2013;18(6):594-5.
4. Druml C, Ballmer PE, Druml W, Oehmichen F, Shenkin A, Singer P, et al. ESPEN guideline on ethical aspects of artificial nutrition and hydration. Clin Nutr [Internet]. 2016;35(3):545-56.
5. Schwartz DB, Barrocas A, Annetta MG, Stratton K McGinnis C, Hardy G, et al. Ethical aspects os artificially administred nutrition and hydration. An ASPEN Position Paper. Nutr Clin Pract. 2021;36(2):254-67.
6. ANCP, SBN. Não implementação ou retirada de dieta em paciente em estado vegetativo crônico. [citado 7 de agosto de 2022]. Disponível em: https://paliativo.org.br/ancp-nucleo-cuidados-paliativos-abn-publicam-posicionamento-sobre-dieta-paciente-vegetativo-cronico.
7. Vidal EIO. Nutrição e hidratação em pacientes portadores de demência em fase avançada (livro eletrônico). 1. ed. São Paulo: Comitê de Bioética da Academia Nacional de Cuidados Paliativos; 2020.
8. Palecek EJ, Teno JM, Casarett DJ, Hanson LC, Rhodes RL, Mitchell SL. Comfort feeding only: a proposal to bring clarity to decision-making regarding difficulty with eating for persons with advanced dementia. Journal of the American Geriatrics Society. 2010;58(3):580-4.
9. Sato K, Okajima M, Taniguchi T. Association of persistent intense thirst with delirium among critically ill patients: a cross-sectional study. J Pain Symptom Manage. 2019;57(6):1114-20.
10. Baillie J, Anagnostou D, Sivell S, Van Godwin J, Byrne A, Nelson A. Symptom management, nutrition and hydration at end-of-life: a qualitative exploration of patients', carers' and health professionals' experiences and further research questions. BMC Palliat Care [Internet]. 2018;17(1):60.
11. Smith HA, Kindell J, Baldwin RC, Waterman D, Makin AJ. Swallowing problems and dementia in acute hospital settings: practical guidance for the management of dysphagia. Clinical Medicine. 2009;9(6):544.

36

Oxigenoterapia e suporte ventilatório não invasivo nos pacientes em cuidados paliativos

Fernanda Greco

A suplementação de oxigênio é uma prática importante no tratamento de inúmeras doenças, utilizada para o controle de hipoxemia e dispneia no ambiente intra e extra-hospitalar. Consiste em administrar oxigênio acima da concentração do ar ambiente, e tem por objetivo garantir a oxigenação dos tecidos.

O objetivo fisiológico é corrigir hipoxemia e, consequentemente, promover a diminuição da sobrecarga de trabalho cardiorrespiratório. No entanto, no que se refere ao alívio de sintomas subjetivos, a suplementação de oxigênio ainda é controversa na literatura.[1] Indivíduos com doença em fase avançada podem apresentar sintomas que acarretam internação hospitalar, e entre os mais prevalentes encontra-se a dispneia.

Descrita na literatura como uma sensação subjetiva de desconforto respiratório, podendo variar em sua intensidade, a partir da interação entre fatores fisiológicos, psicológicos, sociais e ambientais, podendo induzir respostas comportamentais e fisiológicas diferentes em cada indivíduo.[2]

Estudos realizados com profissionais envolvidos no cuidado de pacientes com doenças avançadas destacam o sentimento de frustração no manejo da dispneia e que se sentem mais efetivos quando prescrito e administrado O_2 suplementar.[3]

Mas a oxigenoterapia é a melhor conduta para pacientes com doenças em fases avançadas que apresentam dispneia? Existe um papel para o cateter nasal de alto fluxo (CNAF) e para a ventilação não invasiva (VNI) no paciente com doença avançada?

O uso de O_2 é comprovado na literatura como uma alternativa para o tratamento da dispneia apenas em pacientes que apresentem hipoxemia como causa dos sintomas ($SpO_2 < 88\%$ em ar ambiente ou $PaO_2 < 55$ mmHg em ar ambiente)[4].

Em outros casos, o uso de ar comprimido ou ar ambiente em indivíduos com dispneia, mas não hipoxêmicos, demonstrou algum benefício na redução e controle de sintomas,[4] isso porque a estimulação de receptores faciais e orais modula a sensação de falta de ar.[5]

OXIGENOTERAPIA DE BAIXO FLUXO

São considerados dispositivos de baixo fluxo aqueles que ofertam até 15 L/min de O_2. São uma alternativa para pacientes sintomáticos com o objetivo de manter a SpO_2 acima de 88%. A titulação desses dispositivos deverá ser realizada a partir da SpO_2 e controle de sintomas.[6]

Tabela 1

Dispositivo	Utilização	Vantagem	Desvantagem
Cateter nasal (CNO_2)	1 L/min a 6 L/min	Grande disponibilidade nos serviços, prático e simples de utilizar	Ressecamento da mucosa nasal e aparecimento de lesão
Máscara de Venturi (MV)	24% a 50%	Único dispositivo possível de quantificar exatamente a FiO_2 entregue	Maior dificuldade de ajuste devido à necessidade de troca das válvulas de FiO_2
Máscara não reinalante (MNR)	10 L/min a 15 L/min	Oferta valores próximos a 100% de O_2 se bem acoplada ao rosto	Fluxos menores que o recomendado geram risco de reinalação de dióxido de carbono (CO_2)

É importante ressaltar que o uso de dispositivos orofaciais acarreta outras implicações aos pacientes, como dificuldade para alimentação, comunicação e higiene oral; isso pode diminuir a adesão e, consequentemente, dificultar o controle da dispneia. Em pacientes em processo ativo de morte, o controle farmacológico da dispneia é prioridade e o fornecimento de oxigênio suplementar pode ser interrompido, especialmente se o paciente parece desconfortável com a interface utilizada. Nesta situação, sugerimos retirada da monitorização com oximetria e vigilância estrita dos sinais de desconforto respiratório, que vão guiar o tratamento a partir desse momento.

A utilização de oxigenoterapia de baixo fluxo mostrou-se pouco eficaz no controle da dispneia, mesmo com a melhora da hipoxemia.[8,9]

CATETER NASAL DE ALTO FLUXO

O cateter nasal de alto fluxo (CNAF) é um dispositivo cuja utilização mais ampla em adultos é relativamente recente e a maior parte das evidências está na pediatria. Trata-se de um suporte não invasivo que consiste de uma fonte de oxigênio, uma de ar comprimido e um sistema de aquecimento e umidificação. Pode-se ofertar FiO_2 precisa de 100% e fluxo de ar de até 60 L/min.[10]

Os benefícios do CNAF variam desde o âmbito clínico, como a fácil adaptação para o paciente e a facilidade de utilização do dispositivo, até o fisiológico, redução de espaço morto, aumento do *clearance* de secreção e possibilidade de titulação de FiO_2.[11] Apesar das evidências ainda serem limitadas, estudos mostram que o CNAF é uma alternativa mais confortável e tolerável quando comparada com a oxigenoterapia de baixo fluxo e a VNI.[11]

Com o CNAF, há menor mistura do ar inspirado com o ar ambiente que qualquer outro dispositivo de oxigenoterapia, isso devido ao alto fluxo de gás, permitindo uma entrega de FiO_2 mais precisa e, por vezes, maior. O alto fluxo de gás também libera dióxido de carbono (CO_2), reduzindo espaço morto anatômico e impedindo o fluxo expiratório total. Desta maneira, é possível dizer que o CNAF, quando bem acoplado ao paciente, pode ofertar baixos valores de pressão positiva no final da expiração.[12]

Clinicamente pode-se verificar a diminuição da frequência respiratória e da dispneia quando comparado com suplementação de oxigênio de baixo fluxo.[12] Vale ressaltar que o CNAF é descrito como mais confortável para o paciente devido ao aquecimento e à umidificação da via aérea, o que permite tolerar fluxos mais altos sem lesionar a mucosa.

Essas características tornam o CNAF especialmente favorável em pacientes com doença avançada, especialmente quando o paciente não chega com diretivas claras em relação à intubação e ao plano de cuidado. O CNAF pode permitir (associado ao uso de opioides para controle de dispneia) uma estabilização inicial do paciente, o que nos possibilita compreender seus valores e prioridades, entender o que significa sofrimento para ele, conversar com familiares e tomar uma melhor decisão embasada nos valores do paciente.

A estabilização inicial com o CNAF também pode permitir melhor ajuste das medidas farmacológicas e permitir uma despedida (caso isso seja apropriado), sendo possível a retirada do dispositivo posteriormente, quando o controle farmacológico estiver otimizado.

Em pacientes cujo objetivo de cuidado inclui a reversão de condições agudas potencialmente tratáveis, como pneumonia, embolia pulmonar ou edema agudo pulmonar, o CNAF e a VNI podem fornecer alívio de sintomas e suporte não invasivo até que as causas da dispneia sejam tratadas clinicamente.

Já em pacientes com internação mais prolongada, a capacidade de comunicação com a equipe de saúde e com familiares torna-se algo essencial, e alimentação por via oral é geralmente desejada; o CNAF é um dispositivo interessante, sendo mais bem tolerado por períodos mais longos que a ventilação não invasiva.

Para o profissional de saúde, pode-se ofertar um fluxo de ar de até 60 L/min e mesmo assim manter a FiO_2 de 21% devido ao sistema de mistura de gases. Isso possibilita a utilização do dispositivo para controle da dispneia em indivíduos sem hipoxemia associada. A titulação no paciente em cuidado paliativo visa mais a melhora subjetiva da dispneia (ou dos sinais de esforço respiratório e desconforto em pacientes que não podem se expressar) que uma meta específica de saturação de oxigênio.

As limitações do CNAF esbarram na necessidade de o indivíduo estar em ambiente hospitalar, com disponibilidade de O_2 e AC, e no custo da terapia, uma vez que os circuitos são descartáveis e com tecnologia superior a qualquer outro dispositivo de oxigenoterapia.

Apesar de não ter descrito na literatura contraindicações absolutas para o uso do CNAF, é importante reavaliar a segurança do uso em casos de pacientes com traumas ou fraturas de face, epistaxe e lesão de mucosa nasal em vigência da utilização prévia.

VENTILAÇÃO NÃO INVASIVA

A ventilação não invasiva é um bom recurso para o controle e tratamento de insuficiência respiratória, tanto em indivíduos internados quanto em tratamento domiciliar. Trata-se de um dispositivo com pressão positiva em interfaces não invasivas, como máscara nasal, oronasal e facial total. Pode ser utilizado em duas modalidades, um único nível pressórico (CPAP) e com dois níveis pressóricos diferentes, um para inspiração e outro para expiração (BIPAP).[13]

Devido à retenção crônica de CO_2, é indicado em casos de doenças neuromusculares, parede torácica e doenças pulmonares obstrutivas, porém apenas em pacientes com DPOC os estudos mostram aumento de sobrevida com o uso da VNI.

O uso no cenário de cuidado paliativo é controverso, porém instituições como a European Respiratory Society (ERS) e American Thoracic Society (ATS) apoiam o uso de pressão positiva não invasiva no controle de dispneia e, consequente, diminuição do trabalho respiratório em diversas patologias, considerando a utilização na modalidade BIPAP.[14]

Assim como descrito como o CNAF, o uso desse dispositivo pode ser útil na estabilização do quadro clínico, controle da dispneia e insuficiência respiratória até o esclarecimento e determinação dos objetivos de cuidado e da presença ou não de reversibilidade da condição aguda, evitando assim a instituição de procedimentos fúteis ou potencialmente inapropriados. Por ser um dispositivo com limitações, pode gerar desconforto, medo e lesões por pressão, portanto a aceitação do paciente é crucial para o sucesso da terapêutica.

É importante lembrar que uma vez estabelecido um objetivo de controle de sintomas como prioridade e realizado o controle farmacológico adequado, deve-se considerar a retirada da VNI (assim como do CNAF) para que não se torne motivo de prolongamento desnecessário do processo de morte.

A maioria das contraindicações para a utilização da VNI são relativas, porém podem ser considerados contraindicação absoluta casos de lesão facial, pneumotórax não drenado e casos de êmese sem estabilização.

DISCUSSÃO CLÍNICA

Maria José, 74 anos, casada e mãe de três mulheres. É nascida no interior da Bahia e viveu até os 45 anos em sua cidade natal. Iniciou uma dispneia progressiva aos 57 anos e veio para São Paulo com sua família para procurar tratamento. Aos 66 anos foi diagnosticada com fibrose pulmonar idiopática. Durante os 8 anos após

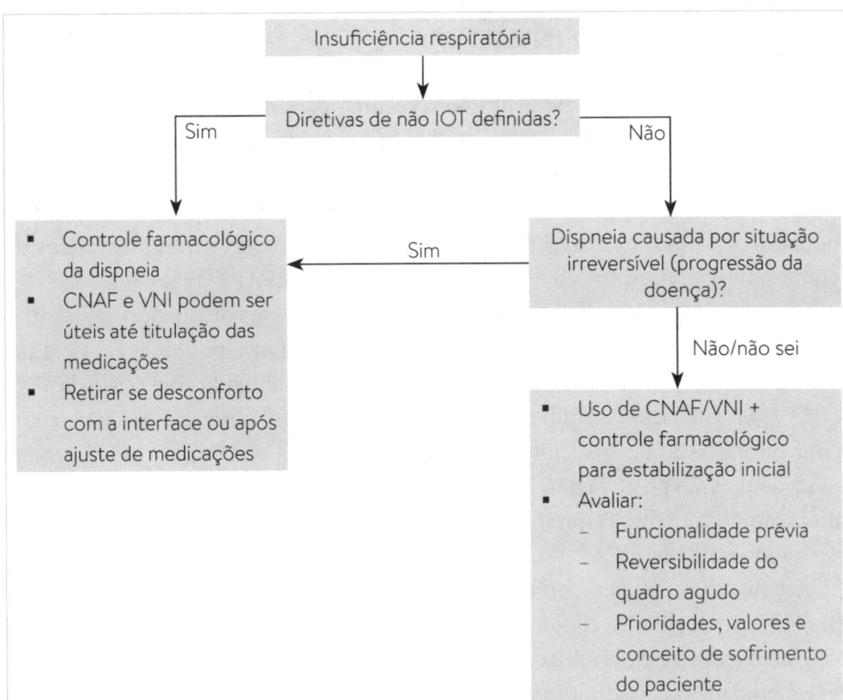

Figura 1 Fluxograma proposto para o uso de interfaces não invasivas em pacientes em cuidado paliativo. CNAF: cateter nasal de alto fluxo; IOT: intubação orotraqueal; VNI: ventilação não invasiva.

diagnóstico, teve 5 internações prolongadas e se tornou dependente de O_2 domiciliar, utilizando CNO_2 2L/min.

A Sra. Maria José deu entrada no departamento de emergência devido à piora da dispneia, associada à piora do aspecto do escarro e hipoxemia.

Na admissão, antes que qualquer pergunta fosse feita, ela exclamou com veemência para a equipe apesar da voz cansada: "*Filha, eu sei da minha doença, sei que é ruim, mas, sabe, eu não tenho medo de morrer, nunca tive. Meu único medo era esse, que eu ficasse sem ar, parece que estou afogada. Por favor, só faz com que a falta de ar melhore, filha. Na outra internação, colocaram uma máscara que jogava um ar muito forte, acho que o nome era BIPAP, mas era muito ruim, eu sentia mais falta de ar ainda*".

Prontamente instalado MNR em 15 L/min e iniciado controle de dispneia com opioides, porém a equipe mostrava-se desconfortável com a situação, um sentimento de impotência de não conseguir garantir a única coisa importante para a paciente naquele momento. Ela foi transferida para a UTI da emergência, onde foi transicionada para um CNAF, com 60 L/min e FIO_2 de 100%. "*Nossa, Dra., que aparelho milagroso, melhorou muito a minha falta de ar! Não tem como ter um desse em casa, né? Eu consigo comer sem passar mal, até ligar para minha filha. Mas os remedinhos que passaram também estão ajudando muito. Sabe, Dra., agora o que me dói é ficar sem minhas filhas e meu esposo, queria tanto morrer perto deles.*"

Com a melhora do sintoma que mais afligia a paciente, a equipe relatou um sentimento de satisfação, mesmo sabendo que a evolução da senhora Maria José parecia irreversível e ela em breve entraria em processo ativo de morte. Mas ainda era importante que a família estivesse ao lado, para isso era necessária a transferência para uma unidade de baixa complexidade do hospital, já que devido ao CNAF não seria possível a alta domiciliar.

Paciente foi encaminhada para enfermaria com o uso do CNAF, teve direito a acompanhante durante o final da internação. Na transferência, mostrava-se agradecida com os cuidados: "*Muito obrigada por terem me ouvido!*".

CONSIDERAÇÕES FINAIS

- Em pacientes hipoxêmicos, o uso de O_2 suplementar está associado à melhora do controle de sintomas.
- Apesar da evidência atual ser limitada em relação ao paciente em cuidado paliativo, considerar fortemente o uso do CNAF em casos de hipoxemia grave para maior conforto do paciente.
- O uso da VNI ainda é controverso na maior parte dos pacientes com doença avançada; em indivíduos com DNM, dispneia secundária a alterações de caixa

torácica e DPOC pode haver algum benefício em controle de sintomas e tempo de sobrevida.

- As interfaces não invasivas podem ser úteis emergencialmente em pacientes com doença avançada e falência respiratória, pois podem permitir uma estabilização inicial (associadas à terapia farmacológica para dispneia) que nos traz tempo para:
  - rever a história do paciente;
  - avaliar funcionalidade;
  - verificar reversibilidade (ou não) do quadro agudo;
  - revisar seus valores e, finalmente, compreender se a instituição de ventilação mecânica invasiva pode ser compatível com o objetivo de cuidado do paciente.

REFERÊNCIAS BIBLIOGRÁFICAS

1. Thomas P, Baldwin C, Bissett B, Boden I, Gosselink R, Granger CL, et al. Physiotherapy management for COVID-19 in the acute hospital setting: clinical practice recommendations. J Physiother. 2020;66-2:73-82.
2. American Thoracic Society. Dyspnea: mechanisms, assessment, and management: A consensus statement. Am J Respir Crit Care Med. 1999;159:321-40.
3. Kelly CA, Brien MR. Difficult decisions: An interpretative phenomenological analysis study of healthcare professionals' perceptions of oxygen therapy in palliative care. Palliative Medicine. 2015;29-10;950-8.
4. Abernethy AP, McDonald CF, Firth PA, Clark K, Herndon, JE, Marcello J, et al. Effect of palliative oxygen versus room air in relief of breathlessness in patients with refractory dyspnoea: a double-blind, randomized controlled trial. Lancet. 2010;376-4:784-93.
5. Simon PM, Basner RC, Weinberg SE, Fencl V, Weiss JW, Schwartzstein RM. Oral mucosal stimulation modulates intensity of breathlessness induced in normal subjects. Am Rev Respir Dis. 1991;144-2:419-22.
6. Ruangsonboon O, Dorongthom T, Chakorn T, Monsonboon A, Praphruetkit N, Limsuwat C, et al. high-flow nasal cannula versus conventional oxygen therapy in relieving dyspnea in emergency palliative patients with do-not-intubate status: a randomized crossover study. Ann Emergency Med. 2020;75-5:615-26.
7. College of Respiratory Therapists of Ontario. Oxygen therapy clinical best practice guideline. 2013.
8. Xia M, Li W, Yao J, Jin Y, Du G, Xu Q, et al. A postoperative comparison of high-flow nasal cannula therapy and conventional oxygen therapy for esophageal cancer patients. Ann Palliative Care. 2021;10-3:1520-39.
9. Cranston J, Crockett A, Currow D. Oxygen therapy for dyspnea in adults. Cochrane Database System. 2008;3:CD004769.
10. Oczkowski S, Ergan B, Bos L, Chatwin M, Ferrer M, Gregoretti C, et al. ERS clinical practice guidelines: high-flow nasal cannula in acute respiratory failure. European Respiratory J. 2022;59:2101-574.
11. Shah N, Mehta Z, Mehta Y. High-flow nasal cannula oxygen therapy in palliative care. J Palliat Med. 2017;20-6:679-80.

12. Frat JP, Thile AW, Mercat A, Girault C, Ragot S, Perbet, S, et al. High-flow oxygen through nasal cannula in acute hypoxemic respiratory failure. N Engl J Med. 2015;372:2185-96.
13. Yeow ME, Szmuilowicz E. Practical aspects of using noninvasive positive pressure ventilation at the end of life. J Palliat Med. 2010;13:1150.
14. Quill CM, Quill TE. Palliative use of noninvasive ventilation: navigating murky waters. J Palliat Med. 2014;17:657-62.
15. Rochwerg B, Brochard L, Elliott MW, et al. Official ERS/ATS clinical practice guidelines: noninvasive ventilation for acute respiratory failure. Eur Respir J. 2017;50.
16. Hui D, Morgado M, Chisholm G, Witers L, Nguyen Q, Finch C, et al. High-flow oxygen and bilevel positive airway pressure for persistent dyspnea in patients with advanced cancer: a phase II randomized trial. J Pain Symptom Manage. 2013;46-4:463-73.

37

Extubação paliativa

Lívia de Kássia Leal Interaminense Olsen
Fernando Kawai

INTRODUÇÃO

A retirada de suporte avançado de vida é um verdadeiro dilema, pois é um procedimento relativamente novo na prática clínica nacional e suscita inúmeros questionamentos acerca da legalidade e aplicabilidade ética de tal conduta.

A introdução de ventilação mecânica em um paciente com doença progressiva e irreversível ou de forma discordante dos valores e desejos expressos do paciente nos leva a uma situação em que o prolongamento da vida através de suporte artificial pode ser inadequado ou indesejado. A extubação paliativa pode ser uma solução para essas situações, permitindo a morte natural a seu tempo.

Neste capítulo vamos abordar a indicação, o manejo e os preceitos éticos-legais da extubação paliativa, além da condução e encaminhamentos pós-procedimento em casos de pacientes sobreviventes.

ASPECTOS ÉTICOS E LEGAIS

Com o intuito de regularizar a extubação paliativa e outros procedimentos de retirada de suporte avançado à vida em pacientes candidatos, o Conselho Federal de Medicina publicou a Resolução n. 1.805/2006,[2] que dispõe em seu art. 1º a permissão ao médico de limitar ou suspender procedimentos e tratamentos que prologuem a vida do doente, em fase terminal, de enfermidade grave e incurável, respeitada a vontade da pessoa ou de seu representante legal, com as seguintes observações:

> § 1º O médico tem a obrigação de esclarecer ao doente ou representante legal as modalidades terapêuticas adequadas para cada situação;

§ 2º A decisão deferida no *caput* deve ser fundamentada e registrada no prontuário;
§ 3º É assegurado ao doente ou representante legal o direito de solicitar segunda opinião médica;
§ 4º Em se tratando de doente incapaz, ausente o representante legal, incumbirá ao médico decidir sobre as medidas mencionadas no caput deste artigo.

Já o nosso Código de Ética Médica de 2019[3] segue com as mesmas disposições da versão anterior, com as seguintes recomendações:

[...] Parágrafo XXII – Nas situações clínicas irreversíveis e terminais, o médico evitará a realização de procedimentos diagnósticos e terapêuticos desnecessários e propiciará aos pacientes sob sua atenção todos os cuidados paliativos apropriados. [...]
Art. 41, Parágrafo único – Nos casos de doença incurável e terminal, deve o médico oferecer todos os cuidados paliativos disponíveis sem empreender ações diagnósticas ou terapêuticas inúteis ou obstinadas, levando sempre em consideração a vontade expressa do paciente ou, na sua impossibilidade, a de seu representante legal.

PROGNÓSTICO E AVALIAÇÃO DE IRREVERSIBILIDADE PARA INDICAR EXTUBAÇÃO PALIATIVA

Em pacientes adultos, existe extenso número de doenças crônicas que ameaçam a vida, mas em muitas delas a realidade da proximidade da morte é ainda maior, como, por exemplo:[4] esclerose lateral amiotrófica (ELA); demências e *delirium* hipoativo persistente; insuficiências orgânicas não passíveis de substituição por máquina ou transplante; doença pulmonar obstrutiva crônica (DPOC); encefalopatia anóxica; neoplasia maligna avançada ou metastática.

Para reconhecer a terminalidade em pacientes críticos internados na unidade de terapia intensiva (UTI) ou emergência, devemos saber os seguintes dados:[5]

1. História natural da doença ou grupo de doenças.
2. Capacidade funcional/avaliação da fragilidade do doente.
3. Progressão da doença apesar do tratamento instituído.
4. Reversibilidade pode levar a um sofrimento inapropriado.
5. Presença de fatores de mau prognóstico: choque refratário; piora clínica apesar de otimização terapêutica; sem condições de desmame de tratamentos invasivos.
6. Evidência de doença extensa ou presença de duas ou mais falências orgânicas irreversíveis.

COMUNICAÇÃO EQUIPE/PACIENTE/FAMÍLIA

Com o objetivo de otimizar a comunicação de más notícias na saúde, atualmente existem vários protocolos, porém nenhum deles validado para o Brasil. Um dos mais utilizados e difundidos é o protocolo SPIKES,[6] que pode ser utilizado como base para orientar a estruturação da conversa sobre más notícias e tomada de decisões no fim de vida.

Deve-se discutir com a família ou com o paciente a interrupção de outros tratamentos não associados a medidas de conforto, como drogas vasoativas, nutrição/hidratação artificial, antibióticos e diálise. Também assegurá-los que não há nenhuma razão médica ou ética para continuar esses tratamentos, uma vez que a retirada da ventilação mecânica for considerada.[7]

Para a retirada do suporte ventilatório, as seguintes questões devem ser abordadas com a família e com o próprio paciente, quando esse for capaz:[8,9]

1. O resultado potencial da retirada do ventilador: morte em poucos minutos, em horas a dias ou até mesmo estabilização do quadro, que inclui a possibilidade de alta hospitalar. Geralmente, pela natureza da doença e da dependência que o paciente está da ventilação mecânica, é possível prever qual categoria será esperada, porém algum grau de incerteza prognóstica sempre existirá.
2. Descreva o procedimento de retirada do ventilador em termos claros, simples e responda a quaisquer perguntas, além de fornecer orientações sobre o uso de oxigênio e medicações para controle dos sintomas. Deve-se falar sobre a possibilidade de sinais de falta de ar, mas que esses serão gerenciados. Informe também da necessidade de manutenção da sedação para controle de sintomas e que a respiração ruidosa, irregular ou ofegante não reflete necessariamente em sofrimento ao paciente, pois pode fazer parte do processo de morte e que o ajuste de sedação não cessará o mesmo.
3. A decisão da família deve ser apoiada, pois a decisão definitiva para a retirada do ventilador é sempre carregada de emoção. O apoio de toda a equipe multiprofissional é crucial, já que os membros da família poderão questionar os profissionais sobre a decisão, a fim de assegurar-lhes que estão "fazendo a coisa certa".

Todas as discussões de equipe, definições de plano terapêutico e reuniões familiares devem ser registradas em prontuário com o objetivo de detalhamento. As ações paliativas e o manejo dos sintomas devem ser também anotados de forma clara e com suas respectivas justificativas. O nome dos participantes das reuniões, quer seja da equipe, quer seja da família, devem ser registrados, junto à sua função (equipe) ou grau de parentesco (família). Se representante legal, seu nome e função também devem ser anotados.[10]

AVALIAÇÃO DOS SINAIS DE DESCONFORTO

- Dor: devem ser utilizadas para monitorização da dor no ambiente de UTI/emergência (Anexo 1):
  - Escala Analógica da Dor (EAD)[11]: avalia a dor em pacientes conscientes e cooperativos.
  - Escala Comportamental da Dor (ECD, inglês BPS)[12]: pouco conhecida, detecta prováveis sinais de dor em pacientes sedados e inconscientes, os quais representam a grande maioria dos enfermos que serão submetidos à extubação paliativa.
- Agitação: pode ser uma das expressões para a sensação de dor ou desconforto respiratório, por isso sua presença denota necessidade de correção da provável causa de desconforto ao paciente. A detecção e o registro da agitação devem ser feitos por meio da Escala de Sedação e Agitação de Richmond, mais conhecida pela sua abreviação em inglês, RASS13 (Anexo 2).
- Desconforto respiratório: a *Respiratory Distress Observation Scale* (RODS) é uma escala utilizada internacionalmente para avaliação do desconforto respiratório no ambiente de UTI.[7] Ainda sem validação para a língua portuguesa, seu uso é simples e denota sofrimento respiratório a partir da pontuação (0-2) de cada um dos seguintes sinais: frequência cardíaca, frequência respiratória, inquietação, expressão facial de medo, uso de musculatura acessória, respiração paradoxal, grunhido no final da expiração e batimento de asa de nariz. A pontuação total vai de 0 – ausência de desconforto, até 16, que denota desconforto gravíssimo (Anexo 3).[14]

PREVENÇÃO E TRATAMENTO DOS POSSÍVEIS SINAIS DE DESCONFORTO ASSOCIADOS À RETIRADA DO TUBO OROTRAQUEAL (TOT)

Analgesia

Tabela 1 Analgesia: doses de ataque e manutenção

Recomendações	Observações
Se em uso de midazolam ou propofol e/ou com analgesia contínua com morfina ou fentanil, caso esteja confortável, esses medicamentos devem ser continuados.	

(continua)

Tabela 1 Analgesia: doses de ataque e manutenção *(continuação)*

Recomendações	Observações
Virgens de opioides ou sem uso dos mesmos, iniciar:[15] Morfina 0,05-0,1 mg/kg ou 2-10 mg/dose,[16] endovenosa (EV), a cada 15 minutos, até analgesia satisfatória e controle da dispneia Fentanil 1-2 mcg/kg ou 25-100 mcg/dose; os *bolus* devem ser intervalados a cada 5 minutos até o controle sintomático	
Manutenção: Morfina: dose total que foi eficaz para o controle dos sintomas, administrada em *bolus* a cada 4 h. Se optado por infusão contínua, a dose total das 24 h deve ser diluída em soro fisiológico e então infundida a uma vazão que corra em 24 h Fentanil: a dose eficaz na indução deve ser mantida em infusão contínua a cada hora	Se em uso de opioide e ainda com desconforto, corrigir a dose para 25% a mais ou trocar um opioide por outro, mantendo-se a equivalência
Sinais de intoxicação de opioide: miose pupilar, bradipneia e sonolência excessiva.[4] Em pacientes que apresentem sinais de intoxicação ainda com desconforto associado, devemos associar os sedativos e considerar redução da dose do opioide assim que eles estejam confortáveis.	Em pacientes comatosos, a percepção sensitiva é questionada e o uso de analgésicos e sedativos pode ser fútil e acelerar o processo de morte. Nesses casos, o uso preventivo dessas drogas não é recomendado e só deve iniciado caso o paciente apresente sinais de desconforto[17]

Sedação

Tabela 2 Sedação: doses de ataque e manutenção

Recomendações	Observações
Considerar quando persistência do desconforto respiratório com o uso adequado do opioide, presença de ansiedade ou desejo de adormecer	
Benzodiazepínicos: Midazolam 1-3 mg/dose,[15] EV, em *bolus*, com intervalos de 5 minutos, até sedação adequada Manutenção: infusão contínua de 1 mg/h, com ajustes que devem ser feitos de acordo com os sintomas do paciente: se foram necessários dois *bolus* em 1 hora por desconforto, recomenda-se dobrar a vazão da solução de manutenção	

(continua)

Tabela 2 Sedação: doses de ataque e manutenção *(continuação)*

Recomendações	Observações
Propofol Propofol 1% 20-40 mg/dose, EV lento, titulando com 10 mg a cada 5 minutos até sedação adequada Deve ser mantido em infusão contínua, com 25% da dose efetiva para a sedação a cada hora	Paciente já em uso ou o profissional da unidade tem mais experiência com o medicamento

Em nenhuma dessas classes de drogas descritas deve haver uma dose-teto, pois mesmo que ocorra instabilidade hemodinâmica ou bradipneia, justifica-se o seu uso em doses elevadas até que o paciente esteja confortável.[7,15,16]

Bloqueadores neuromusculares

Os bloqueadores neuromusculares devem ser desligados antes da extubação. Conforto e analgesia devem ser otimizados com sedativos e opioides.[7,15] A paralisia provocada pelos curarizantes incapacita o enfermo de expressar sinais de desconforto, como inquietude, taquipneia ou comunicação verbal.[18] Se os efeitos desses agentes persistirem após a suspensão do fármaco (que pode circular na corrente sanguínea por dias, principalmente nos casos de falência renal e hepática associadas) ou após administração de antídoto (neostigmina ou atropina), deve ser protelada a suspensão da ventilação mecânica.[7,17]

Prevenção do "ruído da morte" e estridor laríngeo - iniciar 12-24 horas antes da retirada do TOT

Tabela 3 Controle de secreções e congestão pulmonar

Recomendações	Observações
Suspender ou reduzir dietas e fluidos parenterais	Se for manter, máximo de 21 mL/h[15]
Congestão: Furosemida 40-80 mg[15] divididos em 2-3 doses ao dia	Em pacientes hipotensos, explicar o benefício > risco
Secreção pulmonar moderada a intensa e/ou sialorreia:[15] Escopolamina (20 mg EV de 8/8 h até 4/4 h) Atropina colírio SL (1-2 gt SL de 8/8 h até 6/6 h) Aspiração das vias aéreas inferiores minutos antes da retirada do TOT	A aspiração prévia à extubação, apesar de desconfortável, é mais efetiva e evita aspirações futuras frequentes

(continua)

Tabela 3 Controle de secreções e congestão pulmonar *(continuação)*

Recomendações	Observações
Prevenção do estridor laríngeo pós-extubação Dexametasona 4 mg EV 6/6 h Uso de ar umidificado entre a desconexão do ventilador mecânico (VM) e a retirada do TOT	Opção: hidrocortisona 100 mg EV 8/8 h ou metilprednisolona 40 mg EV 12/12 h (*off label*)

RETIRADA DO SUPORTE VENTILATÓRIO/TOT

A retirada do suporte ventilatório pode se dar de duas formas:

1. Desmame terminal, no qual há redução progressiva do suporte ventilatório, até a cessação dele, via oferta mínima da concentração de oxigênio (filtração de oxigênio [FiO_2] ambiente a 21%), pressão de suporte (PS) de 0 cmH_2O e pressão expiratória final positiva (PEEP) de 5 cmH_2O. O TOT pode ser mantido com tubo T acoplado ou retirado ao final do desmame.[17]
2. Extubação terminal/paliativa: é feita a retirada do TOT ou da máscara de ventilação não invasiva (VNI), geralmente sem desmame prévio dos parâmetros ventilatórios.[19]

Não existe uma opção melhor que a outra, mas acreditamos que a manutenção do TOT para o paciente e seus familiares seja mais desconfortável e não previne os demais sinais de desconforto associados à retirada do suporte ventilatório.[17] Por isso, é preconizado o uso de drogas e manobras pré-retirada do VM para prevenir todos os sintomas e sinais de desconforto esperados nesse procedimento.

O desmame da ventilação mecânica assistida (VMA) também pode ser tentado, para parâmetros mínimos toleráveis pelo paciente, levando-se em conta para avaliação dessa tolerância os sinais clínicos apresentados pelo paciente, conforme descrito no item "Avaliação dos sinais de desconforto". Espera-se que pacientes que não toleram desmame ou são dependentes de altos parâmetros ventilatórios, principalmente FiO_2, morram em um menor intervalo de tempo após a retirada da VMA se comparados aos pacientes neurológicos em suporte ventilatório mínimo.[20]

No dia da retirada do suporte ventilatório, há 2 momentos principais:

Seis horas antes:

1. Ambiente e monitorização:
   - Desligar monitores e alarmes que tornam o ambiente ruidoso.

- Retirar cabos e manguitos que podem estar causando desconforto ao paciente.
- Permitir a presença dos familiares para despedidas e orações.
- Tentar manter o ambiente o mais privado e confortável possível, até mesmo com a presença de itens pessoais do paciente, caso isso o deixe mais confortável e familiarizado com o ambiente.
- Permitir a presença de líderes religiosos e a realização de rituais, conforme as demandas apresentadas pelo paciente ou seus familiares (em respeito à Constituição Federal de 1988).[21]
- Reúna a equipe e ajuste os últimos detalhes, retire dúvidas e esclareça aos que não participaram do planejamento terapêutico do que trata o procedimento e o que deve ser feito na detecção de sinais de desconforto ou do óbito do enfermo.

2. Dietas e fluidos:
   - Devem ser suspensos.[7,16]
   - Só devem retornar caso o paciente sobreviva e não tenha sido discutida sua retirada previamente, quando o paciente esteja confortável e estável.

Trinta minutos antes – reavaliação e prevenção:

1. Após ajustes na VMA para suporte mínimo tolerável pelo paciente, deve-se nesse momento reprogramar o ventilador para valores mínimos, semelhantes àqueles empregados para o teste de respiração espontânea (TRE), com FiO_2 21%, PEEP de 5 cmH_2O[15] e PS de 7 cmH_2O.[7]
2. Se ainda congesto: administrar até 250-500 mg de furosemida em uma hora.[15]
3. Recomenda-se administrar uma nova dose de escopolamina (20 mg EV) para prevenção do ruído da morte, além de uma nova dose de dexametasona 4 mg EV para prevenção do estridor laríngeo.
4. Deixar disponíveis à beira do leito possíveis drogas que poderão ser usadas (midazolam, morfina, furosemida, dexametasona, escopolamina) já preparadas em seringas para possível administração de urgência em caso de recorrência ou aparecimento desses sintomas.

Retirada da VMA/TOT

1. Como as equipes das unidades com frequência são relativamente inexperientes com o processo de extubação paliativa, a presença de familiares durante o procedimento é aconselhável, apenas caso a equipe sinta-se confortável e a família queira acompanhar o processo.
2. Checar o desligamento de monitores.

3. Desconexão da VMA e acoplamento ao ar umidificado via tubo T.
4. Aspiração das vias aéreas inferiores.
5. Retirada do TOT e colocação de máscara de ar umidificado, sem suporte de O_2.
6. Em casos de ocorrência do estridor laríngeo, apesar do uso preventivo do corticoide, a epinefrina racêmica, via inalatória, pode ser usada:[7,16] 3-5 mL via nebulização e manutenção da dexametasona por mais 24 h.

Em todo o processo de desmame e retirada de suporte, devemos fazer os ajustes necessários na analgesia e sedação para correção dos possíveis sinais de desconforto. A vigilância desses sinais à beira do leito se faz prioridade e não devem ser menosprezados caso ajustes já tenham sido feitos e o paciente continue desconfortável. A titulação das drogas pode ser realizada a cada hora ou até mesmo a intervalos menores, além da administração dos sintomáticos que também deve ser realizada conforme demanda.

FLUXO DO PACIENTE SOBREVIVENTE PÓS-EXTUBAÇÃO PALIATIVA

De acordo com a patologia de base, o tempo entre a retirada do suporte ventilatório e o óbito varia grandemente, com registros de até 25% dos casos de extubação paliativa receberem alta hospitalar, principalmente em centros de referência.[22] Devido a essa variação, não há um tempo predeterminado para a manutenção ou transferência do paciente, caso ele sobreviva às primeiras horas.

É de extrema importância que haja uma rotina de vigilância e monitorização de sinais e sintomas de desconforto nas unidades de internamento que recebem os pacientes após a extubação paliativa para garantir controle absoluto desses sintomas, além do acolhimento de familiares, garantindo a ordem de não reintubar o paciente em caso de descompensação clínica ou sintomatológica.

Deve-se manter os cuidados paliativos de forma integral, mesmo no ambiente da terapia intensiva ou da emergência, com flexibilização dos horários para acompanhantes do paciente, focando na espiritualidade, no apoio psicológico e um ambiente favorável para despedidas, sem esquecer do bem-estar do paciente e seus familiares.

CONSIDERAÇÕES FINAIS

Extubação paliativa é um processo que inclui múltiplos passos: determinação de prognóstico de irreversibilidade, reunião familiar, registro no prontuário, interrupção de nutrição artificial, drogas/vasoativas/diálise, tratamento da dor, dispneia e agitação, extubação paliativa, titulação das drogas pós-procedimento, cuidados paliativos e acolhimento dos familiares (Figura 1). O processo de deliberação deve ser feito e documentado de forma transparente e a extubação realizada em alinhamento com a equipe interdisciplinar, sempre com assistência de profissional experiente em manejo de sintomas.

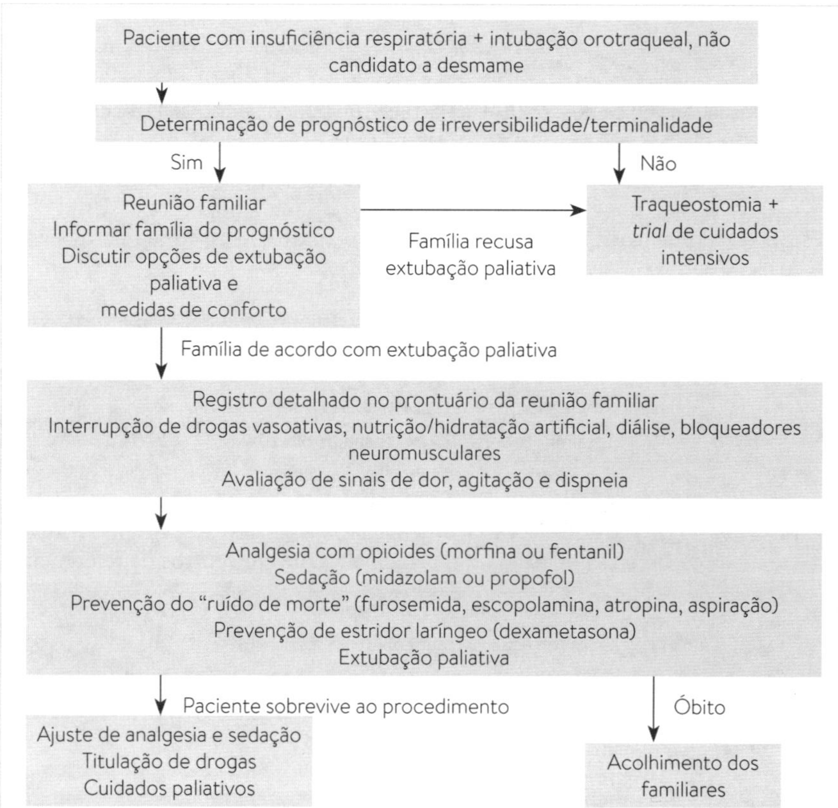

Figura 1 Extubação paliativa.

ANEXOS

Anexo 1 Avaliação da dor

Sem dor ________________________________ Dor máxima

Escala Visual Analógica de Dor (EAD). Portugal. Ministério da Saúde. Direcção-Geral da Saúde. Circular Normativa n. 9/DGCG de 14/6/2003.

Escala comportamental de dor (BPS). Tradução e adaptação da versão portuguesa (Brasil) da escala de dor *Behavioural Pain Scale* (2014)

Item	Descrição	Escore
Expressão facial	Relaxada	1
	Parcialmente tensa (p. ex., abaixa a sobrancelha)	2
	Totalmente tensa (p. ex., fecha os olhos)	3
	Faz careta: presença de sulco perilabial, testa franzida e pálpebras ocluídas	4
Membros superiores	Sem movimento	1
	Com flexão parcial	2
	Com flexão total e flexão de dedos	3
	Com retração permanente: totalmente contraído	4
Adaptação à ventilação mecânica	Tolera movimentos	1
	Tosse com movimentos	2
	Briga com o ventilador	3
	Incapaz de controlar a ventilação mecânica	4
Total		

Anexo 2 Avaliação da agitação

Escala RASS (*Richmond Agitation-Sedation Scale*)

Pontos	Termo	Descrição
+4	Combativo	Claramente combativo, violento, representando risco para a equipe
+3	Muito agitado	Puxa e remove tubos ou cateteres, agressivo verbalmente

(continua)

Escala RASS (*Richmond Agitation-Sedation Scale*)

Pontos	Termo	Descrição
+2	Agitado	Movimentos desapropriados frequentes, briga com o ventilador
+1	Inquieto	Apresenta movimentos, mas que não são agressivos ou vigorosos
0	Alerta e calmo	
-1	Sonolento	Adormecido, mas acorda ao ser chamado (estímulo verbal) e mantém os olhos abertos por mais de 10 segundos
-2	Sedação leve	Despertar precoce ao estímulo verbal, mantém contato visual por menos de 10 segundos
-3	Sedação moderada	Movimentação ou abertura ocular ao estímulo verbal (mas sem contato visual)
-4	Sedação intensa	Sem resposta ao ser chamado pelo nome, mas apresenta movimentação ou abertura ocular ao toque (estímulo físico)
-5	Não desperta	Sem resposta ao estímulo verbal ou físico

Fonte: adaptado de Faria RSB, Moreno RP.[13]

Anexo 3 Avaliação do desconforto respiratório

Variável	0 ponto	1 ponto	2 pontos	Total
Frequência cardíaca (bpm)	< 90 bpm	90-109 bpm	> 110	
Frequência respiratória (ipm)	Até 18 ipm	18-30 ipm	30 ipm	
Inquietação (movimentos sem objetivo)	Ausente	Ocasionais, discretos	Frequentes	
Padrão paradoxal (abdominal) de respiração	Ausente		Presente	
Uso de musculatura acessória (elevação da clavícula)	Ausente	Discreto	Importante	
Gemência ao fim da expiração	Ausente		Presente	
Movimento involuntário das narinas	Ausente		Presente	
Olhar aparente de medo	Ausente		Olhos muito abertos, tensão facial, boca aberta, dentes cerrados	
Total				

Adaptado de RDOS (Respiratory Distress Observation Scale). Tradução livre, não validada. Valores iguais ou acima de 3 indicam necessidade de tratamento sintomático de dispneia.

Instruções para uso:

1. A RDOS não substitui o relato do paciente em relação ao sintoma, se ele for capaz de fazê-lo.
2. A RDOS é uma ferramenta de avaliação para pacientes adultos.
3. A RDOS não pode ser utilizada quando o paciente estiver em uso de bloqueador neuromuscular.
4. Conte a frequência respiratória e cardíaca em um minuto. Utilize ausculta se necessário.
5. Gemência ocasionalmente pode ser percebida em pacientes intubados por meio da ausculta.

REFERÊNCIAS BIBLIOGRÁFICAS

1. Zandomenighi RC, Mouro DL, Oliveira CA de, Martins EAP. Intensive care in hospital emergency services: challenges for nurses. REME Rev Min Enferm. 2014;18(2):404-14.
2. Resolução CFM n. 1.805/2006. Cons Fed Med [Internet]. 2006 [cited 2018 Aug 21]; Disponível em: https://sistemas.cfm.org.br/normas/visualizar/resolucoes/BR/2006/1805.
3. Conselho Federal de Medicina. Código de Ética Médica. Resolução CFM n. 2217, de 27 de setembro de 2018, modificada pelas Resoluções CFM n. 2.222/2018 e 2.226/2019. Disponível em: https://portal.cfm.org.br/images/PDF/cem2019.pdf.
4. Carvalho RT, Parsons HA. Manual de cuidados paliativos ANCP [Internet]. 2012. Disponível em: http://biblioteca.cofen.gov.br/wp-content/uploads/2017/05/Manual-de-cuidados-paliativos-ANCP.pdf.
5. Moritz RD. Cuidados paliativos nas unidades de terapia intensiva – AMIB [Internet]. 2012 [cited 2018 Aug 21]. 136 p. Disponível em: https://atheneu.com.br/cuidados-paliativos-nas-unidades-de-terapia-intensiva-amib.
6. Buckman RA. Breaking bad news: The S-P-I-K-E-S strategy. Community Oncology. 2005.
7. Downar J, Delaney JW, Hawryluck L, Kenny L. Guidelines for the withdrawal of life-sustaining measures. Intensive Care Med [Internet]. 2016 Jun 8 [cited 2018 Aug 26];42(6):1003-17. Disponível em: http://link.springer.com/10.1007/s00134-016-4330-7.
8. Hinderer KA, Friedmann E, Fins JJ. Withdrawal of life-sustaining treatment: Patient and proxy agreement: A secondary analysis of "contracts, covenants, and advance care planning. Dimens Crit Care Nurs. 2015;34(2):91-9.
9. Zivot JB. The withdrawal of treatment is still treatment. Can J Anesth Can d'anesthésie [Internet]. 2014 Oct 5 [cited 2019 Jan 9];61(10):895-8. Disponível em: http://link.springer.com/10.1007/s12630-014-0216-8.
10. D'Avila RL, Batista e Silva H. Resolução CFM n. 1.995/2012 [Internet]. Brasilia; 2012 [cited 2018 Sep 13]. Disponível em: http://www.portalmedico.org.br/resolucoes/cfm/2012/1995_2012.pdf.
11. Normativa C, Afonso AD. Ministério da Saúde. Direcção-Geral da Saúde Para: Administrações Regionais de Saúde e Serviços Prestadores de Cuidados de Saúde.

I-NORMA [Internet]. [cited 2018 Sep 17]. Disponível em: http://www.myos.com.pt/files/circular5sinalvital.pdf.
12. Morete MC, Mofatto SC, Alves PC, Paula SA, Odiema MT. Tradução e adaptação cultural da versão portuguesa (Brasil) da escala de dor Behavioural Pain Scale. Rev Bras Ter Intensiva [Internet]. 2014 [cited 2018 Sep 17];26(4):373-8. Disponível em: http://www.scielo.br/pdf/rbti/v26n4/0103-507X-rbti-26-04-0373.pdf.
13. Faria RSB, Moreno RP. Delirium na unidade de cuidados intensivos: uma realidade subdiagnosticada. Rev Bras Ter Intensiva [Internet]. 2013 [cited 2018 Sep 17];25:137-47. Disponível em: http://www.scielo.br/pdf/rbti/v25n2/v25n2a12.pdf.
14. Campbell ML, Templin T, Walch J. A respiratory distress observation scale for patients unable to self-report dyspnea. J Palliat Med [Internet]. 2010 Mar [cited 2018 Oct 19];13(3):285-90. Disponível em: http://www.liebertpub.com/doi/10.1089/jpm.2009.0229.
15. Kompanje EJO, Van Der Hoven B, Bakker J. Anticipation of distress after discontinuation of mechanical ventilation in the ICU at the end of life. Intensive Care Med. 2008;34(9):1593-9.
16. Lanken PN, Terry PB, DeLisser HM, Fahy BF, Hansen-Flaschen J, Heffner JE, et al. An Official American Thoracic Society Clinical Policy Statement: Palliative care for patients with respiratory diseases and critical illnesses. Am J Respir Crit Care Med [Internet]. 2008 Apr 15 [cited 2018 Sep 13];177(8):912-27. Disponível em: http://www.atsjournals.org/doi/abs/10.1164/rccm.200605-587ST.
17. Campbell ML. How to withdraw mechanical ventilation. AACN Adv Crit Care [Internet]. 2007;18(4):397-403. Disponível em: http://content.wkhealth.com/linkback/openurl?sid=WKPTLP:landingpage&an=01256961-200710000-00009.
18. Brody H, Campbell ML, Faber-Langendoen K, Ogle KS. Withdrawing intensive life--sustaining treatment - recommendations for compassionate clinical management. N Engl J Med. 1997;336:652-7.
19. Billings JA. Humane terminal extubation reconsidered: The role for preemptive analgesia and sedation*. Crit Care Med. 2012;40(2).
20. Huynh TN, Walling AM, Le TX, Kleerup EC, Liu H, Wenger NS. Factors associated with palliative withdrawal of mechanical ventilation and time to death after withdrawal. J Palliat Med [Internet]. 2013;16(11):1368-74. Disponível em: http://online.liebertpub.com/doi/abs/10.1089/jpm.2013.0142.
21. Senado Federal. Secretaria-Geral da Mesa. Sumário. Constituição Federal de 1988 [Internet]. [cited 2018 Oct 17]. Disponível em: http://www.saude.am.gov.br/planeja/doc/constituicaofederalde88.pdf.
22. Pan CX, Platis D, Maw MM, Morris J, Pollack S, Kawai F. How long does (s)he have? Retrospective analysis of outcomes after palliative extubation in elderly, chronically critically ill patients. Crit Care Med. 2016;44(6).

38

Indicação ou não da diálise no contexto de cuidados paliativos

Giordano Floripe Ginani
Jessica de Freitas Orsolin Borges
Yuri Amorim Braga

Juarez tem 88 anos é portador de hipertensão arterial sistêmica (HAS), *diabetes mellitus* tipo 2 (DM2), insuficiência cardíaca (IC) com fração de ejeção reduzida, faz uso de um marca-passo, apresenta sequela motora e cognitiva devido a acidente vascular cerebral isquêmico (AVCi) prévio (necessita de ajuda para se movimentar, higiene e alimentação) e possuía "problemas nos rins". Há 1 mês sofreu uma queda da própria altura e machucou a perna. Para controle da dor, fez uso de anti-inflamatórios não esteroidais. Há 10 dias evoluiu com quadro de edema generalizado, dispneia e chegou ao pronto-socorro trazido por seu filho com quadro de confusão mental e dificuldade respiratória. Ao exame apresentava níveis tensionais elevados, edema e possuía uma lesão corto-contusa no pé direito que evoluiu com erisipela em terço distal da perna direita, além de cianose fixa nos pododáctilos. Após avaliação médica, foi identificado que possuía um quadro de IC descompensada associada a insuficiência renal aguda (creatinina basal: 2,3 mg/dL, CKD-EPI: 24,4 mL/min), KDIGO 3 (creatinina atual 6,5 mg/dL) e sepse (erisipela evoluindo com isquemia digital), e por isso foi transferido para a UTI. O Sr. Juarez possui indicação de fazer hemodiálise? Qual o benefício para ele? Quais os riscos? Como definir o papel desse suporte no cuidado dele?

INTRODUÇÃO

Pacientes críticos com insuficiência renal aguda (IRA) possuem uma elevada mortalidade independentemente de sua causa, mas proporcional à sua perda de função.

Assim, em situações nas quais a reserva funcional dos rins não é mais capaz de atender a demanda metabólica do organismo e é necessário lançar mão da terapia renal substitutiva (TRS), devemos ter em mente que estamos diante de uma mortalidade estimada de mais de 50% (em 60 ou 90 dias a depender do estudo) na maior parte dos casos.[1] Interessante reconhecer que há séries que mostram mortalidade similar entre pacientes críticos em diálise quer seja por IRA ou por doença renal crônica estágio clínico 5d (DRC 5d).[2-4] Apesar disso, a TRS, que surgiu de fato nos anos 60 (e mudou a mortalidade absoluta da IRA), vem evoluindo bastante e com perspectivas de melhora.[5]

Diante de um paciente crítico com necessidade de TRS há dois aspectos a contemplar: o avanço tecnológico atual nos permite assistir pacientes cada vez mais graves, mas seguimos com limitação para a reversão de vários cenários. Deste modo, faz parte do ato de cuidar a indicação ou não da diálise, bem como sua suspensão caso esta se torne fútil ou danosa.

Entre os pacientes crônicos a não indicação (ou a retirada da diálise) recebe grande atenção desde a sua primeira descrição ainda nos anos 80. Em 2019, nos EUA, a suspensão do tratamento respondeu por 19,6% das mortes em TRS.

Já entre pacientes críticos com IRA esse tema é pouco debatido, talvez pela maior complexidade devido à fragmentação do cuidado, falhas na habilidade de comunicação, a frequente incapacidade do paciente em participar das decisões do plano de cuidados, eventual falta de consenso entre cuidadores/familiares, a incerteza natural do processo de prognóstico e a perspectiva de recuperação da função renal.[6] Apesar disso, após a tomada de decisão pela suspensão de medidas invasivas, é comumente a diálise o primeiro suporte vital a ser suspenso.

FRAGMENTAÇÃO DO CUIDADO

O paciente citado é um modelo tão complexo quanto comum em nosso dia a dia: idoso, com várias comorbidades e lesões de órgãos-alvo, fazendo uso de polifarmácia e sofrendo efeitos colaterais graves desta. Por intercorrências múltiplas, mas entrelaçadas, desenvolve a necessidade de TRS. Realmente, tendo o foco na patologia, o papel da TRS não é questionável.[1]

Mas, como toda intervenção, a diálise deveria objetivamente atender as necessidades do paciente (fazer sentido dentro de um plano de cuidados individualizado). Neste caso específico, o de atingir equilíbrio metabólico e volêmico para permitir melhor controle de sintomas e reabilitação.

Mas a IRA pode estar associada a outras disfunções orgânicas e ser mais um indicativo da perda de capacidade de recuperação daquele indivíduo; assim sendo, a TRS é fútil ou deletéria. Da mesma forma, deve-se ter em mente que entre os sobreviventes de uma IRA com necessidade de diálise haverá aqueles que necessitarão manter a TRS após a alta da UTI[7,8] e essa dependência pode não estar alinhada a seus valores.

Por isso a importância de, antes de indicar a diálise, estarmos munidos do diagnóstico da condição atual, do prognóstico do paciente e conhecer seus valores. De fato, todas as tomadas de decisão, não somente a instituição ou não de TRS, deveriam estar centradas no paciente e para isso a comunicação efetiva (inclusive entre os profissionais) é fundamental.

PROGNÓSTICO

Diante de um paciente com IRA e necessidade de diálise, o impacto dessa intervenção depende de vários aspectos, como a sobrevida do paciente, a capacidade de recuperação da função renal e sua funcionalidade após a alta.

Como a definição prognóstica possui um grau elevado de incerteza, a tomada de decisão sobre o papel da TRS em UTIs é particularmente difícil. Se por um lado não indicar a TRS pode limitar a sobrevida do paciente, o seu início pode prolongar seu sofrimento.

De modo consistente, temos visto nos últimos 30 anos que pacientes que requerem TRS no cenário de terapia intensiva possuem maior mortalidade intra-hospitalar, menor sobrevida após isso e persistente limitação para atividades de vida diária.[6]

A expectativa quanto à recuperação da função renal ao se indicar a TRS é algo bastante questionado por pacientes e familiares. De fato, é esperado que haja recuperação ao menos parcial da função renal. Porém, a combinação dos desfechos de independência de diálise e sobrevida ocorre na minoria dos pacientes mais graves.[3]

Quanto à mortalidade intra-hospitalar, é habitual utilizarmos escores prognósticos como o SAPS 3 ou SOFA. Entretanto, precisamos avaliar a mortalidade para um cenário de continuidade da TRS em um paciente crítico e para isso é interessante reconhecer como funcionam ferramentas validadas no cenário da DRC[9] como:

- Pergunta surpresa: pergunta simples e útil, uma resposta negativa sugere o desfecho.
- KPS (*Karnofsky Performance Scale*): por meio da avaliação do *status* funcional.
- Charlson escore de comorbidades: relacionando comorbidades (9 no total) e idade.
- REIN escore: validado acima dos 75 anos, estratifica mortalidade de 3 meses em TRS.
- Cohen escore: combina a pergunta surpresa com quatro variáveis (idade, albumina sérica, presença de demência e doença vascular periférica).

TOMADA DE DECISÃO

Analisando o diagnóstico, prognóstico e valores do paciente, podemos ficar diante de três cenários distintos: no primeiro a TRS é considerada adequada, no segundo ela é tida como fútil e entre ambos há um cenário de incerteza sobre o papel dela[5,6] (Figura 1).

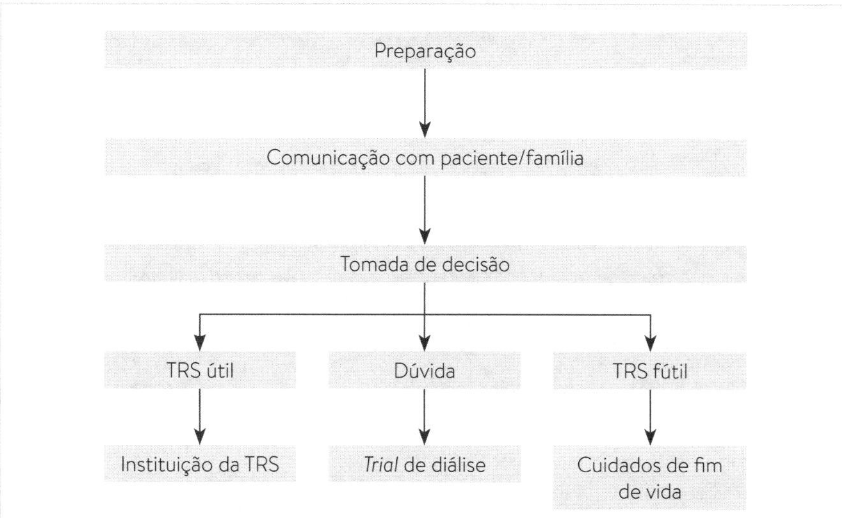

Figura 1 Tomada de decisão sobre instituição da terapia renal substitutiva (TRS).

Uma melhor descrição de cada etapa segue na Tabela 1.

Tabela 1

Preparação

- Definir com todas as equipes assistentes o prognóstico da IRA, necessidade de diálise e mortalidade estimada
- Identificar os marcadores clínicos de curto e longo prazo que vão identificar melhora ou piora (ex.: necessidade de droga vasoativa, ventilação mecânica, a funcionalidade ou o surgimento de complicações da assistência)
- Conhecer a história biográfica do paciente, avaliar seu sofrimento nas diversas dimensões (física, social, psicológica e espiritual), entender sua definição de qualidade de vida e identificar precocemente as situações de conflitos
- Avaliar a capacidade de tomada de decisão do paciente ou responsável

Comunicação com paciente/família

- Esclarecer dúvidas sobre a IRA/diálise, o prognóstico e os riscos/benefícios esperados com a TRS
- Relacionar os valores do paciente e avaliar o impacto percebido por ele/família da TRS (acesso ou mesmo rotinas)
- Esclarecer sobre os sintomas físicos que virão e discutir as possibilidades para amenizá-los, com ou sem TRS
- Verificar a compreensão dos envolvidos, assim como reforçar a continuidade do cuidado independentemente da decisão tomada

(continua)

Tabela 1 *(continuação)*

Tomada de decisão
▪ Diante de uma avaliação favorável, a TRS deve ser instituída ▪ Em um cenário de incerteza e tendo sido considerada a TRS como adequada, propor um *trial* de diálise ▪ Documentar em prontuário esse alinhamento e os objetivos com sua janela de tempo para avaliações ▪ Definir um plano de cuidados para depois do *trial:* caso o paciente melhore, a TRS pode ser interrompida por recuperação da função renal ou continuada para a rotina de tratamento do paciente com DRC 5d, mas também deve haver atenção para os casos nos quais a diálise não se mostre útil (ou mesmo deletéria), para que sejam instituídos cuidados adequados de fim de vida ▪ Caso a diálise seja considerada fútil ou deletéria, garantir a continuidade de cuidados paliativos e esclarecer também a desproporcionalidade de outras medidas invasivas obstinadas nesse cenário de cuidados de fim de vida

IRA: insuficiência renal aguda; TRS: terapia renal substitutiva.

TRIAL DE DIÁLISE

Diante de um cenário no qual não há consenso sobre a relação risco-benefício da diálise, no qual o prognóstico não está claro e o plano de cuidados não conseguiu ser bem definido, é razoável propor um *trial* de diálise. Nele, a TRS é focada em desfechos objetivos e centrados no paciente (não apenas o controle de alterações metabólicas ou balanço hídrico).

Assim, antes do início da TRS são definidos os objetivos e os períodos de reavaliação (habitualmente 5-7 dias). A cada janela de tempo a evolução é revista e o impacto da TRS avaliado (positivo ou negativo), para enfim definir pela suspensão ou continuidade da diálise.

O *trial* é diferente de dois outros conceitos importantes: diálise incremental e diálise paliativa. Na primeira leva-se em conta a função renal residual para reduzir a dose de diálise e atingir indicadores de qualidade padronizados. Na segunda, a TRS foca nas necessidades de cada paciente para otimizar a qualidade de vida e minimizar desconfortos do tratamento (a meta clara é a de controle de sintomas, como dispneia) em cuidados de fim de vida.

QUANDO NÃO INDICAR A TRS

De fato, há situações em que mesmo um *trial* é fútil ou deletério, assim, é apropriado não iniciar a TRS em pacientes com IRA nas seguintes situações bem definidas:

- Paciente com capacidade de tomar decisão, que estando apropriadamente informado e capaz de tomar decisões voluntárias recuse (ou solicite a descontinuação) a diálise.
- Paciente sem capacidade de tomar decisão, mas que tenha previamente informado, de forma oral ou escrita, a opção por renúncia à diálise ou cujo representante legal constituído recusa (ou solicita a descontinuação da diálise).
- Paciente com distúrbio neurológico grave e irreversível, sem sinais de pensamento, sensações, comportamento intencional ou consciência do ambiente e de si próprio (importante possuir uma avaliação de um segundo profissional médico).[10]

QUANDO DISCUTIR A SUSPENSÃO DA TRS

Para pacientes já em diálise é apropriado discutir a suspensão dela se iniciaram o tratamento com prognóstico muito pobre ou para os quais não se possa oferecer diálise de forma segura. Incluem-se nessa categoria pacientes nas seguintes situações:

- Condição médica que impeça o processo técnico da diálise por incapacidade de cooperação (p. ex., pacientes com demência avançada que puxam as agulhas de diálise) ou por instabilidade clínica (p. ex., hipotensão grave);
- Doença terminal de causa não renal (com a ressalva que alguns indivíduos podem perceber benefício potencial e decidir pelo tratamento com diálise).[10]

CUIDADOS DE FIM DE VIDA DE UM PACIENTE COM IRA DIALÍTICA

Após a suspensão da TRS (ou a não introdução desta) deve-se ter em mente um cuidado focado na terminalidade, sendo a sobrevida dependente da função renal residual.[6] Em pacientes com DRC 5d que suspendem a diálise espera-se uma média de 7-10 dias de sobrevida. Na IRA o mais provável é o óbito ocorrendo ainda na internação ou poucos dias após a alta hospitalar (caso ocorra recuperação parcial da função renal este desfecho pode mudar). Nos pacientes mais graves nos quais outras medidas de suporte são retiradas, a morte ocorre mais precocemente (entretanto, mesmo após uma extubação paliativa, pode ocorrer sobrevida de meses).[6]

Nesta etapa do cuidado o foco é o controle de sintomas físicos do paciente e aqui existem alguns desafios, como a enorme quantidade de sintomas advindos da falência renal e a mudança de farmacocinética das drogas.

Um paciente com DRC 5d possui em média 20 sintomas físicos/psicológicos diferentes no seu último ano de vida (isso é muito mais que um paciente com neoplasia estágio clínico 4).[6] A importância percebida de cada sintoma é diretamente proporcional à sua frequência, tendo como exceção a dispneia (com impacto muito maior que sua prevalência nessa fase).[6,9]

Como não seria possível exaurir o tema do ajuste de drogas para a falência renal, acreditamos ser importante salientar esse aspecto e apontar para a redução do índice terapêutico de opioides. Devemos por isso ter preferência por aqueles que não necessitem de ajuste para função renal, como fentanil, metadona e buprenorfina (a morfina pode ser usada em doses muito baixas com a vigilância mais rigorosa). Importante salientar que os opioides fracos (tramadol e codeína) dificilmente serão a melhor opção nesta etapa pela quantidade de efeitos colaterais e pouco controle de sintomas.[6,9]

CONCLUSÃO

Pacientes críticos com necessidade de diálise são frequentes na prática hospitalar e esse grupo possui uma elevada mortalidade a despeito de nosso avanço tecnológico. A boa prática deve abordar, além da factibilidade da terapia, seu real impacto. A manutenção da vida e o alívio do sofrimento são atitudes que se complementam e as decisões de cuidado devem ser baseadas em quatro princípios fundamentais: autonomia, não maleficência, beneficência e justiça.

Em pacientes com condição clínica muito limitada, a diálise pode ser usada por um curto espaço de tempo para melhor definição de plano de cuidados ou apenas para controle de sintomas. Paralelo a isso, ou em continuidade à suspensão da TRS, uma abordagem que leve em consideração a perda de função renal (drogas, intervenções e cuidados) deve ser utilizada.

É importante que se compreenda que os cuidados de fim de vida para um paciente com falência renal não são focados na suspensão de TRS, mas sim na construção de um plano de cuidados útil e de valor ao paciente.

REFERÊNCIAS BIBLIOGRÁFICAS

1. Gaudry S, et al. Extracorporeal kidney-replacement therapy for acute kidney injury. N Engl J Med. 2022 Mar 10;386(10):964-75.
2. Kao C-C, et al. Factors associated with poor outcomes of continuous renal replacement therapy. PLoS ONE. 2017;12(5).
3. Allegretti AS, et al. Continuous renal replacement therapy outcomes in acute kidney injury and end-stage renal disease: a cohort study. Critical Care. 2013;17(3):R109.
4. Levey AS, et al. Definition and classification of chronic kidney disease: a position statement from Kidney Disease Improving Global Outcomes (KDIGO). Kidney International. 2005;67(06):2089-100.
5. Waikar SS, et al. Declining mortality in patients with acute renal failure, 1988 to 2002. J Am Soc Nephrol. 2006;17:1143-50.

6. Koncicki HM, et al. Kidney Supportive Care: Core curriculum 2020. Am J Kidney Dis. 2020 Maio;75(5):793-806.
7. BEAd-DKD Consortium. The relationship between AKI and CKD in patients with type 2 diabetes: an observational cohort study. JASN. 2020;31:ccc–ccc.
8. Parikh CR, et al. Chronic kidney disease after acute kidney injury: a systematic review and meta-analysis. Kidney Int. 2012 March;81(5):442-8.
9. Tavares APS, et al. Cuidados de suporte renal: uma atualização da situação atual dos cuidados paliativos em pacientes com DRC. Jornal Brasileiro de Nefrologia. 2021;43(1):74-87.
10. Suassuna, et al. Renúncia à terapia renal substitutiva: descontinuação e sonegação. J Bras Nefrol. 2017;39(3):312-22.

39

ECMO e cuidados paliativos

Gabriel Afonso Dutra Kreling
Livia Melro

CASO CLÍNICO

João Carlos, 58 anos, procurou o pronto-socorro por dor torácica em aperto associada a dispneia e redução do nível de consciência. Foi diagnosticado com infarto agudo do miocárdio com supradesnivelamento do segmento ST da parede anterior. Foi encaminhado com urgência para a hemodinâmica, onde apresentou parada cardíaca por taquicardia ventricular logo após a recanalização da artéria descendente anterior, sendo revertido após desfibrilação e dois minutos de ressuscitação cardiopulmonar, porém com necessidade de doses altas de dobutamina, noradrenalina e vasopressina. Optou-se por iniciar suporte ventricular com ECMO VA e balão intra-aórtico.

ECMO

A oxigenação por membrana extracorpórea (ECMO – *extracorporeal membrane oxygenation*) compreende um circuito de circulação extracorpórea que permite a oxigenação e a retirada do gás carbônico a um elevado fluxo de sangue.

Esse dispositivo permite um suporte respiratório, quando em sua configuração venovenosa (ECMO VV). O sangue é drenado por uma veia, passa pelo dispositivo e é devolvido oxigenado por outra veia ao átrio direito. A sobrevida mundial é de cerca de 57% nos adultos segundo o registro dos últimos cinco anos da ELSO (Extracorporeal Life Support Organization).

A tecnologia permite, ainda, um suporte cardíaco com ou sem o suporte respiratório quando em configuração venoarterial (ECMO VA). O sangue é drenado por uma veia, da mesma forma que na ECMO VV, passa pelo dispositivo e o sangue oxigenado é entregue em uma artéria, contribuindo para a perfusão tecidual. A sobrevida mundial é de cerca de 44% nos adultos segundo o registro dos últimos cinco anos da ELSO.

O suporte respiratório e/ou cardiovascular pode ser total ou parcial a depender das necessidades do paciente.

Atualmente, o suporte de vida extracorpóreo é considerado um dos suportes mais avançados e complexos em terapia intensiva. Diferentemente de outros substitutos orgânicos, como hemodiálise e ventilação mecânica, a ECMO só pode ser realizada em ambiente de terapia intensiva com profissionais capacitados nesta tecnologia. De maneira geral, os pacientes em ECMO são os pacientes mais graves de uma unidade.

Em alguns casos, a ECMO permite que pacientes muito graves e dependentes de muito suporte artificial sejam despertados. Esse é um grande benefício tanto para a reabilitação física e psicológica, como é uma grande oportunidade para acessar os valores do paciente e para permitir ao paciente participar da trajetória de sua doença, entender as circunstâncias envolvidas na sua condição e antecipar desfechos possíveis. Além disso, é possível acessar sintomas de sofrimento diretamente com o paciente e otimizar o tratamento e a avaliação do controle. No cuidado de fim de vida desses pacientes, é possível identificar desejos de fim de vida, ritos culturais ou espirituais, e encontros pessoais podem ser proporcionados.

Por se tratar de uma estratégia de suporte orgânico e não de tratamento, a ECMO é uma ponte para algum destino: pode ser a melhora do quadro clínico inicial ("ponte para a melhora"); pode ser para aguardar ou dar possibilidades clínicas para um transplante ("ponte para transplante"); pode ser para aguardar ou dar possibilidades clínicas para um dispositivo de assistência ventricular nos casos da ECMO VA ("ponte para dispositivo"); pode ser para ganhar tempo para decisão, seja para adquirir mais dados prognósticos, seja para elucidar um diagnóstico ("ponte para decisão").

Quando não há possibilidade de melhora do quadro clínico e já existem dados prognósticos suficientes para essa conclusão com baixo grau de incerteza, além de não haver indicação de transplante ou de dispositivos de assistência ventricular, os profissionais podem se deparar com um suporte como "ponte para lugar algum" – situação eticamente desafiadora e repleta de implicações, seja para o paciente e para a família, seja para a equipe, para o hospital e para o sistema de saúde.

Recentemente, houve um aumento significativo do uso da ECMO VA em situações de parada cardiorrespiratória, chamada de ECPR. Neste contexto, pelo curto tempo para o início do suporte, o objetivo inicial é de ser uma ponte para decisão – isto é, dar a possibilidade de tempo para o diagnóstico e o tratamento de uma causa potencialmente reversível (tromboembolismo pulmonar, síndrome coronariana etc.). Porém, caso haja dano neurológico pós-parada importante ou caso não haja reversão da função cardíaca após o tratamento, esse suporte passa a ser "ponte para lugar algum".

A "futilidade médica" pode ser entendida como um termo para caracterizar situações em que um paciente não tem chance de sobreviver à internação, cujo processo de morrer está sendo prolongado com uma ou mais formas de suporte à vida. Neste contexto são levantadas questões de sofrimento físico e emocional do paciente, angústia familiar e da equipe de saúde, bem como a alocação inadequada de recursos escassos.

Quanto mais unidas, empáticas, coerentes e habilidosas as equipes médicas estiverem em suas interações com as famílias, mais provável é que as famílias entendam que, apesar das medidas heroicas, há limites para o que os cuidados médicos podem alcançar.

ECMO E CUIDADOS PALIATIVOS

O paciente com indicação de ECMO é um paciente que tem indicação de cuidados paliativos. Por mais contraditória que possa parecer essa afirmação de que uma das mais invasivas condutas em terapia intensiva se associa aos cuidados paliativos, há que se refletir sobre os benefícios dessa abordagem. Em alguns serviços – de pacientes pediátricos ou adultos – existe o acompanhamento da equipe de Cuidados Paliativos a partir do momento em que se indica a terapia extracorpórea. Em outros serviços, existe o acompanhamento de especialistas em bioética desde o início do suporte.

A ECMO é indicada, em todas as situações, para doenças que ameaçam a continuidade da vida, com potencial de causar sofrimento, além de ser associada a alto tempo de internação hospitalar. Em uma internação de um paciente em ECMO estão presentes situações como: tomadas de decisão complexas; conversas e comunicação difíceis; sintomas de difícil controle (dor, dispneia, *delirium*); sofrimentos psicológico e espiritual inerentes à ameaça à vida; dificuldades sociais e financeiras intrínsecas às internações prolongadas; discussões e decisões de fim de vida; discussão de retirada de suporte; cuidados de fim de vida. Essas são algumas das necessidades de atenção paliativa que esses pacientes apresentam.

Levando em consideração a complexidade desses pacientes e de todo o caminho a ser percorrido pela unidade paciente-família, além das grandes mudanças possíveis durante esse tempo, é de suma importância que as expectativas da equipe e da família estejam alinhadas em todas as etapas do processo de cuidado. Portanto, a seguir sugerimos alguns pontos-chave a serem discutidos em diferentes momentos do cuidado de um paciente em ECMO.

CONSIDERAÇÕES SOBRE A TOMADA DE DECISÃO SOBRE O INÍCIO DA TERAPIA

A ECPR é muito mais invasiva e exige muito mais recursos que as medidas tradicionais de RCP, além de ter a capacidade de prolongar o sofrimento consideravelmente sem, necessariamente, mudar o desfecho final em alguns casos.

Apesar do prognóstico de sobrevida com a ECPR ser incerto, algumas situações devem permear a decisão sobre não iniciar uma ECPR: presença de múltiplas comorbidades, disfunção orgânica múltipla, doença neurológica grave, idade muito avançada, tempo de parada cardiorrespiratória (PCR) e ritmo não chocável.

Nos centros capacitados para ECPR, recomenda-se haver critérios muito bem definidos para indicação e contraindicação do suporte nas situações de emergência em uma PCR, além de critérios objetivos e claros para desencadear a retirada do suporte em caso de futilidade ("ponte para lugar algum").

Na insuficiência respiratória com necessidade de ECMO não existem dispositivos de assistência como os ventriculares, o que possibilitaria a alta hospitalar. Por isso, é imperativo avaliar se o paciente apresenta alguma contraindicação ao transplante antes de iniciar o suporte extracorpóreo, o que diminuiria a chance de o paciente evoluir para um cenário de "ponte para lugar algum"; isto é, no pior cenário passaria da "ponte para recuperação" à "ponte para transplante".

Caso um paciente com insuficiência respiratória crônica grave e avançada com indicação de ECMO não apresente condições para recuperação ou para transplante, esse suporte não deve ser iniciado, mesmo se solicitado pelo paciente ou pela família. É geralmente aceito que a autonomia do paciente não pode ditar a utilização das intervenções que proporcionarão um prolongamento mínimo da vida às custas de recursos materiais e humanos.

CONSIDERAÇÕES SOBRE A TOMADA DE DECISÃO NA EVOLUÇÃO DO QUADRO DURANTE A TERAPIA

Apesar de todos os esforços para indicar adequadamente o suporte extracorpóreo, algumas circunstâncias da evolução do paciente podem alterar o prognóstico ou o quadro clínico a ponto de inviabilizar os objetivos terapêuticos (recuperação e transplante). Nestas situações, o paciente não apresenta condições de viver sem o suporte da ECMO, e consequentemente de ter alta da UTI; não apresenta condições de melhora ou de transplante. Muitas vezes, quando se chega a essa situação, o paciente está desperto e compreende tudo o que está se passando, apresentando-se um cenário desafiador para a condução do caso.

Como a ECMO é uma tecnologia de alta complexidade e de alto investimento econômico e de recursos humanos, muitas vezes a própria equipe de saúde tem dificuldade em reconhecer a refratariedade e a futilidade terapêutica. Um estudo qualitativo unicêntrico evidenciou que apesar de os pacientes e os familiares serem bem informados sobre tratamento, prognóstico e objetivos, eles não eram envolvidos em conversas sobre a tomada de decisão.

Na análise desse estudo, os autores fazem uma reflexão de que o consentimento da família para iniciar o suporte extracorpóreo era visto pela equipe de saúde como um compromisso para a realização de um tratamento agressivo sustentador da vida, incluindo quaisquer outras terapias. Essa postura da equipe pode, muitas vezes, incorrer na obstinação terapêutica, além de afetar a garantia da autonomia do paciente e impedir o reconhecimento dos limites aceitáveis ou não, considerando técnica e valores.

Isso evidencia a necessidade de critérios objetivos definidos no início do cuidado do paciente em ECMO que facilitem às equipes perceberem a refratariedade e rediscutirem os objetivos de cuidado e o alinhamento aos valores do paciente.

No estudo citado, a transição entre a manutenção do suporte e a possibilidade de retirada dele foi muito abrupta, o que ocasionou desconforto nas famílias. Uma estratégia para evitar isso é realizar uma comunicação mais realista, que retome as perspectivas clínicas e prognósticas e a reflexão constante, a cada complicação, se a terapia proposta faz sentido para os valores do paciente.

A IMPORTÂNCIA DA COMUNICAÇÃO DURANTE TODOS OS PROCESSOS ENVOLVIDOS NO SUPORTE EXTRACORPÓREO

Uma comunicação sincera, baseada em expectativas realistas durante todo o percurso do suporte, apresentando todas as possíveis evoluções desde o princípio pode facilitar o processo de entendimento dos pacientes e familiares.

A comunicação durante o suporte em ECMO deve otimizar a relação equipe-paciente-família. Os objetivos maiores dessa comunicação são: alinhar o entendimento do paciente e da família sobre o papel da ECMO e sobre as expectativas de desfechos realistas; aliviar o estresse moral da equipe antecipando e lidando com situações complexas como retirada de suporte e o cenário de "ponte para lugar algum".

Uma equipe multidisciplinar deve estar integralmente envolvida no cuidado do paciente em ECMO, além de, usualmente, muitas especialidades acompanharem tais pacientes. A presença de todos esses profissionais permite o cuidado integral. Por outro lado, em momentos de tomada de decisão, na presença de tantos membros envolvidos, é importante delinear responsabilidades na gestão e coordenação do cuidado.

Alguns serviços utilizam *checklists* para confirmar que a família foi apropriadamente atualizada e informada e para garantir que as decisões foram tomadas no momento adequado.

A seguir apresentaremos algumas especificidades da comunicação em cada momento do processo de suporte extracorpóreo.

INICIAÇÃO DA ECMO

Muitas vezes não é possível educar e preparar a família adequadamente para a ECMO devido à natureza de indicação emergencial do suporte. Porém, a equipe de ECMO deve tentar fornecer os principais elementos do consentimento informado apropriado. É necessário buscar ferramentas para construir uma relação sólida e de confiança entre equipe e família.

A comunicação na iniciação da ECMO deve ser baseada na descrição da natureza, do propósito e dos riscos da terapia, além de informar explicitamente que a ECMO é uma intervenção de tempo limitado e que não pode sustentar a vida por períodos prolongados e fora do ambiente de UTI, principalmente quando não há perspectivas de recuperação ou de transplante.

Outro papel da comunicação neste momento é oferecer uma explicação sobre a trajetória atual do paciente e os possíveis cenários que podem ser esperados com a evolução do quadro: seja o cenário de melhora ou transplante, seja o cenário em que a trajetória pretendida não ocorre e a situação de "ponte para lugar algum" se instaura. Introduzindo isso desde o início, mostram-se quais as expectativas reais diante do suporte instituído, permitindo preparo e adaptações para o caso de a evolução clínica favorecer o pior cenário e que a retirada do suporte é a medida mais adequada nesses casos.

Quando a ECMO é indicada em uma situação de "ponte para decisão", é imprescindível elucidar de maneira clara e objetiva quais informações são esperadas e necessárias para contribuir para o processo decisório.

CONTINUAÇÃO DA ECMO

Com a evolução do quadro, a decisão sobre a continuação da ECMO deve ser compartilhada periodicamente, demonstrando os critérios objetivos que permeiam as possibilidades de melhora para o transplante e que justificam a decisão de continuar ou não com o suporte.

Sugere-se envolver a equipe de Cuidados Paliativos desde esse momento.

É papel da equipe que coordena o cuidado garantir que todas as outras equipes interconsultoras e multidisciplinares estejam alinhadas com o quadro atual e com as perspectivas realistas futuras, mantendo um discurso linear e coerente entre toda a equipe e entre equipe e família/paciente.

Nesta fase, as famílias e o paciente, se possível, devem receber as atualizações clínicas e a probabilidade de recuperação ou de transplante. Em algumas situações, a educação sobre o papel da ECMO deve ser fracionada para facilitar a compreensão da tecnologia, haja vista a complexidade do cuidado desses pacientes, sendo para alguns familiares uma situação de difícil entendimento.

Durante a evolução do caso, a equipe deve compartilhar a impressão clínica sobre, dentre os cenários inicialmente apresentados (melhora clínica e transplante, ou não recuperação e "ponte para lugar algum"), de qual cenário o paciente pode estar se aproximando.

Em casos identificados de dificuldade de alinhamento de expectativas, seja entre equipes, seja entre equipe-família/paciente, deve-se marcar conferências dedicadas ao tema para evitar futuros conflitos relacionados à falta de entendimento e consenso.

Neste momento é importante explicitar critérios objetivos que identificariam o cenário de "ponte para lugar algum" e que, caso isso ocorra, a discussão sobre descontinuar o suporte será iniciada. Além disso, pode-se determinar uma limitação de tempo para observar resposta ou recuperação com base em casos anteriores ou em relatos de literatura para a etiologia do paciente. Esse tempo e esses critérios objetivos podem ser compartilhados com a família para que a discussão de retirada de suporte não seja uma surpresa e nem que pareça uma decisão arbitrária. Isso permite que as famílias comecem a aceitar a condição do paciente e se preparem para avançar em direção às considerações de fim de vida.

Se os critérios objetivos de melhoria não forem alcançados no tempo estipulado, ou se os critérios de "ponte para lugar algum" forem preenchidos, ou ainda quando as perspectivas futuras não estejam alinhadas aos valores do paciente, então a equipe deve planejar a mudança dos objetivos de cuidado com foco em controle de sintomas, acolhimento familiar, retirada de suporte e cuidados de fim de vida.

Assim como a tomada de decisão em outras situações com o paciente crítico, esses critérios objetivos são analisados pela equipe e, uma vez que ela esteja de acordo com o plano de cuidados, o plano é discutido com a família e com o paciente, chegando a um plano que equilibre expectativas clínicas realistas e aceitáveis com os valores do paciente.

DESCONTINUAÇÃO DA ECMO

Quando fica claro – por meio dos critérios objetivos anteriormente estabelecidos e dos valores do paciente já previamente acessados – que o paciente não é mais candidato a transplante ou que não haverá recuperação a ponto de não necessitar do suporte da ECMO, e que toda a equipe esteja alinhada com a mudança dos objetivos de cuidado, uma reunião familiar deve ser agendada a fim de discutir a descontinuação da terapia extracorpórea.

Pode ser necessária ou desejável uma segunda opinião para determinar a futilidade terapêutica.

Nesta conferência, uma estratégia de abordagem é a de acessar da família o caminho percorrido pelo paciente durante todo o processo, relembrando os possíveis cenários apresentados no início do suporte, os critérios previamente definidos de falência terapêutica que justificam o plano terapêutico da retirada do suporte. Deve-se ainda enfatizar o que será feito a partir deste momento e quais os principais objetivos: garantia da dignidade, controle de sintomas, presença familiar e das pessoas que o paciente ama, respeito aos valores do paciente e a garantia do não abandono, da presença e do cuidado.

Tabela 1 Comunicação nos diferentes períodos do suporte extracorpóreo

Período do suporte ECMO	Objetivos de comunicação
Iniciação	▪ Explicar os objetivos da ECMO ▪ Explicar as trajetórias possíveis do paciente em ECMO – expor os cenários possíveis (recuperação/transplante ou futilidade – "ponte para lugar algum") ▪ Expor a probabilidade de recuperação e/ou transplante
Continuação	▪ Atualização clínica: estado atual e impressão clínica dentro da trajetória dos cenários possíveis ▪ Estabelecimento de critérios objetivos e claros para refratariedade terapêutica, bem como de tempo para avaliar resposta/recuperação ▪ Evidenciar quais critérios objetivos o paciente apresenta durante a trajetória e evolução ▪ Entender os valores do paciente ▪ Identificar dificuldades de alinhamento de percepção e planejamento entre equipes e entre equipe-família/paciente e resolvê-las precocemente
Descontinuação	▪ Reunião entre equipes para determinar a refratariedade terapêutica baseada nos critérios previamente estabelecidos e alinhar expectativas e planos ▪ Conferência familiar para apresentar e recomendar a mudança nos objetivos de cuidados ▪ Enfatizar o que será feito a partir da mudança nos objetivos de cuidados ▪ Educar sobre o processo da retirada do suporte

CASO CLÍNICO

Mesmo após quatro dias, João Carlos não apresentou recuperação da função cardíaca, com ausência de abertura da válvula aórtica ao ecocardiograma e fração de ejeção do ventrículo esquerdo menor do que 15%. Optou-se, em decisão compartilhada, por realizar a retirada do suporte, uma vez que o paciente não cumpria critérios para dispositivos de assistência ventricular e nem de transplante cardíaco.

COMO REALIZAR A RETIRADA DO SUPORTE

A Academia Nacional de Medicina dos Estados Unidos define boa morte como "*livre de desconforto evitável e sofrimento para pacientes, familiares e equipe de saúde; em geral de acordo com os desejos e valores do paciente e da família; e razoavelmente consistente com os padrões clínicos, culturais e éticos*". O momento de fim de vida pode impactar na adaptação ao luto e na ressignificação dos familiares e da equipe.

Para uma experiência de boa morte em ECMO, alguns preceitos devem ser cumpridos para o cuidado de fim de vida: ser concordante com os valores; ser concordante com os objetivos de cuidado; garantir conforto e dignidade; permitir o contato familiar e de amigos conforme desejado pelo paciente; garantir a manutenção da segurança; garantir o bem-estar físico, psicológico e espiritual da equipe.

Um estudo retrospectivo unicêntrico indicou que consultas de Cuidados Paliativos podem ser necessárias para pacientes com maior complexidade na decisão de retirada do suporte. Neste estudo, com ECMO VA em choque cardiogênico a sobrevida foi de 40%, dos 60% que faleceram, 14% faleceram por retirada de suporte da ECMO. Os principais motivos para a retirada do suporte foram, em ordem decrescente: desejo do paciente; sofrimento; futilidade; qualidade de vida; dignidade. O auxílio da equipe de cuidados paliativos foi relacionado a acessar os valores do paciente, ajudar na garantia da autonomia do paciente, auxiliar nas medidas de conforto, qualidade de vida e dignidade que se alinhavam com os objetivos do paciente e da família.

Em outro estudo em um centro de alto volume de ECMO, 3,4% dos pacientes com um dispositivo de assistência ventricular, incluindo ECMO VA, tinham capacidade de decisão e foram submetidos à retirada de suporte. As principais razões para a retirada de suporte foram: a presença de dor total – controle inadequado apesar de doses altas de analgésicos; o sentimento de encarar o caminho longo, árduo e incerto para a recuperação como demasiado para eles; além de incompatibilidades com os valores de vida. Todos esses pacientes necessitaram do envolvimento de equipes diversas como especialistas em ética, psiquiatria e cuidados paliativos.

DESCONTINUAÇÃO COMPASSIVA DA ECMO

Como já apresentado, a descontinuação da ECMO é considerada quando o paciente evolui para uma situação de "ponte para lugar algum", ou seja, diante da refratariedade terapêutica, o suporte extracorpóreo é fútil. Outra situação em que se considera a retirada do suporte é quando, mesmo em situações de "ponte para a recuperação, para o transplante ou para dispositivo", a trajetória de doença do paciente não está alinhada aos valores dele.

Algumas particularidades do cuidado de fim de vida e diferenças entre os tipos de ECMO estão apresentadas na Tabela 2.

Tabela 2 Particularidades da ECMO VA e da ECMO VV no cuidado de fim de vida

	ECMO VA	ECMO VV
Sintomas	Associados ao baixo débito: ▪ Convulsões ▪ Agitação	Associados a hipoxemia e/ou hipercapnia: ▪ Dispneia ▪ Agitação
Especificidades no manejo de fim de vida	▪ Se débito cardíaco nativo baixo, prescrever medicações analgésicas e sedativas, caso indicadas, previamente à retirada do suporte para garantir nível sérico e neurológico ▪ A extubação prévia à retirada do suporte extracorpóreo pode precipitar edema pulmonar	▪ Antes de proceder a extubação é necessário garantir que os sintomas respiratórios poderão ser manejados adequadamente pela equipe ▪ Secreção e hemorragia alveolar devem ser antecipadamente avaliadas e tratadas ▪ Educação da família sobre secreções, padrão respiratório e garantia do tratamento da dispneia e redução da percepção do sofrimento
Especificidades da desconexão do circuito	▪ Cessação do fluxo de sangue é necessária, seja por clampeamento, corte do circuito ou decanulação	▪ Uma opção é a desconexão da fonte de gás da membrana

O cuidado de fim de vida em ECMO engloba quatro etapas importantes que abordam aspectos contextuais, fisiológicos, farmacológicos e técnicos particulares desse suporte: discussões e conferências familiares; aspectos clínicos; aspectos técnicos; e luto. Esses tópicos estão apresentados na Figura 1 e serão detalhados a

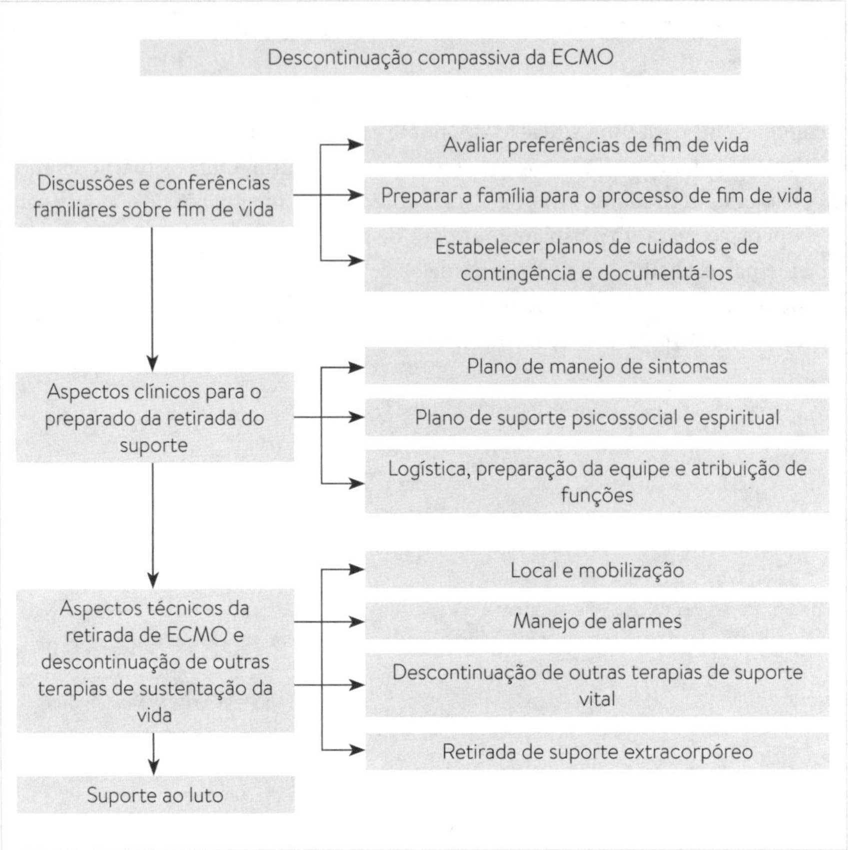

Figura 1 Descontinuação compassiva da ECMO. Baseada em Machado DS, et al., 2022.

seguir de maneira estruturada e pragmática para melhorar a experiência dos pacientes, famílias e profissionais da saúde.

Discussões e conferências familiares no planejamento da descontinuação compassiva da ECMO

Como dito anteriormente, as conversas anteriores a este momento devem cultivar a consciência prognóstica, suscitar os valores do paciente, fornecer cuidados psicológicos, sociais e espirituais, desenvolver uma relação de confiança e respeito, facilitando a tomada de decisão, principalmente em relação à descontinuação do suporte quando a morte é esperada.

Essas reuniões facilitam o entendimento do fim de vida e do planejamento terapêutico dessa fase de acordo com os objetivos e valores do paciente. Isso proporciona segurança em torno das medidas de conforto, garantia da dignidade e prepara os pacientes e os familiares para o processo de morte.

Algumas particularidades das conversas sobre fim de vida em ECMO são:

Avaliar preferências de fim de vida

- Acessar necessidades espirituais, religiosas e culturais (ritos, orações).
- Identificar quais membros da família estarão presentes, caso seja o desejo do paciente/família.
- Avaliar o local mais adequado, roupas e objetos que façam sentido no fim de vida.
- Determinar preferências para liberação de ECMO e outros suportes artificiais de vida, incluindo a ordem em que devem ser descontinuados – atentar aos detalhes para facilitar a interação com paciente e família; por exemplo, a extubação antes da interrupção da ECMO, mesmo em pacientes em que o desmame de sedação não foi possível, proporciona aos familiares o contato com a face do paciente, preservando sua identidade no último momento.
- Definir data, horário e local.

Preparar a família para o processo de fim de vida

- Educar a família sobre os sinais esperados no processo de fim de vida.
- Explicar a imprevisibilidade do momento da morte (minutos, horas, dias).
- Explicitar que o controle de sintomas e a garantia do conforto são prioridades.
- Explicar as medidas não farmacológicas para conforto caso sejam utilizadas.
- Introduzir recursos para apoio familiar ao luto.
- Discutir os cuidados após a morte se essa for uma demanda da família neste momento.

Estabelecer planos de cuidados e de contingência e documentá-los

- Identificar os membros da equipe que estarão presentes e avaliar o quão confortável essa equipe está para realizar o procedimento.
- Documentar todo o processo e os envolvidos na tomada de decisão.
- Documentar o plano para descontinuação com aspectos técnicos e medidas de contingência para o controle dos sintomas e sofrimento.

Aspectos clínicos do planejamento da descontinuação compassiva da ECMO

Descontinuar um suporte extracorpóreo envolve complexidades no manejo dos sintomas, na necessidade de apoio psicossocial e na logística técnica. Isso exige um planejamento impecável e uma abordagem multidisciplinar bem integrada.

Plano de gerenciamento de sintomas

O controle de sintomas é essencial para alcançar a "boa morte". A vigilância e a avaliação frequentes devem ser feitas de maneira interdisciplinar, com atenção aos pequenos detalhes a fim de realizar o manejo integral do controle de sintomas.

Os sintomas com alta probabilidade de serem apresentados pelo paciente, principalmente dor e dispneia, devem ser antecipados e tratados. Recomenda-se que a terapia farmacológica seja iniciada antes da retirada do suporte, principalmente no caso da ECMO VA, pois a circulação insuficiente pode impedir a entrega dos fármacos e consequentemente impedir a ação adequada dos medicamentos, principalmente analgésicos e sedativos.

Recomenda-se utilizar uma estratégia multimodal com medidas farmacológicas e não farmacológicas. Nos casos de pacientes em ECMO-VA, a fisiopatologia da insuficiência cardíaca pode ser usada a favor do controle de sintomas: se o suporte for desmamado ao invés de ser interrompido abruptamente, a diminuição do débito cardíaco resultará em redução gradual do nível de consciência, o que pode evitar o sofrimento por si só.

- Planejar e revisar com a equipe a estratégia de controle de sintomas e medidas de contingência.
- Antecipar doses adicionais conforme necessário, bem como tratar sintomas e sinais possíveis como sialorreia pós-extubação, náuseas e prurido com o aumento das doses de opioides.
- Acrescentar métodos não farmacológicos de conforto (música, massagem, ventilador ou abrir as janelas para dispneia).

Plano de suporte psicossocial e espiritual

Com o apoio de equipe de cuidados paliativos, serviço social, psicologia e capelania, a equipe pode proporcionar a realização de ritos espirituais ou culturalmente desejados pelo paciente e/ou família.

Logística, preparação da equipe e atribuição de funções

Considerar o envolvimento de profissionais de saúde específicos com os quais o paciente/família estabeleceu um bom relacionamento. Reunir os principais membros da equipe e comunicar ao time os objetivos importantes alinhados com a família e com o paciente, apresentar o plano de cuidado, o processo de retirada de suporte, a estratégia de avaliação e de controle de sintomas, as estratégias para manter a privacidade da família se for do interesse deles e do paciente, além de explicitar aspectos técnicos do circuito e da descontinuação de outras terapias.

Aspectos técnicos da retirada de ECMO e descontinuação de outras terapias de sustentação da vida

Local e mobilização

Sempre que possível, realizar em um quarto privativo e aconchegante, em que todos os recursos para o manejo impecável de sintomas estejam facilmente acessíveis. Além disso, um lugar que permita a presença de familiares conforme as vontades do paciente.

A depender da situação do paciente e da disponibilidade de equipes, a descontinuação da ECMO pode ser realizada na UTI ou em outros ambientes, inclusive não hospitalares. É imprescindível garantir de que exista estrutura suficiente para o controle de sintomas.

- Imediatamente antes da descontinuação: examinar o paciente, avaliar e tratar qualquer desconforto.
- Avaliar e garantir um acesso intravenoso patente.
- Remover as contenções e itens médicos desnecessários para facilitar o movimento (bota de compressão pneumática, sonda nasoenteral, manguito).
- Realizar o transporte para o local escolhido e garantir toda a estrutura para o manejo de sintomas.
- Avaliar as condições de preparo psicológico da família e do paciente e garantir tempo para despedidas.

Manejo de alarmes

- Silenciar alarmes do ventilador.
- Desligar alarmes do monitor multiparamétrico.
- Desligar alarmes da ECMO.

Descontinuação de outras terapias de suporte vital

Recomenda-se retirar outros equipamentos não essenciais do quarto neste momento. Outras intervenções de cuidado médico que não se encaixam no objetivo de cuidado de manutenção de conforto e alívio de sintomas, como dispositivos de monitoramento e dispositivos de alimentação, devem ser retiradas previamente (sonda nasoenteral, cateter de pressão arterial invasiva etc.).

Antes de retirar o paciente do suporte extracorpóreo, recomenda-se a retirada de outros suportes artificiais, como diálise, tubo endotraqueal e ventilação mecânica, infusões de drogas vasoativas, anticoagulação sistêmica e desativar dispositivos cardioversores e desfibriladores implantáveis (CDI) – caso não haja tempo hábil, pode-se inativá-lo colocando um ímã sobre o dispositivo, atentando-se que caso o ímã se desloque, o CDI será reativado.

Ao retirar o paciente da ventilação mecânica, a dispneia pode ser inicialmente manejada com o aumento do fluxo de gás da ECMO, medida utilizada até a administração de opioides e benzodiazepínicos conforme a resposta do paciente.

Retirada do suporte extracorpóreo

Técnicas para a descontinuação da ECMO

- Clampeamento do circuito: o clampeamento com a interrupção da bomba é muito simples e evita perda de sangue, mas exige que a máquina permaneça no quarto.
- Desconexão do circuito – abordagem com *clamp*: realiza-se o clampeamento proximal das cânulas com a desconexão do circuito após a região clampeada. Isso permite a separação completa do suporte e a remoção da máquina do quarto. Em antecipação ao sangramento nas proximidades da cânula, deve-se embrulhar as cânulas e o circuito com campos cirúrgicos ou compressas, de preferência de cores escuras para mascarar o sangue.
- Desconexão do circuito – técnica de "fundo cego": essa técnica envolve a inserção de conectores onde o circuito foi cortado possibilitando a retirada dos clamps. Após o clampeamento e a retirada do circuito, a extremidade do tubo é fixada colocando um conector de fundo cego ou dobrando o tubo em volta de si mesmo e prendendo firmemente com duas braçadeiras. Essa técnica facilita a manipulação do tubo, a mobilização do paciente e permite maior proximidade física com a família.
- Remoção completa das cânulas: nesta abordagem, há o risco de o paciente falecer no procedimento, que geralmente é realizado sem a presença dos familiares pelo risco de sangramento profuso e potencialmente traumatizante para os

entes queridos do paciente, a não ser em casos individualizados, nos quais se recomenda que um profissional de fora de campo fique explicando ao familiar as etapas da retirada. Como existem outras formas de realizar a retirada de suporte, sugerimos a realização de outras estratégias, uma vez que até mesmo a retirada das cânulas pode ser um procedimento invasivo e doloroso para o paciente em um momento que o objetivo maior é o conforto, o manejo de sintomas e a presença dos familiares.
- Desconexão do gás da membrana em pacientes em ECMO VV: esse procedimento evita a perda de sangue, mas a máquina deve ser mantida ao paciente e no leito. Além disso, o risco de sintomas respiratórios permanece, exigindo avaliação intensiva de sintomas e manejo farmacológico e não farmacológico.

Suporte ao luto

O atendimento de alta qualidade de vida melhora não apenas a experiência de morte em geral, mas facilita o processo de luto e ressignificação, proporcionando aos familiares utilizarem ferramentas adaptativas, diminuindo o risco de luto complicado e influenciando positivamente a qualidade de vida futura das famílias.

- Continuar a garantir o silêncio respeitoso próximo ao quarto do paciente.
- Fornecer os cuidados após o óbito conforme as demandas da família (ritos, orações, trajes específicos).
- Permitir o tempo necessário para a família.
- Fornecer apoio ao luto à família por meio da equipe multidisciplinar.

Apoio da equipe: o atendimento de fim de vida desses pacientes é um gatilho frequente de sofrimento moral e *burnout* para a equipe de saúde. Isso por inúmeros motivos: geralmente o paciente está com internação prolongada e houve a criação de uma relação entre equipe e família/paciente muito intensa, além de poder estar associado a dilemas éticos ou religiosos pessoais do profissional de saúde.

CONSIDERAÇÕES FINAIS

As habilidades de cuidados paliativos são extremamente necessárias para a condução do cenário complexo envolvido nos pacientes em ECMO. Uma sistematização da comunicação baseada nas etapas do cuidado pode auxiliar a equipe a formar uma relação de confiança com a família e com o paciente. A presença de uma equipe de Cuidados Paliativos desde o início do suporte pode auxiliar na tomada de decisões e no controle de sintomas complexos.

REFERÊNCIAS BIBLIOGRÁFICAS

1. Abrams D, Curtis JR, Prager KM, Garan AR, Hastie J, Brodie D. Ethical considerations for mechanical support. Anesthesiol Clin. 2019 Dec;37(4):661-73.
2. Abrams D, Pham T, Burns KEA, Combes A, Curtis JR, Mueller T, et al.; International ECMO Network (ECMONet). Practice patterns and ethical considerations in the management of venovenous extracorporeal membrane oxygenation patients: an international survey. Crit Care Med. 2019 Oct;47(10):1346-55.
3. Abrams DC, Prager K, Blinderman CD, Burkart KM, Brodie D. Ethical dilemmas encountered with the use of extracorporeal membrane oxygenation in adults. Chest. 2014;145(4):876-82.
4. Carey MR, Tong W, Godfrey S, Takeda K, Nakagawa S. Withdrawal of temporary mechanical circulatory support in patients with capacity. J Pain Symptom Manage. 2022 Mar;63(3):387-94.
5. Doorenbos AZ, Starks H, Bourget E, McMullan DM, Lewis-Newby M, Rue TC, et al.; Seattle Ethics in ECLS (SEE) Consortium. Examining palliative care team involvement in automatic consultations for children on extracorporeal life support in the pediatric intensive care unit. J Palliat Med. 2013 May;16(5):492-5.
6. Enumah ZO, Carrese J, ChoiCW The ethics of extracorporeal membrane oxygenation: revisiting the principles of clinical bioethics. The Annals of Thoracic Surgery. 2021;112(1):61-6.
7. Fernando SM, Qureshi D, Tanuseputro P, Fan E, Munshi L, Rochwerg B, et al. Mortality and costs following extracorporeal membrane oxygenation in critically ill adults: a population-based cohort study. Intensive Care Med. 2019 Nov;45(11):1580-9.
8. Godfrey S, Sahoo A, Sanchez J, Fried J, Masoumi A, Brodie D, et al. The role of palliative care in withdrawal of venoarterial extracorporeal membrane oxygenation for cardiogenic shock. J Pain Symptom Manage. 2021 Jun;61(6):1139-46.
9. Hadler RA, Clapp JT, Chung JJ, Gutsche JT, Fleisher LA. Escalation and withdrawal of treatment for patients on extracorporeal membrane oxygenation: a qualitative study. Ann Surg. 2021 Mar 4.
10. Jaramillo C, Braus N. How should ECMO initiation and withdrawal decisions be shared? AMA J Ethics. 2019 May 1;21(5):E387-393.
11. Joong A, Derrington SF, Patel A, et al. Providing compassionate end of life care in the setting of mechanical circulatory support. Curr Pediatr Rep. 2019;7:168-75.
12. Kim JM, Godfrey S, O'Neill D, Sinha SS, Kochar A, Kapur NK, et al. Integrating palliative care into the modern cardiac intensive care unit: a review. Eur Heart J Acute Cardiovasc Care. 2022 Jun 14;11(5):442-9.
13. Kurniawati ER, Rutjens VGH, Vranken NPA, Delnoij TSR, Lorusso R, van der Horst ICC, et al. Quality of life following adult veno-venous extracorporeal membrane oxygenation for acute respiratory distress syndrome: a systematic review. Qual Life Res. 2021 Aug;30(8):2123-35.
14. Machado DS, Garros D, Montuno L, Avery LK, Kittelson S, Peek G, et al. Finishing well: compassionate extracorporeal membrane oxygenation discontinuation. J Pain Symptom Manage. 2022 May;63(5):e553-e562.
15. Machado DS, Hollander SA, Murray J, Philip J, Bleiweis M, Kittelson S. Ventricular assist device deactivation in children: preparedness planning and procedural checklist. J Heart Lung Transplant. 2019
16. Makdisi T, Makdisi G. Ethical challenges in extra corporeal membrane oxygenation use. Ann Palliat Med. 2017;6(Suppl 2):S128-S131.

17. Mulaikal TA, Nakagawa S, Prager KM. Extracorporeal membrane oxygenation bridge to no recovery. Circulation. 2019 Jan 22;139(4):428-30.
18. Rao A, Zaaqoq AM, Kang IG, Vaughan EM, Flores J, Avila-Quintero VJ, et al. Palliative care for patients on extracorporeal membrane oxygenation for COVID-19 infection. Am J Hosp Palliat Care. 2021 Jul;38(7):854-60.
19. Schou A, Mølgaard J, Andersen LW, Holm S, Sørensen M. Ethics in extracorporeal life support: a narrative review. Crit Care. 2021 Jul 21;25(1):256.
20. Stephens AL, Bruce CR. Setting expectations for ECMO: improving communication between clinical teams and decision makers. Methodist Debakey Cardiovasc J. 2018 Apr-Jun;14(2):120-5.
21. Zaaqoq AM, Pottash M, Ahlstrom E, Brodie D. Postcardiotomy extracorporeal membrane oxygenation: narrative review navigating the ethical issues. Journal of Cardiothoracic and Vascular Anesthesia. 2022;36(8, Part A):2628-35.

Seção VI

Controle de sintomas

40

Dor no departamento de emergência: avaliação inicial e uso de opioides

Mirlane Guimarães de Melo Cardoso
Jerocílio Maciel de Oliveira-Júnior

INTRODUÇÃO

Em 2020, a International Association for the Study of Pain, após uma força-tarefa com especialistas, revisou o conceito de dor histórico (1979). A dor foi então definida como "uma experiência sensorial e emocional desagradável associada ou semelhante à associada a dano tecidual real ou potencial do tecido".[1] Nas últimas décadas, tem se confirmado a importância do conceito de "dor total" introduzido por Cicely Saunders, para inúmeros pacientes com doenças ameaçadoras da vida que não respondem à terapia analgésica, frequentemente porque o foco é a dor física. Ela foi a primeira a reconhecer as dimensões física, psicológica, social e espiritual na percepção da sensação dolorosa (Figura 1) e os efeitos multidimensionais que tem sobre a vida do doente e de sua família.

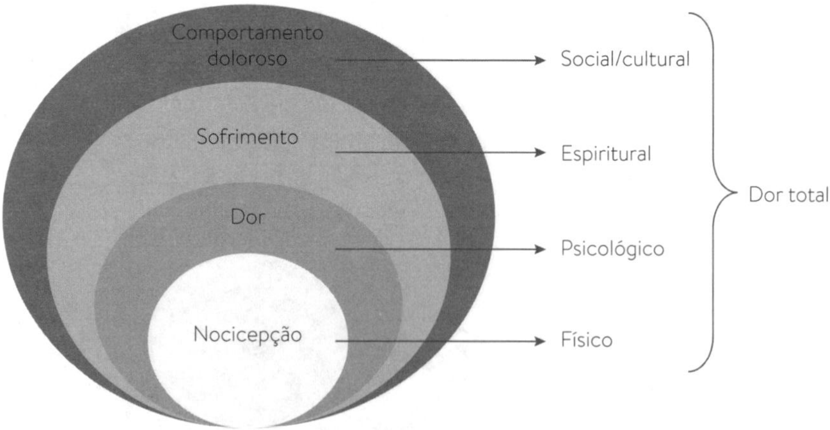

Figura 1 Relação dos componentes da dor com as dimensões da dor total.

DADOS EPIDEMIOLÓGICOS: DOR NO PACIENTE CRÍTICO

- A dor aguda é o sintoma mais frequente na emergência e tem impacto socioeconômico importante.[2]
- A dor crônica agudizada (oncológica e não oncológica), frequente nos pacientes elegíveis para cuidados paliativos, apresenta elevada prevalência (35-96% no câncer; 63-80% no HIV/AIDS; 41-77% na doença cardíaca; 33-77% na doença pulmonar obstrutiva crônica [DPOC] e 47-50% na doença renal).[3-6]
- Na unidade de terapia intensiva, dor também é um sintoma prevalente. Em um estudo com pacientes críticos com elevado risco de mortalidade, 40% relataram dor. Pacientes e familiares relatam dor como a experiência mais estressante na UTI após a alta.[7]
- A "dor total" é reconhecida como uma sensação única, multifatorial e subjetiva: não há analgesia ideal e não existe uma terapêutica padrão-ouro, pois cada caso deve ser analisado e planejado individualmente.
- Na emergência há grandes demandas para curto espaço de tempo em razão do fluxo excessivo de pacientes. Essa situação pode ocasionar prejuízo na avaliação da dor como quinto sinal vital, sendo necessária a sistematização.
- Na UTI, a avaliação desse sintoma é frequentemente prejudicada pelo comprometimento da capacidade de comunicação de grande parte dos pacientes críticos.
- O manejo direcionado para dor física, negligenciando a dor total nos pacientes em cuidados paliativos, não impede que eles sofram devido a dores intensas, pois isso envolve fatores inter-relacionados, principalmente em situação de emergência, como: oligoanalgesia, opiofobia, falha na avaliação dos fatores desencadeantes e amplificadores envolvidos, diagnóstico sindrômico e monitoramento da terapia opioide crônica ou a iniciada na emergência.[3,4]
- Para todos os pacientes críticos, é importante que a dor seja avaliada, investigada e gerenciada adequadamente, preferencialmente com avaliação sistematizada.[8]

> "A dor é o que o paciente diz ser, e existe quando ele diz existir."
> McCaffery

FISIOPATOLOGIA: QUALIDADE DA DOR

Na dor nociceptiva, as vias nociceptivas se encontram preservadas e os nociceptores (neurônios sensoriais primários de alto limiar) de tecidos cutâneos (dor somática) ou profundos (dor visceral) são ativados por estímulos mecânicos intensos, com aumento da sensibilidade no local da lesão (hiperalgesia primária). Esses estímulos não são suficientes para desencadear a dor em locais sadios. Na dor inflamatória, identificamos uma hipersensibilidade à dor (hiperalgesia primária) na presença de mediadores inflamatórios, patógenos ou inflamação estéril (doenças autoimunes).[9]

Receptores opioides são expressos em células imunes e neurônios sensitivos de tecidos periféricos após lesão ou inflamação, assim como na medula espinal, no tálamo, sistema límbico e no córtex somatossensitivo. Alvo terapêutico para dores de intensidade crescente: opioide.

Na dor neuropática, as vias nociceptivas apresentam alterações na estrutura e/ou função, resultantes de lesão seletiva do trato neoespinotalâmico (dor central) ou de lesões no sistema nervoso periférico (dor periférica). Na fase aguda temos uma hipersensibilidade e atividade neural aberrante espontânea a uma variedade de estímulos (mecânicos, isquemia tecidual, adrenalina, noradrenalina, prostanoides e citocinas). Posteriormente, as unidades neuronais dos cornos posteriores medulares passam a reagir também a estímulos de baixa intensidade. Clinicamente destacamos como descritores de dor neuropática "queimação" nas neuropatias infecciosas (herpes-zóster) e metabólicas (neuropatia diabética) e "choque elétrico" na neuralgia idiopática do trigêmeo.[10,11]

A dor disfuncional não abrange estímulo nocivo, inflamação detectável ou dano estrutural ao sistema nervoso ou a qualquer outro tecido, e parece resultar da amplificação anormal da dor fisiológica/nociceptiva. Esse padrão está presente em pacientes com condições de dores crônicas, geralmente generalizadas, como a fibromialgia.[12]

Os mecanismos de dor não são mutuamente exclusivos e a coexistência de mais de um é provavelmente a regra e não a exceção. A dor oncológica é considerada mista, pois temos o componente inflamatório resultante do crescimento do tumor e das metástases, e o neuropático resultante da compressão do tumor em estruturas neurais ou por citotoxicidade de quimioterápico.

AVALIAÇÃO INICIAL DA DOR NO PACIENTE CRÍTICO

Estrategicamente, deve-se diagnosticar antes de tratar, procurando caracterizar os aspectos básicos da dor, avaliando suas características e atribuindo uma intensidade. Para pacientes com capacidade de comunicação, pode-se usar a escala visual analógica (EVA) ou verbal numérica (EVN) ou de faces (Figura 2). Para pacientes com demência, existe a escala PAINAD-Br (Tabela 1).[13] Ainda, para pacientes na UTI podem ser utilizadas as escalas comportamentais *Behavior Pain Scale* (BPS – Tabela 2) ou *Critical Care Pain Observation Tool* (CPOT – Tabela 3).[14,15]

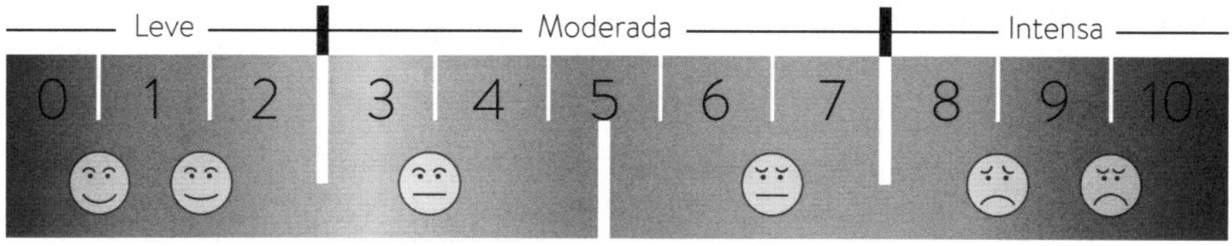

Figura 2 Escalas de dor.

Tabela 1 Escala PAINAD-Br para avaliação da dor no paciente com demência[11]

Instruções: observe o paciente por cinco minutos antes de pontuar os comportamentos dele. Pontue os comportamentos de acordo com a tabela abaixo. O paciente pode ser observado em diferentes condições (p. ex., em repouso, durante uma atividade agradável, durante recebimento de cuidados, após receber medicação para dor).

Comportamento	0	1	2	Pontuação
Respiração Independente de vocalização	▪ Normal	▪ Dificuldade ocasional para respirar ▪ Curto período de hiperventilação	▪ Respiração ruidosa e com dificuldades ▪ Longo período de hiperventilação ▪ Respiração de Cheyne-Stokes	
Vocalização negativa	▪ Nenhuma	▪ Resmungos ou gemidos ocasionais ▪ Fala baixa ou em baixo tom, de conteúdo desaprovador ou negativo	▪ Chamados perturbadores repetitivos ▪ Resmungos ou gemidos altos ▪ Choro	
Expressão facial	▪ Sorrindo ou inexpressiva	▪ Triste ▪ Assustada ▪ Franzida	▪ Careta	
Linguagem corporal	▪ Relaxada	▪ Tensa ▪ Andar angustiado/ aflito de um lado para o outro ▪ Inquietação	▪ Rígida ▪ Punhos cerrados ▪ Joelhos encolhidos ▪ Puxar ou empurrar para longe ▪ Comportamento agressivo	
Consolabilidade	▪ Sem necessidade de consolar	▪ Distraído(a) ou tranquilizado(a) por voz ou toque	▪ Incapaz de ser consolado(a), distraído(a) ou tranquilizado(a)	
				Total

Pontuação: o total de pontos varia de 0-10 pontos. Uma possível interpretação da pontuação é: 1-3 = dor leve; 4-6 = dor moderada; 7-10 = dor severa. Essas variações são baseadas em uma escala padrão de dor de 0-10, mas não foram comprovadas na literatura para essa avaliação.

Tabela 2 *Behavioural Pain Scale* (tradução livre)[14]

Item	Descrição	Pontuação
Expressão facial	Relaxada	1
	Parcialmente tensa (p. ex.: abaixamento palpebral)	2
	Completamente tensa (olhos fechados)	3
	Contorção facial	4
Movimentos dos membros superiores	Sem movimento	1
	Flexão parcial	2
	Flexão completa incluindo dedos	3
	Permanentemente contraídos	4
Conforto com o ventilador mecânico	Tolerante	1
	Tosse, mas tolerante à ventilação mecânica na maior parte do tempo	2
	Brigando com o ventilador	3
	Sem controle da ventilação mecânica	4

Tabela 3 *Critical Care Pain Observation Tool* (tradução livre)[15]

Item	Descrição	Pontuação
Expressão facial	Relaxada, neutra (tensão muscular não observada)	0
	Tensa (cenho franzido, pálpebras abaixadas, órbitas contraídas)	1
	Careta (todas as alterações acima e olhos fechados firmemente)	2
Movimentos corporais	Ausência de movimentos (não significa ausência de dor)	0
	Proteção (movimentos lentos, cautelosos, tocando ou esfregando o local doloroso, procurando atenção através dos movimentos)	1
	Inquietação (puxando o tubo, tentando sentar, movendo membros, não obedecendo a comandos, agressão física com a equipe, tentando sair do leito)	2
Tensão muscular (avaliada por flexão e extensão passivas dos membros superiores)	Relaxada (sem resistência a movimentos passivos)	0
	Tenso, rígido (resistência a movimentos passivos)	1
	Muito tenso ou rígido (resistência intensa a movimentos passivos, incapaz de completá-los)	2

(continua)

Tabela 3 *Critical Care Pain Observation Tool* (tradução livre)[15] *(continuação)*

Adaptação ao ventilador mecânico (pacientes entubados)	Tolerando o ventilador mecânico ou movimento (sem ativação de alarmes, ventilação fácil)	0
	Tosse, mas tolerando (alarmes param espontaneamente)	1
OU	Brigando com o ventilador (assincronia, interrupção da ventilação mecânica, alarmes ativados frequentemente)	2
Vocalização (pacientes extubados)	Falando em tom normal ou sem som	0
	Suspirando, gemendo	1
	Chorando, gritando	2

Recomendam-se anamnese completa, exame físico direcionado e uso de ferramentas de avaliação padronizadas:

- Histórico médico incluindo *status* da doença de base e tratamento.
- Histórico da dor: mnemônico PQRST:
  - Fatores Provocadores e Precipitantes (andar, sentar-se, repousar, frio).
  - Qualidade da dor (nociceptiva, inflamatória, neuropática ou mista).
  - Região e Radiação (dor lombar axial ou radicular).
  - Severidade e Sintomas associados (fadiga, cefaleia, dores musculoesqueléticas).
  - Tempo e Tratamento (aguda ou crônica; terapia opioide e/ou adjuvantes).
- Efeitos funcionais e interferência com as atividades da vida diária (AVDs), como caminhada, trabalho, humor, sono, qualidade dos relacionamentos interpessoais e diversão.
- Histórico de medicamentos anteriores e atuais da dor, efeitos adversos limitantes e uso de terapias alternativas.
- História psicossocial: para detectar ansiedade, medos e preocupações do paciente relacionados à dor, assim como sintomas depressivos (rastreio com as perguntas: "Você está deprimido? Você perdeu interesse em coisas ou atividades de que gosta?").
- Histórico social, cultural e espiritual: para identificar fatores de risco para abuso de álcool e de medicamentos (principalmente opioides) por meio de instrumentos de rastreio disponíveis: *Screener and Opioid Assessment for Patients with Pain* (SOAPP) e *Opioid Risk Tool* (ORT).
- No departamento de emergência, pode não haver tempo hábil para essa avaliação completa. Entretanto, identificação de doenças de base, caracterização da dor (especial atenção para qualidade e intensidade) e levantamento de terapias farmacológicas já de uso crônico são passos essenciais para o manejo da dor no cenário de urgência.

- O objetivo da avaliação é identificar a etiologia e o mecanismo da dor para uma maior racionalização no uso de alvos terapêuticos específicos, além de diagnosticar emergências médicas.

SÍNDROMES DOLOROSAS MAIS FREQUENTES EM PACIENTES CRÍTICOS

A dor oncológica é a mais prevalente e estudada em cuidados paliativos. As síndromes dolorosas mais frequentes nos pacientes com câncer em situações de emergência são descritas a seguir (Tabela 4).[3,16]

Tabela 4 Síndromes dolorosas em Oncologia

Síndromes	Etiologias	Clínica	Tratamento
Compressão medular	Doença metastática para ossos da coluna Cânceres mais comuns: mama, pulmão, próstata, mieloma e linfomas	Dor mais comum em nível torácico (70%), lombar (20%) e cervical (10%). Piora quando se deita. Diagnóstico: RNM/TC	Emergência cirúrgica Opioides e corticoides são base para a dor
Dor óssea	Cânceres mais comuns: pulmão, mama, próstata e melanoma	Dor súbita (invasão do periósteo e sensibilização dos nervos nos tecidos) Pode levar à fratura patológica Diagnóstico: RX/TC	Opioides, corticoides, radioterapia, imobilizações, bisfosfonados
Dor abdominal	Neoplasia de pâncreas, gástrica, hepática e retroperitoneal; linfomas; isquemia intestinal, retenção urinária, ascite e carcinomatose, víscera rota, constipação	Infecções intra-abdominais, obstrução intestinal, hemorragias Diagnósticos: exame físico e de imagem	A depender da etiologia Para a dor: opioides, analgésicos não opioides e adjuvantes
Dor fantasma	Dor no membro amputado, dor no coto (palpação e percussão do coto), *angina pectoris* após amputação do braço esquerdo	Pode desenvolver tolerância a medicação	Não farmacológicos e adjuvantes (anticonvulsivantes em especial)

(continua)

Tabela 4 Síndromes dolorosas em Oncologia *(continuação)*

Dor pós-mastectomia	Neoplasia de mama Na emergência, atentar para recidiva	Dano do nervo intercostobraquial	Opioides e adjuvantes (em especial gabapentinoides e antidepressivos)

RNM: ressonância nuclear magnética; RX: raio X; TC: tomografia computadorizada.

MANEJO FARMACOLÓGICO DA DOR

O manejo da dor segue o princípio da escada analgésica da Organização Mundial da Saúde (Figura 3). De forma geral, há três categorias de analgésicos: os analgésicos não opioides (dipirona, paracetamol, anti-inflamatórios hormonais e não hormonais), os opioides e os adjuvantes (antidepressivos, anticonvulsivantes, benzodiazepínicos, antagonistas NMDA e neurolépticos).

- Os opioides são a base do tratamento da dor moderada a intensa. A Tabela 5 apresenta características dos opioides mais utilizados no departamento de emergência e nas UTIs no Brasil.
- Para pacientes virgens de opioide no departamento de emergência, morfina na dose de 2-5 mg é a droga de escolha, preferencialmente por via endovenosa (EV). Via subcutânea (SC) é segunda opção, seguida por via oral (VO).[3]
- Doses adicionais (resgates) são administradas na fase de titulação, a cada 10-15 minutos para administração EV, 30 minutos para administração SC e 60 minutos para via oral, até que se obtenha controle álgico adequado.
- Deve-se usar a tabela de equivalência de opioides na mudança de vias e no rodízio dessa classe de medicação (Tabela 6).
- Para pacientes na UTI sob ventilação mecânica ou com disfunção renal importante, fentanil é opção segura. Inicia-se a medicação em *bolus* de 20 a 50 mcg EV, seguidos de infusão contínua, EV, na dose de 10-50 mcg/h, titulando até obter analgesia adequada.
- A monitorização dos efeitos adversos e a reavaliação são mandatórias na terapia opioide.
- Deve-se atentar para a ocorrência de efeitos adversos. Náusea, vômitos, constipação, sonolência e prurido são comuns. Recomenda-se prescrição preventiva de laxante (escolha: bisacodil ou picossulfato) e outras medicações conforme necessidade, como antieméticos (escolha: metoclopramida) e anti-histamínicos. Os pacientes desenvolvem tolerância à sonolência em poucos dias, usualmente não são necessárias medidas específicas.[3,17]

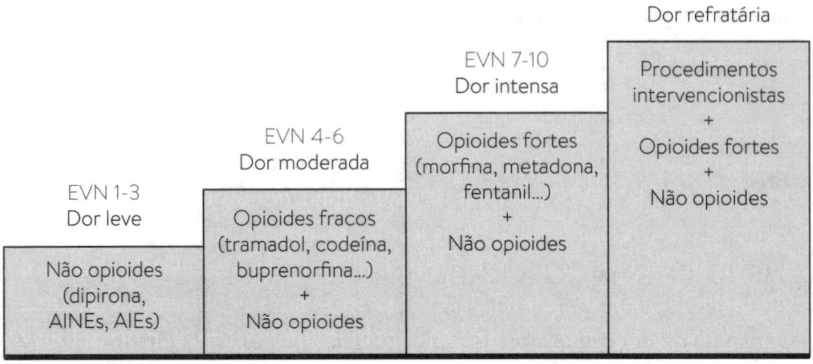

Figura 3 Escada analgésica da Organização Mundial de Saúde.
AINEs: anti-inflamatórios não hormonais; AIEs: anti-inflamatórios hormonais.

Tabela 5 Características de opioides de uso frequente em pacientes críticos

Opioide	Metabolização	Excreção	Particularidades
Codeína	Pelo CYP2D6, em morfina e outros metabólitos	Urinária	Efeito antidiarreico e antitussígeno Baixa potência Variabilidade genética na metabolização Evitar em disfunção renal
Tramadol	Hepática em muitos metabólitos	Urinária	Baixa potência, muito nauseante Boa opção em dor neuropática Inibe recaptação de sertralina e noradrenalina Maior biodisponibilidade por via oral Diminui limiar convulsivo
Morfina	Hepática	Urinária	Fácil titulação Reduz sensação de dispneia Atenção na disfunção renal: risco alto de intoxicação
Metadona	Hepática	Fecal e urinária	Meia-vida longa e errática Ação em receptores NMDA Seguro na disfunção renal Interação com muitos medicamentos Boa opção em dor neuropática Equipotência analgésica à morfina não é linear Uso apenas por profissionais com experiência
Fentanil	Hepática	Urinária	Seguro na disfunção renal Na forma parenteral, maior uso em UTI ou para realização de procedimentos como intubação orotraqueal (IOT) Na forma transdérmica, maior utilidade para controle álgico ambulatorial

Tabela 6 Tabela de equipotência analgésica de opioides

Medicamento	Tempo de ação	Doses									
Codeína oral	4 h	30 mg	45 mg	60 mg							
Tramadol parenteral	6 h	50 mg	75 mg	100 mg							
Tramadol oral	6 h	25 mg	37,5 mg	50 mg	75 mg	100 mg					
Morfina oral ação rápida	4 h			5 mg	10 mg	15 mg	20 mg	30 mg	40 mg	60 mg	120 mg
Morfina oral de longa duração	12 h				30 mg		60 mg	90 mg	120 mg	180 mg	360 mg
Morfina parenteral	4 h			2 mg	3 mg	5 mg	7 mg	10 mg	15 mg	20 mg	40 mg
Fentanil transdérmico	72 h				25 µg/h	25 µg/h	50 µg/h	50-75 µg/h	75-100 µg/h	125 µg/h	250 µg/h

- Atenção especial deve ser dada a idosos frágeis, renais crônicos e hepatopatas, por risco de intoxicação. De forma prática, pode-se iniciar com 1 mg de morfina parenteral para pacientes virgens de opioide ou 5% da dose diária total para usuários crônicos.

Intoxicação por opioide, caracterizada pela tríade rebaixamento do nível de consciência, miose e bradipneia, é mais frequente em pacientes previamente virgens de opioide. Deve ser revertida com naloxone 0,04 mg EV, apenas se FR < 8, sob observação e com novas administrações a cada 2-3 min. Atenção quanto à meia-vida curta do antagonista e possibilidade de abstinência a opioide após reversão da analgesia.

CASO PRÁTICO

Judite, 68 anos, sexo feminino, 70 kg. Portadora de neoplasia de mama com metástases ósseas para coluna lombar e costelas, virgem de opioide. Admitida no pronto-socorro com dor mista axial e radicular intensa (EVA 9).

A conduta inicial é a titulação da dose do opioide: iniciamos com morfina 5 mg EV associada a dipirona 1-2 g EV e corticoide pelos benefícios na dor óssea (dexametasona 4-10 mg EV). À beira do leito observam-se eventuais efeitos adversos (não ocorridos). Com 15 minutos apresenta EVA 6, sendo administrados mais 3 mg de morfina com alívio da dor. Nas próximas 12 horas, recebe mais 3 doses de 8 mg de morfina, com bom controle álgico. Sua prescrição em caso de internação seria morfina 8 mg EV/SC 4/4 h com dose de resgate de 5 mg.

Em caso de alta, a dose de morfina deve ser convertida para oral (multiplicando-se por 3), ou seja, 48 mg/dia EV equivalem a 144 mg/dia VO, divididos em 5 tomadas: 20 mg às 6 h, 10 h, 14 h e 18 h; e 40 mg às 22 h (para preservar o horário de sono do paciente) e 15 mg como dose de resgate. Na prática, porém, não é incomum a prescrição de morfina em doses menores e intervalos maiores pelo benefício da interação sinérgica dos fármacos-base da terapia multimodal da dor. Gabapentinoides, antidepressivos tricíclicos e corticoides devem ser considerados para modular o componente neuropático da dor mista.

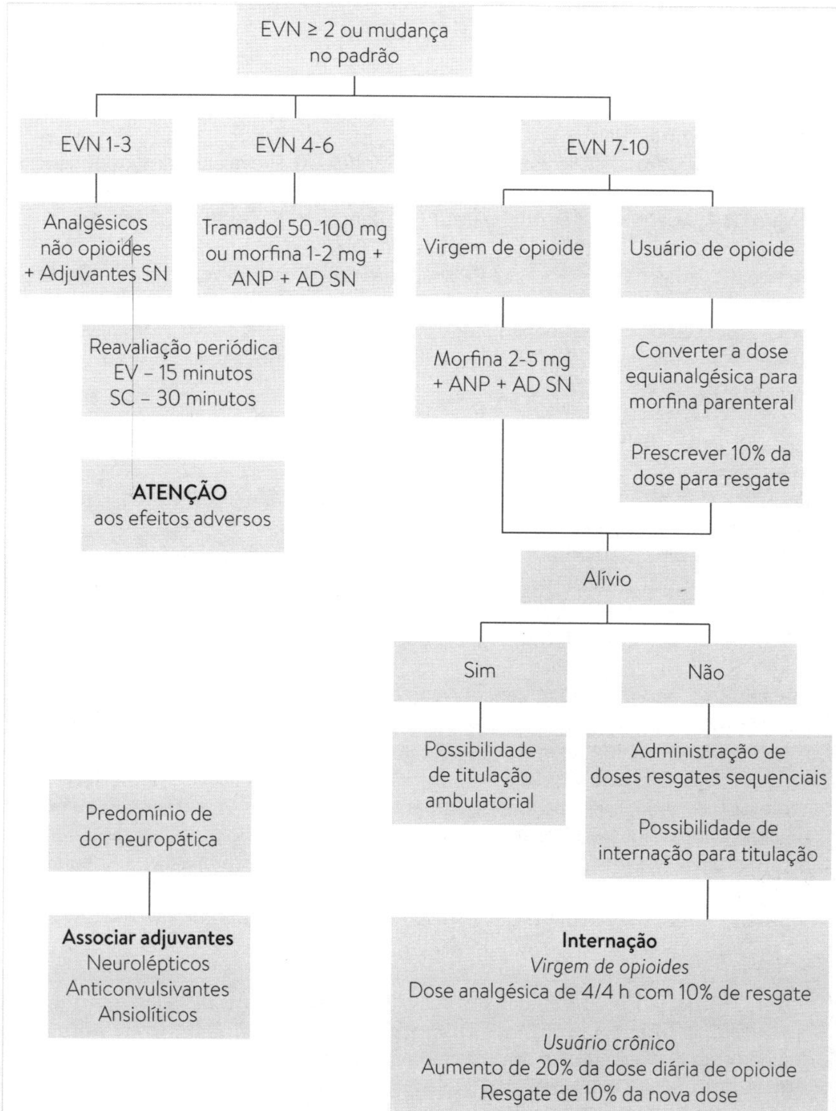

Figura 4 Manejo da dor em pacientes em cuidados paliativos no departamento de emergência.

Adaptada de: Wiermann EG, et al.[12] AD: adjuvantes. ANP: analgésico não opioide. EV: via endovenosa; EVA: Escala Verbal Numérica. SC: via subcutânea; SN: se necessário.

REFERÊNCIAS BIBLIOGRÁFICAS

1. Raja SN, Carr DB, Cohen M, Finnerup NB, Flor H, Gibson S, et al. The revised International Association for the Study of Pain definition of pain: concepts, challenges, and compromises. Pain. 2020.
2. Chang HY, Daubresse M, Kruszewski SP, Alexander GC. Prevalence and treatment of pain in EDs in the United States, 2000 to 2010. Am J Emerg Med. 2014;32(5):421-31.
3. Swarm RA, Abernethy AP, Anghelescu DL, Benedetti C, Buga S, Cleeland C, et al. Adult cancer pain. J Natl Compr Canc Netw. 2013;11(8):992-1022.
4. Posso IdP, Grossmann E, Fonseca PRBd, Perissinotti DMN, Oliveira Junior JOd, Souza JBd, et al. Tratado de dor. Publicação da Sociedade Brasileira para Estudo da Dor - SBED. São Paulo: Atheneu; 2017. p. 121-32.
5. Kelley AS, Morrison RS. Palliative care for the seriously ill. N Engl J Med. 2015;373(8):747-55.
6. George N, Phillips E, Zaurova M, Song C, Lamba S, Grudzen C. Palliative care screening and assessment in the emergency department: a systematic review. J Pain Symptom Manage. 2016;51(1):108-19.e2.
7. Puntillo KA, et al. Symptoms experienced by intensive care unit patients at high risk of dying. Crit Care Med. 2010;38:2155–2160.
8. Puntillo K, et al. Palliative care in the ICU: relief of pain, dyspnea, and thirst - a report from the IPAL-ICU Advisory Board. Intensive Care Med. 2014 Feb;40(2):235-48.
9. Vardeh D, Mannion RJ, Woolf CJ. Toward a mechanism-based approach to pain diagnosis. J Pain. 2016;17(9 Suppl):T50-69.
10. Baron R, Binder A, Wasner G. Neuropathic pain: diagnosis, pathophysiological mechanisms, and treatment. Lancet Neurol. 2010;9(8):807-19.
11. Treede RD, Jensen TS, Campbell JN, Cruccu G, Dostrovsky JO, Griffin JW, et al. Neuropathic pain: redefinition and a grading system for clinical and research purposes. Neurology. 2008;70(18):1630-5.
12. Wolfe F, Clauw DJ, Fitzcharles MA, Goldenberg DL, Häuser W, Katz RS, et al. Fibromyalgia criteria and severity scales for clinical and epidemiological studies: a modification of the ACR Preliminary Diagnostic Criteria for Fibromyalgia. J Rheumatol. 2011;38(6):1113-22.
13. Warden V, Hurley AC, Volicer L. Development and psychometric evaluation of the Pain Assessment in Advanced Dementia (PAINAD) scale. J Am Med Dir Assoc. 2003;4(1):9-15.
14. Payen JF, et al. Assessing pain in critically ill sedated patients by using a behavioral pain scale. Crit Care Med. 2001;29:2258-63.
15. Gelinas C, et al. Validation of the critical-care pain observation tool in adult patients. Am J Crit Care. 2006;15:420-7.
16. Wiermann EG, Diz MdPE, Caponero R, Lages PSM, Araujo de CZS, et al. Consenso Brasileiro sobre Manejo da Dor Relacionada ao Câncer. Revista Brasileira de Oncologia Clínica. 2014;10(38):132-43.
17. Carvalho RT, Souza MR, Franck EM. Manual da residência de cuidados paliativos. Barueri: Manole; 2018.

41

Dor no departamento de emergência: analgésicos não opioides e medidas não farmacológicas

Gisela Biagio Llobet

INTRODUÇÃO

Dor é um sintoma prevalente no fim da vida, afligindo 75% dos pacientes com câncer avançado e 50% dos idosos com múltiplas comorbidades.[1]

Acomete 45% dos pacientes com necessidade de cuidados paliativos que procuram o departamento de emergência e acima de 50% dos pacientes oncológicos em UTI.[2,3]

É o sintoma mais temido por pacientes com doenças terminais e seu controle inadequado compromete seriamente a qualidade de vida.[4,5]

A dor tem dimensões física, social, espiritual e emocional que frequentemente são negligenciadas.

Assim como há um substrato multifatorial para sua ocorrência, o tratamento também deve ser multimodal. Além da terapia à base de opioide, outros analgésicos, adjuvantes e tratamentos não farmacológicos são importantes para o controle adequado da dor.[6]

DIAGNÓSTICO/EXAMES COMPLEMENTARES

Escapes no controle álgico podem ocorrer por diversos motivos: progressão de doença oncológica, complicações relacionadas à doença (fraturas patológicas, obstrução intestinal, compressão medular, lesões por pressão), dor episódica ou irruptiva ("*breakthrough pain*"), complicações relacionadas ao tratamento da doença de base, condições agudas ou crônicas não relacionadas à doença de base.[1,4]

A avaliação da dor deve ser ampla, conforme exposto no capítulo anterior, para guiar a escolha de terapêuticas adequadas. No paciente crítico, é de suma importância identificar causas potencialmente tratáveis quando existirem e quando o tratamento for compatível com os objetivos de cuidado.

Suspeita de fratura patológica, obstrução intestinal maligna, compressão medular e perfuração de víscera, entre outros, podem demandar investigação adicional com exames de imagem para confirmação diagnóstica e avaliação de possibilidade de intervenções.

TRATAMENTO

O tratamento da dor deve ser multimodal, mesmo no departamento de emergência. Dentre o arsenal de medicações disponíveis, os opioides constituem a base da terapia analgésica para pacientes em cuidados paliativos. Sempre deve ser avaliada a prescrição de outros analgésicos e adjuvantes, assim como medidas não farmacológicas cabíveis.

Tratamento farmacológico - analgésicos não opioides

Analgésicos simples

Dipirona

Efeito analgésico, antipirético e antiespasmódico, com pouca atividade anti-inflamatória e mecanismo de ação complexo. Propõe-se que a dipirona atue por meio

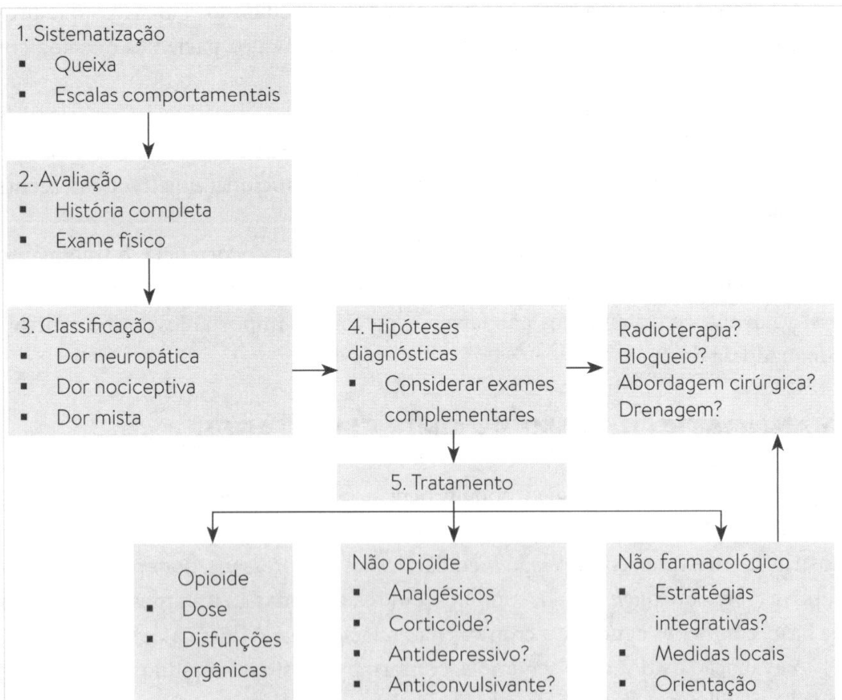
1. Sistematização
Queixa
Escalas comportamentais
2. Avaliação
História completa
Exame físico
3. Classificação
Dor neuropática
Dor nociceptiva
Dor mista
4. Hipóteses diagnósticas
Considerar exames complementares
Radioterapia?
Bloqueio?
Abordagem cirúrgica?
Drenagem?
5. Tratamento
Opioide
Dose
Disfunções orgânicas
Não opioide
Analgésicos
Corticoide?
Antidepressivo?
Anticonvulsivante?
Não farmacológico
Estratégias integrativas?
Medidas locais
Orientação

Figura 1 Avaliação e tratamento da dor no paciente crítico.

da inibição da isoforma da cicloxigenase no sistema nervoso central (reduzindo a produção de prostaglandina E2), além da ativação dos sistemas endocanabinoide e opioide endógeno. Promove efeito analgésico adicional com AINHs e opioides.[7] Devido ao risco potencial de induzir agranulocitose, seu uso é proibido nos EUA e em alguns países da Europa e da Ásia.

Uso prático: dipirona 1-2 g EV/SC/VO até de 6/6 horas.

Paracetamol

Propriedades antipiréticas e analgésicas, cujo mecanismo de ação não é completamente elucidado, porém provavelmente mediado por inibição parcial não seletiva e indireta de cicloxigenases. É hepatotóxico quando utilizado em altas doses, recomenda-se o máximo de 3-4 g/dia.[8]

Uso prático: paracetamol 500-750 mg VO de 6/6 horas.

Anti-inflamatórios não hormonais (AINHs)

Propriedades analgésicas, antipiréticas e anti-inflamatórias. Seu mecanismo de ação ocorre por meio da inibição das cicloxigenases, resultando na redução da produção de prostaglandinas. Inibidores não seletivos (COX-1 e COX-2) apresentam maior risco de sangramento gastrointestinal do que os inibidores seletivos para COX-2.[9] O metabolismo dessas drogas é primariamente hepático e sua excreção é urinária.

Apesar do ótimo efeito analgésico, o uso dessa classe de medicação é limitado na população de pacientes paliativos devido ao risco de sangramento gastrointestinal e nefrotoxicidade. Caso seja prescrita, recomenda-se que seja por curto período (3-5 dias), com associação de inibidor de bomba de prótons e monitoração cuidadosa para efeitos adversos.

Uso prático descrito na Tabela 1.

Tabela 1 Anti-inflamatórios não hormonais (AINHs)

AINH	Dose	Via	Posologia	Cuidados
Não seletivos				
Ibuprofeno	400-800 mg	VO	8/8 h	Nefrotoxicidade Sangramento gastrointestinal Cardiotoxicidade
Cetoprofeno	100 mg	EV/SC/VO	12/12 h	
Diclofenaco	50-75 mg	EV/SC/VO	8/8 h	
Naproxeno	250 mg	VO	12/12 h	
Cetorolaco	30 mg 10 mg	EV/SC VO	8/8 h	Menor dose e menor tempo possível
Seletivos				
Celecoxibe	200-400 mg	VO	12/12 h	Associar inibidor de bomba de prótons
Parecoxibe	40 mg	EV	1x/dia	

Tratamento farmacológico - adjuvantes

Adjuvantes são medicações administradas para associar potência analgésica – compreendem drogas de várias classes, como antidepressivos, anticonvulsivantes, corticoides e agentes tópicos. Há maior evidência para seu potencial analgésico na dor neuropática e óssea. Antidepressivos e anticonvulsivantes apresentam curva lenta para efeito analgésico e devem ser iniciados em dose baixa, devido ao perfil de vulnerabilidade dos pacientes com doenças avançadas.

Antidepressivos

São considerados tratamento de primeira linha para dor neuropática, especialmente quando houver sintomas associados como depressão, ansiedade ou insônia. Exercem efeito analgésico independentemente da ação no humor, com mecanismo possivelmente mediado por inibição da recaptação de serotonina e noradrenalina.[8]

Antidepressivos tricíclicos (ADTs)

São boa opção em pacientes com insônia associada, porém devem ser usados com cautela em idosos, devido ao amplo espectro de efeitos adversos, como sedação, efeitos anticolinérgicos, cardiovasculares e interações medicamentosas. Possuem teto para dose analgésica inferior a doses usualmente atingidas para efeito antidepressivo. Uma revisão sistemática encontrou número necessário para tratar (NNT) de 3,6 para levar à redução de 50% de intensidade da dor neuropática em um paciente.[9]

Tabela 2

Adjuvante	Dose inicial	Posologia	Dose usual	Indicação	Cuidados
ADTs				Dor neuropática	Efeitos anticolinérgicos Sedação Evitar em idosos e cardiopatas
Amitriptilina	12,5-25 mg	1x/dia	25-50 mg/dia		
Nortriptilina	10-25 mg	1x/dia	50 mg/dia		
ISRSNs				Dor neuropática Dor pós-QT	Náusea, tontura Cuidado em hipertensos Ajuste se disfunção renal (venlafaxina)
Duloxetina	30 mg	1x/dia	60-90 mg/dia		
Venlafaxina	37,5-75 mg	1x/dia	75-150 mg/dia		

(continua)

Tabela 2 *(continuação)*

Adjuvante	Dose inicial	Posologia	Dose usual	Indicação	Cuidados
Anticonvulsivante					
Gabapentina	150-300 mg	1x/dia até 8/8 h	900-3.600 mg/dia	Dor neuropática	Sedação, tontura Ajuste para disfunção renal
Pregabalina	25-50 mg	1x/dia até 12/12 h	150-300 mg/dia		
Carbamazepina	100 mg	12/12 h	400-800 mg/dia	Neuralgia trigeminal	Cuidado em IC, disfunção renal e hepática

ADTs: antidepressivos tricíclicos; IC: insuficiência cardíaca; ISRSNs: inibidores seletivos de recaptação de serotonina e noradrenalina.

Inibidores seletivos de recaptação de serotonina e noradrenalina (ISRSNs)

Classe de medicações com evidência para tratamento da dor neuropática e fibromialgia, além de alívio da dor induzida por quimioterapia.[8] Em uma revisão sistemática, foi encontrado NNT de 6,4 para redução de intensidade da dor neuropática em 50%.[9]

Anticonvulsivantes

Medicações de primeira linha no controle da dor neuropática. Gabapentina e pregabalina se ligam a canais de cálcio dependentes de voltagem, inibindo a secreção cálcio-dependente de neurotransmissores excitatórios. Gabapentina é o adjuvante mais utilizado para dor neuropática no paciente oncológico, tem bom perfil de segurança e NNT de 7,2 para redução de intensidade de dor neuropática em 50%.[8] Carbamazepina e oxcarbazepina agem em canais de sódio voltagem-dependentes. São primeira linha no tratamento da neuralgia do trigêmeo.[6]

Corticoides

Têm efeito analgésico em dor oncológica de diversas origens: metástases ósseas, dor neuropática por infiltração ou compressão de estruturas nervosas, dor visceral, cefaleia por hipertensão intracraniana. Outros efeitos desejáveis em pacientes terminais incluem melhora de fadiga, náusea e hiporexia. Recomenda-se a prescrição concomitante de inibidor de bomba de prótons para reduzir a chance de sangramento gastrointestinal. Dexametasona é a droga de escolha, por menor efeito mineralocorticoide e meia-vida longa.[10,11]

Uso prático: dexametasona 4-10 mg EV/SC/VO 1-2x/dia

Evitar administrar à noite (devido à interferência com padrão de sono)
Doses mais altas em compressão medular

Cetamina

Antagonista não competitivo do receptor N-metil-D-aspartato (NMDA) no sistema nervoso central, além de efeito em receptores opioides e vias descendentes inibitórias da dor, tem propriedades analgésicas, dissociativas e amnésicas. Em doses subanestésicas, vem sendo utilizada para controle de dor de diferentes etiologias no departamento de emergência e UTI. Há pouca evidência para dor oncológica, porém parece ser eficaz no controle álgico de pacientes idosos com dor aguda, apesar da maior ocorrência de efeitos adversos leves (tontura, náusea), incluindo psicomiméticos.[12] Não é recomendada em pacientes cirróticos. Pode ser uma boa opção para pacientes que apresentam dor intensa em conjunto com sinais de intoxicação por opioide.

A cetamina pode ser usada em monoterapia ou como adjuvante para poupar opioides. Devido ao perfil de vulnerabilidade dos pacientes em fim de vida, recomenda-se iniciar com doses baixas e titulação lenta, em bomba de infusão contínua (BIC). Em caso de *bolus*, administração lenta pode reduzir efeitos adversos. Considerar associação de benzodiazepínico.

Uso prático: 0,1-0,15 mg/kg em *bolus* lento e iniciar infusão contínua com 0,05-0,1 mg/kg/h, titulando a cada 12-24 h.

Agentes tópicos

Ação local, com possível componente inibitório central da dor e efeitos adversos sistêmicos desprezíveis. Podem provocar irritação da pele, não devem ser usados sobre pele lesionada. Lidocaína tópica tem evidência no tratamento de dor neuropática e oncológica.[4]

Uso prático: lidocaína *patch* 5% tópico até 12 h/dia

Medidas não farmacológicas

Estratégias integrativas

Estratégias complementares para alívio da dor devem ser empregadas sempre que possível.

Existem diversas modalidades terapêuticas, com baixo grau de evidência para sua efetividade. Dentre as possibilidades, incluem-se intervenções físicas, como massagem e acupuntura; cognitivas, como terapia cognitivo-comportamental, técnicas de *biofeedback*, hipnose e meditação; psicossociais e espirituais.[4,8,13] Porém, são recursos de baixa aplicabilidade para pacientes críticos, merecendo papel de destaque durante a internação ou em regime ambulatorial.

Intervenções não farmacológicas relevantes no departamento de emergência e UTI:[14]

- Calor local pode aliviar dor miofascial, dor oncológica ou espasmos musculares.
- Gelo local pode reduzir dor, edema e inflamação em locais de injúria aguda.
- Paracentese de alívio pode desempenhar papel analgésico em pacientes com ascite por carcinomatose peritoneal.
- Posicionamento adequado, com especial atenção para evitar decúbito sobre lesões por pressão, pode auxiliar no controle álgico.
- Explicações simples sobre a origem e significado fisiológico da dor podem alterar a percepção de alguns pacientes, contribuindo para o seu controle.
- Quando possível, o toque de familiares e pessoas queridas pode desempenhar papel analgésico para alguns pacientes.
- Técnicas de relaxamento, visualização guiada e controle de respiração são de fácil aplicação e benefício modesto no controle álgico.

Terapias intervencionistas

Durante a internação, pode-se considerar intervenções como bloqueio de plexo nervoso, infiltração com analgésicos, radioterapia antiálgica e radiofrequência, entre outros, em casos selecionados. Esses procedimentos podem ser benéficos para pacientes com expectativa de maior sobrevida e serão detalhados no Capítulo "Anestesia regional periférica na dor aguda".[4,6]

SITUAÇÕES ESPECÍFICAS

Dor óssea oncológica

Bisfosfonatos reduzem a reabsorção óssea através da inibição da atividade de osteoclastos. Além de sua importância já estabelecida na osteoporose, também são usados na prevenção ou tratamento de complicações oncológicas relacionadas aos ossos: fraturas patológicas, compressão medular, hipercalcemia. Apresentam efeito analgésico adjuvante em metástases ósseas e reduzem a necessidade de cirurgia ou irradiação. Porém, o maior benefício dessa classe de medicação se dá em pacientes com sobrevida esperada maior que 3 semanas.[4,13]

Em casos de emergência oncológica como fratura patológica, fratura iminente ou compressão medular, avaliar tratamento específico sempre que o paciente tiver condições clínicas para tal.

Uso prático:

Ácido zoledrônico: 4 mg IV em 15 minutos, repetir a cada 3-4 semanas

Pamidronato de cálcio: 60 mg IV em 4 horas, repetir a cada 4 semanas

Dor relacionada a mucosites

Uso de soluções contendo lidocaína para bochecho e boa higiene oral fazem parte do manejo. Gabapentina também pode ter efeito analgésico.[4]

CASOS CLÍNICOS

Caso 1

Marcos, 72 anos, sexo masculino, portador de câncer de próstata metastático para ossos, funcionalidade PPS 70%. Admitido no departamento de emergência por piora de dor lombar irradiada para membro inferior direito, em queimação, intensidade 10/10. Vinha em uso domiciliar de metadona 10 mg 8/8 h, sem controle adequado.

Na sala de emergência foi realizada analgesia com dipirona 2 g e morfina 10 mg EV em *bolus*, com resposta parcial (dor 7/10). Repetida morfina 10 mg após 15 minutos (dor 5/10). Associada, então, cetamina 70 mg EV em *bolus* lento e dexametasona 8 mg EV, com bom controle álgico. Novo *bolus* de morfina 10 mg administrado após 3 h.

Optado por internação para controle álgico, com dipirona 2 g EV 6/6 h, dexametasona 8 mg EV 1x/d, morfina EV em BIC a 3 mg/h (72 mg nas 24 h), com resgate de 8 mg se dor, gabapentina 300 mg VO à noite. Associado bisacodil 10 mg VO à noite para constipação e metoclopramida 10 mg IV 8/8 h se náusea. Tomografia computadorizada (TC) de coluna lombar evidenciou metástases ósseas, sem evidência de fratura. Durante a internação, foi solicitada avaliação para radioterapia antiálgica.

Caso 2

Ana Claudia, 87 anos, sexo feminino, com demência de Alzheimer FAST 7c. Trazida por familiar ao departamento de emergência devido a quadro de gemência e agitação com piora há 3 dias, associado a urina com odor fétido e recusa alimentar, sem febre. Ao exame físico, paciente sarcopênica, desidratada, com fácies álgica, dor à palpação de andar inferior de abdome, sem sinais de peritonite, lesão por pressão (LPP) sacral grau III sem sinais de infecção associada.

Coletados exames laboratoriais, obtido acesso venoso e realizada expansão endovenosa com soro fisiológico e analgesia com dipirona 1 g EV, sem resposta. Optado por tramadol 100 mg EV, com redução de gemência. Após medidas iniciais e antibiótico para infecção do trato urinário (ITU), paciente recobrou nível de consciência e aceitação via oral. Recebeu alta com término de antibioticoterapia via oral, tramadol 50 mg VO 6/6h e dipirona 1 g VO 6/6 h para dor associada a lesão por pressão (LPP) e imobilismo, além de bisacodil 5 mg VO 1x/dia. Filha orientada quanto a cuidados com LPP e iniciada abordagem de cuidados paliativos.

REFERÊNCIAS BIBLIOGRÁFICAS

1. Schrijvers D, van Fraeyenhove F. Emergencies in palliative care. Cancer J. 2010;16(5):514-20.
2. Solberg LM, Hincapie-Echeverri J. Palliative care in the emergency department. Crit Care Nurs Clin North Am. 2015;27(3):355-68.
3. Nelson JE, Meier DE, Oei EJ, Nierman DM, Senzel RS, Manfredi PL, et al. Self-reported symptom experience of critically ill cancer patients receiving intensive care. Crit Care Med. 2001;29:277-82.
4. Swarm RA, Paice JA, Anghelescu DL, Are M, Bruce JY, Buga S, et al. Adult cancer pain, Version 3.2019, NCCN Clinical Practice Guidelines in Oncology. J Natl Compr Canc Netw. 2019;17(8):977-1007.
5. Gleason LJ, Escue ED, Hogan TM. Older adult emergency department pain management strategies. Clin Geriatr Med. 2018;34(3):491-504.
6. Finnerup NB. Nonnarcotic methods of pain management. N Engl J Med. 2019;380(25):2440-8.
7. Gaertner J, Stamer UM, Remi C, Voltz R, Bausewein C, Sabatowski R, et al. Metamizole/dipyrone for the relief of cancer pain: A systematic review and evidence-based recommendations for clinical practice. Palliat Med. 2017;31(1):26-34.
8. Oxford American handbook of hospice and palliative medicine. New York: Oxford University Press; 2011.
9. Finnerup NB, Attal N, Haroutounian S, McNicol E, Baron R, Dworkin RH, et al. Pharmacotherapy for neuropathic pain in adults: a systematic review and meta-analysis. Lancet Neurol. 2015;14(2):162-73.
10. Lim FMY, Bobrowski A, Agarwal A, Silva MF. Use of corticosteroids for pain control in cancer patients with bone metastases: a comprehensive literature review. Curr Opin Support Palliat Care. 2017;11(2):78-87.
11. Lussier D, Huskey AG, Portenoy RK. Adjuvant analgesics in cancer pain management. Oncologist. 2004;9(5):571-91.
12. Motov S, Mann S, Drapkin J, Butt M, Likourezos A, Yetter E, et al. Intravenous subdissociative-dose ketamine versus morphine for acute geriatric pain in the Emergency Department: A randomized controlled trial. Am J Emerg Med. 2019;37(2):220-7.
13. Carvalho RT, Souza MRB, Frank EM, Polastirini RTV, Crispim D, Jales SMCP, et al. Manual da residência de cuidados paliativos. Barueri: Manole; 2018.
14. Dillard JN, Knapp S. Complementary and alternative pain therapy in the emergency department. Emerg Med Clin North Am. 2005;23(2):529-49.

42

Anestesia regional periférica na dor aguda

Rafael Lima von Hellmann
Ian Ward Abdalla Maia

CASO CLÍNICO A

Carla, 87 anos, portadora de doença pulmonar obstrutiva crônica (DPOC) e *diabetes mellitus*, foi levada para a emergência pelo SAMU por forte dor na perna direita após queda da própria altura durante banho. Na avaliação inicial do emergencista, foram notados rotação externa e encurtamento do membro inferior direito. Apesar do manejo inicial com dipirona e morfina, a paciente persistia com dor.

CASO CLÍNICO B

João, 75 anos, está internado na UTI do hospital intubado há mais de 10 dias após ter sido atropelado por ônibus. Ele sofreu fratura do 3º ao 10º arco costal esquerdo, com contusão torácica extensa, pneumotórax e hemotórax. Apesar da melhora dos parâmetros ventilatórios, ele não consegue ser extubado pela equipe médica.

INTRODUÇÃO

A dor representa a queixa principal na busca por atendimento médico de emergência nos EUA.[1-3] Em um ambiente de alta acuidade, com alto volume de pacientes como o departamento de emergência (DE), a dor pode acabar sendo negligenciada. O resultado da dor tratada inadequadamente é chamado de oligoanalgesia, podendo causar ansiedade, insônia, estresse pós-traumático, isquemia, aumento da chance de trombose e insatisfação do paciente com o serviço de saúde.[4-14] Embora o uso de opioides seja a base da terapia na dor aguda e crônica, evidências têm sugerido efeitos colaterais deletérios a longo e curto prazo.[15] A anestesia regional periférica (ARP) oferece analgesia rápida e eficaz com controle da dor de forma localizada, evitando assim efeitos colaterais do uso de opioides e outros analgésicos. O uso da ARP mostrou benefício em morbimortalidade, diminuição do tempo de permanência hospitalar e alta satisfação geral do paciente nos casos de fraturas de costela, quadril e fêmur.[16]

INDICAÇÕES

A ARP é indicada na presença de dor em uma área em que o nervo periférico (ou conjunto de nervos) possa ser bloqueado e que isso seja mais benéfico do que outros métodos de controle da dor. Esse procedimento envolve diversos fatores: conhecimento do médico, disponibilidade de equipamento, disponibilidade de leito para monitorização e preferência do paciente.[17,18]

CONTRAINDICAÇÕES

O procedimento é contraindicado nas seguintes situações:

- Pacientes não cooperativos ou agitados.
- Infecção no local da instilação.
- Alergia ao anestésico local.

Um estudo recente em pacientes anticoagulados com rivaroxabana não mostrou aumento de hemorragias com bloqueio de nervo periférico.[19] Em pacientes com fraturas de alta energia, com sinais de lesão neurovascular e com suspeita de síndrome compartimental, deve sempre ser realizada uma avaliação pela equipe cirúrgica ou ortopédica antes de proceder com o bloqueio. Nos pacientes sedados ou intubados, o procedimento deve ser feito com cautela e sempre com auxílio da ultrassonografia para evitar a instalação do anestésico intraneural.

FARMACOLOGIA DOS ANESTÉSICOS LOCAIS UTILIZADOS

Tabela 1 Medicamentos

Anestésico local	Dose (peso real)	Início de ação	Duração	Contraindicações
Lidocaína	4,5 mg/kg máx.: 300 mg	1,5 min	30 min-3 horas	Bloqueio AV, WPW, síndrome de Adams-Stokes, uso prévio de amiodarona
Lidocaína + adrenalina	7 mg/kg máx.: 500 mg	1,5 min	2-6 horas	

(continua)

Tabela 1 Medicamentos *(continuação)*

Anestésico local	Dose (peso real)	Início de ação	Duração	Contraindicações
Bupivacaína	2 mg/kg máx.: 175 mg	15 min	2-8 horas	Anestesia regional intravenosa e gravidez
Ropivacaína	3 mg/kg máx.: 300 mg	20 min	2-24 horas*	Anestesia regional intravenosa

* Varia conforme local da aplicação. AV: atrioventricular; WPW: síndrome de Wolff-Parkinson-White.

EQUIPAMENTO DO BLOQUEIO

A. **Preparação:** todos os materiais necessários para realizar o bloqueio (Figura 1) e, se necessário, ressuscitar o paciente em caso de intoxicação devem estar presentes. Além disso, a presença de um outro médico ou enfermeiro pode ajudar tanto com o equipamento, auxiliando na infusão das drogas, caracterizando a técnica em 4 mãos (Figura 2), como na ressuscitação desse paciente. Assim, o bloqueio regional deve ser encarado da mesma forma que uma sedação procedimental. Idealmente, o procedimento deve ser realizado da forma estéril, usando o máximo de barreiras assépticas possível e antissepsia no local da instilação.

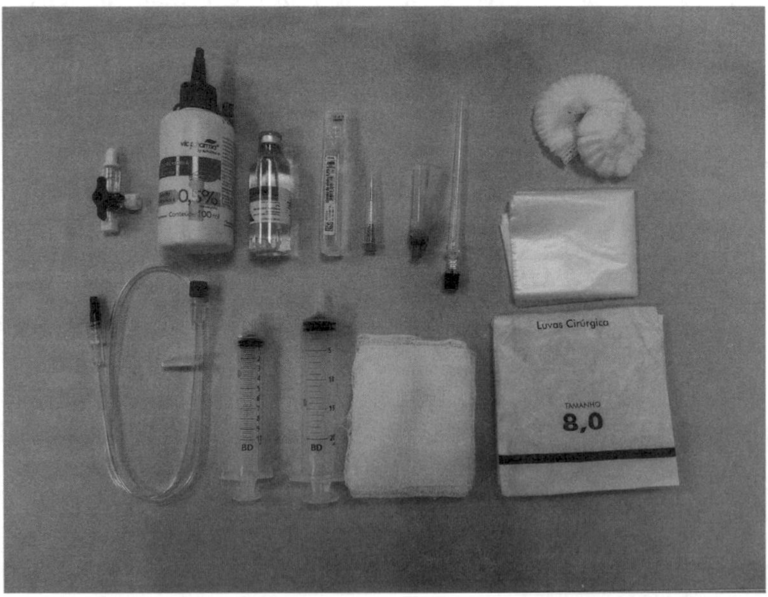

Figura 1 Material mínimo necessário para realizar bloqueio de nervo periférico.

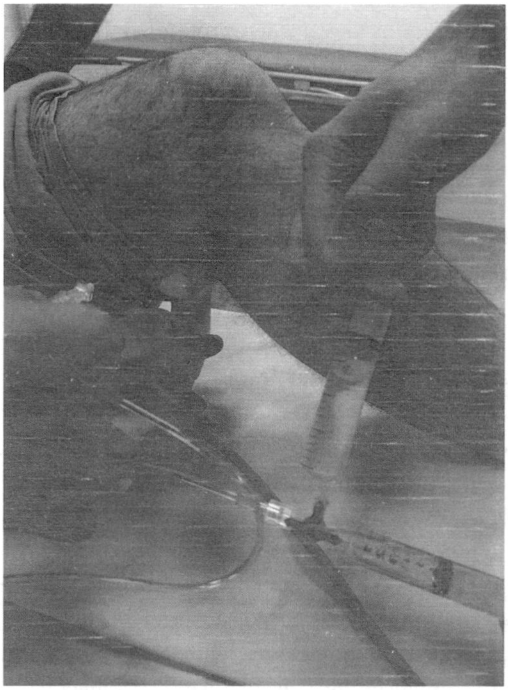

Figura 2 Exemplificação da técnica em 4 mãos.

B. **Documentação:** deve-se escrever em prontuário a decisão e a anuência do paciente em realizar o procedimento. Sinais vitais pré-procedimento, razão do bloqueio, tipo de bloqueio, local em que está sendo realizado, pré-medicações, tipo de agulha utilizada, dose do(s) anestésico(s) local(is) e a hora exata do procedimento.
C. **Agulha:** não existe um consenso na literatura sobre que agulha utilizar. É importante perceber que quanto menor o ângulo do bisel, maior a chance de trauma neuronal. Agulhas não cortantes e Tuohy aumentam a percepção ao perfurar a fáscia, no entanto, a maior força necessária para perfurar a fáscia pode causar perfuração do nervo. No geral, é escolhida uma agulha Quincke (22G) de punção lombar por sua disponibilidade.
D. **Monitorização:** não há um consenso na literatura sobre o tipo de monitorização que esses pacientes necessitam, no entanto, pressão arterial, oximetria de pulso e telemetria devem estar sempre disponíveis. A observação clínica se faz necessária pelo risco de intoxicação sistêmica por anestésico local, além disso, a sensação de formigamento e dor durante o bloqueio pode indicar injeção intraneural.

E. **Ultrassom:** os bloqueios devem ser preferencialmente realizados com a visualização da agulha em plano, ou seja, vendo a agulha por completo. Apesar de não ser um instrumento obrigatório, ensaios randomizados demonstraram uma maior satisfação pelos pacientes, menor tempo de permanência na emergência, menor dose e menos efeitos colaterais com o uso do ultrassom.[20,21]

F. **Monitorização da pressão de injeção:** monitorar a pressão de injeção pode ajudar a diferenciar a localização da ponta da agulha entre o tecido perineural *versus* intraneuronal. Isso é importante, pois diversos estudos mostram que a instilação de anestésico local sob alta pressão, mesmo que em pequena quantidade, pode gerar lesões graves nos nervos periféricos.[22,23] Na falta do equipamento necessário para monitorar a pressão de injeção, o procedimento deve ser realizado com cautela, sempre instilando o anestésico sobre visualização direta com auxílio do ultrassom (USG) e sem resistência durante a administração.

G. **Monitorização pós-bloqueio anestésico:** não há consenso na literatura sobre como avaliar a eficácia do bloqueio. Algumas formas são descritas a seguir:
   - **Teste dos dermátomos:** a avaliação sensorial dos dermátomos se baseia na não percepção do estímulo pelo paciente. No geral, os estímulos envolvem temperatura, como gelo, *swab* de álcool e soro aquecido.
   - **Teste de dor:** as aferições de dor mais comuns são a escala numérica e a escala visual.
   - **Avaliação motora:** o método mais utilizado é a avaliação de força através do escore de Bromage, uma escala de 4 pontos de 0 (movimento total) e 3 (sem movimento).

INTOXICAÇÃO POR ANESTÉSICO LOCAL (LAST)

Com uma taxa entre 2 e 2,8/100.000 bloqueios periféricos, a incidência de LAST é baixa, no entanto, dados precisos sobre morbimortalidade são escassos.[24] Pacientes com instabilidade e lesão de órgão-alvo prévias à infusão, doença hepática grave, acidose metabólica, isquemia aguda, insuficiência cardíaca com fração de ejeção reduzida, sarcopenia e gravidez representam fatores de risco independentes para a ocorrência da intoxicação. Os sintomas aparecem nos primeiros 30 minutos da instilação do anestésico em 80% dos casos e somente 10% ocorrem depois de 60 minutos. Os extremos etários são os mais afetados pela intoxicação, principalmente crianças menores de 3 anos de idade.[25]

O tratamento da intoxicação por anestésico local consiste em detecção precoce, suporte ventilatório, controle de convulsões e ressuscitação hemodinâmica. Em pacientes com convulsão e cardiotoxicidade grave (hipotensão, parada cardiorrespiratória e arritmia com instabilidade), a emulsão lipídica 20% endovenosa é a droga de escolha, devendo ser administrada imediatamente. A American Society of Regional Anesthesia and Pain Medicine (ASRA) recomenda uma dose de 100 mL EV em 2-3 minutos, seguida de uma infusão de 200-250 mL em 15-20 minutos, se > 70 kg. Caso o paciente apresente ≤ 70 kg, a dose é de 1,5 mL/kg em 2-3 minutos, seguida de uma infusão de 0,25 mL/kg em 15-20 minutos. A prevenção é fundamental para evitar a intoxicação por anestésico local. Dessa forma, ao realizar um bloqueio regional, o anestésico deve ser infundido em pequenas alíquotas de 5 mL, associado a aspiração antes e após infusão para avaliar punção venosa.[24-28]

RESOLUÇÃO DOS CASOS

Caso clínico A

Após raio X de pelve da paciente, é evidenciada fratura de colo de fêmur direito. Você opta por realizar o bloqueio da fáscia ilíaca.

Bloqueio da fáscia ilíaca

A instilação de anestésico abaixo da fáscia ilíaca leva ao bloqueio do nervo femoral e nervo femoral lateral cutâneo, sendo o bloqueio de escolha para: fraturas proximais de fêmur incluindo regiões intertrocantéricas/subtrocantéricas; fraturas proximais da tíbia e lacerações ou abscessos anteriores da coxa. Com o paciente em decúbito dorsal, coloque o transdutor linear em orientação transversal logo abaixo da prega inguinal seguindo a orientação da prega, conforme a Figura 3. Inicialmente identificamos a artéria femoral, na altura da região inguinal. Depois, encontramos a veia femoral, imediatamente medial, e o músculo iliopsoas mais profundamente. O nervo femoral deve ser visto lateral à artéria femoral (Figura 4). Movimentando o transdutor lateral alguns centímetros, o músculo sartório é localizado mais anterior, envolto pela sua própria fáscia e pela fáscia ilíaca. Após encontrar na tela a artéria femoral, o nervo femoral, o músculo sartório e o iliopsoas, se inicia o procedimento. Com a antissepsia feita, faz-se um botão anestésico local com a mesma agulha do bloqueio; sempre com a agulha posicionada em plano com o probe, avançamos com a agulha (Quincke ou Tuohy - 22 g) em um ângulo entre 30-45º; a agulha deve ser visualizada durante todo o procedimento. Inicialmente o músculo sartório será atravessado pela agulha até que haja resistência da fáscia ilíaca, depois aspiramos e injetamos 10 mL de cloreto de sódio 0,9%. O objetivo é que haja a hidrodissecção do plano, caso isso não ocorra devemos posicionar novamente a agulha e por fim, a injeção do anestésico pode ser realizada conforme a dose calculada.[1]

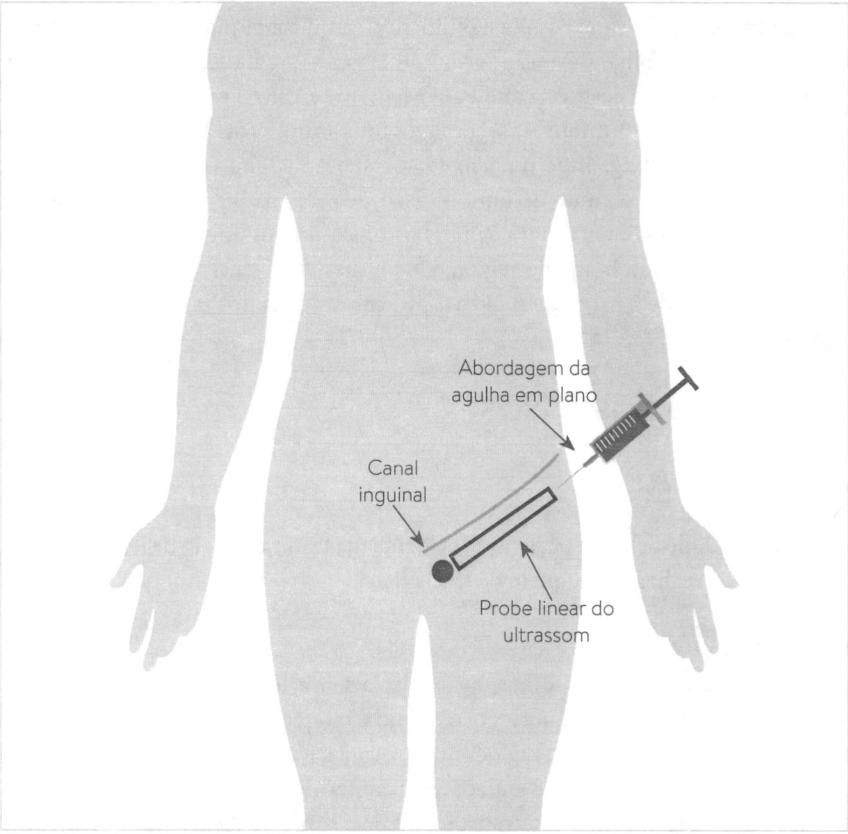

Figura 3 Demonstração do posicionamento do probe.

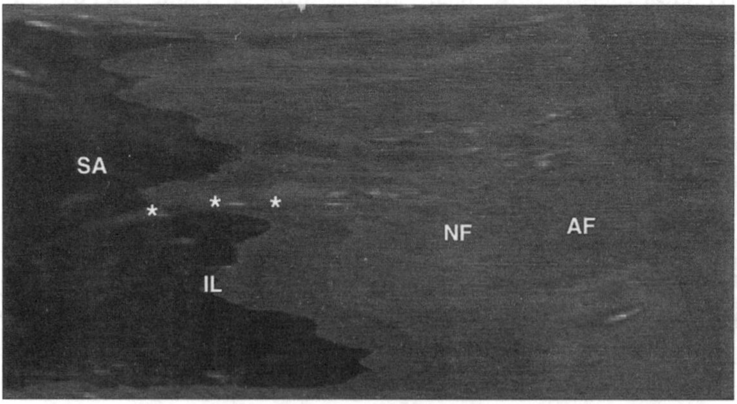

Figura 4 AF: artéria femoral; IL: músculo iliopsoas; NF: nervo femoral; SA: músculo sartório.

Caso clínico B

Depois de analisar causas de falha de extubação, você acredita que a dor possa ser um fator preponderante na dificuldade de desmame desse paciente. Dessa forma, você realiza o bloqueio do serrátil.

Serrátil

Ideal para fraturas anteriores de costela, principalmente na região de T3-T10. O paciente preferencialmente deve estar em decúbito lateral conforme a Figura 5, no entanto, pode ser realizado sentado ou em decúbito dorsal conforme a Figura 6. O transdutor linear é colocado na linha hemiclavicular, entre o 4 e 5º espaço intercostal do hemitórax em questão, identificando, assim, o músculo serrátil anterior acima das costelas. Depois, o transdutor é levado até a linha hemiaxilar, sempre identificando o músculo serrátil conforme a Figura 7. Depois de realizar a antissepsia, um botão anestésico é realizado no local de inserção da agulha com a própria agulha do bloqueio. A visualização da agulha será "em plano" (22 g – Quincke ou Tuohy). Posicionamos a agulha a 1-2 cm do probe, entrada a 30-45º; a agulha deve ser visualizada durante todo o processo. Devemos colocar a agulha acima do músculo serrátil anterior, aspirar e depois injetar 10 mL de cloreto de sódio 0,9% e observar a hidrodissecção dos planos musculares. Existe uma outra variação dessa técnica que consiste em colocar o anestésico abaixo do serrátil anterior, no entanto, no estudo original a *performance* analgésica foi menor do que na colocação anterior. Após confirmação da hidrodissecção, iniciamos a infusão dos anestésicos locais com a dose para o peso.[29]

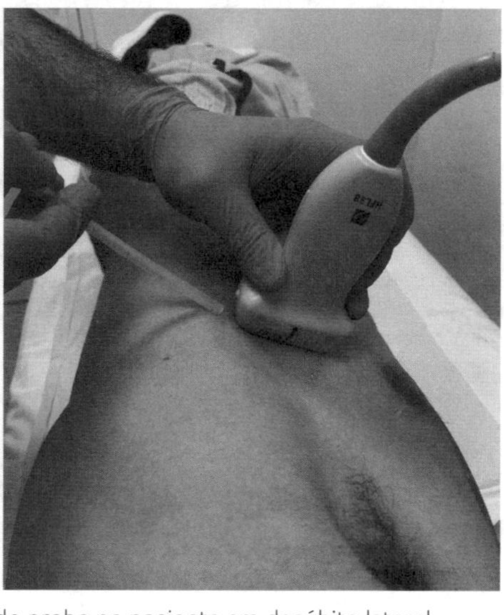

Figura 5 Posição do probe no paciente em decúbito lateral.

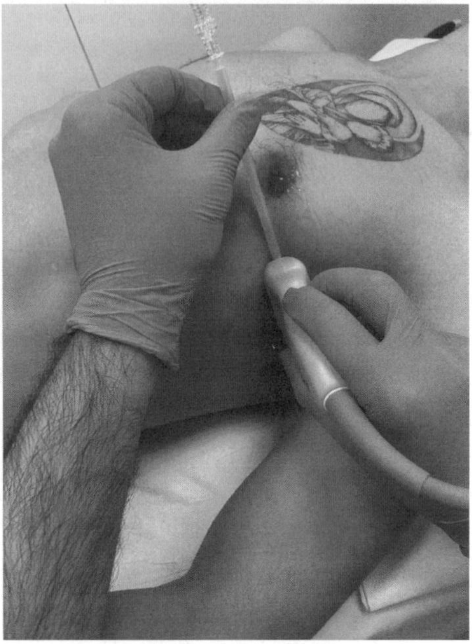

Figura 6 Posição do probe no paciente em decúbito dorsal.

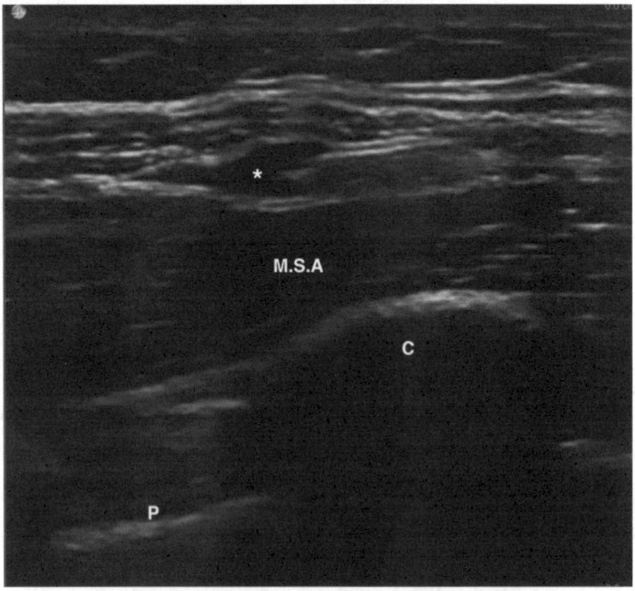

Figura 7 Sonoanatomia do bloqueio serrátil anterior. C: costela; P: pleura; M.S.A: músculo serrátil anterior; *: local do anestésico instilado.

CONSIDERAÇÕES FINAIS

Torna-se, portanto, evidente que a anestesia regional é um método de analgesia seguro, custo-efetivo, que reduz o uso de opioide nas unidades críticas. A utilização da ultrassonografia à beira-leito deve fazer parte durante todo o procedimento. Vários bloqueios periféricos são validados tanto na UTI como na emergência e podem ser realizados com segurança por médicos treinados. Conhecimento dos efeitos adversos, em especial a intoxicação por anestésicos locais, e das melhores técnicas para identificação do nervo e administração do bloqueio, é fundamental.

REFERÊNCIAS BIBLIOGRÁFICAS

1. Hadzic A. Hadzics's textbook of regional anesthesia and acute pain management. 2. ed. The New York School of Regional Anesthesia. McGraw Hill; 2017.
2. Cordell WH, Keene KK, Giles BK, Jones JB, Jones JH, Brizendine EJ. The high prevalence of pain in emergency medical care. American Journal of Emergency Medicine. 2002;20(3):165-9.
3. Janati M, Kariman H, Memary E, Davarinezhad-Moghadam E, Arhami-Dolatabadi A. Educational intervention effect on pain management quality in emergency department; a clinical audit. Adv J Emerg Med. 2018;2(2):16
4. Hedderich R, Ness T.J. (n.d.). Analgesia for trauma and burns.
5. Matot I, Oppenheim-Eden A, Ratrot R, Baranova J, Davidson E, Eylon S, et al. Preoperative cardiac events in elderly patients with hip fracture randomized to epidural or conventional analgesia. Anesthesiology. 2003;98.
6. Chamessian A, van de Ven T, Buchheit T, Hsia HL, McDuffie M, Gamazon ER, et al. Differential expression of systemic inflammatory mediators in amputees with chronic residual limb pain. Pain. 2017;158(1):68-74.
7. Buchheit T, van de Ven T, Hsia HLJ, McDuffie M, Macleod DB, White W, et al. Pain phenotypes and associated clinical risk factors following traumatic amputation: Results from veterans integrated pain evaluation research (VIPER). Pain Medicine (United States). 2016;17(1):149-61
8. Wilson JE, Pendleton JM (n.d.). Oligoanalgesia in the emergency department. Am J Emerg Med. 1989 Nov;7(6):620-3.
9. Chamessian A, van de Ven T, Buchheit T, Hsia HL, McDuffie M, Gamazon ER, et al. Differential expression of systemic inflammatory mediators in amputees with chronic residual limb pain. Pain. 2017;158(1):68-74.
10. Schley MT, Wilms P, Toepfner S, Schaller HP, Schmelz M, Konrad C J, et al. Painful and nonpainful phantom and stump sensations in acute traumatic amputees. Journal of Trauma - Injury, Infection and Critical Care. 2008;65(4):858-64.
11. Kuusniemi K, Poyhia R. Present-day challenges and future solutions in postoperative pain management: results from PainForum 2014. J Pain Res. 2016;9:25-36.
12. Gan TJ. Poorly controlled postoperative pain: prevalence, consequences, and prevention. J Pain Res. 2017;10:2287-98.
13. Zatzick DF, Rivara FP, Nathens AB, Jurkovich GJ, Wang J, Fan MY, et al. A nationwide US study of post-traumatic stress after hospitalization for physical injury. Psychological Medicine. 2007;37(10):1469-80.

14. Radresa O, Chauny JM, Lavigne G, Piette E, Paquet J, Daoust R. Current views on acute to chronic pain transition in post-traumatic patients: risk factors and potential for pre-emptive treatments. J Trauma Acute Care Surg. 2014;76(4):1142-50.
15. Butler MM, Ancona RM, Beauchamp GA, Yamin CK, Winstanley EL, Hart KW, et al. Emergency department prescription opioids as an initial exposure preceding addiction. Annals of Emergency Medicine, 2016;68(2):202-8.
16. Morrison RS, Dickman E, Hwang U, et al. Regional nerve blocks improve pain and functional outcomes in hip fracture: a randomized controlled trial. J Am Geriatr Soc. 2016;64(12):2433-9.
17. Liu SS, Strodtbeck WM, Richman JM, Wu CL. A comparison of regional versus general anesthesia for ambulatory anesthesia: a meta-analysis of randomized controlled trials. Anesth Analg. 005;101(6):1634-42.
18. Vishwanatha S, Kalappa S. Continuous femoral nerve blockade versus epidural analgesia for postoperative pain relief in knee surgeries: a randomized controlled study. Anesth Essays Res. 2017;11(3):599-605.
19. Chelly JE, Metais B, Schilling D, Luke C, Taormina D. Combination of superficial and deep blocks with rivaroxaban. Pain Med. 2015;16(10):2024-30.
20. Ritcey B, Pageau P, Woo MY, Perry JJ. Regional nerve blocks for hip and femoral neck fractures in the emergency department: A systematic review. Canadian Journal of Emergency Medicine. 2016;18(1):37-47.
21. Stone MB, Wang R, Price DD. Ultrasound-guided supraclavicular brachial plexus nerve block vs procedural sedation for the treatment of upper extremity emergencies. American Journal of Emergency Medicine. 2008;26(6):706-10.
22. Kapur E, Vuckovic I, Dilberovic F, Zaciragic A, Cosovic E, Divanovic KA, et al. Neurologic and histologic outcome after intraneural injections of lidocaine in canine sciatic nerves. Acta Anaesthesiologica Scandinavica. 2007;51(1):101-7.
23. Hadzic A, Dilberovic F, Shah S, et al: Combination of intraneural injection and high injection pressure leads to fascicular injury and neurologic deficits in dogs. Reg Anesth Pain Med. 2004;29:417-23.
24. Long B, Chavez S, Gottlieb M, Montrief T, Brady WJ. (2022). Local anesthetic systemic toxicity: A narrative review for emergency clinicians. The American Journal of Emergency Medicine. 2022.
25. Crystal CS, Blankenship RB. Local anesthetics and peripheral nerve blocks in the Emergency Department. Emergency Medicine Clinics of North America. 2005;23(2):477-502.
26. Neal JM, Barrington MJ, Fettiplace MR, Gitman M, Memtsoudis SG, Mörwald EE, et al. The Third American Society of Regional Anesthesia and Pain Medicine Practice Advisory on Local Anesthetic Systemic Toxicity: Executive Summary 2017. Regional Anesthesia and Pain Medicine. 2018;43(2):113-23.
27. El-Boghdadly K, Pawa A, Chin KJ. Local anesthetic systemic toxicity: Current perspectives. Local and Regional Anesthesia. 2018;11:35-44.
28. Taylor A, McLeod G. Basic pharmacology of local anaesthetics. BJA Education 2020;20(2):34-41.
29. Blanco R, Parras T, McDonnell JG, Prats-Galino A. Serratus plane block: A novel ultrasound-guided thoracic wall nerve block. Anaesthesia. 2013;68(11):1107-13.

43

Dispneia

Sabrina Corrêa da Costa Ribeiro

Rosa tem 57 anos e é acompanhada por uma fibrose pulmonar. Já foi avaliada pelo grupo de transplante pulmonar e apresenta contraindicações. Rosa usa oxigênio domiciliar há aproximadamente 1 ano.

Há uma semana, relata piora da dispneia e tosse produtiva. Na emergência, recebe antibioticoterapia, broncodilatadores e, após discussão com a paciente e sua família sobre os objetivos de cuidado, é internada para um *trial* da unidade de terapia intensiva, em uma máscara não reinalante a 15 L/min, saturando 88% e relatando falta de ar.

Como podemos avaliar a falta de ar de Rosa? Que exames são adequados? Quais recursos podem ser utilizados para aliviar seu desconforto?

Dispneia é definida como sensação subjetiva de desconforto respiratório, que pode ser descrita como "fome" de ar, aumento de esforço respiratório, desconforto torácico ou sensação de expiração incompleta.

É um sintoma indicativo de gravidade e pode preceder falência respiratória iminente, necessitando de **avaliação imediata** e resposta terapêutica rápida e condizente com os objetivos de cuidado do paciente.

Dispneia é comum em pacientes com doença avançada (ver Tabela 3). Em uma revisão sistemática de prevalência de sintomas em pacientes com diferentes grupos de diagnósticos (DPOC, câncer, doença renal crônica, doença cardíaca, SIDA), dispneia era um dos sintomas presentes em mais de 50% dos pacientes em todos os grupos.

Importante

Não podemos avaliar a presença e severidade de dispneia exclusivamente com base nas alterações clínicas ou laboratoriais. A ausência de taquipneia, alterações radiológicas ou hipoxemia não exclui dispneia e o sintoma deve sempre ser valorizado.

AVALIAÇÃO

Os objetivos da avaliação de dispneia em um paciente em cuidado paliativo são:

- Identificar e quantificar a intensidade da dispneia.
- Diagnosticar fatores potencialmente reversíveis.
- Monitorizar a resposta ao tratamento.

Na investigação do paciente em cuidado paliativo devemos considerar algumas particularidades:

- A coleta de gasometria arterial é dolorosa e de utilidade limitada no paciente com doença grave, a não ser que o uso de ventilação mecânica seja consistente com os objetivos de tratamento do paciente. Hipoxemia pode ser detectada pela oximetria de pulso e hipercapnia com uso de capnógrafo ou estimada por gasometria venosa limitando o desconforto ao paciente. A Tabela 1 mostra como realizar esta estimativa.
- Exames simples como radiografia de tórax, eletrocardiograma e ultrassonografia *point-of-care* (vide capítulo específico) podem detectar consolidações, derrames pleurais, ascite, arritmias, sinais de congestão pulmonar, identificando condições reversíveis com baixo custo e mínimo desconforto para o paciente. A investigação pode ser complementada com tomografia de tórax sem contraste (na pesquisa de alterações do parênquima) ou com contraste (indicada na investigação de embolia pulmonar).
- Em combinação com exame físico e ultrassonografia *point-of-care*, exames laboratoriais como troponina, dímero-D, BNP, hemoglobina e eletrólitos podem auxiliar no diagnóstico de forma pouco invasiva.

Tabela 1

	Arterial
pH	pH venoso + (0,02 a 0,04)
pCO_2	pCO_2 venoso – (2 a 8mmHg)
HCO_3	HCO_3 venoso – (2 a 3 mEq/L)

Pacientes críticos, inconscientes ou com comprometimento cognitivo podem ser incapazes de relatar dispneia. Nestes pacientes, a escala RDOS (*Respiratory Distress Observation Scale)* pode ser utilizada para avaliar sinais associados à presença e intensidade de dispneia.

Essa escala pode ser utilizada para qualquer paciente incapaz de reportar dispneia, incluindo os que se encontram em ventilação mecânica não invasiva ou invasiva. Uma escala RDOS de valor igual ou acima de 3 indica a necessidade de tratamento sintomático da dispneia.

É importante salientar que mesmo pacientes em ventilação mecânica podem experimentar dispneia. Um estudo com 96 pacientes em ventilação invasiva demonstrou que 47% deles reportavam dispneia, que foi aliviada em 35% dos casos com o ajuste do respirador.

Tabela 2

Variável	0 pontos	1 ponto	2 pontos	Total
Frequência cardíaca (bpm)	< 90 bpm	90-109 bpm	> 110	
Frequência respiratória (ipm)	Até 18 ipm	18-30 ipm	> 30 ipm	
Inquietação (movimentos sem objetivo)	Ausente	Ocasionais, discretos	Frequentes	
Padrão paradoxal (abdominal) de respiração	Ausente		Presente	
Uso de musculatura acessória (elevação da clavícula)	Ausente	Discreto	Importante	
Gemência ao fim da expiração	Ausente		Presente	
Movimento involuntário das narinas	Ausente		Presente	
Olhar aparente de medo	Ausente		Olhos muito abertos, tensão facial, boca aberta, dentes cerrados	
Total				

Adaptada de RDOS (*Respiratory Distress Observation Scale*) – tradução livre, não validada. Valores iguais ou acima de 3 indicam necessidade de tratamento sintomático de dispneia.

Rosa foi acomodada na UTI, em companhia de sua filha e principal cuidadora. Foi realizada radiografia de tórax no leito, que revelou consolidação em base pulmonar. USG pulmonar descartou derrame pleural. Exames laboratoriais foram coletados mediante punção venosa e revelaram leucocitose e piora de função renal.

TRATAMENTO

O melhor tratamento para a dispneia depende dos objetivos de cuidado do paciente, do ponto na trajetória de doença, da sobrevida esperada e da probabilidade de uma boa resposta.

É importante lembrar que como princípio geral deve-se ter o objetivo de diagnosticar a **causa da dispneia** ou de sua piora e que o paciente em cuidados paliativos frequentemente **pode se beneficiar** de tratamento clínico otimizado de condições como doença pulmonar obstrutiva crônica e insuficiência cardíaca ou até de procedimentos como toracocentese ou paracentese de alívio.

Para pacientes com doenças crônicas que causam dispneia, a abordagem inicial deve ser o tratamento intensivo e otimizado da causa de base.

Tabela 3 Causas de dispneia no paciente em cuidado paliativo

Obstrução de via aérea	Obstrução tumoral DPOC, asma Secreção excessiva Apneia obstrutiva do sono
Pulmonar (parênquima)	Metástases/linfangite carcinomatosa Pneumonia/broncoaspiração Pneumonite por quimio/radioterapia Congestão pulmonar/intersticiopatia
Pulmonar (vascular)	Embolia pulmonar Hipertensão pulmonar Síndrome da veia cava superior
Outras (respiratório)	Fraqueza muscular (caquexia, doença neuromuscular, compressão medular) Doença pleural (derrame, pneumotórax) Perda de complacência torácica (ascite volumosa, obesidade)
Outras (sistêmico)	Anemia, acidose, arritmias Neuropsiquiátricas (dor, ansiedade, depressão, pânico)

DPOC: doença pulmonar obstrutiva crônica.

Medidas específicas (tratamento modificador)

Tratamentos que têm como objetivo modificar o curso de doença e estender sobrevida (quimioterapia, antibióticos, suporte ventilatório invasivo ou não invasivo) podem ser considerados dependendo da doença de base, prognóstico e objetivos de tratamento.

Em fase final de vida essas intervenções podem ter mais efeitos colaterais que benefícios. O fato de haver um tratamento modificador disponível não quer dizer que ele deva ser utilizado, quando o custo-benefício e a probabilidade ou o tempo esperado de resposta não são favoráveis.

A transição de cuidado em que tratamentos modificadores são interrompidos é um momento delicado e que demanda discussão cuidadosa e empática com o paciente e familiares. É importante que o profissional de saúde utilize ferramentas de comunicação adequadas (Capítulo "Transição de cuidados na UTI") e esclareça todas as dúvidas e questionamentos.

Usualmente, medidas modificadoras não invasivas (diureticoterapia e broncodilatadores) costumam ser mantidas até a fase final. No caso de medicações inalatórias, pode ser necessária a modificação de dispositivo (inalador de pó seco para nebulização) quando há piora cognitiva e perda da capacidade de coordenação para usar o dispositivo.

No caso de Rosa, foi mantida a antibioticoterapia e acrescentada corticoterapia para o tratamento de pneumonia grave. Para alívio da falta de ar, a equipe iniciou uso de morfina, medicação que Rosa ainda não fazia uso.

Após um pequeno intervalo de reavaliação, foi visto que Rosa não apresentou resposta terapêutica aos broncodilatadores e que a sua administração gerava desconforto à paciente; foram então suspensos. As demais medidas foram mantidas.

A fisioterapeuta da unidade discutiu com Rosa sobre o uso da ventilação não invasiva e optaram por fazer um teste terapêutico e de tolerância.

A Tabela 4 descreve intervenções dirigidas para algumas causas de dispneia em pacientes em cuidado paliativo.

Tabela 4

Causa de dispneia	Intervenção dirigida
Derrame pleural	Toracocentese, drenagem com "*pigtail*", pleurodese (se sobrevida mínima estimada de semanas)
Obstrução neoplásica de vias aéreas	Intervenção endoscópica ou cirúrgica (argônio, *laser*, *stents*), radioterapia localizada
Ascite	Paracentese de alívio, diureticoterapia (se indicada)
DPOC	Corticoides, broncodilatadores, VNI
Insuficiência cardíaca	Vasodilatadores, diuréticos, pode-se considerar o uso de inotrópicos como dobutamina
Pneumonia	Antibioticoterapia

DPOC: doença pulmonar obstrutiva crônica; VNO: ventilação não invasiva.

Medidas gerais

- **Oxigenoterapia:** pode ser uma medida útil no paciente hipoxêmico. Preferencialmente deve ser administrada por cânula nasal, que tende a causar menos a sensação de "sufocamento" que muitos pacientes relatam com o uso de máscara de oxigênio. A meta de saturação é de 90-94% no geral e 88-92% no paciente em risco de hipercapnia. Não há indicação de oxigenoterapia no paciente dispneico sem hipoxemia (sat. > 90%) – além de não ser superior ao uso de ar comprimido, o fluxo de oxigênio pode ser causa de outros desconfortos (xerostomia, epistaxe). Oxigenoterapia e suporte ventilatório não invasivo serão abordados no Capítulo "Oxigenoterapia e suporte ventilatório não invasivo nos cuidados paliativos".

- **Ventilação**: o uso de ventiladores pequenos (de mão/portáteis) pode trazer alívio para a sensação de dispneia. Caso indisponível ou não permitido no serviço de saúde, alternativas viáveis incluem abrir janelas, manter o ambiente ventilado e fresco, promover a formação de correntes de ar.
- **Posicionamento:** o posicionamento com a cabeceira elevada, braços elevados e em repouso pode elevar a capacidade vital pulmonar, aliviando a dispneia em pacientes com DPOC. Em doenças pulmonares unilaterais, decúbito sobre o lado afetado pode ser mais confortável. Cada paciente pode perceber de forma individual em que posição se sente mais confortável e é importante compartilhar com a Enfermagem que nesta situação o conforto pode ser mais importante que a recomendação padrão de mudança de posicionamento em horários predeterminados.
- **Balanço hídrico:** evitar hiperidratação/balanço hídrico excessivamente positivo, que pode ter como consequências indesejadas edema, congestão pulmonar, aumento da quantidade de secreções respiratórias e aumento de derrames cavitários. Cabe destacar que soluções "de manutenção" não possuem evidência de benefício e podem ter como consequências hiponatremia, hipercloremia, acidose metabólica e hipervolemia.

- Opioides: nesta classe os medicamentos com eficácia baseada em evidência para tratamento sintomático de dispneia são codeína, morfina e fentanil, em formulação oral ou parenteral. A eficácia de outros opioides como metadona e oxicodona não é tão bem estabelecida. As doses utilizadas são no geral mais baixas do que a dosagem analgésica. É importante ressaltar que pacientes idosos ou com disfunção renal estão sob maior risco de intoxicação por opioides e podem necessitar de doses mais baixas. O fentanil pode ser mais seguro em pacientes com disfunção renal. Dispneia não controlada em cuidado paliativo é uma emergência que demanda avaliação imediata, titulação rápida de opioides e reavaliação frequente em relação ao controle do sintoma.

  Exemplo de titulação de opioide, para pacientes em desconforto muito intenso:

1. Administre uma dose inicial de morfina intravenosa – 1 a 2 mg.

2. Aguarde 10-15 minutos para obtenção do pico de efeito (permaneça próximo ao paciente até que ele esteja confortável).
3. Avalie se existem sinais de redução do desconforto (redução da frequência respiratória, do uso de musculatura acessória, relato subjetivo de melhora).
4. Se houver persistência da dispneia, administre uma segunda dose 50-100% maior que a primeira – 3 a 4 mg.
5. Reavalie a necessidade de novas doses a cada 5-15 minutos.
6. Depois de obter alívio com uma dose em *bolus* inicial, prescreva a dose inicial que foi necessária a cada 4 horas. Por exemplo, se a dose inicial necessária foi de 4 mg, a prescrição deve ser de 4 mg endovenoso a cada 4 horas ou uma infusão contínua de 1 mg/hora (total 24 mg/dia). A prescrição deve contemplar também uma dose de resgate igual a 1/6 da dose total diária (no caso, 4 mg).
7. Quando o paciente estiver confortável, pode-se fazer a transição para medicação por via oral (1 mg de morfina EV equivale a 3 mg VO). Morfina pode ser administrada por via subcutânea na ausência de acesso venoso e incapacidade de uso da via oral.

Importante

No paciente já usuário de opioide, pode ser necessário o aumento em até 25% da dose usual de horário para aliviar o desconforto adicional da dispneia.

- É essencial a monitorização de sinais de intoxicação como sonolência, miose e mioclonias. Esses sinais precedem o efeito colateral mais temido, que é a depressão respiratória.
- **Corticoides:** um estudo randomizado de 2016 demonstrou redução dos escores de dispneia e boa tolerância de dexametasona em 35 pacientes com câncer. Foi utilizada dexametasona na dose inicial de 16 mg por dia via oral por 4 dias, posteriormente 8 mg/dia por mais 3 dias. Corticoides podem também ser usados para linfangite carcinomatosa em pacientes sem indicação de tratamento modificador. As doses utilizadas são variáveis e não há estudo comparativo, podendo ser utilizado 0,5 a 1 mg/kg de prednisona por via oral ou dose equivalente de dexametasona EV ou por via subcutânea.
- **Benzodiazepínicos:** não são eficazes como agente principal para o tratamento de dispneia, mas podem ser úteis em associação com opioides. Considere associação de benzodiazepínicos quando:
  - O paciente necessita de doses frequentes de opioides.
  - O paciente necessita de doses crescentes de opioides.
  - A expressão do sintoma de dispneia é associada a sinais de ansiedade profunda ou medo.

Pode ser utilizado o diazepam por via oral 5-10 mg ou o midazolam 2,5-5 mg por via endovenosa ou subcutânea. Ressalta-se que essa utilização é diferente da sedação paliativa com benzodiazepínicos, que será discutida em mais detalhe posteriormente.

- **Cateter nasal de alto fluxo e ventilação não invasiva:** nos pacientes em fase final de vida, o suporte ventilatório não invasivo pode ser útil no controle de sintomas e para o prolongamento da vida que possibilite objetivos de curto prazo (o encontro de um familiar ou despedida), desde que o paciente não relate sensação de incômodo ou sufocação relacionada ao uso da máscara e que o suporte ventilatório não prolongue o sofrimento e o processo de morte. Esse tema será discutido em maior detalhe no Capítulo "Oxigenoterapia e suporte ventilatório não invasivo nos cuidados paliativos".
- **Outras medidas não farmacológicas** (acupuntura, terapia cognitivo-comportamental, técnicas de relaxamento, reabilitação pulmonar) podem ser eficazes, mas dificilmente são disponíveis em situações críticas e não possuem comprovação definitiva de benefício em situações agudas.

Rosa não teve boa tolerância ao uso da ventilação não invasiva, apresentando agitação e desconforto importantes. A interface foi imediatamente retirada e voltou a ser ofertada oxigenioterapia em máscara não reinalante.

Rosa manteve padrão respiratório desconfortável, com esforço abdominal e inquietude. A equipe reavaliou Rosa e diante do seu desconforto otimizou a prescrição de opioide, optando por fentanil em *bolus* de 20 mcg seguido por uma infusão contínua de 20 mcg/h, em detrimento da morfina devido à piora de função renal.

Rosa ficou confortável, sem mais queixas de falta de ar. A equipe da UTI, em conformidade com a proposta anterior de realizar um *trial*, conversou com Rosa, sua filha e com a equipe de Cuidados Paliativos. Optaram em conjunto por encaminhá-la à enfermaria para prosseguir os seus cuidados.

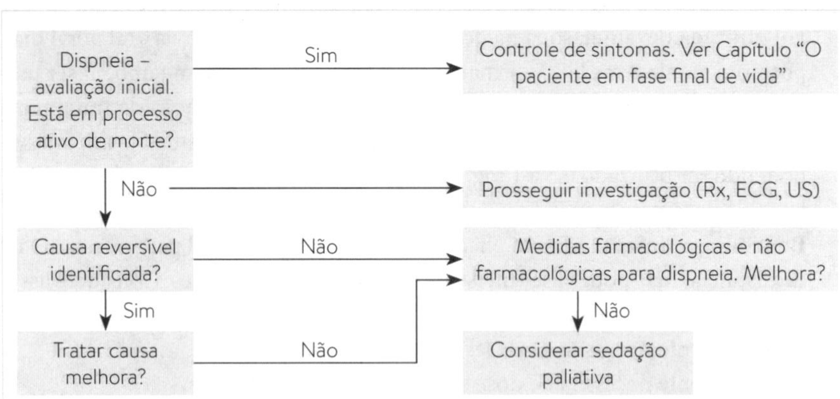

Figura 1 Abordagem do paciente em cuidado paliativo com dispneia. ECG: eletrocardiograma; Rx: raio X; US: ultrassom.

REFERÊNCIAS BIBLIOGRÁFICAS

1. Pantilat S, Anderson W, Gonzáles M, Widera E. Hospital-based palliative medicine. A practical, evidence-based approach. Wiley Blackwell; 2015.
2. Manual de Cuidados Paliativos ANCP. 2012.
3. Desandre P, Quest T. Palliative aspects of emergency care. Oxford University Press; 2013.
4. Parshall M, Schwarztein R, Adams M, et al. An official American Thoracic Society statement: Update on the mechanisms, assessment, and management of dyspnea. Am J Respir Crit Care Med. 2012;185(4):435-52.
5. Carvalho RT, Souza MR, Franck EM. Manual da residência em cuidados paliativos. Barueri: Manole; 2017.
6. Campbell M, Templin T. Intensity cut-points for the Respiratory Distress Observation Scale. Palliat Med. 2015;29(5):436-42.
7. Schmidt M, Demoule A, Polito A, et al. Dyspnea in mechanically ventilated patients. Crit Care Med. 2011;39(9): 2059-65.
8. Siemieniuk R, Chu D, Kim L, et al. Oxygen therapy for acutely ill medical patients: a clinical practice guideline. BMJ. 2018;363:k4169.
9. Dudgeon D, Bruera E. Assessment and management of dyspnea in palliative care. UptoDate, acessado em 12/02/2020.
10. Sharp TJ, Drutz WS, Moisan T, et al. Postural relief of dyspnea in severe chronic obstructive lung disease. Am Rev Respir Dis. 1980.
11. Hui D, Kilgore K, Frisbee-Hume S, et al. Dexamethasone for dyspnea in cancer patients. A pilot, double-blind, randomized controlled. J Pain Sympt Manag. 2016;52(1):8-16.
12. Lin R, Adelman R, Mehta S. Dyspnea in palliative care. Expanding the role of corticosteroids. J Palliat Med. 2012;15(7):834-7.
13. Hui D, Morgado M, Chrisholm G, et al. High-flow oxygen and bilevel positive airway pressure for persistent dyspnea in patients with advanced cancer. J Pain Symptom Manag. 2013;39:463-73.
14. Azoulay E, Kouatchet A, Jaber S, et al. Noninvasive mechanical ventilation in patients having declined tracheal intubation. Intensive Care Med. 2013;14:292-301.
15. Rochwerg B, Brochard L, Elliot M, et al. Official ATS/ERS Clinical Practice Guidelines. Noninvasive ventilation for acute respiratory failure. Eur Resp J. 2017;50(2).
16. Beller EM, Van Driel ML, et al. Palliative pharmacological sedation for terminally ill adults. Cochrane Database of Systematic Reviews. 2015; vol 1.

44

Outros sintomas respiratórios no paciente crítico em cuidados paliativos

Fernanda Vieira Bastos
Fátima Martins de Oliveira Paula
Lívia Ponte Correia Mota

TOSSE

A tosse é um reflexo protetor complexo e vital, que atua na depuração das vias aéreas e prevenção de aspiração. Sua prevalência pode chegar a 93% nos pacientes com neoplasia pulmonar avançada. A persistência da tosse pode acarretar outros sintomas como dispneia, náusea, dor torácica, cefaleia, síncope, distúrbios do sono, incontinência urinária, fadiga e exaustão. Além disso, pode ter impacto social e emocional, gerando constrangimento público, isolamento social, humor deprimido e até letargia.

Etiologia

Todo paciente com doença avançada está suscetível às mesmas causas de tosse encontradas na população geral (Tabela 1).

Cerca de 20% dos pacientes com tosse crônica apresentam duas ou mais causas concomitantes.

Causas mais prevalentes nos pacientes em cuidados paliativos e nos pacientes oncológicos estão destacadas na Tabela 2.

Tabela 1 Etiologias mais relevantes de acordo com o tempo de duração da tosse

Aguda (< 3 semanas)	Subaguda (3-8 semanas)	Crônica (> 8 semanas)
Virais	Bronquite eosinofílica não asmática	Asma
Corpo estranho	DRGE	Bronquite eosinofílica não asmática
Exacerbação das doenças de base (p. ex.: IC, asma, DPOC etc.)	Exacerbação das doenças de base (p. ex.: IC, DPOC, asma)	Bronquiectasias
IVAS	Tosse pós-infecciosa	Câncer
Pertussis	Tuberculose	DRGE
Pneumonia		Medicações (IECA)
TEP		Pneumopatias crônicas (DPOC, FC, FPI etc.)
Tumores		Rinossinusites
		Tabagismo
		Desconhecida (46%)

DPOC: doença pulmonar obstrutiva crônica; DRGE: doença do refluxo gastroesofágico; FC: fibrose cística; FPI: fibrose pulmonar idiopática; IC: insuficiência cardíaca; IECA: inibidor da enzima de conversão de angiotensina; IVAS: infecção de vias aéreas superiores; TEP: tromboembolismo pulmonar.

Tabela 2 Etiologias mais relevantes relacionadas ao câncer e cuidados paliativos

Câncer	Cuidados paliativos
Derrame pleural	Deglutição ineficaz
Derrame pericárdico	Neoplasias torácicas (primárias ou secundárias)
Fístula traqueoesofágica	Neoplasias de cabeça e pescoço
Infiltração do parênquima pulmonar	Infecções crônicas (em pneumopatias)
Linfangite carcinomatosa	
Tosse pós-radio/quimioterapia	
Tumor endobronquial ou de via aérea principal	

Avaliação

É importante discriminar a frequência, intensidade (escore 0-10), período do dia com maior número de crises, se é produtiva ou seca/irritativa, dificuldade de expectoração, fatores desencadeantes e de melhora, além de outros sintomas associados (dispepsia, insônia, incontinência, vômitos etc.). Examinam-se ouvido, orofaringe e tórax.

Exames complementares

A utilização de exames complementares deve ser guiada para investigação da possível causa, se proporcional ao estágio da doença de base do paciente, sobrevida estimada e objetivo de cuidado.

Tratamento

O tratamento geralmente está relacionado à causa subjacente e ao prognóstico do paciente. Se a tosse é severa e o paciente apresenta prognóstico de dias a semanas, talvez não haja tempo para o tratamento da causa da tosse. Nestes casos, opta-se pela introdução precoce das medicações com ação antitussígena.

Na literatura, os estudos clínicos disponíveis são em sua maioria de baixa qualidade, com o nível de evidência das recomendações variando de 2B (eficácia pouco comprovada) a D (opinião de especialista) (Tabela 3).

Medicações usadas internacionalmente e novas drogas em estudos (como antagonistas dos receptores TRPV1, TRPA1 e P2X3) não serão apontadas na Tabela 3 por não estarem disponíveis no território brasileiro.

Tabela 3 Tratamento abrangente da tosse

Intervenção	Indicações	Ações ou medicações	Comentários
Não farmacológico			
Apoio emocional	Todos os pacientes com nível de consciência e cognição preservados Cuidadores	Estabelecer um plano de gerenciamento das crises de tosse Aconselhamento psicoeducacional: aceitação da dificuldade do tratamento, estabelecimento de objetivos possíveis	
Fonoterapia	Todos os pacientes com nível de consciência, cognição preservados e colaborativos	Controle voluntário da tosse, identificação dos sinais de aviso Estratégias de redução da tosse: ▪ Substituição da tosse pela técnica modificada de deglutição ▪ Respiração com lábios franzidos ▪ Respiração com garganta relaxada Redução da irritação laríngea: ▪ Aumento da hidratação ▪ Diminuição da exposição a estímulos irritantes	Efeitos maiores observados após 4 semanas de terapia Cuidado com hiper-hidratação

(continua)

Tabela 3 Tratamento abrangente da tosse

Intervenção	Indicações	Ações ou medicações	Comentários
Não farmacológico			
Fisioterapia	Tosse produtiva Hipersecretivos	Técnicas manuais de mobilização de secreção: drenagem postural, vibrações mecânicas, percussão cubital	
Xaropes	Tosse aguda IVAS	Mel: 5 mL 3 a 4x ao dia Xaropes fitoterápicos	
Farmacológico			
Suspensão de medicamentos	IECA	Suspensão imediata, optar pela introdução de BRA	15% das tosses crônicas são causadas por IECA Efeito esperado em até 4 semanas
	Sitagliptina	Suspensão imediata e troca por outro antidiabético	Melhora dos sintomas em 1 semana
Causas adjacentes			
Tratamento oncológico e endobronquial	Lesões tumorais endobronquiais, torácicas e em via aérea central em pacientes com sobrevida de meses	Quimioterapia Radioterapia Braquiterapia	Alguns tratamentos podem levar até 6 semanas para ter seu efeito na tosse
Anti-histamínicos	Tosse aguda secundária a resfriado comum Tosse crônica secundária a síndrome da tosse das vias aéreas superiores	Difenidramina 25 mg/dia Loratadina 10 mg/dia por 4 semanas (se tosse associada com rinoconjuntivite)	Apresenta efeito gradual, podendo levar até 2 semanas
Antiácidos e IBP	DRGE com sintomas pépticos significativos	Esomeprazol 20 mg VO 1x ao dia	Não usar se único sintoma for tosse Leva 2-4 semanas para sua ação diminuir a tosse

(continua)

Tabela 3 Tratamento abrangente da tosse

Intervenção	Indicações	Ações ou medicações	Comentários
Causas adjacentes			
Broncodilatadores	Asma DPOC	Beta-2-agonistas Anticolinérgicos Glicopirrônico	*Trial* de 2 a 4 semanas. Suspender se não houver resposta
Corticosteroides	Asma Bronquite eosinofílica não asmática Pneumonite por radiação Pneumonite intersticial	Inalatórios: ▪ Beclometasona 50 mcg: 1 a 2 jatos em cada narina 12/12 h ▪ Budesonida 50 mcg: 1 jato em cada narina 1x ao dia ▪ Fluticasona: 2 jatos 1x ao dia ▪ Mometasona: 2 jatos 1x ao dia Oral: ▪ Prednisolona: 30 mg VO diários por 2 semanas	Efeito máximo observado em 2 semanas Se resposta favorável: manter por 3 meses
Expectorantes (aumento do volume do muco)	Tosse produtiva, porém não efetiva IVAS	Guaifenesina	Contraindicados em pacientes com doenças neuromusculares
Mucolíticos (diminuem a viscosidade do muco)	DPOC Tosse produtiva em neoplasias pulmonares Fibrose cística	N-acetilcisteína Carbocisteína Nebulização com solução hipertônica	Contraindicados em pacientes com doenças neuromusculares
Antitussígenos			
Opioides	Tosse crônica refratária Tosse em fase final de vida	Morfina solução oral: 2-3 mg VO 6x ao dia	Se usuário crônico de opioide, aumentar em 20% a dose diária total de morfina Eficácia da morfina para tosse: 1/3 a metade dos pacientes (resposta em até 1 semana)

(continua)

Tabela 3 Tratamento abrangente da tosse

Intervenção	Indicações	Ações ou medicações	Comentários
Antitussígenos			
Opioides	Tosse crônica refratária Tosse em fase final de vida	Dextrometorfano: 20 mg VO 3-4x ao dia	Análogo da codeína, não narcótico e sem efeito analgésico. Menos efeitos colaterais
		Codeína: 15-60 mg VO 6x ao dia	Geralmente não recomendada pela heterogeneidade na metabolização da droga, tornando resposta e efeitos colaterais pouco previsíveis
Não opioides	Neoplasia com tosse irritativa	Cromoglicato de sódio: 10 mg inalatório 4x ao dia	Efeito em 36-48 h
	Tosse aguda não produtiva	Levodropropizina: 75 mg VO 3x ao dia	
Anestésicos locais	Inibir reflexo de tosse no paciente em cuidados paliativos não respondedor a opioide	Bupivacaína nebulizada: 5 mL 0,25% 3x ao dia Lidocaína nebulizada: 5 mL 0,2% 3x ao dia	Ação curta e taquifilaxia, alto risco de aspiração e broncoespasmo
Neuromodula-dores	Tosse refratária a opioides	Gabapentina: dose inicial 300 mg VO por dia (dose máxima 1.800 mg) Pregabalina: dose inicial 75 mg VO por dia (dose máxima 300 mg/dia)	Menores taxas de resposta clínica que opioide e maiores efeitos colaterais (p. ex.: fadiga, alterações cognitivas, náusea, visão embaçada etc.)

BRA: bloqueador de receptor de angiotensina; DPOC: doença pulmonar obstrutiva crônica; DRGE: doença do refluxo gastroesofágico; IECA: inibidor da enzima conversora de angiotensina; IVAS: infecção das vias aéreas superiores; VO: via oral.

SECREÇÕES DE VIAS AÉREAS

A hipersecretividade das vias aéreas faz parte da manifestação clínica de várias doenças pulmonares crônicas e de doenças oncológicas. Pode acarretar desconforto intenso e necessitar de medidas específicas para seu controle. Pode ser manejada através do tratamento da doença de base, uso de agentes mucoativos e técnicas não farmacológicas de higiene brônquica.

Tratamento farmacológico

Medicações mucoativas agem facilitando a expectoração e/ou reduzindo a produção do muco. Os fármacos mais descritos na literatura com essa ação, com variáveis níveis de evidência quanto à sua eficácia, são discutidos a seguir (Tabela 4).

Tabela 4 Características das principais drogas mucoativas

Medicações	Mecanismo de ação	Comentários
Derivados tióis (acetilcisteína, carbocisteína)	Quebra das pontes dissulfeto das mucoproteínas, liquefazendo o muco e reduzindo sua viscosidade Ação antioxidante e anti-inflamatória	Usados em pacientes com DPOC em que há produção copiosa e incômoda de escarro, refratária às terapias rotineiras N-acetilcisteína 600 mg 2x ao dia pode ser iniciada e mantida se houver melhora sintomática
Broncodilatadores	Ação mucocinética: melhoram o fluxo de ar e facilitam o *clearance* de muco em pacientes com DPOC	Agonistas beta-adrenérgicos: aumentam a atividade mucociliar Anticolinérgicos: brometo de ipratrópio melhora a obstrução do fluxo de ar * Atenção: a atropina, considerada um antisialogogo efetivo, reduz o transporte mucociliar
Glicocorticoide inalatório	Ação mucorregulatória quando a hipersecreção de muco se dá por inflamação das vias aéreas	

(continua)

Tabela 4 Características das principais drogas mucoativas *(continuação)*

Medicações	Mecanismo de ação	Comentários
Antibióticos macrolídeos	Possuem efeito mucoativo que independe da ação antimicrobiana Agem como imunomoduladores dos genes envolvidos na produção de muco	
Expectorantes orais	Provocam aumento das secreções respiratórias através de estímulo vagal	Exemplos: guaifenesina e ambroxol Efeito colateral comum: náuseas
Dornase alfa (DNase recombinante humana)	Ação mucocinética: hidrolisa o DNA presente no escarro, reduzindo sua viscosidade	Efetiva na fibrose cística
Nebulização com solução de salina hipertônica	Ação mucocinética: aumento da motilidade ciliar e melhora do *clearance* da tosse	Efetiva na fibrose cística

DPOC: doença pulmonar obstrutiva crônica.

SOROROCA

Conhecida também como ronco da morte (*death rattle*, em inglês), trata-se do som produzido pelo movimento oscilatório de secreções acumuladas nas vias aéreas superiores em associação com as fases da respiração.

Ocorre devido à redução do nível de consciência que acompanha o processo de morte, com comprometimento dos reflexos de tosse e/ou deglutição. É um sinal clínico frequente em pacientes em fim de vida, com sua prevalência variando de 23% a 92%. É um forte preditor de morte, geralmente a antecedendo em 24 a 48 h.

Embora assuma-se que a presença da sororoca não gere desconforto ao paciente, haja vista que seu nível de consciência se encontra reduzido quando ela se instala, pode ser grande fonte de estresse aos familiares e profissionais de saúde que a presenciam.

Classificação

A sororoca pode ser classificada de acordo com o grau de audibilidade do ruído avaliado à beira do leito (Tabela 5).

Tabela 5 Classificação da sororoca

0: Inaudível
1: Audível apenas quando bem próximo ao paciente
2: Claramente audível aos pés da cama do paciente, em um ambiente silencioso
3: Claramente audível na porta do quarto do paciente, em um ambiente silencioso

Tratamento

Em revisão sistemática realizada pela Cochrane em 2008 e atualizada em 2012, é mostrado que nenhuma intervenção é superior a placebo no tratamento da sororoca. No entanto, a presença desse sintoma causa em geral um impacto negativo, gerando desconforto aos familiares e à própria equipe de saúde. Os tratamentos mais comumente empregados na prática clínica e descritos na literatura são comentados a seguir.

Tratamento farmacológico

Dentre as medicações anticolinérgicas descritas no tratamento da sororoca, a opção disponível no Brasil e mais amplamente utilizada é o butilbrometo de escopolamina, na dose de 20 mg SC ou EV a cada 4 a 6 horas, podendo ser utilizada também em infusão contínua na dose de 60 a 120 mg/dia. O tratamento parece ser mais efetivo quando iniciado precocemente. Um estudo randomizado, duplo-cego e controlado por placebo (estudo SILENCE) avaliando o uso como profilaxia demonstrou redução significativa da ocorrência do sintoma (grau 2 ou acima) em pacientes tratados profilaticamente com escopolamina subcutânea, 20 mg 6/6 h.

Tratamento não farmacológico

Mais importante que o manejo farmacológico em si é o esclarecimento deste fenômeno junto aos familiares. Explicar sua causa, esclarecer que se trata de um fenômeno natural no processo de morte, acolher angústias e preocupações são medidas vitais no manejo da sororoca.

O reposicionamento do paciente em uma posição lateralizada ou a elevação do decúbito podem ser medidas efetivas por facilitarem a drenagem das secreções, e são em geral recomendadas. Uma vez que as medicações anticolinérgicas não atuam na redução das secreções já existentes, pode-se considerar a realização de sucção gentil da orofaringe. Há de se lembrar que esse procedimento pode ser fonte de desconforto para o paciente, devendo a avaliação para sua realização ser individualizada.

SOLUÇO

É definido como um som característico oriundo da contração espasmódica, involuntária e intermitente do diafragma e, em muitos casos, da musculatura intercostal. Normalmente é uma condição autolimitada e raramente necessita de tratamento farmacológico.

Etiologia

Dentre as mais comuns, podemos citar a distensão abdominal por uma refeição farta e bebidas fermentadas, doença do refluxo gastroesofágico, acidente vascular cerebral (AVC) isquêmico ou hemorrágico, encefalite, traumatismo craniano, bócio tireoidiano, faringite, aumento de linfonodos secundários à infecção ou neoplasia na topografia das estruturas envolvidas no arco reflexo do soluço.

Classificação

Os soluços ocorrem normalmente de 4-60 vezes por minuto e a frequência permanece relativamente constante em um determinado indivíduo.

Sua classificação é baseada na duração:

- Intervalo menor que 48 h – ataque agudo.
- Intervalo superior a 48 h – soluços persistentes.
- Intervalo superior a 30 dias – soluços intratáveis.

Avaliação

Para uma investigação básica da causa dos soluços, é importante compreender a história dos fatores que os precipitaram, além de um exame físico voltado para as estruturas envolvidas no seu arco reflexo.

Como distúrbios hidroeletrolíticos e disfunção renal podem ser causa do soluço, exames de triagem devem incluir função renal e eletrólitos. Exames de imagem podem ser solicitados conforme a hipótese diagnóstica sugerida pela história e pelo exame físico. No cenário de cuidados paliativos, é importante localizar em que fase da doença o paciente está para avaliar a necessidade de uma investigação mais aprofundada, uma vez que o tratamento sintomático independe da causa.

Tratamento

Medidas não farmacológicas

Costumam ser estratégias na tentativa de quebrar a sequência do arco reflexo do soluço, normalmente através da estimulação do nervo vago ou da estimulação simpática. Normalmente são efetivas apenas para crises agudas.

As manobras comumente mais efetivas são segurar a respiração, respirar dentro de um saco de papel e realizar a manobra de Valsalva.

Medidas farmacológicas

Como uma das causas mais comuns de soluço é a doença do refluxo gastroesofágico, podemos iniciar tratamento empírico com um inibidor de bomba de prótons, como o omeprazol 20 mg 1x ao dia. Caso não haja resposta, outras opções podem ser utilizadas. As medicações principais estão na Tabela 6.

Tabela 6 Principais medicações no tratamento do soluço

Medicação	Dose	Mecanismo de ação	Principais efeitos adversos	Comentários
Baclofeno	5-20 mg 3x ao dia	Agonista GABA-B com ação inibitória pré-sináptica nos neurônios motores	Sonolência, hipotonia, confusão mental, cefaleia, náusea	Medicação de **primeira escolha** por melhor perfil de efeitos adversos, embora não mostre superioridade em relação às demais. Pode reduzir limiar convulsivo
Gabapentina	300-600 mg 3x ao dia	Liga-se a canais de cálcio voltagem-dependentes, modulando a liberação de neurotransmissores excitatórios	Tontura, sonolência, fadiga, edema periférico, amnésia, astenia	Medicação de **primeira escolha** por melhor perfil de efeitos adversos, embora não mostre superioridade em relação às demais

(continua)

Tabela 6 Principais medicações no tratamento do soluço *(continuação)*

Medicação	Dose	Mecanismo de ação	Principais efeitos adversos	Comentários
Pregabalina	75-150mg 2x ao dia	Liga-se a canais de cálcio voltagem-dependentes, modulando a liberação de neurotransmissores excitatórios	Tontura, sonolência, cefaleia, fadiga, edema periférico, xerostomia	Medicação de **primeira escolha** por melhor perfil de efeitos adversos, embora não mostre superioridade em relação às demais
Metoclopramida	10 mg 3x ao dia	Antagonista dopaminérgico (D3), agonista 5HT4, ação antiemética central e efeito pró-cinético; atravessa a barreira hematoencefálica	Sonolência, tontura, fadiga, acatisia, confusão mental	Normalmente não é indicada para uso a longo prazo pelos seus efeitos adversos
Domperidona	10 mg 3x ao dia	Antagonista dopaminérgico (D3), não atravessa a barreira hematoencefálica	Xerostomia, cefaleia, aumento da sede	
Clorpromazina	25-50 mg 4x ao dia	Antagonista dopaminérgico (D3)	Discinesia tardia, xerostomia, tontura, sonolência, reação extrapiramidal, constipação, hipotensão postural	Normalmente não é indicada para uso a longo prazo pelos seus efeitos adversos

Carbamazepina, valproato, fenitoína, nifedipina e amitriptilina são outras opções descritas na literatura.

A expectativa de vida do paciente é relevante na escolha da medicação a ser utilizada, considerando-se que os efeitos adversos a longo prazo podem não ser uma preocupação. Deve-se levar em consideração as vias de administração disponíveis e a comodidade para o paciente. O intuito é deixar o paciente confortável, com o menor número de medicações possível. Por exemplo: em um paciente que tenha náuseas por estase gástrica e soluços, a escolha provavelmente será a metoclopramida, e em um paciente que apresente *delirium* e soluços, a escolha deverá ser a clorpromazina.

Na falha do tratamento farmacológico, opções não farmacológicas como a hipnose e a acupuntura podem ser utilizadas.

HEMOPTISE

Hemoptise é definida como expectoração de conteúdo sanguinolento proveniente dos pulmões, e deve ser diferenciada do sangramento advindo na nasofaringe e do trato gastrointestinal.

Tabela 7 Hemoptise maciça*

Perda maior que 500 mL em 24 h OU
Perda maior que 300 mL em um único episódio de hemoptise OU
Perda maior que 100 mL/h de sangue

* Definição sem consenso na literatura.

Etiologia e dados epidemiológicos

Nos pacientes com câncer de pulmão, a hemoptise está presente em 7 a 10% e aproximadamente 20% terão hemoptise durante o curso da doença.

A Tabela 8 apresenta as causas mais frequentes de hemoptise.

Tabela 8 Etiologia da hemoptise

Bronquiectasias	Drogas (p. ex.: bevacizumab)
Câncer de pulmão	Distúrbios da coagulação
Infecções:	Distúrbios plaquetários
Bacterianas (p. ex.: tuberculose)	Fibrose cística
Fúngicas	Vasculites

Manejo clínico da hemoptise maciça

Para qualquer paciente que se apresente com hemoptise, deve-se inicialmente posicioná-lo de forma lateralizada. Caso haja a suspeita de um dos pulmões ser o responsável pelo quadro, este deverá ser voltado para baixo, de forma a impedir que o sangramento vá para o outro pulmão e impeça as trocas gasosas.

Caso o paciente chegue instável ao setor de emergência, e não haja tempo hábil para coleta de informações, deve-se instituir os tratamentos convencionais enquanto se definem mais claramente as metas de cuidado.

É importante coletar o máximo de informações com a família (ou o paciente, se ele estiver em condições para tal) sobre diagnósticos prévios, tratamentos que vêm sendo instituídos, funcionalidade e valores. Tais informações serão úteis para prognosticar e localizar em que fase da doença o paciente está, além de entender a melhor abordagem para a família/paciente.

A fase da doença em que o paciente está irá nos guiar para os tratamentos a serem instituídos.

Tabela 9 Tratamento da hemoptise maciça

Pacientes sem sinais de fase final de vida	
Abordagem inicial	Checar sinais de instabilidade Lateralização do paciente (pulmão acometido para baixo) Proteção das vias aéreas Exames iniciais Transfusões sanguíneas (se necessário)
Abordagem específica	
a. Sangramento proximal	Balonamento *Stent* Eletrocauterização Ressecção endobrônquica Coagulação com plasma de argônio
b. Sangramento distal	Radioterapia
Para os casos refratários	Embolização da artéria brônquica Cirurgia
Pacientes em fase final de vida ou processo ativo de morte	
Exames e tratamento invasivo	Riscos superam os benefícios. Não devem ser realizados
Não farmacológico	Usar lençóis e cobertores escuros para diminuir o impacto visual do sangramento Acolhimento familiar Orientar familiares que óbito deverá ocorrer em breve
Farmacológico	Ácido tranexâmico: nebulização 500 mg/5 mL 8/8 h Sedação paliativa

A hemoptise é um sintoma dramático, em que a própria realização de procedimentos para tratamento pode precipitar o óbito. Como nem sempre o caminho a ser seguido será claro, é importante deliberar com o paciente e sua família, ponderando os riscos e benefícios dos tratamentos, qual o melhor cuidado para aquele momento, e que vise o menor sofrimento possível.

CONSIDERAÇÕES FINAIS

- Todo paciente com doença avançada está suscetível às mesmas causas de tosse encontradas na população geral. A identificação e o tratamento de causas subjacentes pode levar ao controle mais efetivo do sintoma.
- Apesar de amplamente utilizada na prática clínica, os estudos vêm enfraquecendo o uso rotineiro da codeína, sendo atualmente a morfina o opioide de escolha no manejo da tosse.
- Ainda não há um tratamento sintomático ideal de primeira escolha para a tosse.
- Sororoca é um fenômeno comum em pacientes em fim de vida, e em geral antecede a morte em 24-48 h. É de fundamental importância em sua abordagem acolher e esclarecer os familiares de que a presença da sororoca não é sinal de desconforto para o paciente.
- O manejo da sororoca inclui: reposicionamento do paciente e uso de drogas anticolinérgicas (embora haja pouca evidência que sustente o seu uso).
- Soluço é condição geralmente autolimitada e que raramente necessita de tratamento farmacológico.
- No tratamento do soluço, existem opções não farmacológicas (respirar dentro de saco, manobra de Valsalva) e farmacológicas. Baclofeno, gabapentina e pregabalina são considerados agentes de primeira escolha.
- Para os pacientes com hemoptise que estão em final de vida ou processo ativo de morte, em que não serão realizados procedimentos invasivos, é recomendado o uso de lençóis e cobertores escuros para reduzir o impacto visual do sangramento, nebulização com ácido tranexâmico, acolhimento familiar e avaliar indicação de sedação paliativa.
- Em contexto de cuidados paliativos é importante avaliar o prognóstico da doença e estabelecer os objetivos do cuidado ao paciente, de forma a nos guiar na escolha dos recursos de investigação e tratamento. É importante lembrar que o tratamento farmacológico inicial dos sintomas não deve ser atrasado e deve ser realizado de forma concomitante a essa avaliação.

REFERÊNCIAS BIBLIOGRÁFICAS

1. Morice AH, Millqvist E, Bieksene K, et al. ERS guidelines on the diagnosis and treatment of chronic cough in adults and children. Eur Resp J. 2020;55:1901136.
2. Molassiotis A, Smith JA, Mazzone P, Blackhall F, Irwin RS. Symptomatic treatment of cough among adult patients with lung cancer. Chest. 2017;151(4):861-74.
3. Mollart S, Thomas T, Rosemary W, Booth S. Other respiratory symptoms (cough, hiccup and secretions). In: Bruera E, Higginson I, Gunten CF, Morita T (eds.). Textbook of palliative medicine. New York: CRC Press; 2015. p.673-88.
4. Dicpinigaitis PV, Morice AH, Birring SS, McGarvey L, Smith JA, Canning BJ, Page CP. Antitussive drugs - past, present, and future. Pharmacol Rev. 2014;66:468-512.
5. Wee B, Browning J, Adams A, Benson D, Howard PE, et al. Management of chronic cough in patients receiving palliative care: Review of evidence and recommendations by a task group of the Association for Palliative Medicine of Great Britain and Ireland. Palliative Medicine. 2012;26(6):780-7.
6. Mercadante S, Marinangeli F, Masedu F, Valenti M, Russo D, Ursini LE, et al. Hyoscine butylbromide for the management of death rattle: sooner rather than later. J Pain Sympt Manag. 2018;56(6):902-7.
7. Bennett M, Lucas V, Brennan M, Hughes A, O'Donnell V, Wee B. Using anti-muscarinic drugs in the management of death rattle: evidence-based guidelines for palliative care. Palliative Medicine. 2002;16:369-74.
8. Hildiers H, Dhaenekint C, Demeulenaere P, Clement PMJ, Desmet M, Nuffelen RV, et al. Atropine, hyoscine butylbromide, or scopolamine are equally effective for the treatment of death rattle in terminal care. J Pain Sympt Manag. 2009;38(1):124-33.
9. van Esch HJ, van Zuylen L, Geijteman ECT, Oomen-de Hoop E, Huisman BAA, Noordzij-Nooteboom HS, et al. Effect of prophylactic subcutaneous scopolamine butylbromide on death rattle in patients at the end of life: The SILENCE Randomized Clinical Trial. JAMA. 2021 Oct 5;326(13):1268-76..
10. Lokker ME, Zuylen L, Rijt CCD, Heide A. Prevalence, impact, and treatment of death rattle: a systematic review. J Pain Sympt Manag. 2014;47(1):105-22.
11. Campbell ML. Assuaging listener distress from patient death rattle. Ann Palliat Med. 2019;8(Suppl 1):S58-S60.
12. Cherny N, Fallon M, Kaasa S, Poternoy RK, Currow DC (eds.). Oxford textbook of palliative medicine. 6.ed. Oxford: Oxford University Press; 2021.
13. Wee B, Hillier R. Interventions for noisy breathing in patients near to death. Cochrane Database of Systematic Reviews. v. 1. 2008.
14. Adam E. A systematic review of the effectiveness of oral baclofen in the management of hiccups in adult palliative care patients. Journal of Pain & Palliative Care Pharmacotherapy. 2020;34(1):43-54.
15. Steger M, Schneemann M, Fox M. Systemic review: the pathogenesis and pharmacological treatment of hiccups. Alimentary Pharmacology & Therapeutics. 2015;42(9):1037-50.
16. Hankerson MJ, Raffetto B, Mallon WK, Shoenberger JM. Nebulized tranexamic acid as a noninvasive therapy for cancer-related hemoptysis. Journal of Palliative Medicine. 2015;18(12):1060-2.
17. Pereira J. Management of bleeding in patients with advanced cancer. The Oncologist. 2004;9(5):561-70.
18. Simoff MJ, Lally B, Slade MG, Goldberg WG, Lee P, Michaud GCE, et al. Symptom management in patients with lung cancer. Chest. 2013;143(5):e455S-e497S.

19. Wand O, Guber E, Guber A, Epstein Shochet G, Israeli-Shani L, Shitrit D. Inhaled tranexamic acid for hemoptysis treatment: a randomized controlled trial. Chest. 2018;154(6):1379-84.
20. Aboussouan LS. Role of mucoactive agents and secretions clearance techniques in COPD. UptoDate. Atualizado em 04/03/2020.

45

Controle de sintomas gastrointestinais: náuseas, vômitos, constipação e anorexia

Millena Gomes Pinheiro Costa
Gisela Biagio Llobet

INTRODUÇÃO

Sintomas gastrointestinais são comuns em pacientes em fase final de vida, representando uma carga importante de desconforto para o paciente e seus familiares, que acarreta piora da qualidade de vida e aumento do uso de recursos em saúde. Náusea, vômitos, constipação, dor abdominal, disfagia e anorexia são os sintomas gastrointestinais mais prevalentes em pacientes terminais.

Náusea é uma experiência subjetiva, podendo ser descrita como uma sensação de mal-estar e incômodo que precede o vômito, sendo este a eliminação forçada de conteúdo gástrico pela boca. Estudos demonstram que até 50-60% dos pacientes com câncer avançado apresentam náusea e 33% vômitos, sendo ambos mais comuns em pacientes acima de 65 anos, mulheres e aqueles que possuem câncer ginecológico, gástrico ou intestinal.[1-4] Em torno de 50% dos pacientes submetidos a quimioterapia e radioterapia apresentam náuseas e vômitos, mesmo em uso profilático de antieméticos.[5] Ao dificultar a ingesta alimentar, podem contribuir para o aparecimento da síndrome de caquexia-anorexia e distúrbios hidroeletrolíticos.

Anorexia se refere à redução do apetite ou desejo de comer. É fonte de grande sofrimento para pacientes e familiares, devido ao papel social da alimentação e sua relação cultural com a possibilidade de cura de doenças. Associada a inflamação, perda de massa magra e aumento de gasto energético, caracteriza-se a síndrome de caquexia-anorexia, em que terapias nutricionais não resultam em ganho de peso. A caquexia está presente em até 80% dos pacientes com neoplasias avançadas e até 15% dos doentes com insuficiência cardíaca terminal.[2]

Constipação é outro sintoma frequente em cuidados paliativos, acometendo até 87% dos pacientes com doenças graves ameaçadoras da vida e 95% dos doentes em uso de opioides. Produz importante morbidade e geralmente está associada a outros sintomas como dor abdominal, perda de apetite, náusea e confusão mental.[2,6]

Assim como a dor, todo sintoma é "total". O sofrimento deve ser compreendido e tratado de forma global e as dimensões emocional, espiritual, social podem necessitar de abordagem além do tratamento medicamentoso.

NÁUSEAS E VÔMITOS

Fisiopatologia

Existem diversos mecanismos de desencadeamento desses sintomas. A Figura 1 representa as vias ativadas e os receptores envolvidos. A zona de gatilho quimiorreceptora (principais receptores: dopamina D2 e serotonina 5HT3), o sistema vestibular (principais receptores: histamina H1 e acetilcolina muscarínico AChm), o córtex cerebral (principais receptores: GABA e H1) e o sistema gastrointestinal (principais receptores: serotonina 5HT3 e 5HT4, D2 e AChm) enviam eferências ao centro do vômito (principais receptores: H1, AChm e 5HT), que provoca náusea e/ou vômito. Esse conhecimento é importante para o tratamento, uma vez que a maioria das medicações antieméticas age através do antagonismo de neurotransmissores.

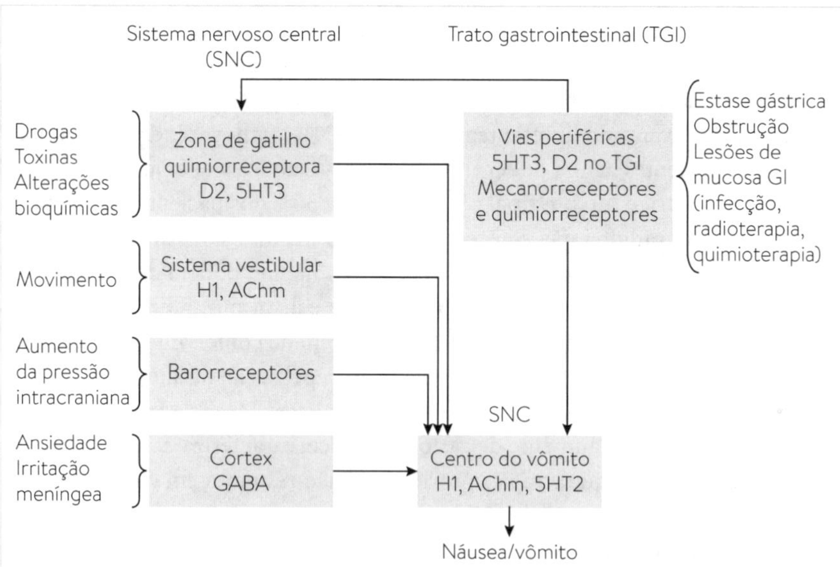

Figura 1 Vias da êmese e neurotransmissores envolvidos. Adaptada de: Baines MJ[1], Glare P et al.[3], Bruera E[7].

Avaliação

O primeiro passo na abordagem eficiente desses pacientes é uma avaliação ampla, visando à identificação de causas e mecanismos relacionados ao sintoma. Alguns pontos podem ser destacados:

1. História e exame físico detalhados avaliando diagnósticos diferenciais. A história clínica deve focar no início dos sintomas, frequência dos vômitos, fatores desencadeantes, fatores de alívio e de piora, medicações de uso contínuo ou recém-introduzidas (principalmente opioides), doença de base, tratamentos em atividade (como quimioterapia) e sintomas associados. Algumas perguntas mais direcionadas podem guiar o raciocínio para síndromes específicas:[3]
   - Sensação de saciedade precoce, regurgitação e alívio do mal-estar após episódio de vômito em pequena quantidade: estase gástrica (35-45%).
   - Náusea persistente, sensível a cheiro e gosto de comida, vômito não provoca alívio: causas químicas (ativação da zona quimioceptora) (30-40%).
   - Dor abdominal em cólica, alívio da náusea após vômitos com aspecto bilioso ou fecaloide: obstrução intestinal (10-30%).
   - Episódios de vômitos não associados a náuseas, cefaleia predominantemente no período matutino: aumento da pressão intracraniana.
   - Náuseas associadas a movimentação, incluindo cinetose: distúrbios vestibulares.
   - Náusea e vômitos associados a ansiedade importante: mecanismo cortical.
2. Determinar a doença de base e qual o possível neurotransmissor ativado.
3. Escolher o antiemético com ação no receptor envolvido (tópico "Tratamento").
4. Iniciar medicações de horário e titular dose até a máxima recomendada, associando outra droga se necessário.
5. Avaliar possíveis fatores reversíveis coadjuvantes de náuseas:
   - Constipação: uma das causas mais comuns em pacientes idosos e/ou oncológicos.
   - Medicamentos:
     - Irritação gástrica pelo uso de medicações, como anti-inflamatórios não esteroidais.
     - Uso de opioides (considerar rotação).
     - Efeitos colaterais de medicações de uso contínuo.
     - Quimioterapia/radioterapia.
   - Náuseas e vômitos antecipatórios.
   - Distúrbios hidroeletrolíticos.
     - Hipercalcemia: muito associada a malignidade, pode melhorar com o tratamento específico.
     - Hiponatremia: tratar a causa associada.

- Alterações vestibulares.
- Alterações de sistema nervoso central (SNC) (especialmente tumores ou sangramentos que levem a hipertensão intracraniana).
- Ação física tumoral (compressão extrínseca).

Exames complementares, sendo de imagem ou laboratoriais, devem ser indicados conforme a hipótese diagnóstica do paciente. Na obstrução intestinal, por exemplo, a radiografia ou tomografia de abdome pode ajudar na confirmação diagnóstica e avaliação de possibilidade de abordagem cirúrgica. Eletrólitos podem ser indicados em pacientes com suspeita de distúrbios por grande volume de êmese.

Tratamento

A escolha da medicação deve se basear nos mecanismos dos sintomas e alvos dos receptores das drogas. Apesar dos estudos que defendem esse modelo de tratamento serem limitados, a abordagem direcionada pode levar ao sucesso em até 80-90% dos casos.[3]

A seguir, a descrição dos antieméticos mais utilizados e seu mecanismo de ação:

- Metoclopramida – antagonista D2 e agente procinético (efeito 5HT4).
- Haloperidol – antagonista D2.
- Clorpromazina – antagonista D2, AChm, H1.
- Ondansetrona – antagonista 5HT3.
- Prometazina – antagonista D2, H1, AChm.
- Dimenidrato – antagonista H1.
- Escopolamina – antagonista AChm.
- Olanzapina – antagonista 5HT3, H1, AChm.
- Mirtazapina – antagonista 5HT3.
- Dexametasona – desconhecido, reduz edema peritumoral.
- Octreotide – reduz secreções e motilidade gastrointestinais.

Tratamentos não farmacológicos também devem ser considerados:

- A depender do estágio da doença atual e do julgamento clínico, podem ser realizados procedimentos invasivos visando o conforto do paciente, como passagem de sonda nasogástrica aberta, paracentese de alívio, drenagem gástrica percutânea, *stents* gastrointestinais ou outras abordagens cirúrgicas. Deve-se ter em mente que procedimentos cirúrgicos nessa população têm mortalidade perioperatória entre 9-40% e taxas de complicação entre 9-90%.[7]

- Mudanças em alguns hábitos – como fracionar a alimentação em pequenas porções e evitar desencadeantes (como odores fortes) –, acupuntura, terapia cognitivo-comportamental e outras alternativas podem ser utilizadas.

A Tabela 1 exibe as principais causas de náusea e vômitos com seus respectivos mecanismos e tratamento de escolha.

Tabela 1

Causa	Mecanismo	Medicamento
Estase gástrica/ motilidade reduzida	Distensão com ativação de receptores gástricos e vagal	Antieméticos com efeito procinético ou ação no receptor D2 ▪ Metoclopramida 10 mg EV/SC 8/8 h
Químico	Ativação da zona de gatilho quimiorreceptora, D2 e 5HT3	Pode-se optar também por tratamento profilático ▪ Ondansetrona 4-8 mg EV/SC 8/8 h ▪ Haloperidol 1-2,5 mg EV/SC 8/8 h
Vestibular	Efeito direto no sistema vestibular; medicações	▪ Dimenidrato 30 mg EV 6/6 h
Hipertensão intracraniana	Zona de gatilho quimiorreceptora	▪ Dexametasona 4-8 mg EV/SC 2 vezes ao dia
Obstrução intestinal	Receptores D2, 5HT3, zona de gatilho	▪ Haloperidol (mesma dose acima) ▪ Dexametasona (mesma dose acima) ▪ Octreotide 100-300 UI/dia
Cortical		▪ Diazepam 5-10 mg EV/VO

Um dos maiores desafios no tratamento desses pacientes é a ocorrência concomitante de vários fatores etiológicos. Exemplo: senhor de 81 anos, com neoplasia de pulmão, em quimioterapia, em uso crônico de opioides para dor e dispneia, em situação de vulnerabilidade social que dificulta idas ao hospital e aderência ao tratamento. Temos interferência de medicação contínua, quimioterapia e possivelmente um componente ansioso. Dificilmente o foco apenas em tratamento medicamentoso irá resolver a náusea do paciente, sendo indicada abordagem multimodal.

CONSTIPAÇÃO

Fisiopatologia

A atividade funcional do intestino depende de peristaltismo e motilidade eficientes, reabsorção de sais e fluidos e atividade normal do esfíncter anal. Diversos mecanismos podem levar à atividade disfuncional desse sistema, provocando constipação. Constipação primária é relacionada a hábitos de vida como sedentarismo, baixa ingesta de líquidos e fibras e pode ser influenciada por fatores ambientais. Constipação secundária se deve a doenças, como tumores abdominais, doença diverticular, diabetes, fissura anal, hipotireoidismo. Constipação também pode ser induzida por drogas, destacando-se opioides, anticolinérgicos e antidepressivos tricíclicos, entre outros.[2,6] É um sintoma comum em pacientes sob cuidados paliativos, frequentemente tendo mecanismo multifatorial.

Avaliação

A avaliação da constipação deve buscar os desencadeantes mencionados: histórico prévio do hábito intestinal, mudanças em estilo de vida, comorbidades e estágio de cada doença, uso de medicações. O exame físico deve avaliar presença de ruídos hidroaéreos, distensão abdominal, massas abdominais ou ascite, e pode incluir toque retal para excluir impactação fecal. Em geral, exames complementares apenas serão necessários na suspeita de obstrução intestinal ou distúrbios hidroeletrolíticos e devem ser ponderados levando-se em consideração a expectativa de vida do paciente.

Tratamento

Idealmente, a prevenção da constipação deve ser sempre uma meta no cuidado paliativo, devido à sua prevalência e carga sintomática. Educação de pacientes e familiares quanto a hábitos que favoreçam o trânsito intestinal adequado é essencial. Medidas não farmacológicas devem ser estimuladas sempre que possível, incluindo aumento de ingesta hídrica, atividade física conforme tolerância e consumo adequado de fibras. Porém, muitos pacientes terão restrições a essas medidas, como imobilismo, intolerância a volume devido a insuficiência cardíaca ou ascite refratária e baixa aceitação via oral, entre outros. Massagens abdominais têm efeito modesto na redução de constipação e podem ser consideradas. Deve-se rever as medicações em uso e considerar a suspensão de tratamentos não essenciais que provoquem constipação.

Uma vez instalada a constipação, terapia medicamentosa deve ser instituída. O manejo mais usual da constipação em pacientes com doenças avançadas é a prescrição de laxantes, divididos nas seguintes classes:[7,8]

- Formadores de bolo fecal: em geral não recomendados nessa população, por provocarem empachamento, flatulência e risco de impactação fecal se houver baixa ingesta hídrica. Ex.: metilcelulose.

- Lubrificantes: reduzem o tempo de trânsito intestinal e aumentam o conteúdo líquido nas fezes. Pouco utilizados. Ex.: óleo mineral (risco de broncoaspiração) e docusato.
- Agentes osmóticos: através da promoção de um meio osmolar, aumentam o conteúdo líquido no bolo fecal e reduzem o tempo de trânsito intestinal. Ex.: lactulose (aumenta distensão abdominal e gases devido à metabolização por bactérias) e polietilenoglicol (PEG - melhor tolerado).
- Agentes estimulantes (ou irritativos): induzem contrações intestinais por ação direta no plexo mioentérico, reduzindo o tempo de trânsito intestinal. Podem provocar náusea, dor abdominal e diarreia. Ex.: bisacodil, picossulfato de sódio e senne.
- Procinéticos: pequeno efeito na motilidade colônica, com resultados insatisfatórios para constipação. Ex.: metoclopramida, domperidona.
- Antagonistas opioides: antagonista do receptor mu, com efeito periférico apenas, sem redução de analgesia. Alto custo e baixa disponibilidade no Brasil. Ex.: metilnaltrexone.
- Supositórios e enemas: aumentam conteúdo líquido nas fezes e estimulam peristalse. Devem ser reservados para constipação refratária a medicações orais. Ex.: supositório de glicerina, solução glicerinada.

Uso prático:

- Bisacodil 5 mg à noite - no máximo 30 mg/dia em 2-3 tomadas.
- Picossulfato de sódio 10 gotas à noite - no máximo 60 gotas/dia em 2-3 tomadas.
- Senne 1-2 cápsulas à noite - no máximo 4 cápsulas/dia.
- Lactulose 15 mL de manhã - no máximo 60 mg/dia em 2-3 tomadas.
- PEG 1-2 sachês de manhã.
- Docusato 60 mg à noite - no máximo 300 mg/dia em 2-3 tomadas.
- Glicerina 12% 500 mL aquecida via retal.

ANOREXIA/CAQUEXIA

Fisiopatologia

Anorexia em contexto de doenças ameaçadoras à vida é consequência de mecanismos multifatoriais. Há um desequilíbrio entre citocinas pró e anti-inflamatórias (principalmente fator de necrose tumoral alfa e interleucinas 1 e 6) e neuropeptídeos no hipotálamo e tronco cerebral. Hormônios de ação periférica como insulina, leptina e grelina também exercem efeito nesse eixo complexo. O resultado desse estado catabólico é perda de apetite, saciedade precoce e perda ponderal não intencional, que inclui massa muscular e tecido adiposo.[6] Também podem estar presentes alterações de olfato ou paladar e náusea.[2] Na síndrome caquexia-anorexia, o desequilíbrio inflamatório é tão importante que o aumento da ingesta calórica não resulta em ganho ponderal.

Avaliação

A determinação de anorexia está baseada na percepção do paciente sobre seu apetite. Quando associada à perda não intencional de > 5% do peso corporal, deve instigar a investigação de síndrome anorexia-caquexia. Embora grande parte desse mecanismo seja irreversível, em geral há diversos contribuintes secundários passíveis de intervenção.

Atenção especial deve ser dada a contribuintes modificáveis, como:[2]

- Dificuldades com deglutição (lesões orais, próteses dentárias, xerostomia e disfagia).
- Dificuldades com digestão (saciedade precoce, náusea, constipação).
- Malabsorção.
- Fatores psicológicos (ansiedade, depressão, sofrimento familiar).
- Distúrbios metabólicos (diabetes, hipotireoidismo, insuficiência adrenal).
- Sintomas associados: alguns pacientes apresentam agrupamento de sintomas que podem se beneficiar de tratamento específico:[2]

1. Saciedade precoce, distensão abdominal, dispepsia e náusea – procinético.
2. Depressão, ansiedade e insônia – antidepressivo orexígeno.
3. Náusea, fadiga e dor – corticoide.

Tratamento

Na síndrome anorexia-caquexia, o sofrimento familiar está presente de forma acentuada. Frequentemente existe a percepção de que o paciente "não quer comer" ou que está "desistindo de lutar", situação que provoca desconforto emocional e psicológico intensos. É importante acessar os sentimentos e percepções do paciente e de seus familiares em relação à situação. Acolher e validar o sofrimento, além de fornecer explicações simples sobre o quadro e sua irreversibilidade pode aliviar o peso dessa situação. Informar para a família que o quadro faz parte de uma síndrome clínica grave e esperada para essa fase, que independe de escolhas do paciente, pode alinhar expectativas e exigências. Busca-se valorizar o papel social do alimento e das refeições, mais do que o valor nutricional.[8]

Quanto ao tratamento, deve inicialmente estar baseado em causas modificáveis, como as listadas. Para os grupos de sintomas, metoclopramida pode auxiliar com sintomas de trato gastrointestinal alto, sintomas psicológicos podem se beneficiar de antidepressivos com ação orexígena, como mirtazapina, ou de corticoides. Sintomas físicos mal controlados, como dor ou náusea, podem acentuar o quadro. Deve-se avaliar prescrição de opioides, antieméticos e corticoides, quando indicados. Atividade física, para pacientes que tolerarem, também pode reduzir anorexia.[2]

Quando não houver resposta às medidas iniciais, o uso de corticoides pode ser considerado. Dexametasona na dose de 4-8 mg uma vez ao dia (cedo) tem efeito estimulador do apetite, porém com duração apenas de algumas semanas e efeitos colaterais importantes. Sugere-se que seja reservada para paciente com expectativa de vida próxima de um mês. Alguns centros utilizam progestágenos como megestrol no tratamento da anorexia induzida por câncer em pacientes com expectativa de sobrevida maior que alguns meses.[2,6-8]

OUTROS SINTOMAS

Embora muito menos frequente que a constipação, a diarreia também pode ser um sintoma de difícil controle para pacientes com doença avançada, especialmente para pacientes com síndrome da imunodeficiência adquirida (SIDA), neoplasias que infiltram o intestino ou após radioterapia. Após excluídas causas infecciosas, quando relevantes, o tratamento sintomático pode ser feito com adequação da dieta (pobre em fibras, livre de lactose), uso de loperamida (até 16 mg/dia) ou, em casos refratários, octreotide subcutâneo.[9]

O sintoma xerostomia está contemplado no Capítulo "Sintomas e cuidados negligenciados".

CONSIDERAÇÕES FINAIS

A abordagem dos sintomas gastrointestinais pode se caracterizar como um desafio para o médico assistente. Normalmente, existem causas multifatoriais e os sintomas podem se agrupar e influenciar mutuamente. São necessárias anamnese e avaliação clínica detalhada. Porém, esses sintomas são frequentemente negligenciados e conferem carga de sofrimento importante a pacientes e familiares.

Preocupar-se em retirar ou tratar fatores desencadeantes pode ajudar a reduzir a necessidade de medicações. Frequentemente o tratamento mais indicado será multimodal. Educação de pacientes e familiares tem papel benéfico no controle desses sintomas, porém o uso de medicações é regra. O objetivo do tratamento, sendo este invasivo ou não, deve sempre ser o conforto do paciente.

REFERÊNCIAS BIBLIOGRÁFICAS

1. Baines MJ. ABC of palliative care. Nausea, vomiting, and intestinal obstruction. BMJ. 1997;315(7116):1148-50.
2. Malec M, Shega JW. Management of gastrointestinal symptoms (nausea, anorexia and cachexia, constipation) in advanced illness. Med Clin North Am. 2020;104(3):439-54.
3. Glare P, Miller J, Nikolova T, Tickoo R. Treating nausea and vomiting in palliative care: a review. Clin Interv Aging. 2011;6:243-59.
4. Davis MP, Walsh D. Treatment of nausea and vomiting in advanced cancer. Support Care Cancer. 2000;8(6):444-52.
5. Aranda Aguilar E, Constenla Figueiras M, Cortes-Funes H, Diaz-Rubio García E, Gascon Vilaplana P, Guillém V, et al. Clinical practice guidelines on antiemetics in oncology. Expert Rev Anticancer Ther. 2005;5(6):963-72.
6. McHugh ME, Miller-Saultz D. Assessment and management of gastrointestinal symptoms in advanced illness. Prim Care. 2011;38(2):225-46, viii.
7. Bruera E, Yennurajalingan S. Oxford American handbook of hospice and palliative medicine. New York: Oxford University Press; 2011.
8. Carvalho RT, Souza MRB, Franck EM, Polastrini RTV, Crispim D, Jales SMCP, et al. Manual da residência de cuidados paliativos. Barueri: Manole; 2018.
9. Fallon M, O'Neill B. ABC of palliative care. Constipation and diarrhoea. BMJ. 1997 Nov 15;315(7118):1293-6.

46

Obstrução intestinal maligna

Juliana Tameirão Cangussú
Lílian Mariane Bresque de Cesar

CASO CLÍNICO

Sra. Mara, 52 anos, portadora de neoplasia ovariana com metástase para fígado e peritônio ao diagnóstico, atualmente em quimioterapia paliativa, dá entrada no departamento de emergência por dor abdominal, náusea e vômitos com piora progressiva. Está sem evacuar há 6 dias e há 2 sem eliminar flatos.

- Como diferenciar a obstrução intestinal maligna da suboclusão?
- Qual o manejo inicial?
- Quando considerar abordagem cirúrgica?

INTRODUÇÃO

- Na doença oncológica avançada, a obstrução ou oclusão intestinal maligna (OIM) é uma complicação que surge em cerca de 3 a 15% de todos os pacientes com doença em fase terminal e está associada a prognóstico reservado. As patologias mais envolvidas são o carcinoma de ovário, com incidência que varia de 5 a 51%, e o carcinoma colorretal, com 10% a 28% dos pacientes podendo apresentar essa complicação.[1-2]
- É compreendida como a não progressão do conteúdo gastrointestinal ao longo do tubo digestivo, por obstrução do lúmen ou por ausência de propulsão, podendo qualquer nível estar envolvido.

FISIOPATOLOGIA

A fisiopatologia da obstrução intestinal é complexa e sua apresentação pode ser de forma parcial ou completa, única ou múltipla, transitória ou persistente, mecânica ou funcional.[1]

A oclusão intestinal pode estar relacionada de maneira direta ou indireta com o câncer, ocorrer por obstrução mecânica devido a tumoração intestinal, de cavidade abdominal ou pélvica, aderências pós-cirúrgicas ou pós-radioterapia, impactação fecal ou mesmo alteração de funcionalidade, como edema de alças intestinais, carcinomatose peritoneal, alteração de motilidade por lesão de nervos do plexo celíaco ou em decorrência do uso de opioides.[1,3-5]

Quando a oclusão se instala, há acúmulo das secreções gástricas, pancreáticas e biliares, cujo volume diário chega a 7 a 8 litros. Há, então, diminuição de absorção de água e sódio no lúmen intestinal e também aumento de secreção de água e sódio pela mucosa colônica, causando assim distensão de alças e perda de fluidos e eletrólitos.[5,6]

Ocorre aumento da atividade peristáltica, de forma a tentar vencer a barreira imposta, causando um círculo vicioso de distensão-secreção-atividade, desencadeando liberação de fatores inflamatórios que favorecem a alteração de circulação sanguínea normal, aumentando o insulto e contribuindo para translocação bacteriana e aumentando o risco de perfuração intestinal por isquemia da parede do cólon.[6]

QUADRO CLÍNICO

Na maioria dos pacientes oncológicos, o quadro de OIM instala-se de maneira progressiva. A oclusão parcial persiste por algum tempo, cursando com cólicas abdominais, náuseas, vômitos e distensão abdominal intermitentes. Esses sintomas são resolvidos de forma espontânea, há eliminação de flatos e episódios de diarreia.[5] Quando a obstrução completa é estabelecida, o trânsito intestinal é totalmente interrompido e a sequência de distensão-secreção-atividade motora do intestino cursa com sintomas intensos relacionados à localização da obstrução (Tabela 1).

Tabela 1 Diferenciação de sintomas de acordo com localização da obstrução intestinal

Sintomas	Gástrica ou intestino delgado proximal	Intestino delgado distal ou intestino grosso
Vômito	Biliosos, aquosos, grande quantidade, pouco ou nenhum odor	Com sedimentos, pequena quantidade, presença de odor, pode não ocorrer

(continua)

Tabela 1 Diferenciação de sintomas de acordo com localização da obstrução intestinal *(continuação)*

Sintomas	Gástrica ou intestino delgado proximal	Intestino delgado distal ou intestino grosso
Dor	Sintoma precoce, periumbilical, intermitente, curtos intervalos, cólica	Sintoma tardio, localizado, dor visceral, intervalos longos entre as cólicas
Distensão abdominal	Pode estar ausente	Presente
Anorexia	Sempre	Pode não estar presente

Fonte: Naylor C.[5]

Auscultam-se borborigmos e peristaltismo de luta e, conforme a obstrução progride, o peristaltismo pode reduzir até sua completa abolição, auscultando-se ruídos metálicos devido à tensão hidroaérea.[6] Pode haver dor contínua, por expansão tumoral que comprime o intestino, distensão intestinal ou hepatomegalia, além da dor tipo cólica, decorrente da atividade peristáltica para sobrepor a obstrução.

Ocorre perda importante de eletrólitos, causando alteração do equilíbrio ácido-base e desidratação. O acúmulo de fluidos e eletrólitos no terceiro espaço pode levar a ascite e lesão renal aguda por hipovolemia persistente. Quando o sítio é mais alto, por perda de secreção gástrica, ocorrem alcalose metabólica, hipocloremia e hipocalemia, resultando em hipoventilação; quando a oclusão ocorre em nível mais baixo, a acidose predomina devido a lesões isquêmicas ou complicações sépticas.

Diarreia paradoxal pode ocorrer em consequência ao escape de secreções pela impactação fecal, secundária à atividade bacteriana (liquefação do conteúdo digestivo) e/ou à hipersecreção intestinal.[6]

No caso clínico, a paciente apresenta OIM, completa, em que a parada de eliminação de fezes e flatos, dor e vômitos incoercíveis determinam a necessidade de atendimento de urgência.

DIAGNÓSTICO

Os sintomas típicos, com antecedente de neoplasia maligna e o exame físico contribuem muito para a suspeita de OIM, cujos critérios diagnósticos são:

- Evidência clínica de obstrução intestinal (história clínica, exame físico e alterações radiológicas compatíveis).
- Obstrução intestinal além do ângulo de Treitz.
- Doença oncológica incurável.

- Neoplasia de cavidade abdominal ou diagnóstico de câncer primário com doença intraperitoneal.[3,4]

O uso de métodos de imagem pode auxiliar a confirmar o diagnóstico e identificar o nível da obstrução, contribuindo também para decisão terapêutica.

A tomografia computadorizada (TC) de abdome é considerada padrão-ouro para avaliação, conseguindo mostrar local e causa da oclusão em 70 a 95% dos casos.[1,4,6] Faz diagnóstico diferencial com outras doenças que podem requerer abordagem emergencial, como isquemia intestinal aguda, além de identificar se a oclusão ocorre em único ou múltiplos locais, o comprimento de estenose, causa e gravidade.[2] Caso indisponível, radiografia simples de abdome pode auxiliar na avaliação inicial na suspeita de OIM.

A paciente em questão foi submetida a TC de abdome, que evidenciou distensão importante de alças intestinais, sem sinais de sofrimento, com líquido livre e ausência de ponto único de obstrução identificável.

MANEJO CLÍNICO

Medidas gerais

Pacientes com reserva funcional e sinais de complicações (perfuração, isquemia de alças, peritonite) devem ser avaliados para cirurgia emergencial. Todo paciente com OIM deve ser considerado potencialmente candidato a cirurgia, embora a maioria dos pacientes seja inoperável.[1] O tratamento inicial da OIM concentra-se no manejo clínico, objetivando controle dos sintomas e tentativa de reversão da obstrução completa. Sempre que possível, objetiva-se a alta hospitalar, idealmente com programa de atenção domiciliar. Casos refratários após 48-72 h podem ser considerados para avaliação cirúrgica.[1,7]

Inicialmente, o quadro é manejado com jejum, hidratação e uso temporário de sonda nasogástrica (SNG), para drenagem da secreção gastrointestinal, redução de distensão abdominal e melhora da náusea e vômito, quando esses sintomas não são controlados com fármacos. A SNG pode trazer desconfortos como dor à deglutição, disfagia, tosse ou piora de náuseas, e sua manutenção pode causar danos secundários, como esofagite, refluxo gastroesofágico, erosão de asa de nariz e broncoaspiração. Alguns pacientes preferem não ser submetidos à colocação de sonda, ainda que às custas de persistirem os vômitos incontroláveis.[1]

Para conforto podem ser ofertados alimentos e fluidos em pequena quantidade, conforme o desejo e tolerância do paciente. A sensação de boca seca pode ser contornada com higiene bucal regular, cubos de gelo, pequenos goles de água com intervalos regulares e saliva artificial.[5]

A indicação da nutrição enteral artificial restringe-se aos casos nos quais há possibilidade real de melhora da qualidade de vida, com expectativa de vida de meses a anos. O seu uso em pacientes nas últimas semanas de vida não aumenta a sobrevida e relaciona-se a complicações como infecções, hipersecreção, pneumonias aspirativas, lesões nasais e esofágicas e *delirium*, além de limitar a alta hospitalar. A nutrição parenteral para esses pacientes não está associada a aumento de sobrevida nem a melhora de qualidade de vida.[4]

TRATAMENTO FARMACOLÓGICO

O tratamento farmacológico consiste no uso combinado de diversos fármacos ativos no controle dos sintomas e na tentativa de reestabelecer o trânsito intestinal. Os medicamentos podem ser administrados por via subcutânea (preferencialmente) ou endovenosa; ocasionalmente, as vias sublingual, transdérmica e retal também podem ser adequadas.

Dor

O uso de opioides é indicado para controle da dor na OIM, conforme a escala de dor da Organização Mundial da Saúde.[1,5] A escolha do opioide a ser utilizado depende de outros sintomas associados e da condição clínica. A escopolamina deve ser associada para adjuvância no controle da dor tipo cólica, nos casos de obstrução completa.[1,8]

Náuseas e vômitos

A abordagem farmacológica desse sintoma é baseada na administração de drogas que reduzem a secreção gastrointestinal e no uso de antieméticos.

Controle de secreções

Anticolinérgicos

O controle de secreções pode ser feito com os anticolinérgicos (hioscina/escopolamina) que exercem sua ação antiemética mediante o bloqueio da acetilcolina em nível central e periférico ou unicamente periférico, causando assim diminuição de produção de líquido entérico.[1,4]

Octreotide

O octreotide é um análogo sintético da somatostatina e é utilizado com sucesso no tratamento da obstrução intestinal maligna.

Administrado por infusão subcutânea ou endovenosa, sua atividade é mediada pela inibição da produção da acetilcolina e bloqueio da liberação do peptídeo intestinal vasoativo (PIV), causando: redução das secreções gástricas, pancreáticas,

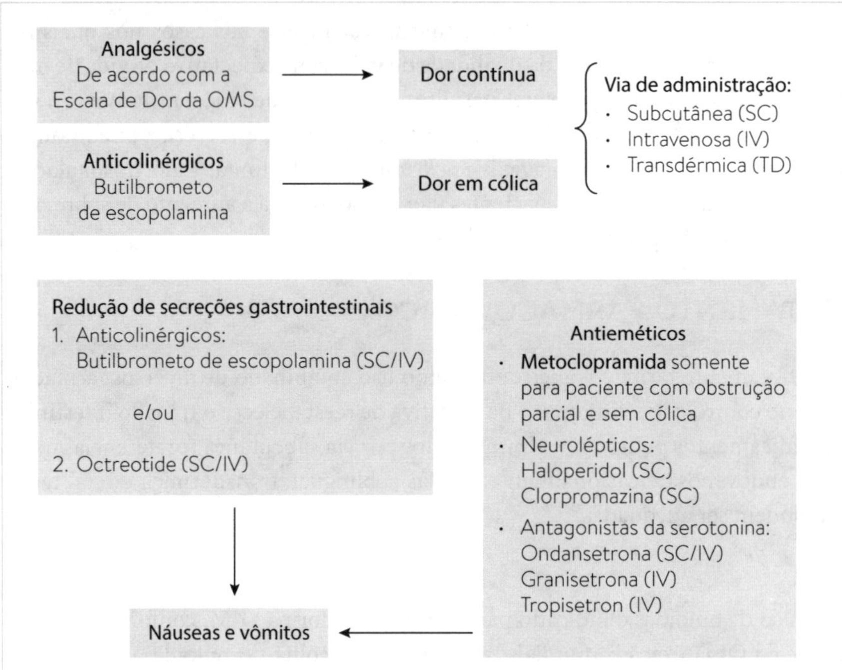

Figura 1 Tratamento medicamentoso.
Adaptada de: Ripamonti CI, et al.[6]

biliares e intestinais, lentificação da motilidade e aumento da produção de muco intestinal, diminuição do fluxo sanguíneo esplênico, aumento da absorção de água e eletrólitos e redução do edema da parede intestinal, promovendo dessa forma melhor controle da dor tipo cólica, distensão abdominal, náuseas e vômitos, sem efeitos adversos relevantes.[5,9]

É um medicamento caro, e sua relação custo-benefício deve ser cuidadosamente considerada, especialmente para o tratamento prolongado.[10] A dose inicial recomendada é de 0,3 mg/dia por via subcutânea, dividida em 3 tomadas diárias. A dose pode ser titulada para cima até que o controle dos sintomas seja conseguido, podendo chegar até a 0,9 mg/dia. O octreotide pode ser administrado em associação a outros agentes, incluindo morfina, haloperidol e escopolamina.[1,9]

Antieméticos

Compreendem dois tipos, os antagonistas da dopamina e os antagonistas da serotonina (5HT3).[1]

Antagonistas da dopamina

A metoclopramida bloqueia os receptores da dopamina (D2) em nível central e periférico e em doses altas antagoniza os receptores de serotonina (5HT3). A ação mista confere à metoclopramida efeitos antiemético e procinético. Para pacientes sem cólicas abdominais e com eliminação de flatos, drogas procinéticas podem ser prescritas, porém estão contraindicadas na vigência de cólica abdominal e obstrução completa. Assim, a metoclopramida é a droga de escolha para pacientes com obstrução intestinal parcial.[1,4]

O haloperidol e as fenotiazinas são fármacos neurolépticos que bloqueiam os receptores de dopamina em nível central. Possuem potente ação antiemética, sem ação procinética. Dentre esses fármacos, haloperidol causa menos sonolência e efeitos anticolinérgicos, sendo a droga de escolha para pacientes com náusea e *delirium*.[1]

Antagonistas da serotonina

Frequentemente, a pressão intraluminal está aumentada na obstrução intestinal e esse aumento induz a liberação de 5HT (serotonina) pelas células enterocromafins da parede intestinal. Sendo assim, alguns pacientes se beneficiam do uso de antagonistas 5HT3 (ondansetrona, granisetrona, tropisetron).[1,4]

Corticosteroides

O uso dos corticosteroides tem diversos mecanismos de ação propostos para a OIM: redução de edema peritumoral, diminuição de secreção de água e sal na luz intestinal e ação antiemética. Atuam, ainda, como adjuvantes no controle da dor.[1,4,5]

Dexametasona na dose de 6-16 mg por dia reduz sintomas e melhora a função intestinal em 60% dos pacientes, mas não altera o prognóstico. A resposta a seu uso deve ser avaliada em 4 a 5 dias e o medicamento deve ser suspenso, caso não seja comprovado benefício. É recomendada a associação de protetor gástrico como profilaxia de lesões gástricas secundárias.

Tabela 2 Drogas na obstrução intestinal maligna disponíveis no Brasil

Droga	Dose	Via	Observação
Escopolamina	40-120 mg/dia	SC/IV	
Octreotide	0,2-0,9 mg/dia	SC/IV	
Dexametasona	6-16 mg/dia	SC/IV	Fazer em dose única pela manhã. Avaliar após 3-5 dias o real benefício
Haloperidol	5-15 mg/dia	SC	
Clorpromazina	150-300 mg/dia	SC/VR	Administrar de 8/8 h

(continua)

Tabela 2 Drogas na obstrução intestinal maligna disponíveis no Brasil

Droga	Dose	Via	Observação
Levomepromazina	6,25-50 mg/dia	SC	
Metoclopramida	60-240 mg/dia	SC	Indicado somente se obstrução intestinal parcial, na ausência de dor abdominal
Ondansetrona	4-32 mg/dia	SC/IV	
Ciclizina	100-150 mg/dia	SC/VR	VR: 50 mg 8/8 h
Dimenidrato	50-100 mg/dia	SC	Fazer a apresentação sem frutose

Baseada em Naylor C[5].
IV: via intravenosa; SC: via subcutânea; VR: via retal.

Tratamento invasivo

Procedimentos invasivos podem ser indicados para pacientes selecionados com OIM persistente ou completa. Os que mais se beneficiam são os com menos comorbidades e que apresentam melhor funcionalidade.[10] Uma vez resolvida a obstrução, uma parcela dos pacientes pode até ter indicação de tratamento quimioterápico.

Tratamento cirúrgico

A possibilidade de tratamento cirúrgico deve ser considerada para todos os pacientes que apresentam obstrução completa. Porém, nem todos os pacientes são candidatos ao procedimento – a cirurgia é mais vantajosa para pacientes com boa funcionalidade, nível único de obstrução, ausência de desnutrição.[1-3]

A abordagem cirúrgica desses pacientes está associada a morbidade de até 44% e mortalidade de 6 a 32%. Porém, 45 a 75% dos pacientes submetidos à cirurgia voltam a se alimentar e até 87% conseguem alta para o domicílio.[10]

Tendo segurança de que a cirurgia é indicada, o ideal é que o tumor seja completamente ressecado, deixando margens livres de doença; porém, raramente esse cenário é possível. Outras técnicas cirúrgicas, como o *bypass*, lise de bridas ou mesmo confecção de estomas podem ser mais bem toleradas por pacientes mais debilitados.[3]

Há algumas características que sinalizam que, se submetidos a tratamento cirúrgico, os pacientes podem ter baixo benefício:[1,2]

- Múltiplos sítios de obstrução.
- Baixa funcionalidade.

- Carcinomatose peritoneal difusa.
- Ascite com necessidade de paracenteses de repetição.
- Massas palpáveis ou envolvimento hepático.
- Idade maior que 70 anos.
- Neoplasias ginecológicas e pancreatobiliares.
- Mau estado nutricional.
- Antecedente de radioterapia abdominal ou pélvica.
- Albumina baixa.

Implantação de *stents*

O tratamento de obstrução intestinal com colocação de *stents* tem se tornado mais disponível, sendo opção menos mórbida para pacientes com baixa expectativa de vida e com elevada taxa de sucesso no controle de sintomas.

- *Stents* de delgado: taxa de sucesso em torno de 90%, com melhora significativa dos sintomas e retorno da capacidade de ingestão de alimentos.[11] Tem melhor resultado nos pacientes com doença lentamente progressiva, local único de obstrução, pouco envolvimento peritoneal e maior expectativa de vida.[12]
- *Stents* de cólon: procedimento seguro e que melhora a qualidade de vida de pacientes obstruídos sem proposta cirúrgica.[13] Tem eficácia de 80 a 100% e resolução dos sintomas em até 91% dos casos, sendo mais efetivo em obstruções de cólon esquerdo.[14]

O custo do *stent* comparado ao da cirurgia é significantemente menor e há redução do tempo de internação, pois proporciona um retorno mais rápido da função intestinal, e além disso ocorre diminuição das despesas adicionais ligadas ao cuidado de estoma.[14]

Algumas complicações podem ocorrer após o procedimento, como migração (11%), perfuração (4,5%), reobstrução (12%)[15]. A reestenose tardia pode estar relacionada com impactação fecal ou crescimento tumoral e pode apresentar resposta a quimioterapia adjuvante, radioterapia, dilatação ou inserção de novo *stent*. Migração pode estar associada tanto à expansão tumoral quanto à sua redução.[3]

Gastrostomia descompressiva

Pode ser feita por via endoscópica ou por via aberta e deve ser considerada em pacientes com sobrevida esperada maior que algumas semanas e que não obtiveram êxito em reestabelecer o trânsito intestinal. Estudos mostram taxas de sucesso no procedimento de 89,8 a 94%, tanto em neoplasia de origem ginecológica como intestinal. O alívio dos sintomas ocorreu em até 84% dos casos, com retorno da capacidade de ingestão de líquidos e alimentos.[15]

O procedimento pode trazer algumas complicações, como infecção periostomal e obstrução intermitente da sonda, porém eles podem resolvidos com tratamento com antibióticos e tração ou reposicionamento do cateter. Intercorrências mais graves como sangramento e peritonite parecem ser menos frequentes.[16]

Pacientes com neoplasias infiltrativas de estômago, ascite volumosa e carcinomatose peritoneal também podem ser submetidos a gastrostomia, mas o procedimento pode se tornar mais trabalhoso. Nos casos em que há antecedente de gastrectomia total, o tubo pode ser inserido na porção proximal do jejuno. Há evidências de que pacientes com doença extensa e baixa funcionalidade estão mais propensos a complicações e aumento aumentado de mortalidade, podendo se beneficiar mais de tratamento clínico e pouco invasivo. A indicação da intervenção deve ser avaliada individualmente.[16]

A paciente foi submetida a passagem de SNG aberta e foi iniciada hidratação endovenosa, em conjunto com manejo farmacológico: morfina 8 mg/dia, dipirona 4 g/dia, escopolamina 60 mg/dia, omeprazol 40 mg/dia, dexametasona 8 mg/dia, ondansetrona 24 mg/dia, haloperidol 1 mg de resgate se náusea.

Após 5 dias, houve retorno de ruídos hidroaéreos, sem eliminação de flatos, porém, ainda com elevado débito pela SNG e dor em cólica. Neste contexto, foi associado octreotide 0,3 mg/dia.

Após 2 dias, com melhor controle álgico, redução do débito pela SNG e início de eliminação de gases, ondansetrona foi substituída por metoclopramida 30 mg/dia. Iniciado desmame de octreotide e dexametasona, associado laxativo irritativo (bisacodil 5 mg/dia, com aumento para 10 mg/dia uma vez que não houve piora de cólica) e realizado clister glicerinado via retal diário, com retorno de evacuações. Foi liberada dieta, com boa tolerância, retirada SNG e a paciente recebeu alta com laxativos e procinéticos.

PROGNÓSTICO

A OIM frequentemente é um evento terminal para pacientes com neoplasias avançadas. Está associada a sobrevida mediana de 4 meses, com prognóstico pior em pacientes com baixa funcionalidade, desnutridos, com carcinomatose peritoneal e múltiplos pontos de obstrução.[17] Mesmo em casos de reversão, existe elevada taxa de recorrência (até 72%) e alta carga de sintomas, cursando com piora de qualidade de vida.[4]

CONSIDERAÇÕES FINAIS

- A obstrução intestinal é uma complicação gravíssima, geralmente associada à doença oncológica ou secundária a complicações de seu tratamento, podendo impactar muito a qualidade de vida dos pacientes e que está associada a pior prognóstico.
- Pode haver dificuldade na escolha da conduta a ser seguida perante esta patologia, pois ela pode se apresentar de maneiras diferentes e em pacientes com condições clínicas variadas. As escolhas terapêuticas devem ser individualizadas com base na análise criteriosa do caso em questão, envolvendo aspectos técnicos e preferências do paciente.[1]

REFERÊNCIAS BIBLIOGRÁFICAS

1. Laval G, et al. Recommendations for bowel obstruction with peritoneal carcinomatosis. J Pain Symptom Manage. 2014 Jul;48(1):75-91.
2. Henry JC, et al. A scoring system for the prognosis and treatment of malignant bowel obstruction. Surgery. 2012 Oct;152(4):747-56.
3. Krouse RS. Malignant bowel obstruction. J Surg Oncol. 2019 Jul;120(1):74-7.
4. Franke AJ, et al. Management of malignant bowel obstruction associated with GI cancers. J Oncol Pract. 2017 Jul;13(7):426-34.
5. Naylor C. Obstrução intestinal maligna. In: Academia Nacional de Cuidados Paliativos. Manual de cuidados paliativos. Rio de Janeiro: Diagraphic; 2009. p. 224-38.
6. Ripamonti CI, Easson AM, Gerdes H. Malignant bowel obstruction. In: Textbook of palliative medicine. Boca Raton: RCR Press; 2015. p. 587-601.
7. Porzio G, et al. Can malignant bowel obstruction in advanced cancer patients be treated at home? Support Care Cancer. 2011;19:431-3.
8. Dolan E. Malignant bowel obstruction: a review of current treatment strategies. American Journal of Hospice & Palliative Medicine. 2011;28(8):576-82.
9. Hisanaga T, et al. Multicenter prospective study on efficacy and safety of Octreotide for inoperable malignant bowel obstruction. Jpn J Clin Oncol. 2010;40:739-45.
10. Paul Olson TJ, Pinkerton C, Brasel KJ, Schwarze ML. Palliative surgery for malignant bowel obstruction from carcinomatosis: a systematic review. JAMA Surg. 2014 Apr;149(4):383-92.
11. Atukorale YN, et al. Self-expanding metallic stents for the management of emergency malignant large bowel obstruction: a systematic review. J Gastrointest Surg. 2016 Feb;20(2):455-62.
12. Tsuboi A, et al. Safety and efficacy of self-expandable metallic stents in malignant small bowel obstructions. World J Gastroenterol. 2016 Oct 28;22(40):9022-7.
13. Abelson JS, et al. Long-term postprocedural outcomes of palliative emergency stenting vs stoma in malignant large-bowel obstruction. JAMA Surg. 2017 Jan 11.
14. Zahid A, Young CJ. How to decide on stent insertion or surgery in colorectal obstruction? World J Gastrointest Surg. 2016 Jan 27;8(1):84-9.

15. Zucchi E, et al. Decompressive percutaneous endoscopic gastrostomy in advanced cancer patients with small-bowel obstruction is feasible and effective: a large prospective study. Support Care Cancer. 2016 Jul;24(7):2877-82.
16. Richards DM, et al. Percutaneous endoscopic gastrostomy in cancer patients: predictors of 30-day complications, 30-day mortality, and overall mortality. Dig Dis Sci. 2013;58:768-76.
17. Pujara D, et al. Selective approach for patients with advanced malignancy and gastrointestinal obstruction. J Am Coll Surg. 2017 Jul;225(1):53-9.

47

Delirium

Júlio César Garcia de Alencar
Juliane Garcia de Alencar

Pedro tem 83 anos, é acompanhado pela equipe de geriatria e tem diagnóstico de hipertensão arterial sistêmica (HAS), *diabetes mellitus* tipo 2 (DM2) e demência vascular. Pedro mora com sua esposa, de quem requer auxílio para atividades instrumentais, porém é independente para as atividades básicas.

Há uma semana a esposa percebeu que Pedro tem ficado acordado durante a noite e passa a maior parte do dia sonolento. Observou ainda que no dia anterior, durante a madrugada, ele parecia discutir fervorosamente com outra pessoa, mas não havia ninguém no local. Hoje Pedro estava sonolento demais para se alimentar.

Preocupada com o seu estado de saúde, levou-o ao pronto-socorro.

Delirium é uma síndrome clínica caracterizada por alteração aguda e flutuante do conteúdo da consciência, principalmente do domínio cognitivo da atenção.[1]

A alteração cognitiva angular do *delirium* é a desatenção, habitualmente acompanhada por desorientação, desorganização do pensamento e, por vezes, quadros alucinatórios e delusionais.

Comprometimento do nível de consciência evidenciado por sonolência e torpor é comum, entretanto até 80% dos casos diagnosticados apresentam estados de hipervigilância e agitação.

Pode ser entendido em sua fisiopatologia como um estado de insuficiência cerebral aguda. Diversas teorias foram formuladas, porém nenhuma delas elucida completamente a fisiopatologia do *delirium*. Atualmente é entendido como uma síndrome complexa, multicausal, em que há acometimento do sistema reticular ativador ascendente, além de alterações na disponibilidade de neurotransmissores, notadamente a acetilcolina.[12]

Delirium é uma condição comum em pacientes idosos e em fase final de vida atendidos no departamento de emergência e é associado ao aumento de custos, tempo de internação, mortalidade durante e após a internação, além de maiores taxas de institucionalização.[2,3]

Pacientes com *delirium* apresentam maiores taxas de prejuízo cognitivo, com até 85% apresentando sequelas cognitivas na alta hospitalar. Estima-se que até 40% dos pacientes que tiveram diagnóstico de *delirium* desenvolvam alguma forma de síndrome cerebral crônica, além de estarem mais suscetíveis ao desenvolvimento e à aceleração de síndromes demenciais e perda de funcionalidade. Quanto maior a duração do *delirium*, maior o prejuízo cognitivo e funcional.[12]

Apesar da sua elevada prevalência e gravidade, *delirium* é subdiagnosticado, e deve sempre ser considerado em pacientes que apresentem alteração aguda e flutuante da cognição. Além do grau de suspeição elevado, a instituição de medidas preventivas deve ser incentivada.

Em sua avaliação no PS, Pedro se manteve sonolento. Apesar de despertar facilmente com o chamado dos profissionais de saúde, ele não conseguia contar sua história, pois após algumas palavras voltava a dormir. Seus sinais vitais estavam normais e nenhum déficit neurológico focal foi identificado ao exame.
A profissional que o atendeu suspeitou de *delirium* e aplicou o sCAM, que foi positivo.

AVALIAÇÃO

Os objetivos da avaliação do *delirium* em um paciente em cuidado paliativo são:

- Diagnosticar a síndrome *delirium*.
- Diagnosticar e tratar a etiologia do *delirium*.
- Controle da agitação psicomotora do paciente (se necessário).
- Acolhimento familiar.

Na investigação do paciente em cuidado paliativo, devemos considerar algumas particularidades:

- Em 98% dos casos, *delirium* é uma manifestação neuropsiquiátrica de um insulto orgânico subjacente, sendo quadros infecciosos (pneumonia e infecção urinária) os mais comuns; porém, é possível que fatores totalmente ambientais, como isolamento social e restrição física, sejam os responsáveis pela sua precipitação.[4]
- *Delirium* acomete principalmente indivíduos que já possuem comprometimento da reserva cognitiva, sendo o diagnóstico prévio de demência o fator de risco mais comum, acompanhado por fatores como idade acima de 70 anos e polifarmácia.
- Assim, podemos didaticamente dividir os fatores de risco para *delirium* em fatores predisponentes (Tabela 1) e fatores precipitantes (Tabela 2).

Tabela 1 Fatores predisponentes de *delirium*

Idade > 70 anos
Diagnóstico prévio de demência
Perda prévia de funcionalidade
Imobilidade
Múltiplas comorbidades
Polifarmácia
Déficits sensoriais (auditivo, visual)
Acidente vascular cerebral (AVC) prévio
Depressão
Etilismo
Episódio prévio de *delirium*

Tabela 2 Fatores precipitantes de *delirium*

Infecções	Pneumonia, infecção do trato urinário, infecção de pele e partes moles, infecção do trato gastrointestinal, infecção do sistema nervoso central
Distúrbios metabólicos	Distúrbios hidroeletrolíticos, disglicemias, hipoxemia, distúrbios tireoidianos, encefalopatia hepática, uremia, hipercalcemia
Neurológico	Crise convulsiva, traumatismo cranioencefálico, encefalopatia hipertensiva
Cardiovascular	Infarto agudo do miocárdio, arritmias, choque, insuficiência cardíaca
Medicações/ intoxicações	Suspensão abrupta de medicamentos (benzodiazepínicos e inibidores de receptação seletiva de serotonina), introdução de novos medicamentos (anticolinérgicos, como escopolamina, ou moduladores do apetite com anti-histamínicos), intoxicação crônica por medicamentos de uso regular (lítio, digoxina), intoxicação ou abstinência a álcool e a drogas de abuso
Outros	Contenção física, dispositivos invasivos (sonda vesical de demora, sonda nasoenteral), privação de sono, mudança de ambiente (internação)

Delirium é uma condição clínica que requer elevada suspeição. Minimamente deve-se rastreá-lo nas seguintes situações: 1. alteração da atenção; 2. desorientação; 3. alteração do nível de consciência (sonolência, torpor); 4. alterações comportamentais; 5. mudança no ciclo sono-vigília; 6. distúrbios da percepção (delírio, alucinação e ilusão); ou 7. comprometimento da funcionalidade.

Entretanto, sugere-se que *delirium* seja uma condição ativamente pesquisada, principalmente naqueles pacientes com fatores predisponentes. É importante realizar reavaliações constantes desses pacientes, uma vez que, devido ao caráter flutuante desta condição, o diagnóstico pode não ser realizado em uma primeira avaliação.

O rastreamento de *delirium* pode ser realizado por toda a equipe, utilizando o sCAM – *Short Confusion Assesmente Method* (Tabela 3), ferramenta validada em português para aplicação no departamento de emergência, com sensibilidade de 94% e especificidade de 89%.[4]

É importante, sobretudo, seguir os princípios dos cuidados paliativos,[5] priorizando uma boa comunicação, avaliando funcionalidade prévia e trajetória de doença (além do potencial de reversibilidade da situação aguda), levando sempre em consideração a biografia e os valores do paciente e, em fase avançada de doença (pacientes com critérios de terminalidade – ver SPICT-BR), evitando o uso de medidas potencialmente inapropriadas ou que não trarão benefícios. É preciso considerar que a simples mudança de um ambiente com o qual o paciente tem familiaridade para um novo ambiente, como um agitado departamento de emergência, já é suficiente para desencadear *delirium*.

O diagnóstico dessa síndrome é essencialmente clínico. O objetivo dos exames subsidiários é identificar a causa precipitante e afastar ou confirmar diagnósticos diferenciais.[1,2]

> Ao realizar o exame físico de Pedro, foi identificado que ele referia dor à palpação abdominal, especialmente em baixo ventre. Uma ultrassonografia *point-of-care* evidenciou bexigoma.
> A equipe realizou uma sondagem de alívio, com saída de 800 mL de urina piúrica.
> Foi iniciada antibioticoterapia e Pedro ficou na unidade de decisão clínica aguardando resultado dos exames laboratoriais.
> Sua esposa, muito angustiada, queria saber se nada seria feito para tratar a cabeça de Pedro.

Em pacientes que apresentam história e exame físico sugestivos de alguma patologia, os exames solicitados devem ser direcionados para a doença em suspeita. Na ausência de suspeição clínica da doença subjacente, pode ser realizado rastreio infeccioso e metabólico (hemograma, ureia, creatinina, eletrólitos, glicemia, oximetria, urina 1). A investigação diagnóstica, quando indicada, pode envolver neuroimagem, eletroencefalograma e liquor, especialmente na presença de sinais focais ou febre associada a rigidez de nuca.

É preciso ter em mente, entretanto, que a indicação na realização de exames subsidiários deve sempre respeitar a trajetória de cada paciente.

Tabela 3 *Short Confusion Assessment Method* (sCAM)

1. Início agudo e curso flutuante	Informação pode ser obtida de familiares ou da equipe de enfermagem. ▪ Há evidência de mudança aguda no estado mental basal do paciente (dias a semanas)? ▪ Alteração comportamental variou ao longo do dia? Isto é, apareceu e desapareceu ou mudou de intensidade?

(continua)

Tabela 3 *Short Confusion Assessment Method* (sCAM) *(continuação)*

2. Desatenção	Evidenciada por: ▪ O paciente teve dificuldade em focar a atenção, por exemplo, sendo facilmente distraído ou tendo dificuldade em acompanhar o que estava sendo dito? ▪ > 2 erros em executar: aperto de mão ao ouvir a letra A na frase: S-A-V-E-A-H-A-A-R-T
3. Pensamento desorganizado	Evidenciado por: ▪ O paciente apresenta pensamento desorganizado ou incoerente, como conversação irrelevante ou inadequada, fluxo de ideias ilógico ou mudança imprevisível de assunto?
4. Alteração do nível de consciência	Evidenciado por qualquer resposta diferente de "normal - alerta" ou Escala RASS diferente de 0: ▪ Como você classificaria o nível de consciência deste paciente? • Normal - alerta. • Hiperalerta - vigilante. • Sonolento, facilmente despertável - letárgico. • Dificilmente despertável - torporoso. • Irresponsivo - comatoso.

O diagnóstico de *delirium* requer a presença dos itens 1 e 2 mais 3 ou 4.

O diagnóstico definitivo de *delirium* é realizado utilizando-se os critérios do DSM-V (Tabela 4).

Tabela 4 Critérios diagnósticos para *delirium* (DSM-V)

Distúrbio de atenção (reduzida capacidade de direcionar, focar, manter e desviar a atenção) e consciência
O distúrbio se desenvolve ao longo de um curto período de tempo (geralmente horas a dias), representa uma mudança ao habitual do paciente e tende a flutuar no decorrer do dia
Um distúrbio adicional na cognição (déficit de memória, desorientação, linguagem, habilidade visuoespacial ou percepção)
As alterações não são melhor explicadas por um transtorno neurocognitivo preexistente, em evolução ou já estabelecido, e não ocorrem no contexto de um nível neurológico gravemente reduzido, como coma
Há evidências a partir da história, do exame físico ou de achados laboratoriais de que o distúrbio é causado por uma condição médica, intoxicação ou retirada de substância, ou efeito colateral de medicamentos

Fonte: 5ª edição do *Manual diagnóstico e estatístico* da Associação Americana de Psiquiatria (DSM-V).

A equipe explicou a Júlia sobre o diagnóstico de *delirium*, provavelmente desencadeado por uma infecção urinária. Foi orientada sobre o tratamento daquela condição ser dependente do tratamento da infecção e que medicações para a cabeça não iriam ajudá-lo naquele contexto.

Pedro foi classificado como tendo um episódio de *delirium* predominantemente hipoativo, em que os curtos episódios de agitação, leve, não forneciam riscos a si ou a terceiros.

CLASSIFICAÇÃO

O episódio de *delirium* pode ser classificado de acordo com o nível de consciência do paciente. Pode-se utilizar a escala de RASS para auxiliar essa categorização.

- *Delirium* hipoativo: o paciente apresenta letargia, apatia e pouca reação a estímulos externos (RASS ≤-1).
- *Delirium* hiperativo: caracteriza-se por hiperatividade, labilidade emocional, agitação, pode incluir recusa do tratamento pelo paciente (RASS ≥+2).
- *Delirium* misto: consiste em uma alternância entre os dois primeiros; o paciente pode se mostrar com nível de reatividade normal, mas com alteração de atenção ou flutuação do nível de consciência.

É importante classificar o episódio de *delirium* para guiar aspectos específicos do manejo.

Após os resultados dos exames, que não revelaram sinais de complicação, a equipe discutiu com Júlia qual seria o tratamento adequado. Cientes de que uma internação poderia piorar o quadro de *delirium*, foi decidido por fazer tratamento com antibioticoterapia por via oral, em casa.

Júlia foi orientada a observar o débito urinário de Pedro, assim como sinais clínicos de piora. Pelo seu fácil acesso ao serviço de saúde, ficou tranquila em levá-lo para casa.

TRATAMENTO

Como princípio geral, deve-se ter como objetivo diagnosticar o fator precipitante do *delirium*, seguido por tratamento clínico otimizado de condições potencialmente reversíveis, como infecção, intoxicação, abstinência, desidratação, hipercalcemia etc. Especialmente em caso de agitação/*delirium* hiperativo, deve-se sempre verificar se a causa é algum fator que gere desconforto como dor, dispneia, retenção urinária ou constipação.

Em cuidados paliativos, a comunicação entre a equipe, o paciente e sua família é primordial, privilegiando o uso combinado da escuta ativa e da linguagem clara e compreensível.

Em pacientes com *delirium* hiperativo, o controle da agitação assume um papel importante no cuidado do paciente e da família. Em pacientes com *delirium* hipoativo não está indicado, via de regra, tratamento sintomático.

O algoritmo ADEPT[7] sistematiza o atendimento inicial ao paciente em *delirium* no departamento de emergência:

- Avaliar – avaliar o paciente pela história clínica completa e exame físico (incluindo sinais vitais e mensuração de glicemia).
- Diagnosticar – rastrear o *delirium* em qualquer paciente agitado ou confuso.
- Evoluir – avaliação focada em fatores predisponentes e precipitantes de *delirium*.
- Prevenir – discutir com familiares e equipe multiprofissional fatores para prevenção do *delirium*.
- Tratar – tratamento não farmacológico e medicamentoso da agitação e dos fatores desencadeantes.

Dentro do tratamento não farmacológico, os fatores ambientais ganham importância ao melhorar a orientação do paciente, e incluem:

- A autonomia do paciente deve ser preservada sempre que possível.
- Promover uma comunicação clara com o paciente, evitando linguagem médica e repetindo sempre que necessário o dia e local.
- Disponibilizar relógios, calendários, uso de óculos e aparelhos auditivos.
- Visitas e envolvimento de familiares para reorientação e conforto – embora sem comprovação cientifica atual.
- Manter ambiente calmo e escuro à noite com o uso de protetores de ouvido, ajudando o ciclo circadiano, assim como ofertar um ambiente claro e adequado durante o dia. Protocolos de sono podem ajudar a melhorar os sintomas.
- Controle de dor ou outros sintomas que podem estar incomodando o paciente (como retenção urinária ou obstipação), monitorizando débito intestinal e urinário, preferencialmente sem o uso de sonda vesical de demora ou outros dispositivos invasivos (excetuando-se retenção urinária aguda), e disponibilizar dieta laxativa ou até mesmo uso de laxantes.
- Estimular a deambulação quando esta não indicar perigo ao paciente.
- Evitar a contenção física e, quando indicada, deve ser descontinuada o mais precocemente possível.

O tratamento farmacológico deve ser limitado a pacientes agitados, principalmente quando existe o risco para si, ou em pacientes com sintomas psicóticos e delirantes.[8] A preservação da biografia do paciente é uma solicitação comum de familiares que deve sempre ser levada em consideração.

Muitas drogas têm potencial de causar ou piorar os sintomas de *delirium*. Duas classes de medicação são as mais discutidas dentro do tema: antipsicóticos e benzodiazepínicos.

Para o uso de antipsicóticos não existe evidência que essa medicação reduza a incidência, gravidade, mortalidade ou duração e necessidade de cuidados hospitalares do *delirium*. O seu uso está embasado no controle do sintoma de agitação no *delirium* hiperativo, mas mesmo com esse objetivo, o alvo do tratamento não é a sedação, e sim, apenas uma dose suficiente para diminuir esse sintoma.[9,10] Um estudo randomizado em pacientes em cuidado paliativo demonstrou que pacientes no grupo placebo tiveram melhor sobrevida do que os que receberam haloperidol. Não houve melhora de sintomas em relação a placebo com o uso de haloperidol ou risperidona e ambos os grupos tiveram significativamente mais efeitos extrapiramidais que o grupo placebo.[11]

O haloperidol mantém-se como a droga mais utilizada, mesmo não existindo estudos que comprovem sua superioridade. A dose inicial de 1 a 10 mg pode ser o suficiente (dose inicial usual 1-2,5 mg EV/IM ou SC), com possíveis doses adicionais a cada 30 a 60 minutos até o efeito desejado. Por via oral, quetiapina (25-50 mg à noite ou de 12/12 horas, dose máxima diária de 400 mg), olanzapina (2,5 mg 1x/dia, dose máxima 10 mg/dia) e risperidona (1-2 mg 12/12, até 6 mg/dia) também são opções a serem consideradas. Quetiapina e olanzapina não necessitam de ajuste em caso de disfunção renal.[8,9]

Benzodiazepínicos devem ser escolhidos quando o *delirium* tem provável causa na abstinência alcoólica ou no uso dos próprios benzodiazepínicos. Como segunda opção, ainda são indicados em pacientes que não responderam a outras formas de tratamento da agitação. A preferência é para drogas com início de ação e duração pequenos, como o lorazepam.[8,10]

O uso de contenção mecânica está associado a maior incidência de úlceras de pressão, *delirium* persistente e infecções nosocomiais. Um estudo realizado em pacientes hospitalizados[6] demonstrou que até 16,3% deles (890 pacientes) estavam contidos no momento da morte. A contenção mecânica pode ser fonte de sofrimento e perda de dignidade e deve ser utilizada como último recurso, sempre seguida de contenção química para que seja retirada o mais breve possível. A observação próxima por alguém (especialmente um familiar ou cuidador conhecido) pode ser uma alternativa mais digna e eficaz.

Independentemente da escolha, para pacientes em *delirium*, existe uma máxima que devemos seguir: "*start slow, go slow*". Comece com doses menores e observe a condição clínica do paciente, aumentando aos poucos quando possível, sempre revendo possíveis efeitos colaterais.

Quadros de *delirium*, como os descritos anteriormente, costumam gerar ansiedade nos familiares e na equipe de saúde. Deve-se considerar as necessidades físicas do paciente e dos familiares, mas também as psíquicas, sociais e espirituais; contando, preferencialmente, com o apoio de uma equipe multidisciplinar, bem como o uso combinado de práticas não farmacológicas.

Tabela 5 Intervenções que podem ser utilizadas no manejo do *delirium*

Categoria de risco da intervenção	Detalhes
Baixo risco – para todos os pacientes	Tratar condições precipitantes, reintroduzir medicações de uso contínuo se possível Tratamento não farmacológico da agitação
Médio risco – agitação moderada ou para pacientes com risco para si ou para terceiros	Passo 1 – medicações por via oral: preferência por medicamentos que o paciente já utiliza. Opções: ▪ Risperidona 1 mg VO ▪ Quetiapina 25-50 mg VO ▪ Haloperidol 1-2 mg VO – atenção a reações extrapiramidais Passo 2 – medicações parenterais. ▪ Haloperidol 1-2,5 mg IV/SC/IM ▪ Olanzapina 2,5-5 mg EV/IM Passo 3 – medicações intravenosas em bomba de infusão contínua ▪ Dexmedetomidina 0,2-0,7 mcg/kg/h IV
Alto risco	Evitar benzodiazepínicos, pois podem causar sedação profunda, excetuando-se pacientes em uso contínuo dessa classe. Podem ser associados ao antipsicótico em casos de agitação perigosa ▪ Opção: midazolan 2,5-5 mg IV/SC
Evitar	Difenidramina – possui propriedades sedativas e anticolinérgicas

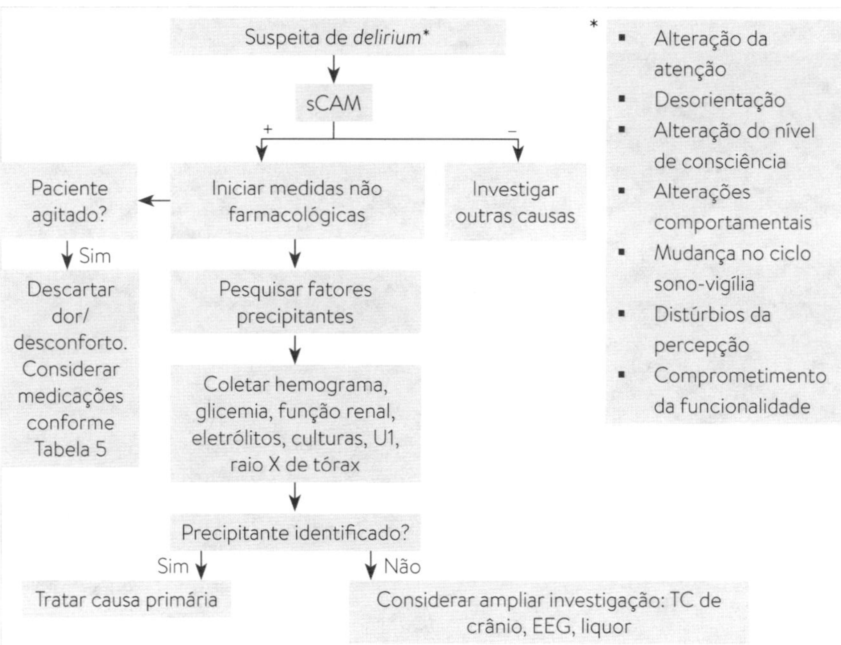

Figura 1 Fluxograma de avaliação de pacientes em *delirium*.

REFERÊNCIAS BIBLIOGRÁFICAS

1. Burns A, et al. Delirium. J Neurol Neurosurg Psychiatry. 2004;75:362-7.
2. Oh ES, et al. Delirium in older people. JAMA. 2017;318(12):1161-74.
3. Inouye SK. Delirium in elderly people. Lancet. 2014;383(9920):911-22.
4. Eagles D. Delirium in older emergency department patients. CJEM. 2018;20(6):811-2.
5. Carvalho RT, Parsons HA (org.). Manual de Cuidados Paliativos ANCP. 2.ed. São Paulo: 2012.
6. Kvale E, Dionne-Odom J, Redden D. Predictors of physical restraint use in hospitalized veterans at the end of life - An analysis of data from the BEACON trial. J Palliat Med. 2015;18(6):520-6.
7. Shenvi C, et al. Managing delirium and agitation in the older people emergency department patient: the ADEPT tool. Annals of Emergency Medicine. 2019.
8. Francis J. Delirium and acute confusional states: prevention, treatment and prognosis. In: Post TW. UpToDate. Waltham, MA: UpToDate inc.
9. Wong N. Managing delirium in the emergency department: Tools for targeting underlying etiology. Emergency Medicine Practive. 2015;17(10).
10. Marx JA. Rosen's emergency medicine. Concepts and clinical practice. 9. ed. St. Louis: Mosby; 2018.
11. Agar M, Lawlor P, Quinn G, et al. Effect of oral risperidone, haloperidol or placebo for symptoms of delirium in palliative care patients. JAMA Interm Med. 2017;177(1):34.
12. Maldonado JR. Acute brain failure: pathophysiology, diagnosis, management, and sequelae of delirium. Crit Care Clin. 2017 Jul;33(3):461-519.

48

Sedação paliativa

Claudia Inhaia

CASO CLÍNICO

Solano homem, 66 anos, casado, portador de fibrose pulmonar idiopática, em uso de oxigênio domiciliar, está em sua terceira internação hospitalar nos últimos dois meses com dispneia progressivamente pior; na semana anterior à última internação, apresentava dispneia ao repouso. É acompanhado ambulatorialmente por uma equipe de Cuidados Paliativos e tem em suas diretivas antecipadas de vontade o desejo de não sofrer medidas invasivas e priorização de qualidade de vida. Procura o pronto-socorro com piora da dispneia e cianose. Na admissão, o paciente estava hipoxêmico, cianótico e com sinais de desconforto respiratório. Após o aumento do suporte de oxigênio, uso de opioides e dose baixa de benzodiazepínicos, bem como a utilização de medidas não farmacológicas, o paciente mantinha-se com queixa de dispneia e dizia estar sofrendo muito.

A maioria dos óbitos no Brasil ocorre em ambiente hospitalar e grande parte desses, em unidades de terapia intensiva. Apesar de não termos dados exatos do cenário brasileiro, a literatura espanhola aponta que cerca de 10% dos óbitos hospitalares ocorrem nas salas de emergência.[1] Desse fato resulta a necessidade de conhecimento, por parte das equipes que trabalham nesses setores, sobre o manejo de pacientes em fase final de vida. Muitos desses pacientes não serão conduzidos dentro dos protocolos clássicos de manutenção e prolongamento de vida, e sim sob a ótica da priorização de conforto. Dentro dessa perspectiva, o conhecimento sobre alívio de sintomas, assim como quando indicar e como realizar a sedação paliativa, é fundamental para garantir que todos os pacientes tenham seu sofrimento aliviado no tempo que preceder a sua morte.

Sedação paliativa é definida pela European Association of Palliative Care (EAPC) como:

Uso monitorado de medicamentos com objetivo de induzir um estado de consciência reduzido ou ausente (inconsciência), com intenção de aliviar sofrimento intratável, de uma maneira eticamente aceitável pelo paciente, familiares e equipe de saúde.[2]

Seu uso não tem por objetivo a morte do paciente, mas sim o alívio de sofrimento refratário; não reduz o tempo de vida,[3,4] mas permite que a doença de base siga seu curso natural, não encurtando nem prolongando o tempo até a morte.[5]

A partir dessa definição, alguns pontos serão esclarecidos e complementados a seguir.

SOFRIMENTO INTRATÁVEL

O sofrimento intratável pode decorrer de questões psicológicas, sofrimento existencial[6] ou de sintomas de difícil controle. Os sintomas que mais frequentemente levam à sedação paliativa são dor, dispneia, *delirium* hiperativo e convulsões.[4]

Consideraremos um determinado sintoma como intratável quando medidas adicionais forem:[7]

1. Incapazes de trazer alívio adequado do sintoma.
2. Associadas com morbidade aguda ou crônica excessiva e intolerável.
3. Incapazes de trazer alívio dentro de um período tolerável.

É importante reforçar que não é a intratabilidade do sintoma que leva à indicação de sedação paliativa, mas sim o impacto do sofrimento sobre a pessoa que o apresenta. Pacientes com dor refratária, por exemplo, podem preferir submeter-se ao sofrimento do sintoma não controlado para preservar o convívio familiar.

RECURSOS TERAPÊUTICOS

Para considerarmos um sintoma refratário ao tratamento instituído devemos conhecer e saber manejar de forma adequada os recursos terapêuticos (farmacológicos e não farmacológicos) indicados para cada situação.[8] Na emergência, o uso desses recursos, além de representar passo fundamental na indicação da sedação, também permite que a equipe ganhe um tempo precioso para discutir objetivos de cuidado com paciente, familiares ou acompanhantes.

O manejo detalhado de sintomas comuns em pacientes terminais foi abordado em outros capítulos. Antes de optar pela sedação paliativa, deve-se realizar um inventário de medidas cabíveis ou não para aquele paciente, incluindo recursos não medicamentosos. Todas as dimensões do sintoma devem ser avaliadas (física, psicológica, emocional, social e existencial/espiritual), ainda que de forma sucinta. Situações reversíveis e confundidoras devem ser acessadas e tratadas, como retenção urinária, impactação fecal, efeito adverso medicamentoso e abstinência a drogas.[2]

O sofrimento existencial é um desafio no manejo de pacientes terminais. A sedação paliativa nessa condição é reservada ao especialista, podendo ser necessário uso de ansiolítico como medida inicial que permita uma adequada avaliação e conduta posteriores.

Finalmente, a indisponibilidade da terapia necessária para alívio do sofrimento também pode tornar um sofrimento refratário, justificando a sedação paliativa. O abandono terapêutico determinado pela ausência de um recurso não deve expor o paciente a um novo abandono, que seria negligenciar o alívio de seu sofrimento.

A Figura 1 sugere o racional para a indicação da sedação paliativa.

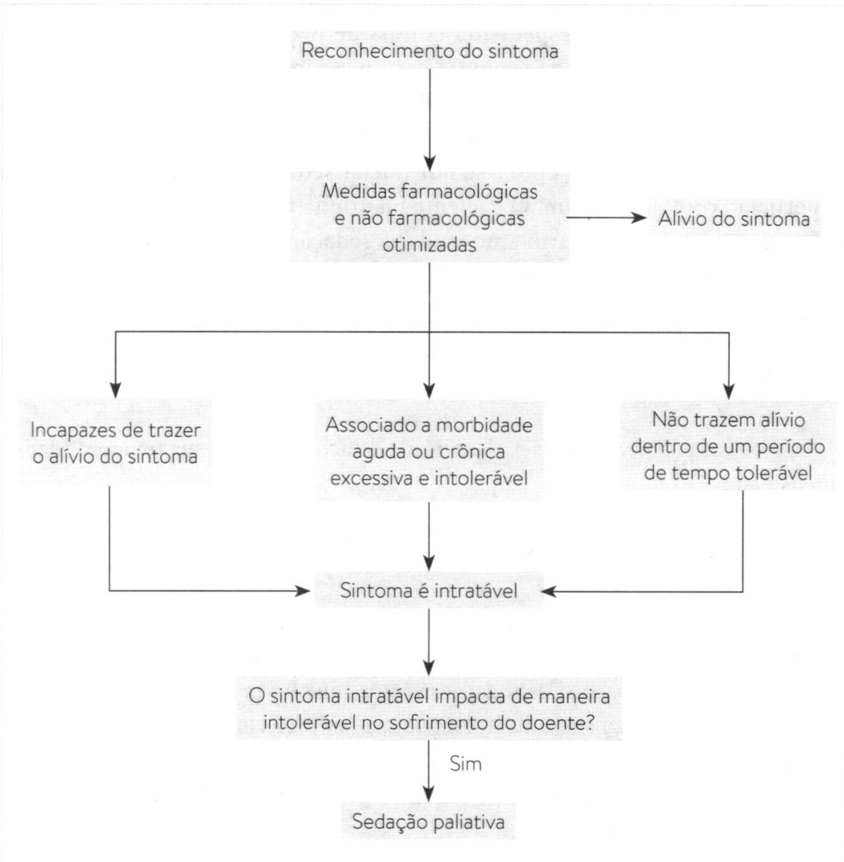

Figura 1 Reconhecimento de sintoma intratável e indicação de sedação paliativa.

PROXIMIDADE DA MORTE

Outro ponto não explícito na definição é que a sedação paliativa é aplicada na grande maioria das vezes quando a expectativa de sobrevida é de horas, dias ou até poucas semanas.[9] A indicação de sedação paliativa fora desses períodos não é objeto deste capítulo.

CASO CLÍNICO (CONTINUAÇÃO)

Ao reconhecer a dispneia como um sintoma intratável, a equipe conversou com o paciente e sua esposa sobre o quadro clínico de base, a progressão da doença, sobre a intratabilidade do sintoma e propôs o início da sedação paliativa. Após a explicação da equipe, o paciente solicita que não seja sedado, pois gostaria de se despedir da família de maneira consciente. A equipe proporcionou a presença da esposa e das duas filhas do paciente e, após uma breve oração em família, o paciente disse que não tolerava mais a dispneia e que, neste momento, aceitaria ser sedado. Após orientação da equipe e realização do plano terapêutico, optou-se por iniciar sedação contínua, inicialmente superficial, com midazolam. O paciente mantinha um controle inadequado do sofrimento, sendo necessário aprofundar a sedação, com bom controle após o aumento da dose. Após oito horas, o paciente faleceu confortável na presença da sua família.

CLASSIFICAÇÃO

A sedação paliativa pode ser classificada de acordo com a sua temporalidade e intensidade.

De acordo com a intensidade

- Superficial: também chamada de leve, é aquela que permite ao paciente interagir (verbalmente ou não) com o ambiente e as pessoas ao seu redor. É considerado o nível desejável de sedação. Sempre que for possível controlar o sofrimento com sedação superficial, esta deverá ser preferida.
- Profunda: em algumas circunstâncias, o paciente só ficará confortável quando inconsciente. Nessas condições, que são minoria, teremos de manter o paciente em sedação profunda.

De acordo com a temporalidade

- Intermitente: é aquela realizada em determinados períodos, em geral à noite, visando ao sono mais reparador e mantendo períodos de despertar, que permitem ao paciente convívio familiar e tempo para resolução de assuntos pendentes. Costuma ser utilizada em pacientes com tempo de sobrevida maior, quando existem dúvidas sobre o momento em que o paciente se encontra em sua trajetória de doença e para alívio temporário de sintomas de difícil controle até que outras medidas iniciem seu efeito.[4] Outra indicação é o alívio de sofrimento psicológico ou existencial, situação complexa que foge ao escopo do paciente crítico.
- Contínua: é o uso da sedação de forma contínua, não prevendo períodos de interrupção da infusão após instalação.

COMO PROCEDER

O primeiro passo para iniciar a sedação paliativa é discutir com o paciente e a família sobre essa proposta. Idealmente, essa discussão deve ser iniciada de forma preventiva, para pacientes identificados como tendo alto risco de sintomas refratários ou eventos terminais catastróficos, quando estão conscientes e capazes de comunicar suas preferências. No departamento de emergência, porém, frequentemente não há tempo para esse planejamento, e muitas vezes o paciente não tem condições clínicas para participar da tomada de decisão, que é compartilhada com a família. Em geral, essa discussão passa por esclarecer os objetivos de cuidado, como priorização de conforto, pela revisão dos tratamentos já realizados sem resposta adequada, pela sinalização de sinais de sofrimento[10] e por reassumir o compromisso do cuidado, mesmo que este já não vise tempo, e sim qualidade de vida. O objetivo da sedação paliativa, como única alternativa possível para alívio de sofrimento, deve ser explicado, bem como cuidados e intervenções que serão mantidos nessa fase.

O próximo passo é o esclarecimento da equipe envolvida no cuidado sobre os objetivos da sedação e como ela será realizada. Este é um momento precioso para a educação da equipe e reduz significativamente o desconforto de quem irá manejar o paciente a partir da sedação,[2,11,12] além de reduzir a possibilidade de que informações desencontradas cheguem aos familiares.

A presença da família para o início da sedação, sempre que possível, é desejável. O processo de sedação ocorre com a infusão de dose de ataque, seguida por titulação, que deve ser feita até chegar à menor dose necessária para alívio do sofrimento que motivou a terapêutica. Não há uma meta específica de nível de consciência, a dose é determinada pelo conforto do paciente.[9] No entanto, em geral teremos pacientes confortáveis com níveis de sedação entre -1 e -3 pela *Richmond Agitation Sedation Scale* (RASS), menos comumente -4 e raramente -5.

FÁRMACOS

A medicação mais utilizada para sedação paliativa é o midazolam, podendo ser utilizados também em casos especiais ou refratários barbitúricos, propofol e menos comumente neurolépticos, cetamina e dexmedetomidina.

Veja na Tabela 1 como utilizar cada uma dessas medicações.

Para sedação intermitente, a droga recomendada é o midazolam e ela deve iniciar no horário de início do sono e ser interrompida 1 h antes do horário desejado para o despertar.[9]

A cetamina pode ser utilizada na emergência com finalidade sedativa, porém não há evidências que apoiem seu uso para sedação paliativa até o momento. Relatos de caso apontam para uma boa resposta com titulação feita com cetamina 50 mg a cada 15 min.[16]

CUIDADOS COM O PACIENTE SOB SEDAÇÃO E ATENÇÃO AOS DETALHES

- Registro em prontuário: após tomada a decisão pela sedação paliativa, é importante que todos os passos seguidos sejam descritos em prontuário.[3] Deve ser registrada a doença de base e sua condição de irreversibilidade, o sintoma refratário que levou à sedação paliativa, as medidas adotadas para controle do sintoma que não tiveram resultado, as medicações escolhidas para a sedação, assim como os membros da equipe e da família que participaram da tomada de decisão.[2,3] Não é necessário termo de consentimento específico para dar início ao procedimento, o registro no prontuário médico é suficiente.
- Resgates: a maioria dos pacientes sedados na emergência não será transferida a outros setores do hospital.[1] Logo, a equipe da emergência, além do manejo inicial, deverá acompanhar a evolução dessa sedação. A dose inicial calculada pela titulação nem sempre dará conta da progressão do quadro clínico e ajustes nas primeiras horas são frequentes, devendo-se deixar prescritos resgates na bomba ou em *bolus* pela mesma via utilizada.
- Novos sintomas: é importante atenção a novos sintomas desconfortáveis que podem surgir ao longo da sedação, como impactação fecal, retenção urinária, dor por lesões de pressão. Esses sintomas podem influenciar no conforto do paciente, porém não demandam aumento da sedação, e sim outros cuidados

Tabela 1 Fármacos utilizados em sedação paliativa[4,9,13-15]

Droga	Via	Dose inicial	Manutenção	Dose máxima
Midazolam 5 mg/mL: amp de 3 e 10 mL 1 mg/mL: amp de 5 mL	SC, HDC ou EV	0,03-0,05 mg/kg Repetir se necessário 15/15 min por via SC e HDC ou cada 5 min EV até alívio do sintoma Dose de indução habitual 2,5-5 mg	BIC: 0,02-0,1 mg/kg/h (dose por hora = dose necessária para alívio do sofrimento) Dose habitual 1,5-2,5 mg/h Ajuste de dose a cada 4 horas *Bolus*: 5 mg a cada 4-6 h Idosos, baixo peso, insuficiência renal ou hepática, baixa albumina sérica, reduzir dose para 0,5-1,5 mg/h ou, se *bolus*, aumente intervalo entre as doses para 6-8 h Resgates = dose de indução necessária	20 mg/h
Fenobarbital 100 mg/mL: amp de 2 mL	SC, HDC ou EV	1-3 mg/kg Repetir se necessário 15/15 min	0,5 mg/kg/h Dose usual: 50-100 mg/h	1.600 mg/d
Propofol 10 mg/mL: amp de 10, 20, 50 e 100 mL	EV	20-50 mg	BIC: 20 mg/h com ajuste de 10 mg a cada 15 min até conforto Dose habitual 50-70 mg/h Resgates 10-20 mg a cada 10 min Obs.: estabilidade da solução de 12 h, troca da bolsa não deve demorar mais que 1 min	4 mg/kg/h
Clorpromazina 5 mg/mL: amp de 5 mL	SC, HDC ou EV	12,5 mg	BIC: 3-5 mg/h *Bolus*: 12,5-25 mg a cada 4-12 h	300 mg/d
Dexmedetomidina 100 mcg/mL: amp de 2 mL	EV e relato bem-sucedido de SC	1 mcg/kg por 10 minutos	0,2-0,7 mcg/kg/h	

BIC: bomba de infusão contínua; EV: endovenoso; HDC: hipodermóclise; SC: subcutâneo.

como sondagem vesical, clister e mudança de decúbito ou analgesia. Além disso, pode ocorrer o início de respiração ruidosa conhecida por "sororoca" ou "ronco da morte", que pode levar a grande ansiedade aos familiares e equipe, mas não costuma trazer desconforto para o paciente. O uso de escopolamina para reduzir sua ocorrência, o posicionamento do paciente favorecendo a drenagem da saliva e secreções pulmonares pela boca (p. ex., decúbito elevado com cabeça lateralizada), assim como o adequado esclarecimento da equipe, podem evitar aspirações desnecessárias e desconfortáveis para os pacientes.[17]

- Desprescrição: quando iniciada a sedação paliativa, por definição estamos esperando o desfecho óbito em um período curto. Nessas condições, além de perder seu objetivo terapêutico, muitas medicações perdem a via pela qual são cronicamente administradas, que é a via oral. Sendo assim, após início da sedação deve ser realizada a desprescrição de todas as medicações que não visam controle de sintomas desconfortáveis, como anticoagulantes, hipolipemiantes, anti-hipertensivos, hipoglicemiantes etc. Atenção na desprescrição de medicamentos que levam a quadros de abstinência, caso a suspensão seja inevitável em virtude da perda da via de administração. Um exemplo é o baclofeno; deve-se buscar alternativas que possam evitar ou compensar esses sintomas: uma possibilidade é a dexmedetomidina.[18] Medicamentos utilizados para controle de sintomas, como opioides, anticonvulsivantes, antipiréticos, antissecretivos devem ser mantidos.[2]
- Hidratação e nutrição: a decisão pela nutrição ou hidratação artificial durante a sedação paliativa deverá levar em conta os desejos manifestados pelo paciente em relação a esse suporte, assim como a opinião dos familiares e da equipe, sendo o eixo-guia desta tomada de decisão o quanto de desconforto a introdução de hidratação ou nutrição pode trazer ao paciente.[2] É sabido que, no processo ativo de morte, nutrição e hidratação podem levar a aumento de secretividade, edema pulmonar, vômitos, broncoaspiração, distensão abdominal, entre outros sintomas desconfortáveis. Porém, muitas famílias e mesmo equipe entram em grande sofrimento quando essas medidas são restritas. Assim, é importante a obtenção de um consenso para prevenir *burnout* e luto complicado. Desta forma, parece adequado manter hidratação entre 250 e 500 mL ao dia e monitorar sinais e sintomas de congestão.
- Presença da família: emergências em geral e algumas unidades de terapia intensiva são setores de visitação e permanência restritas, no entanto, um paciente em sedação paliativa é um caso que merece flexibilização dos protocolos. A construção de rotinas previamente acordadas com a equipe para estas situações é bastante saudável. A presença de familiares confere transparência ao processo, permite despedidas e reforça a segurança da família em relação

às condutas adotadas, devendo ser incentivada sempre que possível. A busca por alternativas como contatos por videochamada em situações que coloquem em risco a saúde dos visitantes, como doenças infectocontagiosas ou contaminação radioativa, deve ser sempre ação das equipes de emergência, apoiadas pela administração das estruturas maiores que as abrigam.

- Cuidados de enfermagem: todas as medidas de higiene e conforto devem ser mantidas, porém o monitoramento dos sinais vitais – principalmente nas últimas horas de vida – deve ser avaliado individualmente. Especial atenção deve ser dada para os cuidados com a pele, vista a má perfusão periférica e o risco de lesões, assim como a impactação fecal e retenção urinária.[13]
- Situações especiais: no cenário da sala de emergência e UTI, muitas vezes a sedação paliativa será prescrita para pacientes com minutos a horas de sobrevida, já em processo ativo de morte. Nessa situação, o início da sedação pode preceder de forma quase imediata a morte e deixar a percepção de que foi o fármaco administrado que levou à morte e não a doença de base. Por esse motivo, a família e a equipe devem ser sempre informadas dessa possibilidade, e o convite às despedidas feito antes do início da sedação. Além disso, a presença do médico durante a indução e o uso da prática da titulação, iniciando com as menores doses e da forma mais lenta possível, ajudam a minimizar essas ocorrências. Uma metanálise de 2015 que avaliou estudos comparativos entre pacientes sedados e não sedados mostrou evidência de que a sedação NÃO acelerou o processo de morte.[19]
- Eventos catastróficos: a sedação paliativa será um procedimento de emergência quando o sintoma desconfortável for um evento extremamente estressante e agudo, como asfixia, hemorragia (hematêmese e hemoptise volumosas), convulsões ou dispneia súbita grave, mantendo-se o midazolam como a droga de escolha também nessas circunstâncias.[8] Sempre que prevista a possibilidade de algum desses eventos, discussão sobre a sedação de emergência deve ser antecipada com paciente e familiares. Caso as circunstâncias de ocorrência do evento catastrófico não permitam contato com familiares, diante de sofrimento intolerável do paciente, a sedação paliativa deve ser realizada de acordo com o julgamento clínico do médico e da equipe assistentes, considerando que a sedação nessa situação representa a melhor prática clínica.[13]
- Sedação paliativa para extubação: em algumas circunstâncias, o paciente que chega na emergência não tem um histórico claro, ou seus desejos para cuidados de fim de vida não são conhecidos, ou ainda não há clareza do diagnóstico e ocorre a intubação orotraqueal (IOT), que mais tarde é percebida como inadequada para aquela pessoa. Nessas circunstâncias, poderá ser considerada a extubação paliativa, que pode ser um recurso que precede a extubação, visando ao conforto do paciente uma vez fora do suporte ventilatório.

ROTEIRO

A EAPC propõe um roteiro de 10 itens que devem ser analisados no planejamento da sedação paliativa (Tabela 2) que resume o que foi discutido neste capítulo.[2] A sistematização desses pontos importantes visa a garantir o uso adequado dessa modalidade terapêutica, protegendo interesses de pacientes, familiares e equipes de saúde e promovendo a boa prática médica.

Tabela 2 Roteiro para sedação paliativa da European Association of Palliative Care (EAPC)

1.	Discutir de forma preventiva o papel potencial da sedação em cuidados de fim de vida e planejamento de contingência
2.	Descrever a indicação de sedação paliativa
3.	Descrever avaliações e consultas prévias necessárias (garantir avaliação ampla do paciente e da refratariedade dos sintomas)
4.	Especificar requisitos para obtenção de consentimento (em situações não críticas)
5.	Discutir o processo de tomada de decisão com familiares (após consentimento do paciente)
6.	Indicar a seleção do método de sedação
7.	Indicar titulação de dose, monitoramento do paciente e manutenção de cuidados
8.	Indicar decisões sobre hidratação, nutrição e medicamentos
9.	Indicar necessidades de informação e cuidados da família do paciente
10.	Oferecer suporte para a equipe assistente

CONCLUSÃO

A sedação paliativa é um recurso essencial para garantia da dignidade dos pacientes em sua fase final de vida, quando estiverem enfrentando sintomas desconfortáveis, refratários e intoleráveis. Não deve, portanto, ser considerada recurso de uso corriqueiro, tampouco deve ser retardada quando necessária. Seu uso criterioso, para os pacientes certos e com o preparo adequado de equipe e familiares, conseguirá aos poucos reduzir o estigma associado a esse procedimento, cabendo a todos que se valem dele prezar por isso.

REFERÊNCIAS BIBLIOGRÁFICAS

1. Yuguero-Torres O, López MJ, Cortés E, Boqué C, Navarra M, Jiménez S. Registro MORCAT: descripción de la sedación paliativa y la mortalidad en los servicios de urgencias. Emergencias (Sant Vicenç dels Horts). 2020:118-21.

2. Cherny NI, Radbruch L, Chasen M, et al. European Association for Palliative Care (EAPC) recommended framework for the use of sedation in palliative care. Palliat Med. 2009;23(7):581-93.
3. Verkerk M, van Wijlick E, Legemaate J, de Graeff A. A national guideline for palliative sedation in The Netherlands. J Pain Symptom Manage. 2007;34(6):666-70.
4. Cherny NI. ESMO clinical practice guidelines for the management of refractory symptoms at the end of life and the use of palliative sedation. Ann Oncol. 2014;25(July):iii143-iii152.
5. Beller EM, van Driel ML, McGregor L, Truong S, Mitchell G. Palliative pharmacological sedation for terminally ill adults. Cochrane Database Syst Rev. January 2015.
6. Rodrigues P, Crokaert J, Gastmans C. Palliative sedation for existential suffering: a systematic review of argument-based ethics literature. J Pain Symptom Manage. 2018.
7. Cherny NI, Portenoy RK. Sedation in the management of refractory symptoms: guidelines for evaluation and treatment. J Palliat Care. 1994;10(2):31-8.
8. Santos AFJ, Rodrigues LF (eds.). Manual de terapia de sedação paliativa. 1 ed. São Paulo: Lemar; 2019.
9. KNMG Royal Dutch Medical Association. Guideline for palliative sedation. 2009:1-78.
10. Tursunov O, Cherny NI, Ganz FD. Experiences of family members of dying patients receiving palliative sedation. Oncol Nurs Forum. 2016;43(6):E226-E232.
11. Leboul D, Aubry R, Peter J-M, Royer V, Richard J-F, Guirimand F. Palliative sedation challenging the professional competency of health care providers and staff: a qualitative focus group and personal written narrative study. BMC Palliat Care. 2017;16(1):25.
12. Ziegler S, Merker H, Schmid M, Puhan MA. The impact of the inpatient practice of continuous deep sedation until death on healthcare professionals' emotional well-being: a systematic review. BMC Palliat Care. 2017;16(1):30.
13. Coradazzi AL, Tardelli M, Caponero R. Cuidados paliativos diretrizes para melhores práticas. 1. ed. São Paulo: MG Editores; 2019.
14. Krakauer EL. Sedation at end of life. In: Cherny N, Fallon M, Kaasa S, Portenoy RK. Oxford textbook of palliative medicine. 5. ed. Oxford, United Kingdom: Oxford University Press; 2015.
15. McEwan A, Silverberg JZ. Palliative care in the emergency department. Emerg Med Clin North Am. 2016;34(3):667-85.
16. Shlamovitz GZ, Elsayem A, Todd KH. Ketamine for palliative sedation in the emergency department. J Emerg Med. 2013;44(2):355-7.
17. Tavares de Carvalho R, Afonseca Parsons H (orgs.). Manual de cuidados paliativos ANCP ampliado e atualizado. Acad Nac Cuid Paliativos. 2012:1-592.
18. Laroche J-P. Subcutaneous dexmedetomidine for baclofen withdrawal during palliative sedation. BMJ Support Palliat Care. 2020;10(1):7-9.
19. Beller EM, van Driel ML, McGregor L, Truong S, Mitchell G. Palliative pharmacological sedation for terminally ill adults. Cochrane Database of Systematic Reviews 2015.

49

Sintomas e cuidados negligenciados

Gisela Biagio Llobet
Paula Damaris Chagas Barrioso

O sofrimento humano só é intolerável quando ninguém cuida.
Dame Cicely Saunders

Pacientes críticos e que se encontram em frágil condição clínica têm risco aumentado para uma diversidade de sintomas. Em um cenário ideal onde recebem, integrada ao tratamento voltado ao controle da doença, a abordagem dos Cuidados Paliativos, os seus sofrimentos devem estar bem manejados e os cuidados priorizados de acordo com as necessidades. No entanto, há uma diversidade de outros sintomas quase nunca avaliados e até mesmo ignorados pelos profissionais de saúde durante a elaboração do plano de cuidado. Não raro, uma anamnese estendida é compreendida como futilidade diante de tantos sofrimentos identificados em pacientes críticos. Desta maneira, profissionais de saúde preferem tratar e priorizar sintomas que entendem serem mais angustiantes e mencionados pelos pacientes e até mesmo mais bem descritos na literatura, mantendo uma zona de conforto para sua prática e eliminando muitas vezes a possibilidade dos pacientes mencionarem sintomas menos comuns, mas com alto impacto na qualidade de vida diária e na prevenção de complicações.

Posto isso, o profissional de saúde que irá assistir o paciente crítico precisa estar alerta para esses sofrimentos e habilitado para identificar uma gama muito além de sua prática comum. Para sintomas complexos e de difícil controle, a equipe especializada em cuidados paliativos pode ser uma aliada importante no gerenciamento e na condução clínica. Infelizmente, não são todos os serviços de atenção ao paciente crítico que contarão com uma equipe de referência, fazendo-se necessários a conscientização, inclusão e o conhecimento de no mínimo ações paliativas para esses sintomas por parte de todos os profissionais de saúde envolvidos no cuidado ao paciente grave.

AVALIAÇÃO E PLANO DE CUIDADOS

- Os objetivos da avaliação desses sintomas são: identificar e quantificar a intensidade, determinar as causas, incluir no plano de cuidados e reavaliar ao longo da trajetória a resposta ao tratamento proposto.
- A investigação de sintomas menos reportados deve ser instigada desde o diagnóstico e as intervenções/cuidados incluídos o mais breve possível e na medida que for importante para o paciente.
- Uma anamnese estendida que inclua o questionamento desses sintomas é fundamental para que os pacientes comuniquem esses sofrimentos e não sigam sendo negligenciados pelos profissionais.
- Pacientes com comprometimento cognitivo e inconscientes terão dificuldade de relatar esses sintomas. Nesses casos, é essencial o exame físico meticuloso, observação e uso de instrumentos quando aplicável.
- A revisão das medicações e seus efeitos colaterais devem ser sempre avaliados como potenciais causadores dos sintomas e a desprescrição ou substituição desses medicamentos quando possível deve ser considerada como opção de tratamento.
- Um bom plano de cuidados irá priorizar os sintomas mais angustiantes, no entanto, deverá incluir todos os sofrimentos identificados e estratégias de cuidado durante o tempo de permanência do paciente no serviço e depois durante a alta ou transferência.

SINTOMAS/MANIFESTAÇÕES ORAIS E CUIDADOS COM A BOCA

- Sintomas orais são comuns, porém pouco avaliados e reportados em pacientes com doenças avançadas, em fim de vida e no processo ativo de morte.
- **Xerostomia** é um sintoma oral comum e atinge cerca de 22 a 26% da população geral. Em pacientes com câncer, especialmente de cabeça e pescoço, a xerostomia pode chegar a 80%, já em pacientes com doença de Parkinson pode acometer 55%. Embora a maioria das pesquisas avalie a presença de boca seca em pacientes com câncer, trata-se de um sintoma comum em diversas doenças crônicas e principalmente na população idosa.
- Diversos **outros sintomas/complicações orais** também são descritos na literatura em pacientes com doenças ameaçadoras da vida como: perda dentária ou de prótese, gengivite, infecções fúngicas, virais e bacterianas, dor orofacial, alteração de paladar e dificuldade de deglutição, entre outros.
- Pacientes que estão recebendo ou receberam quimioterapia ou radioterapia na região da face têm alto risco para o desenvolvimento de complicações na

cavidade oral e precisam de monitoramento cuidadoso tanto antes como depois do tratamento.

- Próteses dentárias mal adaptadas e intervenções cirúrgicas prévias, incluindo extração de dentes, aumentam o risco de doenças na cavidade oral, destacando a necessidade de uma terapia preventiva de higiene bucal e outros cuidados.
- Sintomas orais podem resultar em prejuízo para a nutrição dos pacientes (através de alterações do paladar, capacidade de mastigação e deglutição) e também dificuldades para a comunicação, acarretando sofrimento importante e aumento do isolamento social.
- A higiene oral é um cuidado muito pouco prestado durante as internações de pacientes graves e até desprezado durante a prescrição de cuidados, especialmente em pacientes que estão nos últimos dias de vida.
- Sintomas orais se intensificam em pacientes que estão nos últimos dias de vida e podem causar gengivite, dor orofacial, infecções e halitose, piorando o isolamento e a depressão dos pacientes.
- Opioides, diuréticos e anticolinérgicos aumentam a sensação de boca seca, esteroides aumentam o risco de candidíase e bisfosfonatos aumentam o risco de osteonecrose da mandíbula.
- Em pacientes com longa internação, o biofilme na cavidade oral aumenta gradualmente, servindo de cultura para os micro-organismos causadores de afecções bucais.
- Pacientes inconscientes, com pouca mobilidade no leito ou com condições subjacentes como depressão e fadiga podem ter seu cuidado comprometido e deverão ter apoio extra para efetivação dos cuidados com a cavidade oral. Não há como padronizar ou colocar como rotina de atividades para o paciente. Esse cuidado deve ser adaptado de acordo com a necessidade e o conforto do paciente.

SINTOMAS/MANIFESTAÇÕES OCULARES E CUIDADOS COM OS OLHOS

- Lesões oculares são frequentes em pacientes na unidade de terapia intensiva, com incidência de 3,6 a 60%. Usualmente a exposição excessiva da córnea é o mecanismo envolvido, podendo cursar com olho seco, abrasões da córnea e infecções. Frequentemente negligenciadas no cenário de disfunções orgânicas críticas, tais lesões podem cursar com dano permanente, devendo ser considerado o uso de filmes de polietileno nessa população de pacientes.

Tabela 1 Manifestações comuns na cavidade oral e cuidados

Sintomas/manifestação na cavidade oral	Cuidados gerais
Xerostomia: sensação de secura pela diminuição de produção das glândulas salivares e/ou mudança de composição, tornando a saliva mais espessa ou por completa falta de produção.	▪ Avaliação diária que inclua potenciais causadores do sintoma (comorbidades, medicações, regime de higiene oral) e intervenção nos fatores modificáveis. ▪ Manter lubrificação adequada da mucosa oral durante a progressão da doença é essencial para manter a habilidade de comunicação, alimentação, mastigação, deglutição e evitar complicações. ▪ Encaminhar para avaliação multidisciplinar: nutricionistas, dentistas e fonoaudiólogos são essenciais na elaboração do plano de cuidados e intervenções específicas. ▪ Hidratar a boca com pequenos goles de água, uso de gaze embebida em água, chupar gelo, picolé, mascar gomas sem açúcar e hidratar os lábios apresentam efetividade baixa a moderada para controle da xerostomia, porém na prática trazem conforto para o paciente e devem ser estimuladas.
Mucosite oral: é uma inflamação aguda da mucosa oral após quimioterapia e/ou radioterapia. As lesões podem variar desde um eritema a ulcerações irregulares; em casos raros, pode haver necrose do tecido da mucosa oral.	▪ Evitar cafeína, alimentos muito condimentados, álcool e tabaco. ▪ Adaptar a consistência dos alimentos. ▪ A dieta deve ser adaptada de acordo com a queixa do paciente; em pacientes em fase final de vida deve-se priorizar alimentação de conforto e que previna complicações na cavidade oral. ▪ Higiene bucal com escova de cerdas macias 30 minutos depois de cada refeição ou quando necessário, uso de creme dental não abrasivo e fluoretado. Utilização de fio dental quando possível (evitar em pacientes com risco de sangramento).
Infecções: diversas causas (fúngica, bacteriana e viral). Candidíase oral é uma das mais comuns em pacientes com doenças avançadas, chegando a 70%-85% em pacientes com câncer de cabeça e pescoço. O tratamento deve ser proposto de acordo com o agente causador.	▪ Raspadores de língua podem ser uma alternativa para higiene da língua. ▪ Próteses dentárias devem ser removidas e a escovação deve ser feita diariamente com escova apropriada e água morna. Em caso de mucosite/candidíase oral, a dentadura pode ser mergulhada em solução de clorexidina 0,12% ou solução recomendada pelo odontólogo. ▪ Em pacientes inconscientes ou com pouca mobilidade, a higiene bucal deve ser realizada no mínimo duas vezes ao dia ou quando necessário. Pode-se utilizar *swab* ou gaze de algodão embebida em enxaguante bucal com clorexidina 0,12% ou enxaguante sem álcool.

(conrinua)

Tabela 1 Manifestações comuns na cavidade oral e cuidados *(continuação)*

Dor orofacial: é a dor localizada na região da cabeça e do pescoço como consequência de anormalidades em tecidos moles e/ou dentição na cavidade oral.	▪ **Enxaguante bucal caseiro:** pode ser uma alternativa para prevenção de lesões ou cuidado com mucosite oral. Utilizar antes e depois das refeições. **Receita:** 1 colher de chá de bicarbonato de sódio para 240 mL de água morna. ▪ **Chá de camomila**: bochecho do chá de camomila frio 3x ao dia alivia sintomas da mucosite oral pelo potencial anti-inflamatório. ▪ **Medicações:** a xerostomia pode ser tratada com uso de pilocarpina 5-10 mg até 3x ao dia com intuito de aumentar a produção de saliva, especialmente para pacientes que desenvolvem o sintoma como sequela de radioterapia. Lubrificantes orais e saliva artificial podem ser indicados como alternativa para a hidratação da mucosa oral. De modo geral, para pacientes críticos o tratamento não farmacológico da xerostomia tem melhor perfil risco-benefício para essa população. ▪ **Candidíase ou infecções fúngicas:** podem ser utilizados os antifúngicos de forma tópica, como a nistatina ou o miconazol. A nistatina é o fármaco de primeira escolha, pela sua eficácia, baixo custo e poucos efeitos colaterais. Medicamentos, como cetoconazol, fluconazol, flucitosina entre outros, podem ser necessários. ▪ Antibióticos e antivirais devem ser considerados de acordo com a infecção, benefício e fase da doença (ver Capítulo "Antibioticoterapia em Cuidados Paliativos"). ▪ Utilizar analgesia sistêmica e local na presença de dor orofacial ou quando o paciente apresenta incômodo durante a higiene oral. Administrar medicação analgésica 30 minutos antes de qualquer procedimento.
Alteração de paladar: mudança do sabor dos alimentos e líquidos, geralmente causada pelo tratamento medicamentoso, cirurgias ou infecções bucais. Em pacientes com câncer pode estar associada ao regime quimioterápico ou radioterápico. Afeta a capacidade de se alimentar, causando perda de peso e perda de apetite.	

(conrinua)

Tabela 1 Manifestações comuns na cavidade oral e cuidados *(continuação)*

Processo ativo de morte e cuidados com a cavidade oral	▪ Deve se ter como objetivo de cuidado o conforto do paciente e a prevenção de complicações nos últimos dias de vida. ▪ Retirar próteses dentárias para avaliação da cavidade oral, prevenção de lesões e higiene da mucosa oral. ▪ A higiene oral deve ser realizada de acordo com a necessidade e conforto do paciente. Não há mais necessidade de padronizar cuidados, mas sim evitar sofrimentos, portanto, evitam-se atividades programadas durante essa fase. ▪ Pode-se oferecer pequenas lascas de gelo, picolé ou água aos pacientes que estejam acordados. ▪ O paciente que já está nas últimas horas de vida e inconsciente deve estar lateralizado ou posicionado de maneira que promova a drenagem das secreções orais que se acumulam nas vias aéreas e cavidade oral. Uma toalha deve estar próxima ao rosto para absorção das secreções e deve ser trocada sempre que necessário. ▪ Importante que todos os profissionais envolvidos reforcem para familiares e cuidadores sobre os sintomas e sinais comuns do processo ativo de morte, como a sororoca. Posicionamento lateralizado pode auxiliar na diminuição do ruído causado pelo acúmulo de secreção nas vias aéreas. Esse sintoma pode ser angustiante para familiares. ▪ A limpeza do acúmulo de secreções na cavidade oral pode ser realizada com uma gaze de algodão sempre que necessário. Deve-se evitar ao máximo a aspiração das vias aéreas nos últimos dias de vida. O manejo de secreções deve ser feito reduzindo o volume de soluções endovenosas, quando possível, e através de medicações, principalmente anticolinérgicos como a escopolamina. ▪ Os lábios devem ser limpos continuamente e deve-se utilizar lubrificantes à base de água. Deve-se evitar produtos à base de petrolato por serem inflamáveis e terem risco aumentado para aspiração. ▪ Durante os primeiros minutos do óbito a cavidade oral deve ser limpa, próteses dentárias devem ser recolocadas e a cavidade oral deve estar minimamente fechada. Pode ser necessária a utilização de coxim entre a mandíbula e o tórax para manter a boca posicionada de maneira adequada. O paciente deve estar o mais aprazível possível para que a família possa se despedir.

- Não há dados na literatura quanto à incidência de lesões oculares em pacientes críticos sob cuidados paliativos. Porém, a atenção ao cuidado com os olhos deve ser incorporada à rotina de controle de sintomas e prevenção de sofrimento. Higiene adequada, uso de colírios lubrificantes simples e manutenção de hidratação suficiente, quando possível, podem ser medidas eficazes para o controle dos sintomas.
- Perda de peso associada à caquexia e significante perda de massa muscular ao redor dos olhos podem causar alteração da posição das pálpebras e consequentemente os olhos podem estar mais ressecados ou se manter abertos até mesmo durante o adormecimento.
- Também é importante avaliar medicações que cursem com ressecamento ocular para sua desprescrição, quando não forem necessárias (embora frequentemente sua suspensão não seja possível, ocasionalmente pode ser considerada redução de dose ou mudança para outra droga).
- Pacientes podem ter sua capacidade visual diminuída com a progressão de algumas doenças e na fase final de vida. É importante que a equipe de saúde esteja atenta, elaborando um plano de cuidados que inclua outras maneiras de comunicação e toque, prevenindo isolamento social desses pacientes.

PRURIDO

- Prurido, ou a sensação desagradável que provoca o desejo de coçar, é um sintoma relativamente pouco prevalente em cuidados paliativos – cerca de 6% de modo geral, porém, até 35% em pacientes internados. Já em pacientes portadores de doença renal crônica em fase terminal, pode ultrapassar os 50%. Devido a seu mecanismo fisiopatológico complexo e natureza frequentemente multifatorial nessa população, seu tratamento pode ser desafiador.

Etiologia

- A etiologia do prurido pode ser dermatológica (como na escabiose e urticária), sistêmica (como na doença renal crônica, neoplasias hematológicas, HIV), neuropática (como o prurido associado à neuralgia pós-herpética), psicogênica ou mista.
- O mecanismo patofisiológico não é totalmente elucidado, mas envolve a transmissão de sinais por fibras C desmielinizadas, tanto sensíveis quanto não sensíveis à histamina e sujeitas a modulação inibitória.

Tabela 2 Manifestações oculares e cuidados gerais

Sintomas/manifestações oculares	Cuidados
Diminuição da acuidade visual ou perda de visão: pode ser causada por comorbidades (ex.: glaucoma, diabetes...), utilização incorreta de lentes, acúmulo de secreções, caquexia com perda de massa muscular. **Lesão de córneas:** pode ser causada pela exposição excessiva da córnea sem devida lubrificação ou por inflamação e/ou infecções. **Ressecamento das superfícies dos olhos, córnea e da conjuntiva:** causado pela alteração na qualidade ou falta de produção de lágrimas e ainda na incapacidade de fechamento parcial/total das pálpebras. **Dor ocular:** causada principalmente por comorbidades (ex.: glaucoma), doença de base (ex.: tumores na região dos olhos) ou por procedimentos prévios (ex.: cirurgias) e tratamentos.	▪ Elaborar um plano de cuidados que inclua prevenção de complicações e redução de riscos. ▪ Remover lentes oculares em pacientes internados. ▪ Manter os óculos de grau sempre próximos ao paciente. ▪ Diminuir a luz ambiente e fechar janelas com cortinas pode trazer conforto. ▪ Formas alternativas de comunicação devem ser incluídas como estratégia de cuidado para pacientes com acuidade visual diminuída ou perda total de visão. ▪ Para pacientes com perda de visão e conscientes, sempre que possível manter o mesmo profissional de saúde na prestação de cuidados. O objetivo é favorecer uma relação de confiança. ▪ Utilizar gaze de algodão umidificada com solução de cloreto de sódio 0,9% ou solução indicada pelo oftalmologista para limpeza e remoção do acúmulo de secreções. Utilize gazes de algodão diferentes para cada olho. ▪ Para olhos secos, utilize colírios ou lubrificantes oftalmológicos. A solução de cloreto de sódio 0,9% pode ser uma alternativa para hidratação ocular. ▪ Colírios podem ser aplicados 2-3 vezes ao dia para o ressecamento de córneas. ▪ O filme de polietileno pode ser utilizado como proteção em pacientes com risco de lesão ocular e com exposição prolongada da córnea. ▪ **Dor ocular**: uma dose diária de uma solução de 1% de atropina funciona para muitos pacientes, esteroides tópicos também podem ser eficazes; deve-se avaliar custo-benefício devido aos efeitos colaterais. Os anti-inflamatórios tópicos não esteroides podem oferecer alívio, mas também podem causar toxicidade à córnea. ▪ Em casos complexos de dor ocular/tumores, a evisceração e a enucleação podem ser indicadas. Para isso, deve-se levar em consideração a fase da doença, benefícios e desejo do paciente.

(conrinua)

Tabela 2 Manifestações oculares e cuidados gerais *(continnuação)*

Processo ativo de morte: pacientes que se aproximam do óbito podem ter dificuldade de ocluir os olhos, mantendo o seu olhar fixo e as pupilas dilatadas.	▪ Pode ser necessária a oclusão dos olhos com ajuda de gaze de algodão. ▪ A umidificação e a limpeza dos olhos devem ser mantidas até o momento do óbito. ▪ Nos primeiros minutos após o óbito, os olhos devem ser cerrados com delicadeza.

- As causas mais prevalentes são relacionadas à doença renal crônica, síndromes colestáticas, doenças linfoproliferativas, outras neoplasias, imunoterapia para pacientes oncológicos e como efeito adverso de medicações.
- Frequentemente há associação com xerose cutânea, que pode exacerbar o prurido de qualquer natureza.

> **Importante**
> Não há abordagem única para o prurido, perante sua natureza multifatorial.

Tratamento não farmacológico

- Para todos os pacientes, são recomendados cuidados gerais com a pele. Deve-se evitar o uso de substâncias contendo corantes, fragrâncias e álcool em contato com a pele. Preconiza-se banho morno, utilizando sabonete neutro, seguido de hidratação com emoliente neutro imediatamente após o banho.
- Deve-se ainda orientar o uso de roupas soltas, com tecidos não irritativos que mantenham a pele seca. A roupa de cama deve estar sempre limpa e esticada para prevenir aumento de prurido e lesões de pele.
- O alívio temporário pode ser obtido a partir de uma compressa fria ou de fluxo de ar direto de um ventilador sobre a pele molhada. Manter a temperatura ambiente fria.
- **Emplastro de farinha de aveia:** pode auxiliar com prurido causado por dermatite atópica e sensação de pele seca, desde que o paciente não seja alérgico. **Receita:** utilize uma xícara de farinha de aveia natural sem nenhum aditivo químico para 1 litro de água e aplique a mistura sobre a pele afetada com auxílio de compressa/toalha por 15 minutos. Depois, lave a pele com sabão neutro e água morna, secando a pele com delicadeza.
- Para prurido localizado, podem ser utilizadas soluções contendo cânfora ou mentol. Capsaicina ou lidocaína tópica são alternativas ou, em regiões de pele inflamada, corticoide tópico.
- Manter as unhas curtas ou usar luvas de algodão para reduzir o impacto da fricção e prevenir lesões.

- Secar com tapinhas ao invés de esfregar a pele com a toalha depois do banho.
- Encorajar atividades que forneçam distração do prurido.
- Acupuntura e uso de estimulação nervosa elétrica transcutânea podem ser alternativas como tratamento complementar.

Tratamento farmacológico

- A escolha do agente deve se basear na causa provável do prurido.
- **Uremia:** para pacientes sob diálise, gabapentina em dose baixa (100-300 mg 3x/semana) foi eficaz na redução de prurido em dois ensaios clínicos randomizados. Não deve ser utilizada em pacientes urêmicos que não sejam candidatos a terapia substitutiva renal, devido ao risco de neurotoxicidade. Hidroxizine (10-25 mg/dia) ou sertralina (25-50 mg/dia) são alternativas razoáveis.
- **Colestase:** deve-se avaliar a indicação e proporcionalidade de desobstrução da via biliar. Como tratamento farmacológico inicial, para pacientes com prognóstico superior a poucas semanas, pode ser utilizada colestiramina (4-16 mg/dia). Caso ineficaz, dexametasona (4-8 mg/dia), sertralina (75-100 mg/dia) ou mirtazapina (15-30 mg/dia) podem ser consideradas.
- **Doenças hematológicas ou síndrome paraneoplásica:** paroxetina, sertralina ou mirtazapina com ou sem associação a gabapentinoides são tratamentos de primeira linha. Para linfoma, o curso de corticoide provou-se benéfico na redução de prurido.
- **Opioide:** se o prurido for associado à morfina, poderá responder a hidroxizina. Caso o prurido seja intenso e anti-histamínico não seja opção, deve-se proceder à rotação do opioide.

LINFEDEMA E EDEMA

- Edema é o extravasamento de líquido para o interstício, através do desequilíbrio entre a filtragem capilar e a reabsorção venolinfática. Linfedema refere-se ao inchaço crônico devido a acúmulo de líquido rico em proteínas no interstício, secundário a distúrbios na drenagem linfática. É condição com prevalência variável em pacientes portadores de neoplasias, como resultado do próprio câncer ou de seu tratamento.
- O acúmulo de líquidos pode promover sensação de peso ou dor, reduzir a mobilidade do paciente, predispor a infecções, além do impacto negativo para a autoimagem e qualidade de vida do paciente.

Etiologia

- Edema em pacientes portadores de doenças terminais frequentemente é multifatorial, associado a redução de mobilidade, hipoalbuminemia, hipertensão venosa e uso de medicações.
- Linfedema ocorre mais frequentemente em membros inferiores, porém também pode ocorrer nos membros superiores. Ocorre como resultado da própria presença do tumor, após linfadenectomia para tratamento oncológico cirúrgico, como sequela após radioterapia ou após infecções de repetição.
- Deve ser realizada avaliação cuidadosa para identificar causas potencialmente reversíveis, como trombose venosa, insuficiência cardíaca descompensada que possa responder a diuréticos e vasodilatadores, ascite tensa, anemia importante. Caso não seja identificada causa reversível, tratamento medicamentoso com diureticoterapia ou reposição de albumina têm pouco ou nenhum efeito no acúmulo de líquido nessas circunstâncias.
- Contenção mecânica é uma intervenção que deve ser evitada no paciente crítico em geral (por estar associada a piores desfechos clínicos) e especialmente no paciente em cuidado paliativo, podendo agravar o edema e lesar a pele, além de ser extremamente desconfortável e associada a uma percepção de perda de dignidade.

Manejo não farmacológico

- A compressão é uma das melhores alternativas para o manejo de linfedema. Pode ser realizada de várias maneiras: bandagens, peças de vestuário de compressão elástica, envoltórios de compressão de velcro e equipamentos pneumáticos intermitentes como botas pneumáticas.
- Elevação do membro, massagens/drenagem linfática, uso de meias compressivas, estímulo (quando possível) à mobilidade do paciente e cuidados com a pele são intervenções mais indicadas, além da orientação do paciente e do familiar quanto ao caráter muitas vezes crônico e pouco responsivo à medicação do sintoma.
- É importante incluir estratégias de prevenção de lesões devido à fragilidade da pele em membros edemaciados. O cuidado com a pele é essencial.

Importante

Técnicas de compressão devem ser aplicadas com cautela em pacientes com câncer avançado e especialmente os que apresentam hipoalbuminemia. O edema pode ser deslocado para outras regiões, causando complicações.

Farmacológico

- Não há medicações que resultem em melhora expressiva do linfedema.
- Quando houver causa subjacente ou contribuinte potencialmente reversível (como insuficiência cardíaca descompensada, cor anêmico, trombose venosa profunda, hipotireoidismo) e o prognóstico e valores do paciente foram compatíveis com esse tratamento, deve-se medicar a causa associada (considerar diurético, transfusão de hemocomponentes com parcimônia, anticoagulação, reposição de hormônio tireoidiano).
- No caso de celulite ou tinea associadas, está indicado o uso de antibiótico ou antifúngico, conforme o caso.

MIOCLONIAS

- Mioclonia, o movimento involuntário com contração ou perda do tônus de músculos ou grupos musculares, é um sintoma incomum em pacientes sob cuidados paliativos. Porém, mioclonias recorrentes podem ser desconfortáveis para pacientes conscientes ou para familiares e podem ser de difícil manejo.

Etiologia

- Pode ser desencadeada por alterações metabólicas, como insuficiência renal ou hepática ou distúrbios hidroeletrolíticos, doenças neurodegenerativas como doença de Parkinson, tumores primários ou metastáticos para sistema nervoso central, ou uso de medicações como opioides, antidepressivos tricíclicos, antipsicóticos e anticonvulsivantes ou, ainda, em decorrência de determinadas imunoterapias.

Tratamento

- Deve-se avaliar a suspensão de neurolépticos. Neurotoxicidade induzida por opioides deve ser avaliada, sendo preconizada hidratação (para pacientes que tolerem), associada à redução de dose ou rotação do opioide.
- Caso o sintoma seja refratário, pode-se utilizar benzodiazepínicos (clonazepam 0,5 mg ou midazolam em bomba de infusão contínua).

FEBRE

- Febre é a elevação da temperatura corporal acima de valores normais, mediada por citocinas, em resposta a doenças ou condições que alteram o ponto de regulação do termostato hipotalâmico.

Etiologia

- Apresenta prevalência variável em pacientes sob cuidados paliativos, sendo que processos infecciosos são a etiologia mais comum, porém, também pode ser desencadeada por neoplasias, uso de medicações ou, menos frequentemente, abstinência a medicações (como benzodiazepínicos).

Tratamento não farmacológico

- O controle da febre deve iniciar pelo tratamento do fator causal, quando aplicável. A investigação da etiologia da febre deve levar em consideração o diagnóstico da doença de base, prognóstico e objetivos de cuidado do paciente. Caso compatível com seu planejamento de cuidados, a investigação de foco infeccioso ou antibioticoterapia empírica devem ser consideradas.
- Caso a suspeita seja de febre induzida por medicações (como penicilinas, cefalosporinas e fenitoína), deve-se suspender a droga.
- Febre como resultado de síndrome paraneoplásica é diagnóstico de exclusão. Em geral, é responsiva a anti-inflamatório, apresentando defervescência em até 24 h após administração de naproxeno em mais de 90% dos pacientes.
- Medidas não farmacológicas, como resfriamento e ventilação do ambiente, uso de roupas leves e soltas, manutenção de hidratação adequada são úteis.
- Resfriamento com água fria ou bolsas de soro resfriado em geral deve ser evitado, pois, apesar de auxiliar na redução da temperatura, é fonte de desconforto devido a efeitos vasomotores e calafrios.
- É possível que o resfriamento corporal traga mais desconforto ao paciente do que a febre em si, portanto, para pacientes em condições de se comunicarem, deve ser avaliado o grau de sofrimento com o sintoma para considerar o tratamento.
- Medidas comportamentais como técnicas de relaxamento e respiração também devem ser consideradas sempre que possível de serem aplicadas.
- A educação e a orientação de pacientes e familiares são essenciais para a redução do sofrimento associado à febre em fim de vida.

Tratamento farmacológico

- Pode ocorrer em paralelo à investigação e tratamento da causa subjacente, quando possível e indicado. Analgésicos simples como dipirona (1 g até de 4/4 h) e paracetamol (até 3 g/dia ou 2 g/dia em pacientes idosos, nefropatas ou hepatopatas) são efetivos. Na suspeita de febre de origem tumoral, o tratamento oncológico é a medida mais eficaz. Porém, quando não indicado ou possível, há preferência no uso de anti-inflamatórios (como naproxeno, 250 mg de 12/12 h) para controle sintomático.

SUDORESE

- Sudorese é a resposta fisiológica do organismo à elevação da temperatura, como modo de promover perda de calor.
- Hiperidrose é definida como sudorese excessiva, além do que seria necessário para a regulação de temperatura.

Etiologia

- A hiperidrose é rara como condição primária, afetando 3% da população. A secundária pode estar associada a alterações neurológicas, endócrinas ou metabólicas, atividade tumoral, infecções e medicações. Para pacientes submetidos a terapias de bloqueio hormonal ou castração, como no câncer de mama e de próstata metastático, a sudorese pode vir associada a taquicardia, rubor, alterações somáticas, comportamentais e emocionais, semelhantes a "fogachos". Sudorese afeta de 5 a 28% dos pacientes sob cuidados paliativos.

Tratamento

- Medidas não farmacológicas semelhantes às utilizadas para o controle da febre, como resfriamento e ventilação do ambiente, uso de roupas leves e soltas preferencialmente de algodão e manutenção de hidratação adequada também devem ser utilizadas.
- Caso a sudorese esteja relacionada a alterações hormonais, uso de antidepressivos ISRS (como paroxetina, fluoxetina ou escitalopram) ou gabapentina pode ser avaliado. O uso de reposição hormonal normalmente não está indicado para este perfil de pacientes.

INSÔNIA

- Insônia, o prejuízo do sono associado à dificuldade em iniciar ou manter o sono ou, ainda, à sensação de que o sono não é reparador, é sintoma frequente em pacientes sob cuidados paliativos (cerca de 70%) e em pacientes hospitalizados, acometendo cerca de 60% dos pacientes admitidos em unidade de terapia intensiva.
- Sono de má qualidade tem impacto negativo relevante, cursando com ansiedade, piora de funcionalidade e redução da qualidade de vida.

Etiologia

- Diversas condições são associadas à piora da qualidade do sono. Sintomas físicos mal controlados (como dor, dispneia e tosse), sintomas emocionais (como ansiedade, medo, raiva e preocupações), fatores ambientais (como excesso de ruído e luminosidade, interrupções noturnas para medicações ou procedimentos) e efeitos adversos de medicações (notadamente corticoides e antidepressivos) podem contribuir para a insônia e devem ser avaliados e ajustados quando possível.

Tratamento

- Tratamento agressivo de sintomas físicos não controlados é passo essencial no manejo da insônia.
- Indica-se o ajuste de horário de corticoides e psicoestimulantes para o período da manhã, para pacientes internados com distúrbios do sono.
- Medidas não farmacológicas, incluindo estratégias já consolidadas para higiene do sono, devem fazer parte do tratamento para todos os pacientes.
- Especialmente para pacientes internados, é essencial reduzir a exposição à luz e ruídos à noite. Deve-se aventar a possibilidade de agrupar medicações e procedimentos para minimizar interrupções no período de descanso. Durante o dia, se possível, estimular o paciente e reduzir a frequência de cochilos também têm impacto na melhora do padrão de sono.
- Quanto aos sintomas emocionais, conversar com os pacientes sobre suas preocupações, oferecendo espaço para compartilharem a sobrecarga dessas questões, pode ter efeito terapêutico.
- O tratamento farmacológico deve ser cuidadosamente ponderado de acordo com a funcionalidade/fragilidade do paciente, sofrimento associado ao sintoma e prognóstico, uma vez que medicações utilizadas para o tratamento da insônia cursam com efeitos adversos importantes. Sempre que possível, deve-se usar o efeito colateral de medicações utilizadas para tratar outros sintomas como aliado no controle da insônia (por exemplo, mirtazapina 15 mg/noite para pacientes com sintomas depressivos e inapetência, gabapentina ou pregabalina com elevação da dose noturna para pacientes com dor neuropática, quetiapina ou clorpromazina para pacientes com *delirium*).
- Benzodiazepínicos cursam com elevação do risco de *delirium*, sonolência diurna e quedas, porém são aliados importantes no tratamento de diversos sintomas em pacientes sob cuidados paliativos. Caso exista indicação em seu uso, pode-se considerar aumento da dose no período noturno ou mesmo sedação paliativa intermitente (por exemplo, das 22 h-6 h) para pacientes com insônia refratária e elevado impacto na qualidade de vida.

OUTROS ASPECTOS NEGLIGENCIADOS DOS CUIDADOS EM FIM DE VIDA

- Quando questionadas, a maioria das pessoas expressa preferência por falecer no domicílio – dados válidos para a população geral, pacientes portadores de doenças avançadas, cuidadores e profissionais da saúde. Entretanto, a maior parte dos óbitos ocorre em hospitais, com índices crescentes associados ao aumento da longevidade da população e aos avanços no tratamento de doenças crônicas.
- Infelizmente, mesmo para pacientes portadores de doenças graves e avançadas, já em fase final de vida, uma parcela das mortes intra-hospitalares ocorre no departamento de emergência ou na unidade de terapia intensiva, ambientes voltados à estabilização de pacientes críticos e menos adequados para a promoção de cuidados dos últimos momentos de vida.
- O ambiente muitas vezes caótico e superlotado do departamento de emergência, aliado ao despreparo de grande parte dos profissionais emergencistas na promoção de cuidados paliativos, impõe dificuldades para o cuidado adequado em fim de vida. Ainda assim, é essencial avaliar pontos possíveis de melhoria para o suporte de pacientes e seus familiares nesse momento de angústia e sofrimento.
- Deve-se providenciar um quarto separado, quando existir, ou minimamente adaptar o ambiente com biombos e cadeiras, permitindo a presença e privacidade de familiares de pacientes que estão falecendo. A flexibilização da presença de acompanhantes e visitas nos últimos momentos de vida é essencial e deve ser avaliada em todos os ambientes de cuidado (departamento de emergência, unidade de terapia intensiva ou unidade de internação).
- É importante lembrar de desligar monitores de modo a reduzir ruídos e monitorização fútil nos últimos momentos de vida, explicando para os familiares que essa medida visa a garantir paz e dignidade, não significando redução de cuidados, que são redobrados e pautados em sinais clínicos de sintomas e sofrimento.
- Atenção especial à comunicação empática, honesta e sensível deve ser dada em todas as fases do atendimento, conforme pormenorizado em outros capítulos. Acesso a informações e acolhimento são valorizados por pacientes e familiares. Explicar para familiares sobre as alterações esperadas nos últimos momentos ajuda a reduzir medo e ansiedade. Atitudes, comportamentos, compaixão e diálogo voltados à promoção da dignidade são encorajados.
- As últimas horas e dias de vida podem ser fonte de extrema angústia para pacientes e seus familiares, com receio em relação ao controle de sintomas, garantia de cuidados necessários, sofrimento em relação a aspectos nutricionais

e elevada necessidade de suporte emocional, social e espiritual. É fundamental mostrar-se sensível a essas demandas, apresentando a equipe e identificando os profissionais de referência para os ajustes e cuidados.

- Mesmo em unidades de atendimento a pacientes críticos, deve-se procurar atender a práticas culturais e religiosas, acionando líderes religiosos, psicólogos e assistentes sociais, quando necessário.

REFERÊNCIAS BIBLIOGRÁFICAS

1. Fleming M, Craigs CL, Bennett MI. Palliative care assessment of dry mouth: what matters most to patients with advanced disease? Support Care Cancer. 2020 Mar;28(3):1121-9.
2. Riley P, Glenny AM, Hua F, Worthington HV. Pharmacological interventions for preventing dry mouth and salivary gland dysfunction following radiotherapy. Cochrane Database Syst Rev. 2017 Jul 31;7(7):CD012744.
3. Alansari MA, Hijazi MH, Maghrabi KA. Making a difference in eye care of the critically ill patients. J Intensive Care Med. 2015 Sep;30(6):311-7
4. Siemens W, Xander C, Meerpohl JJ, Antes G, Becker G. Drug treatments for pruritus in adult palliative care. Dtsch Arztebl Int. 2014 Dec 12;111(50):863-70.
5. Cobbe S, Real S, Slattery S. Assessment, treatment goals and interventions for oedema/lymphoedema in palliative care. Int J Palliat Nurs. 2017 Mar 16;23(3):111-9.
6. Santini D, Armento G, Giusti R, Ferrara M, Moro C, Fulfaro F, et al.; ESMO Guidelines Committee. Management of orphan symptoms: ESMO Clinical Practice Guidelines for diagnosis and treatment†. ESMO Open. 2020 Nov;5(6):e000933.
7. Zhukovsky DS. Fever and sweats in the patient with advanced cancer. Hematology/Oncology Clinics of North America. 2002;16(3):579-88.
8. PDQ Supportive and Palliative Care Editorial Board. Hot flashes and night sweats (PDQ®): Health Professional Version. 2021 Jul 27. In: PDQ Cancer Information Summaries [Internet]. Bethesda (MD): National Cancer Institute (US); 2002. Disponível em: https://www.ncbi.nlm.nih.gov/books/NBK65745/.
9. Medrzycka-Dabrowska W, Lewandowska K, Kwiecień-Jaguś K, Czyż-Szypenbajl K. Sleep deprivation in intensive care unit - systematic review. Open Med (Wars). 2018 Sep 8;13:384-93.
10. Induru RR, Walsh D. Cancer-related insomnia. Am J Hosp Palliat Care. 2014 Nov;31(7):777-85.
11. Dawood M. End of life care in the emergency department. Emerg Med J. 2020 May;37(5):273-8.
12. Cook D, Rocker G. Dying with dignity in the intensive care unit. N Engl J Med. 2014 Jun 26;370(26):2506-14.
13. Hayakawa LY, Matsuda LM, Inoue KC, Oyamaguchi EK, Ribeiro E. Lesão de superfície ocular em unidade de terapia intensiva: ensaio clínico auto-pareado. Acta Paul Enferm. 2020;eAPE20180279.
14. Torres SR, et al. Candidíase oral em pacientes internados em UTI. Rev Bras Odontol. 2014;71(2):176-9.
15. Dias HM, et al. Cuidados paliativos odontológicos a pacientes com câncer de cabeça e pescoço em Unidades de Terapia Intensiva: uma revisão integrativa da literatura. Research, Society and Development. 2021;10(15):e143101522902.

16. Elad, et al. MASCC/ISOO Mucositis Guideline. 2020.
17. Buduhan V, et. al. Symptom management guidelines: xerostomia. BC. Cancer.
18. Mercadante S, Porzio G, Valle A, et al. Orphan symptoms in advanced cancer patients followed at home. Support Care Cancer. 2013;21:3525-8.
19. Cherny N, Fallon MT. et al. (eds.) Oxford Textbook Palliative Medicine. Oxford University Press; 2021.

Seção VII

Cuidado pós-UTI

50
O paciente crítico crônico

Amanda Pinto Botêga
Vinicius Galdini Garcia

INTRODUÇÃO

O cuidado do paciente crítico é recente na história da medicina.[1] Seu protótipo fora proposto pela enfermeira Florence Nightingale ao ordenar pela gravidade os feridos em combate na guerra da Crimeia de 1853.[2] Cem anos mais tarde, por influência do anestesista Bjorn Ibsen e sua introdução à ventilação mecânica durante a epidemia dinamarquesa de poliomielite, surgiu o modelo de terapia intensiva conforme conhecido nos moldes atuais.[3,4]

Ao longo de anos, o principal objetivo das Unidades de Terapia Intensiva (UTI) foi a elevação de sobrevida a curto prazo,[5] através da substituição temporária de funções orgânicas por aparelhos cada vez mais tecnológicos, bem como da utilização de *bundles* de cuidado.[6]

Em 1976, com a publicação do estudo "*Survival, hospitalization charges and follow-up results in critically ill patients*", no *New England Journal of Medicine*, iniciou-se uma mudança do olhar dos intensivistas para qualidade de vida e desfechos entre os sobreviventes.[7]

Atualmente nota-se um prolongamento do tempo de permanência em UTI devido ao aumento da recuperação dos pacientes perante a injuria inicial, graças ao avanço de terapias de suporte orgânico. Como consequência, surge o paciente crítico crônico, tema que será abordado neste capítulo.

CASO CLÍNICO

Marcelo, sexo biológico masculino, 24 anos, em uso de esquema RIPE para tratamento de tuberculose pulmonar. Sem outros antecedentes patológicos.

Internou em UTI com agitação psicomotora e icterícia, associadas a hiperamonemia e alteração de coagulograma (fator V 4% e TP > 100 segundos). Preenchidos critérios para hepatite fulminante secundária à medicação não paracetamol. Listado para transplante hepático. Submetido a intubação orotraqueal (IOT) e iniciada terapia de substituição renal (TSR) contínua devido à hiperamonemia.

Evoluiu com disfunção múltipla de órgãos, com necessidade de droga vasoativa (DVA) em dose elevada, manutenção de TSR e manejo de paciente neurocrítico devido ao risco de hipertensão intracraniana (HIC).

Submetido a transplante hepático 3 dias após admissão, sem disfunção de enxerto. Necessitou de nova abordagem cirúrgica para reconfecção de anastomose vascular, devido a sangramento em dreno abdominal.

Apresentou estabilidade clínica ao evento inicial, ainda necessitando de suporte orgânico.

Desligada sedação, com despertar lento e oscilação do nível de consciência. Falha de extubação 11 dias após IOT devido à fadiga por fraqueza muscular. Realizada traqueostomia no décimo sexto dia de internação. Prosseguido desmame de ventilação mecânica e reabilitação motora em conjunto com a fisioterapia. Redução de DVA, com manutenção de doses baixas por período prolongado da internação. Dieta enteral não tolerada por gastroparesia, optado em conjunto com nutrição e nutrologia por suporte nutricional parenteral. Fez uso de associações de antimicrobianos como esquema alternativo para tratamento de tuberculose pulmonar. Realizadas múltiplas transfusões de concentrados de hemácias ao longo da internação por anemia multifatorial do doente crítico.

Paciente permaneceu em UTI durante 2 meses, com redução progressiva de necessidade de suporte orgânico. Recebeu alta para enfermaria com depressão e ansiedade; fraqueza muscular e necessidade de auxílio para atividades básicas; em nebulização em traqueostomia; caquexia, recebendo dieta enteral e treinamento com fonoaudiologia; com lesões de pele em região sacral, com proposta de seguimento de reabilitação.

DEFINIÇÃO

- Ausência de consenso para definição.
- São pacientes críticos com estabilidade após resolução do insulto inicial, mas que ainda necessitam de suporte orgânico e internação prolongada em UTI.[1]
- Síndrome clínica complexa com envolvimento de diferentes órgãos e sistemas, caracterizada por repercussões neurocognitivas, musculoesqueléticas, endócrino-metabólicas, hemodinâmicas, imunológicas, nutricionais, associada à dependência prolongada de ventilação mecânica.[8]

- Ventilação mecânica prolongada (4 a 21 dias) não é sinônimo de doença crítica crônica. Apesar de ser uma importante característica, não é obrigatória para sua definição.[9]
- A traqueostomia, por si só, não determina um paciente como crítico crônico, entretanto trata-se de um marcador prático da ausência de expectativa de desmame de ventilação mecânica.[8,10]
- Transição para doença crítica crônica considerada em algum momento da segunda semana de internação em UTI.

Nota: coorte retrospectiva sugeriu que após o décimo dia, características e morbidades prévias dos pacientes são mais importantes para predizer risco de mortalidade intra-hospitalar que a gravidade do insulto agudo que levou à internação.[11]

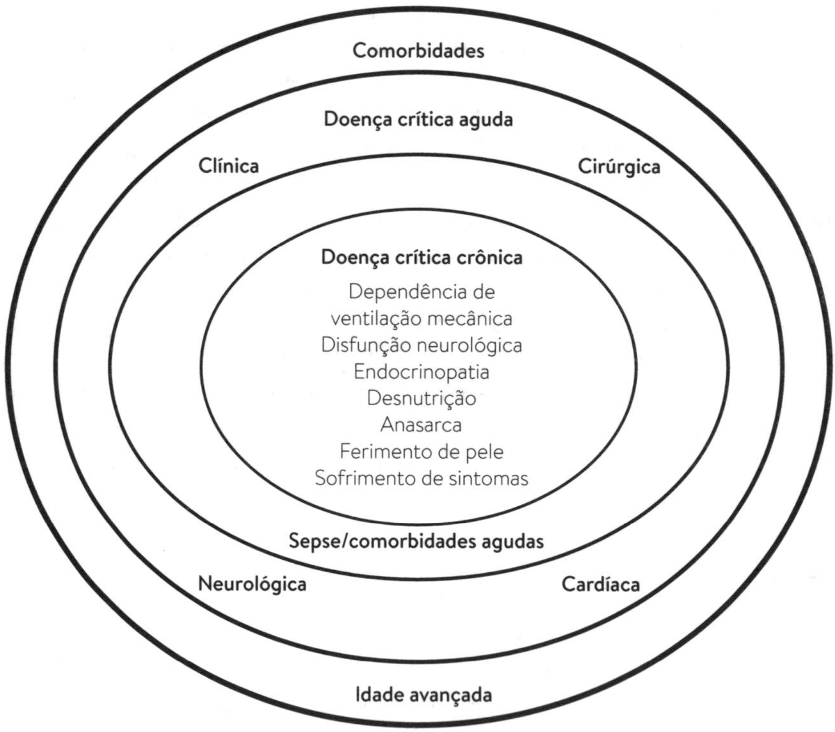

Figura 1 Complexidade da doença crítica crônica com acometimento de múltiplos órgãos e sistemas em pacientes geralmente idosos e com comorbidades, os quais necessitam de suporte orgânico e internação prolongada, após estabilização de insulto agudo inicial. Adaptado de: Chronic Critical Illness.[8]

EPIDEMIOLOGIA

Incidência e prevalência

- De 5 a 20% das internações em UTI resultam em doentes críticos crônicos. A ausência de definição padronizada para essa síndrome justifica a variação da prevalência em literatura.[12,13]
- Uma coorte prospectiva de 2013 realizada em centro único no sul do Brasil encontrou incidência de 11% de doentes críticos crônicos do total de internados em UTI (10). Há deficiência de dados recentes.[14]
- Nos Estados Unidos, uma coorte retrospectiva evidenciou que 7,6% dos pacientes internados em UTI preenchiam critérios para definição de paciente crítico crônico.[15]

Fatores de risco

- Dados nacionais: sepse na admissão, alterações neurológicas, extremos nutricionais e necessidade de ventilação mecânica invasiva correlacionaram-se a 92% de cronicidade quando apresentadas em conjunto. Não foi evidenciada associação clara entre idade e comorbidades prévias.[12,14]
- Dados internacionais: idade superior a 65 anos, comorbidades prévias e baixa funcionalidade.[10]

Reinternação e mortalidade

- Doentes críticos crônicos que recebem alta hospitalar apresentam taxa de reinternação superior a 40% em 6 meses.[10]
- A mortalidade intra-hospitalar deste perfil de pacientes é próxima a 50%.[10,14]
- A maioria desta população não sobrevive após um ano do evento agudo. A taxa de mortalidade varia de 47 a 68%, podendo chegar a 95% nos pacientes com mais de 75 anos ou mais de 65 anos com dependência funcional.[8,10,12]

FISIOPATOLOGIA

A Tabela 1 resume os elementos responsáveis pela fisiopatologia da doença crítica crônica. A Figura 2 demonstra a integração e os desfechos delimitados por esses elementos.[10,16,17]

Tabela 1

Sistema	Via	Estímulo	Efeito
Sistema neuroendócrino	Eixo hipotálamo-pituitária-adrenal	↑ Cortisol ↑ Vasopressina ↑ Epinefrina	Retenção hídrica e vasoconstrição Fragilidade da pele Redução de perfusão tecidual Catabolismo Polineuropatia
Sistema nervoso autonômico (SNA)	↑ SNA simpático	↑ Catecolaminas	Ativação de leucócitos Produção de citocinas inflamatórias
	↓ SNA parassimpático	↓ Acetilcolina ↓ Estímulo vagal	Redução da ação anti-inflamatória
Sistema imune	Síndrome da resposta inflamatória sistêmica (SIRS)	Síndrome de catabolismo com inflamação e imunossupressão persistentes (PICS)	Inflamação crônica Disfunção de múltiplos órgãos Catabolismo proteico
	Síndrome da resposta anti-inflamatória compensatória (CARS)		Resposta anti-inflamatória exacerbada Imunossupressão crônica Suscetibilidade a novos insultos

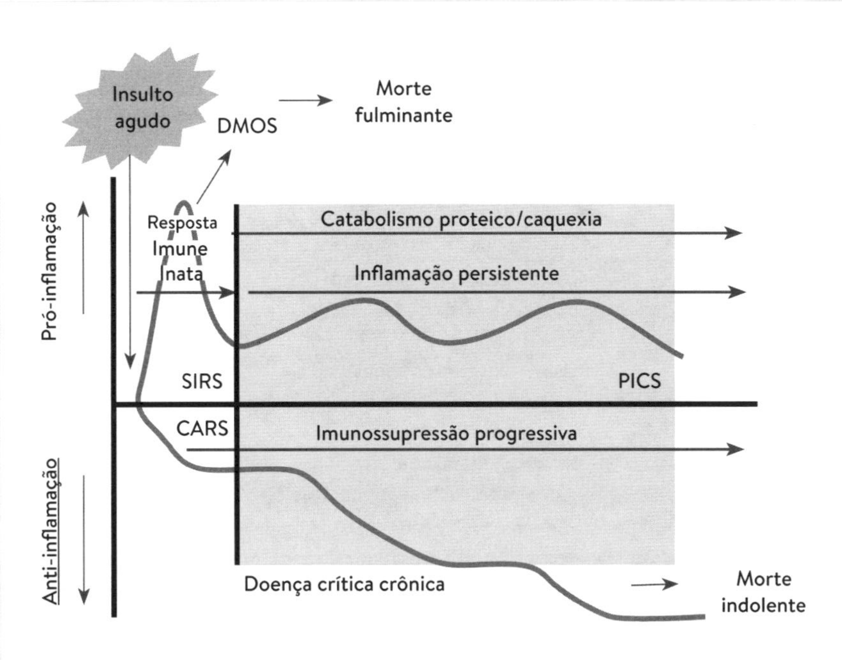

Figura 2 Resposta inflamatória (SIRS) e anti-inflamatória compensatória (CARS) perante o evento agudo inicial, seguida de supressão imune persistente associada a síndrome catabólica (PICS). Adaptada de: Persistent inflammation and immunosuppression: a common syndrome and new horizon for surgical intensive care.[17]

CARACTERÍSTICAS CLÍNICAS

Tabela 2

Neurológico/ psiquiátrico	▪ Coma: - Prolongado - Alteração estrutural ausente na maioria dos casos ▪ *Delirium:* - Persistente e recorrente[18] ▪ Disfunção cognitiva: - Problemas de memória, atenção, concentração e/ou perda de função cognitiva global[19] - Considerada por muitos pacientes como o pior desfecho ▪ Redução da funcionalidade[8] ▪ Depressão

(continua)

Tabela 2 *(continuação)*

Cardiovascular	▪ Hipotensão e uso prolongado de vasopressor[20] ▪ Falência cardiovascular - Disfunção orgânica tardia mais comum[21]
Respiratório	▪ Ventilação mecânica prolongada ▪ Falha de desmame ventilatório - Realização de traqueostomia[10] ▪ Maior risco de pneumonia associada a ventilação mecânica[22]
Gastrointestinal	▪ Disfunção do trato gastrointestinal (TGI)[23] - Gastroparesia e íleo metabólico - Náuseas e vômitos - Diarreia → associada a antibiótico e/ou *C. difficile*[24] ▪ Desnutrição - Semelhante a kwashiorkor - Necessidade de suporte nutricional - Risco de síndrome de realimentação
Renal	▪ Disfunção renal prolongada - Quanto mais grave a lesão renal aguda, mais severa a sequela - Seguimento por creatinina sérica prejudicado pela sarcopenia ▪ Alteração de eletrólitos comuns: - Hipo/hipernatremia - Hiper/hipocalcemia - Hipofosfatemia e hipomagnesemia[20]
Endócrino- -metabólico	▪ Hiperglicemia: associada ao estresse - Aumento de hormônios contrarreguladores - Ação de citosinas inflamatórias - Resistência periférica à insulina - Produção elevada de glicogênio através do lactato[20] ▪ Doença metabólica óssea: - Aumento de reabsorção óssea - Deficiência de vitamina D[20] ▪ Função anormal da tireoide: - Redução da liberação pulsátil de TSH - Queda dos níveis séricos de T3[20] ▪ Insuficiência adrenal - Nível sérico insuficiente de corticoide[20] ▪ Hipogonadismo hipogonadotrópico: - Associado a depleção muscular[20]
Hematológico/ infeccioso	▪ Múltiplas transfusões de hemocomponentes[12] ▪ Risco de infecções recorrentes: - Quebra de barreira (dispositivos, pele frágil) - Exposição a microrganismos virulentos e resistentes - Imunodeficiência [24]

(continua)

Tabela 2 *(continuação)*

Neuromuscular	▪ Polineuropatia do doente crítico[25] - Fraqueza muscular (predomínio em membros inferiores), falha de desmame, reflexos tendinosos profundos reduzidos - Predomínio motor, embora possa ser sensitivo - Disfunção axonal difusa de nervos periféricos - Hiperglicemia, inflamação e DVA são fatores de risco ▪ Miopatia[25] - Fraqueza, falha de desmame ventilatório, paresia - Miopatia difusa não necrotizante + atrofia muscular + degeneração não gordurosa de fibras musculares + fibrose - Associa-se a uso de corticoide e bloqueador neuromuscular - Sepse e DMOS são fatores de risco
Outros	▪ Fragilidade → úlcera por pressão[10] ▪ Retenção hídrica → edema[10] ▪ Caquexia[10]
Sintomas frequentes	Nervosismo; tristeza; preocupação; insônia; sonolência; dor; dificuldade de comunicação; boca seca; sede e fome não saciáveis; náusea; dispneia (durante ventilação mecânica máxima e desmame) Perda ponderal; perda de apetite; fadiga

Nota: sintomas reportados pelos pacientes através do instrumento MSAS-C (*Condensed Form of the Memorial Symptom Assessment Scale*).[26]

TRATAMENTO

- Ausência de protocolo específico para o manejo do paciente crítico crônico.[8,12]
- Importância de abordagem multidisciplinar para melhores resultados durante internação e após a alta hospitalar (Figura 3).[8,12]
- Recomendam-se:
  - Desmame ventilatório: redução de pressão de suporte (10-15 mmHg), seguida de ventilação espontânea com auxílio de traqueostomia.
  - Suporte nutricional:
  - Utilização preferencial de TGI (na impossibilidade de via oral, utilizar via enteral).
  - Calorias recomendadas: 20-25 kcal/kg/dia; proteína: >1,2 g/kg/dia; atenção para *overfeeding* e síndrome de realimentação.
  - Controle glicêmico: malefícios associados à hiperglicemia.
- Reabilitação funcional e cognitiva:
  - Medidas preventivas mais eficazes.
  - Estratégias de reabilitação ativa e passiva.

- Evitar medicações com potencial deliriogênico e com impacto em força muscular.
- Cuidado com úlcera por pressão: impacto na autoestima do paciente e dificuldade de seu manejo.
- Evitar complicações.
- Cuidados paliativos recomendados em associação com tratamento modificador de doença.

CUIDADOS PALIATIVOS EM DOENÇA CRÍTICA CRÔNICA

Considerando a definição atual de Cuidados Paliativos pela Organização Mundial da Saúde (OMS), que diz: "Abordagem que melhora a qualidade de vida de pacientes (adultos ou crianças) e de seus familiares que enfrentam problemas associados a doenças que ameaçam a vida. Previne e alivia sofrimento por meio da investigação precoce, avaliação correta e tratamento da dor e de outros problemas físicos, psicossociais ou espirituais",[27] todo paciente crítico crônico tem indicação de Cuidados Paliativos em conjunto ao tratamento clínico.

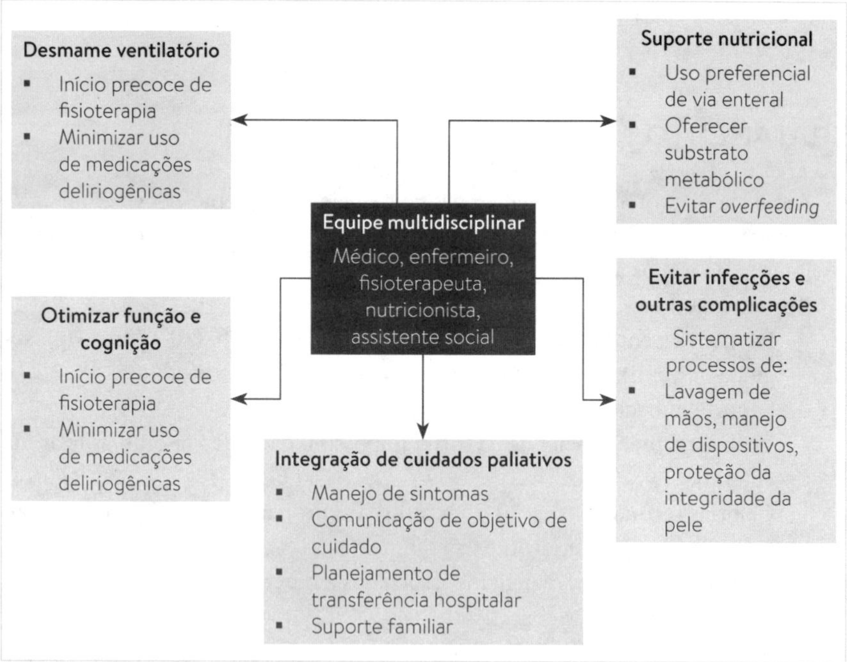

Figura 3 Cuidado multidisciplinar do paciente crítico crônico. Adaptado de: Chronic Critical Illness.[8]

- É fundamental para o manejo do paciente crítico crônico ao longo da internação, tanto para controle de sintomas físicos quanto para o manejo de outras esferas de sofrimento.
- Essa abordagem também deve se estender para cuidadores e toda a rede de apoio, devido ao risco de depressão, ansiedade e síndrome do estresse pós-traumático dos mesmos.[28]
- É essencial que o vínculo de confiança entre equipe, paciente e cuidadores seja estabelecido, para que as informações sobre prognóstico e expectativa de desafios futuros (recuperação de cognição, impacto familiar, social e financeiro) sejam compartilhadas, resultando em tomada de decisão de maneira individualizada e centradas na pessoa.[29]

CONSIDERAÇÕES FINAIS

A doença crítica crônica, caracterizada por fisiopatologia complexa e elevada morbimortalidade, vem se tornando cada vez mais prevalente em UTIs, com ocupação prolongada de leitos e necessidade da atuação da equipe multidisciplinar em seu manejo.

É responsável por efeitos físicos, psicológicos, sociais e financeiros para os pacientes e sua rede de apoio. Além disso, apresenta importante impacto na economia e na sociedade, não apta a receber pessoas frágeis, dependentes e responsáveis pela alocação de grande parte dos recursos de saúde de um país. Diante disso, a decisão pelo uso das diversas terapias disponíveis deve ser cautelosa, tendo por base consciência prognóstica e valores do paciente, visando qualidade de vida, e não apenas sua sobrevida.

REFERÊNCIAS BIBLIOGRÁFICAS

1. Preiser JC, Herridge M, Azoulay E (eds.). Post-intensive care syndrome. Springer International Publishing; 2020.
2. Wallace DJ, Kahn JM. Florence nightingale and the conundrum of counting ICU beds. Critical Care Medicine. 2015 Nov;43(11):2517.
3. Ibsen B. The anaesthetist's viewpoint on the treatment of respiratory complications in poliomyelitis during the epidemic in Copenhagen, 1952.
4. Reisner-Sénélar L. The birth of intensive care medicine: Björn Ibsen's records. Intensive Care Medicine. 2011 Jul;37(7):1084-6.
5. Teixeira C, Rosa RG. Post-intensive care outpatient clinic: is it feasible and effective? A literature review. Revista Brasileira de Terapia Intensiva. 2018 Jan;30:98-111.
6. Kelly FE, Fong K, Hirsch N, Nolan JP. Intensive care medicine is 60 years old: the history and future of the intensive care unit. Clinical Medicine. 2014 Aug;14(4):376.
7. Cullen DJ, Ferrara LC, Briggs BA, Walker PF, Gilbert J. Survival, hospitalization charges and follow-up results in critically ill patients. New England Journal of Medicine. 1976 Apr 29;294(18):982-7.

8. Nelson JE, Cox CE, Hope AA, Carson SS. Chronic critical illness. American Journal of Respiratory and Critical Care Medicine. 2010 Aug 15;182(4):446-54.
9. Moitra VK, Guerra C, Linde-Zwirble WT, Wunsch H. Relationship between ICU length of stay and long-term mortality for elderly ICU survivors. Critical Care Medicine. 2016 Apr;44(4):655.
10. Wiencek C, Winkelman C. Chronic critical illness: prevalence, profile, and pathophysiology. AACN Advanced Critical Care. 2010 Jan;21(1):44-61.
11. Iwashyna TJ, Hodgson CL, Pilcher D, Bailey M, van Lint A, Chavan S, et al Timing of onset and burden of persistent critical illness in Australia and New Zealand: a retrospective, population-based, observational study. The Lancet Respiratory Medicine. 2016 Jul 1;4(7):566-73.
12. Loss SH, Nunes DS, Franzosi OS, Salazar GS, Teixeira C, Vieira SR. Chronic critical illness: are we saving patients or creating victims?. Revista Brasileira de Terapia Intensiva. 2017 Jan;29:87-95.
13. Carson SS, Bach PB. The epidemiology and costs of chronic critical illness. Critical Care Clinics. 2002 Jul 1;18(3):461-76.
14. Loss SH, Marchese CB, Boniatti MM, Wawrzeniak IC, Oliveira RP, Nunes LN, et al. Prediction of chronic critical illness in a general intensive care unit. Revista da Associação Médica Brasileira. 2013 May 1;59(3):241-7.
15. Kahn JM, Le T, Angus DC, Cox CE, Hough CL, White DB, et al. The epidemiology of chronic critical illness in the United States. CRITICAL CARE MEDICINE. 2015 Feb;43(2):282.
16. Mira JC, Gentile LF, Mathias BJ, Efron PA, Brakenridge SC, Mohr AM, et al. Sepsis pathophysiology, chronic critical illness and PICS. Critical Care Medicine. 2017 Feb;45(2):253.
17. Gentile LF, Cuenca AG, Efron PA, Ang D, McKinley BA, Moldawer LL, et al. Persistent inflammation and immunosuppression: a common syndrome and new horizon for surgical intensive care. The Journal of Trauma and Acute Care Surgery. 2012 Jun;72(6):1491.
18. Nelson JE, Tandon N, Mercado AF, Camhi SL, Ely EW, Morrison RS. Brain dysfunction: another burden for the chronically critically ill. Archives of Internal Medicine. 2006 Oct 9;166(18):1993-9.
19. Hopkins RO, Weaver LK, Pope D, Orme Jr JF, Bigler ED, Larson-Lohr V. Neuropsychological sequelae and impaired health status in survivors of severe acute respiratory distress syndrome. American Journal of Respiratory and Critical Care Medicine. 1999 Jul 1;160(1):50-6.
20. Mechanick JI, Brett EM. Endocrine and metabolic issues in the management of the chronically critically ill patient. Critical Care Clinics. 2002 Jul 1;18(3):619-41.
21. Viglianti EM, Kramer R, Admon AJ, Sjoding MW, Hodgson CL, Bellomo R, et al. Late organ failures in patients with prolonged intensive care unit stays. Journal of Critical Care. 2018 Aug 1;46:55-7.
22. Jeffcote T, Foong M, Gold G, Glassford N, Robbins R, Iwashyna TJ, et al. Patient characteristics, ICU-specific supports, complications, and outcomes of persistent critical illness. Journal of Critical Care. 2019 Dec 1;54:250-5.
23. Schulman RC, Mechanick JI. Metabolic and nutrition support in the chronic critical illness syndrome. Respiratory Care. 2012 Jun 1;57(6):958-78.
24. Kalb TH, Lorin S. Infection in the chronically critically ill: unique risk profile in a newly defined population. Critical Care Clinics. 2002 Jul 1;18(3):529-52.
25. Lorin S, Nierman DM. Critical illness neuromuscular abnormalities. Critical Care Clinics. 2002 Jul 1;18(3):553-68.

26. Nelson JE, Meier DE, Litke A, Natale DA, Siegel RE, Morrison RS. The symptom burden of chronic critical illness. Critical Care Medicine. 2004 Jul 1;32(7):1527-34.
27. World Health Organization. National cancer control programmes: policies and managerial guidelines. World Health Organization; 2002.
28. Carson SS, Cox CE, Wallenstein S, Hanson LC, Danis M, Tulsky JA, et al. Effect of palliative care–led meetings for families of patients with chronic critical illness: a randomized clinical trial. JAMA. 2016 Jul 5;316(1):51-62.
29. Nelson JE, Hanson LC, Keller KL, Carson SS, Cox CE, Tulsky JA, et al. The voice of surrogate decision-makers. Family responses to prognostic information in chronic critical illness. American Journal of Respiratory and Critical Care Medicine. 2017 Oct 1;196(7):864-72.

51

Síndrome pós-UTI

Stéfany Franhan Barbosa de Souza

CASO CLÍNICO

Leonardo tem 56 anos, casado, assistente de recursos humanos, sem religião definida, natural e procedente de São Paulo, previamente hígido, apresenta IMC 32, não tabagista, etilista social. Hipertenso, porém não faz uso de medicações contínuas e não apresenta alergias conhecidas.

Há 45 dias iniciou quadro de tosse seca, rinorreia hialina sem obstrução nasal, cefaleia moderada, dores nas pernas. Há 40 dias iniciou febre de 38°C diária e há 36 dias apresenta cansaço e dispneia a moderados e pequenos esforços, o que o fez buscar atendimento médico de urgência. Examinado e constatada dessaturação até 84% em ar ambiente, taquipneia, sinais de esforço respiratórios e tomografia de tórax compatível com padrão de infecção por COVID-19. Após 2 dias de internação, RT-PCR positivo para COVID-19, progressão gradativa de suporte ventilatório, encaminhado à UTI e intubado com indicação de prona. Progrediu lentamente com dificuldade do desmame de ventilação mecânica, com necessidade de conversão para traqueostomia.

Leonardo estava há dias sem sedação e evoluiu com desmame e posterior liberação da ventilação mecânica, mas manteve-se com algum grau de sonolência e confusão mental por algumas semanas antes da alta hospitalar para casa.

Durante a internação, iniciou reabilitação motora e fonoaudiológica, porém recebeu alta em uso de traqueostomia, gastrostomia e cadeira de rodas. Sua família, muito presente nas comunicações telefônicas (não estavam permitidas visitas presenciais), fora orientada a iniciar acompanhamento em Unidade Básica de Saúde para acompanhamento das disfunções adquiridas na internação prolongada.

A primeira consulta foi agendada 1 mês após a alta hospitalar. Na consulta o paciente estava emagrecido, hipotrófico, com discurso introspectivo, fazendo uso de poucas palavras para responder as perguntas do médico. Apresentou queixas de fadi-

ga e anedonia. A esposa, Maria, relatou que desde a alta, o marido não parecia estar se esforçando para recuperar as forças, que sentia medo de ficar sozinho, queixando-se com frequência das dificuldades para fazer as tarefas básicas de autocuidado. Além disso, não estava conseguindo comer direito, apesar de já ter progredido para dieta por via oral parcial. Notou que o esposo estava apresentando dificuldade de raciocínio, confundindo as informações ou se esquecendo de coisas triviais do dia a dia. Além disso, o médico ainda conseguiu acessar que o paciente mantinha dispneia aos moderados esforços, necessitando da cadeira de rodas para realizar a maior parte dos trajetos dentro e fora de casa.

Durante oportunidade de privacidade, Maria comentou com o médico que estava querendo ajudar o marido, mas que muitas vezes perdia a paciência e acabavam discutindo, o que piorava ainda mais a situação. Desabafou que se sentia culpada por ter pensamentos e desejos de ter a vida prévia de volta, pois sabe que não terá isso e que não se sente contente com a vida atual. Disse que se sente como mãe do Leonardo, não como esposa.

Quais são os problemas apresentados por Leonardo? Como o médico poderia reunir tantas queixas para realizar um diagnóstico para este paciente?

INTRODUÇÃO

Os cuidados realizados em Unidades de Terapia Intensivas (UTI) foram sendo aprimorados ao longo dos anos, desde o surgimento das primeiras unidades, por volta de 1950, até a atualidade. Concomitantemente a essa evolução houve diminuição da mortalidade dos pacientes críticos, porém aumento significativo e progressivo deles, e com isso, notou-se o aumento da demanda de cuidados pós-internação para os sobreviventes.

O acamamento, a ventilação mecânica, uso prolongado de sedação, bloqueadores neuromusculares, estresse auditivo, físico e psicológico são fatores que contribuem com o aparecimento do que denominamos síndrome pós-UTI. O conjunto de sinais e sintomas desenvolvidos por pacientes internados em UTI chamaram a atenção dos especialistas em 1976, incentivando a publicação dos primeiros trabalhos envolvendo o tema, porém ainda não caracterizado como síndrome. Com a chegada do novo milênio e a modernização gradativa da medicina, mais e mais pacientes sobrevivem à doença grave e retornam aos lares após internações prolongadas, acelerando também a produção de pesquisas neste assunto, que atualmente cresce exponencialmente diante dos desafios apresentados pelos sobreviventes da pandemia por COVID-19.

SÍNDROME PÓS-UTI (*POST INTENSIVE CARE SYNDROME* - PICS)

Definição

Surgimento de uma disfunção nova ou piora das preexistentes após permanência em Unidade de Terapia Intensiva, afetando principalmente os seguintes domínios: cognitivo, psiquiátrico e físico, não apenas dos doentes, mas também dos membros da família e cuidadores. Geralmente identificada no período imediato após internação, porém pode surgir semanas a meses após hospitalização para tratamento de doença grave. Pode estar presente em 50-70% dos pacientes que estiveram em unidades críticas, sendo que destes, até 50% podem ter sintomas persistentes após 1 ano da alta hospitalar.

Apresentação e divisão da síndrome pós-UTI

- PICS relacionada ao doente.
- PICS relacionada à família.

PICS relacionada ao doente

É composta por três domínios:

- Saúde mental:
  - Depressão: o paciente pode iniciar sintomas depressivos ainda durante a internação hospitalar. Fatores como estar distante dos familiares e das atividades laborais de rotina, a dependência do auxílio das equipes para todos os cuidados e funcionalidade, geram grande angústia no doente, principalmente se já possuir alguma doença psiquiátrica prévia, tiver sido submetido a altos níveis de sedação e estiver com alto grau de dependência funcional. As dificuldades motoras, o aumento da dependência física e financeira de outras pessoas, perda de funcionalidade e adaptação a uma realidade de reabilitação e dificuldade de retorno ao estado pré-internação podem contribuir para o aparecimento de sintomas depressivos, como anedonia, desinteresse pelo tratamento ou pessoas, introspecção e isolamento, medo e angústia (são frequentes), distúrbios alimentares e do sono que podem se estender por até mais de 1 ano após a alta hospitalar.

O médico conseguiu detectar que Leonardo apresenta sintomas possíveis de depressão, como anedonia, fadiga, má aceitação alimentar e perda de interesse.

- Estresse pós-traumático: inicialmente estudado em soldados sobreviventes de guerras. O paciente pode apresentar sensação de estar revivendo situações do passado, pesadelos e alucinações; apresentar sintomas fisiológicos como taquicardia, sudorese, tremores, agitação e náuseas; sentir medo de ficar sozinho ou evitar lugares e pessoas; desenvolver crenças relacionadas ao ocorrido ou ter dificuldade de conversar sobre o assunto. As pessoas mais suscetíveis são aquelas que apresentaram períodos de agitação, estiveram sedadas, utilizaram contenção física e mantêm presente memória de eventos traumáticos. Pode ter duração prolongada, mas em geral apresenta melhora no primeiro ano após a alta.
- Ansiedade: medo repentino, tensão muscular, taquicardia, medo de morte iminente, sintomas gastrointestinais, sudorese, sensação de opressão no peito e inquietação podem estar presentes; principalmente em pacientes que tiveram que se afastar das atividade laborais ou que permaneceram algum tempo em ventilação mecânica. Esses sintomas podem persistir mesmo após o primeiro ano após alta hospitalar.

Medo de estar sozinho, medo de morrer ou passar mal sem que outra pessoa possa socorrer, apresentados por Leonardo, também configuram sintomas de ansiedade.

- Alterações cognitivas: déficits de atenção, memória, prejuízo das funções cognitivas, velocidade de processamento das informações. Pacientes que já apresentavam algum grau de prejuízo cognitivo prévio, apresentaram *delirium*, hipoxemia, sedação prologada e disglicemias possuem maior risco.

A familiar do paciente notou que ele parece estar com lentificação e alterações confusionais não apresentadas antes da internação.

- Alterações físicas: pulmonares como dispneia aos esforços, com baixa tolerância às atividades físicas, hiper-reatividade brônquica e broncoespasmos; motora (capacidade de deambular, sexual), neuromusculares, funcionalidade. Podem estar presentes em até 30% dos pacientes 3 a 6 meses após alta.

Necessidade de cadeira de rodas porque o paciente se cansa mesmo na locomoção dentro de casa pode estar associada tanto à perda de força muscular e ao baixo grau de recuperação, quanto às sequelas pulmonares do paciente.

PICS relacionada à família

Os familiares dos pacientes internados em unidades intensivas experimentam uma maratona em tempo e cansaço na espera do desfecho clínico do seu familiar. Na maioria dos serviços o tempo de visitação é limitado a alguns minutos por dia, sendo que durante a pandemia de COVID-19 não houve permissão para visitações em boa parte dos hospitais, sendo os boletins informativos passados, na maioria das vezes, por telefone. De 29% a 89% dos familiares experimentam sintomas de ansiedade, 13% a 73% desenvolvem depressão e até 48% têm algum sintoma de estresse pós-traumático. As principais queixas apontadas foram relacionadas à dificuldade de comunicação com os membros das equipes que realizavam os cuidados do paciente. Boa parte dos profissionais de saúde não foi treinada para comunicação, havendo incompatibilidade entre o vocabulário médico e o do familiar, falta de percepção da compreensão do ouvinte e dificuldade do profissional em ajustar o discurso, dando pouco tempo para que a família possa formular perguntas e tirar dúvidas. A falta de linearidade na passagem dos boletins médicos, muitas vezes, por mudança repentina no quadro clínico do paciente, mas que nunca é mencionada como possível, também foi um fator importante no desenvolvimento da PICS do familiar. Além disso, devido à gravidade dos pacientes, muitas famílias receberam na UTI a introdução, pela primeira vez, da importância da abordagem de valores e princípios do doente para que estes sejam respeitados, bem como a necessidade de se pensar em transição de cuidados e ajuste de suporte terapêutico. A depender da forma como esse tema for abordado, pode gerar angústia e sensação de responsabilidade pela tomada de decisões, que não devem ser delegadas ao familiar, que pode se sentir sobrecarregado e culpado, e sim, compartilhadas com base nos valores do paciente, conforme detalhado no Capítulo "O papel da família na tomada de decisões".

Durante a internação, surgem muitas dúvidas quanto às possíveis sequelas que os pacientes podem desenvolver e quanto se deve esperar de melhora das perdas apresentadas devido à doença. Alguns familiares não conseguem ter a percepção que o paciente irá de alta hospitalar possivelmente dependente para os cuidados básicos de vida, como alimentação e higiene pessoal, até mesmo para mudança de decúbito no leito, bem como das complicações futuras associadas a todo esse acometimento e ao uso de dispositivos de auxílio respiratório, gastrointestinal e de marcha, como traqueostomia, gastrostomia, ventilador mecânico, bolsa de colostomia, drenos e sondas vesical e nasoenteral, cadeira de rodas e andadores. Raramente existe um treinamento adequado que ensine ao familiar leigo cuidados básicos relacionados às necessidades do paciente que sai do hospital e vai para casa.

Somados a essa realidade e à falta de preparo para lidar com todas essas mudanças de rotina, dificuldade de acesso à reabilitação e acompanhamento pós-alta, ainda existem os desafios financeiros para muitas famílias. Até um terço dos sobreviventes podem estar desempregados após 60 meses da alta hospitalar e dependentes financeiramente de outros membros da família.

Por isso, acompanhar um familiar em processo de reabilitação, dependência física e possíveis alterações psíquicas e cognitivas pós-UTI aumenta muito o risco de estresse do cuidador e o predispõe ao desenvolvimento de PICS familiar. Há transformação do familiar em cuidador, trazendo rotinas estressantes de cuidados, obrigações e compromissos para organizar as terapias e acompanhamentos ambulatoriais; ter que lidar e dar suporte emocional ao doente e aos demais membros da família, assumindo responsabilidades diversas que podem desencadear doença física e mental. Os profissionais de saúde que lidam com essas famílias devem atentar-se tanto aos sintomas de PICS no doente, quando nos familiares. Abordar ativamente os sintomas pode facilitar o diagnóstico e ajudar a guiar a intervenção terapêutica.

FERRAMENTAS PARA AVALIAR AS DISFUNÇÕES ENVOLVIDAS NA SÍNDROME PÓS-UTI E AJUDAR NO DIAGNÓSTICO E PLANEJAMENTO DO TRATAMENTO

O paciente que apresenta síndrome pós-UTI geralmente inicia acompanhamento ambulatorial dias a semanas após a alta hospitalar. Neste período de adaptação do cuidado e experimentação de uma nova realidade, seja temporária ou definitiva, é que se instalam de forma mais claras os sintomas dessa síndrome. Por isso, o médico ambulatorial deve fazer uma avaliação na terceira ou quarta semana após a alta hospitalar, tendo claras as características a serem buscadas para um diagnóstico rápido e planejamento de intervenção precoce. As queixas dos pacientes podem vir de forma pontual ou isolada, dificultando o diagnóstico, ou mesmo a apresentação pode estar mesclada às alterações da doença de base do paciente, como ocorre em pacientes neurológicos. O diagnóstico é clínico. Uma vez aventada a hipótese de síndrome pós-UTI, existem ferramentas para ajudar o médico a organizar o raciocínio e a incluir déficits a serem abordados no tratamento do paciente.

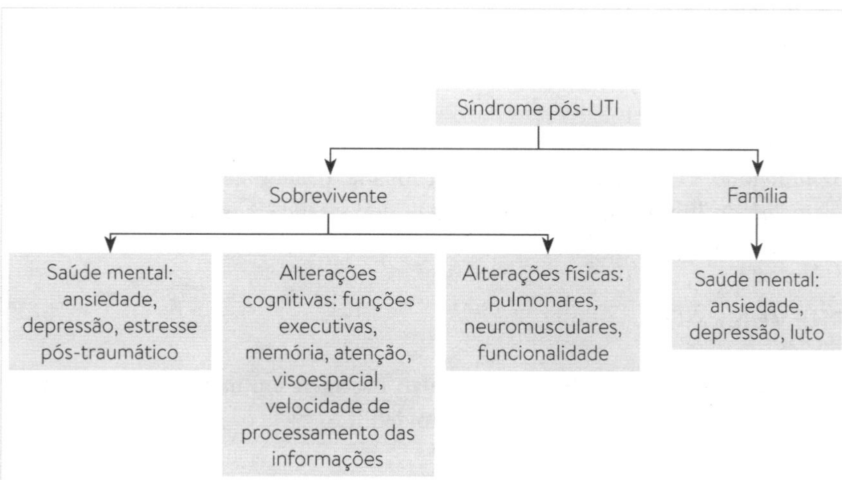

Figura 1 Adaptada de: Needham DM et al.[8]

A seguir seguem algumas ferramentas e sugestões para a avaliação do paciente com suspeita de síndrome pós-UTI.

Cognitivas:

- MOCA (*Montreal Cognitive Assessment*) e MINI-Cog: são exames que avaliam o estado mental do paciente (Anexos 1 e 2 no final do capítulo).

Emocionais:

- Escala de impacto de evento revisada para estresse pós-traumático tardio (*impact of event scale-6*): avalia a presença de estresse pós-traumático (Anexo 3).
- Escala de ansiedade e depressão hospitalar (*Hospital Anxiety Depression Scale* – HADS): avalia sintomas de depressão e ansiedade (Anexo 4).

Físicas:

- Questionário Internacional de Atividade Física (*International Physical Activity Questionnaire*): avalia nível de atividade física.
- Índice de Barthel: avalia a função do paciente na realização das atividades de vida diária (Anexo 5).
- Índice de Lawton e Brody: avalia a capacidade de realização das atividades instrumentais da vida diária.
- Dinamometria isocinética: identifica desequilíbrios mioarticulares durante a realização do movimento, ajudando no planejamento da reabilitação.
- Teste de caminhada de 6 minutos: avalia a capacidade de exercícios, podendo ser utilizado para avaliar o progresso perante a reabilitação.

Disfagia:

- Escala Funcional de Ingestão por Via Oral (*Functional Oral Intake Scale*) e Feramenta de Avaliação Alimentar-10 (*Eating Assessment Tool-10*): avaliam o risco de disfagia e a possibilidade de progressão de dieta.
- Qualidade de vida: *Short-Form Health Survey version 2*: avalia a percepção do indivíduo da qualidade de vida relacionada à saúde nas últimas 4 semanas, incluindo função social, saúde mental, dor, vitalidade, saúde geral, aspecto e função física e emocional.

PREVENÇÃO

Inicia-se ainda em ambiente hospitalar. Baseia-se em minimizar ou evitar os gatilhos que predispõem ao aparecimento de PICS.

- Reduzir sedação: o tempo prolongado de uso de sedação aumenta a possibilidade de surgimento de agitação, confusão mental e distúrbios psicológicos e psiquiátricos. Realizar despertares diários e introduzir precocemente medidas antidelirium, bem como evitar o uso de contenção mecânica, segue a mesma linha de raciocínio.
- Reabilitação fisioterápica: fisioterapia respiratória, motora passiva, motora ativa com estímulo de sedestação e deambulação precoce, incentivando o ganho de autonomia mecânica.
- Reabilitação fonoaudiológica: reabilitação da capacidade mastigatória e da coordenação da musculatura da deglutição, objetivando a alimentação por boca, facilitando o manejo e cuidado deste paciente em casa, diminuindo o risco de broncoaspiração. A alimentação é um ato social que impacta no convívio com outras pessoas e é associado à independência e autoestima da pessoa. Não ser capaz de alimentar-se sem ajuda aumenta o estresse psicológico.
- Engajamento familiar: a presença do familiar dentro das unidades de cuidados intensivos contribui para um melhor desfecho mental tanto para o paciente quanto para os familiares. Os benefícios incluem a diminuição dos episódios de *delirium*, menor estresse psicológico e melhora na moral da equipe que acompanha o paciente.
- Aplicação de *Bundle* ADCDEF: aplicação de 6 elementos predeterminados que comprovadamente reduzem risco de *delirium*, necessidade de contenção mecânica, tempo de UTI, altas para instituições de alta permanência e reinternações em unidades críticas, já explorados no Capítulo "O paciente crítico crônico".
  - A (*Assess and manage pain*): prevenir dor, garantir conforto.
  - B (*SAT and SBT*)*: despertar diário, diminuir sedação, considerar liberação da ventilação diariamente.
  - C (*Choice of analgesia and sedation*): cuidado com escolha e menor dose possível do agente analgésico e sedativo.
  - D (*Delirium: assess, prevent and manage*): prevenir, identificar e manejar *delirium*.
  - E (*Early mobility*): mobilização precoce.
  - F (*Family*): engajamento e empoderamento da família.
- Diário do paciente: registro diário por membros da equipe de cuidados das unidades intensivas de detalhes ocorridos na rotina do paciente durante a internação. Objetiva ser mostrado para os pacientes após internação para diminuir fatos imaginários e memórias fantasiosas. Resultado com significância estatística para diminuir incidência de estresse pós-traumático.

---

* SAT: *Spontaneous Awakening Trial*; SBT: *Spontaneous Breathing Trial.*

Além disso, a preocupação em dispor de estrutura física otimizada também mostra efeito positivo na saúde mental dos pacientes. Hoje há valorização de ambientes com luz natural, janelas, climatizados e com privacidade.

A vivência de Leonardo na UTI deixou evidente que ele teve inúmeros fatores de risco para o desenvolvimento de PICS, com intubação e a não participação da família no processo de estadia hospitalar. Apesar de ter tido acesso ao tratamento multidisciplinar oferecido no serviço de atendimento, ainda apresentou uma soma de prejuízos, desde funcionais, cognitivos e até mentais.

TRATAMENTO

O tratamento da síndrome pós-UTI é multidisciplinar e deve ser iniciado tão logo feito o diagnóstico. As especialidades citadas a seguir são fundamentais para prevenção, diagnóstico, acompanhamento e tratamento em curto, médio e longo prazo dos pacientes e seus familiares.

Especialidades

- Fisiatria: especialidade médica que realiza diagnóstico funcional e realiza plano de tratamento de pessoas com deficiências permanentes, transitórias e pequenas incapacidades, como no caso das dores crônicas.
- Fisioterapia: especialidade capaz de realizar avaliação de funcionalidade e comportamento motor, com uso de diversos recursos terapêuticos para trabalhar postura, força muscular, equilíbrio estático e dinâmico, comprometimento atual e sequelas neurológicas. Pacientes que permaneceram muito tempo internados, mesmo que não estiveram totalmente acamados, apresentam perda importante das habilidades citadas. Por isso, necessitam de reabilitação durante a internação – visando prevenir as perdas funcionais e a instalação de sequelas permanentes preveníveis, bem como para tratamento específico voltado ao paciente grave, como cuidados e reabilitação pulmonar – e após a internação para prevenir a progressão das perdas adquiridas pela doença ou pelo tempo prolongado no leito e ambiente hospitalar, evitar a instalação de complicações pela falta de mobilidade e restabelecer a capacidade funcional.
- Terapia ocupacional: especialidade voltada à edificação da sistematização e utilização da atividade humana para o desenvolvimento de projetos e habilidades funcionais. Treino de habilidades domiciliares, como uso do vaso sanitário, vestir-se, manipular objetos de uso corriqueiro, treino de atividades funcionais, são alguns exemplos. Além disso, produção e adaptação de órteses para a prevenção de deformidades e facilitação das atividades de vida diária.

- Fonoaudiologia: especialidade que realiza a avaliação, diagnóstico e reabilitação das funções auditivas, vestibulares, da linguagem, da voz e da fluência da articulação da fala e dos sistemas funcional, orofacial, cervical e de deglutição. Pode estar muito prejudicada nos pacientes que passaram por internações em UTI, devido à ventilação mecânica e ao acometimento neurológico ou cognitivo desencadeado pelas doenças. Muitos pacientes vão para casa em uso de dispositivos auxiliares para a alimentação, seja por disfagia ou por má aceitação alimentar, sendo responsável por broncoaspiração e reinternações frequentes. No entanto, muitos apresentam capacidade de recuperação dessa função com o auxílio terapêutico. A capacidade de comunicação prejudicada afeta o paciente em diversos aspectos. A dificuldade de se comunicar e expressar suas necessidades aos familiares gera angústia tanto ao paciente quanto ao cuidador, podendo ser um limitante para que o paciente retome suas funções sociais e laborais, contribuindo para o desenvolvimento de ansiedade e depressão.
- Nutrição: especialidade capacitada para avaliar e corrigir e adaptar a alimentação dos pacientes. Durante a internação o paciente pode apresentar desnutrição importante, chegando a perder 30% ou mais de massa corporal nos primeiros 10 dias, seja por limitação da dieta ou pelo processo de doença, com até 53% dos pacientes em estado de desnutrição na alta hospitalar. O acompanhamento nutricional após a alta visa a retomada com brevidade do padrão nutricional prévio, feita de forma otimizada para a realidade pós-internação.
- Psiquiatria: especialidade que atua no diagnóstico e acompanhamento dos distúrbios mentais surgidos ou agravados pela doença ou pelo estresse da permanência em ambiente hospitalar. O ambiente hospitalar, as situações pessoais e as observadas com outros pacientes, como intercorrências, urgências e morte, limitação da funcionalidade, excesso de ruídos e luminosidade em período integral, provocam desorientação, agitação e ansiedade em muitos pacientes. A memória ou a criação mental de fatos ocorridos durante o período de internação desencadeiam um reviver das sensações ruins experimentadas que podem permanecer por longo prazo após a internação. Muitas vezes há necessidade de tratamento medicamentoso associado à terapia.
- Psicologia: conjuntamente com a psiquiatria, voltada não só para o paciente, mas também para a família, para identificar e abordar gatilhos e fontes de frustrações que gerem dificuldades entre o paciente e seus familiares e meio social.
- Serviço social: tem papel essencial no processo de desospitalização, na organização de rede de apoio, no apoio de acesso a benefícios, no suporte ao cuidador.

O objetivo do tratamento é recuperar o paciente de forma global para que ele consiga atingir sua máxima funcionalidade, saúde mental e cognitiva para o retorno às atividades funcionais e laborais, quando possível. O desafio em nosso país está em conseguir acesso a esses profissionais e essas terapias em tempo hábil para aproveitar ao máximo os benefícios que elas podem trazer, prevenindo complicações que impeçam o alcance desses objetivos, ou que gerem reinternação precoce, aumentando os riscos para o paciente e os gastos públicos.

Leonardo conseguiu inicialmente encaminhamento para se consultar com a psiquiatria, fonoaudiologia e fisioterapia. Ele e sua esposa, Maria, ainda no mesmo dia passaram em consulta com a psicóloga da UBS e se comprometeram a seguir em terapia durante o tempo necessário. O médico marcou nova consulta em 2 meses para avaliar os progressos e ajustar o plano de tratamento.

ANEXO 1 *Montreal Cognitive Assessment* (MOCA), versão experimental brasileira.

MONTREAL COGNITIVE ASSESSMENT (MOCA)
Versão Experimental Brasileira

Nome: ______ Data de nascimento: __/__/__
Escolaridade: ______ Data de avaliação: __/__/__
Sexo: ______ Idade: ____

VISUOESPACIAL / EXECUTIVA — Pontos

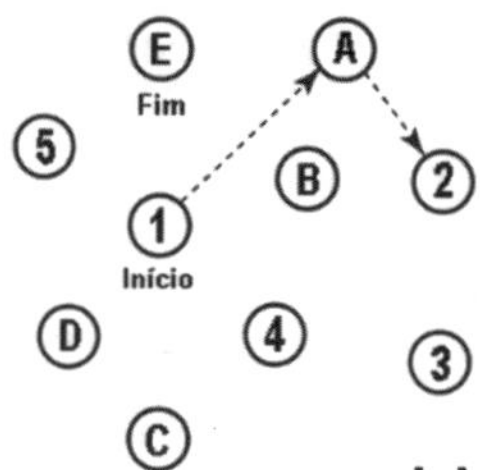

[ ]

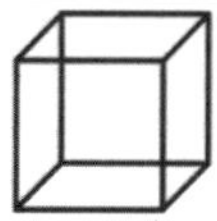

Copiar o cubo [ ]

Desenhar um RELÓGIO (onze horas e dez minutos) (3 pontos)

[ ] Contorno [ ] Números [ ] Ponteiros ___/5

NOMEAÇÃO

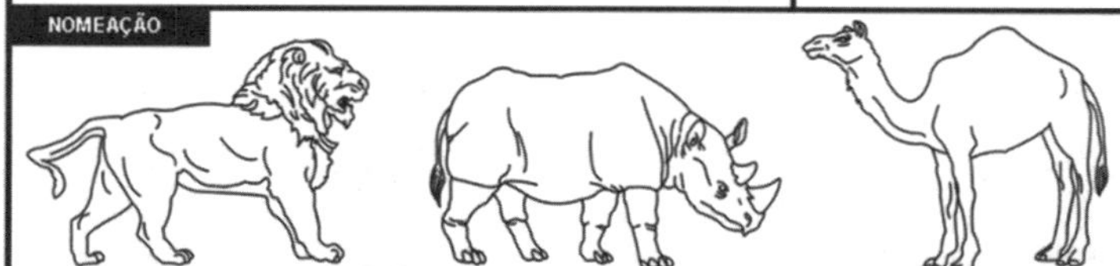

[ ] [ ] [ ] ___/3

MEMÓRIA

Leia a lista de palavras, O sujeito de repeti-la, faça duas tentativas Evocar após 5 minutos

	Rosto	Veludo	Igreja	Margarida	Vermelho
1ª tentativa					
2ª tentativa					

Sem Pontuação

ATENÇÃO

Leia a seqüência de números (1 número por segundo)
O sujeito deve repetir a seqüência em ordem direta [ ] 2 1 8 5 4
O sujeito deve repetir a seqüência em ordem indireta [ ] 7 4 2 ___/2

Leia a série de letras. O sujeito deve bater com a mão (na mesa) cada vez que ouvir a letra "A". Não se atribuem pontos se ≥ 2 erros.
[ ] F B A C M N A A J K L B A F A K D E A A A J A M O F A A B ___/1

Subtração de 7 começando pelo 100 [ ] 93 [ ] 86 [ ] 79 [ ] 72 [ ] 65
4 ou 5 subtrações corretas: 3 pontos; 2 ou 3 corretas 2 pontos; 1 correta 1 ponto; 0 correta 0 ponto ___/3

LINGUAGEM

Repetir: Eu somente sei que é João quem será ajudado hoje. [ ] O gato sempre se esconde embaixo do Sofá quando o cachorro está na sala. [ ] ___/2

Fluência verbal: dizer o maior número possível de palavras que comecem pela letra F (1 minuto). [ ]____ (N ≥ 11 palavras) ___/1

ABSTRAÇÃO

Semelhança p. ex. entre banana e laranja = fruta [ ] trem - bicicleta [ ] relógio - régua ___/2

EVOCAÇÃO TARDIA

	Rosto	Veludo	Igreja	Margarida	Vermelho	
Deve recordar as palavras SEM PISTAS	[ ]	[ ]	[ ]	[ ]	[ ]	Pontuação apenas para evocação SEM PISTAS
OPCIONAL: Pista de categoria						
OPCIONAL: Pista de múltipla escolha						

___/5

ORIENTAÇÃO

[ ] Dia do mês [ ] Mês [ ] Ano [ ] Dia da semana [ ] Lugar [ ] Cidade ___/6

© Z. Nasreddine MD www.mocatest.org
Versão experimental Brasileira: *Ana Luisa Rosas Sarmento*
Paulo Henrique Ferreira Bertolucci - José Roberto Wajman
(UNIFESP-SP 2007)

TOTAL
Adicionar 1 pt se ≤ 12 anos de escolaridade ___/30

ANEXO 2 Mini-Cog©. Adaptado de https://www.apsf.org/pt-br/article/a-seguranca-do-cerebro-a-proxima-meta-da-nossa-especialidade/.

Mini-Cog© Instruções de uso e pontuação ID: ______ Data: ______ **Desenho do relógio** ID: ______ Data: ___

Etapa 1: Registro de três palavras

Olhe diretamente para a pessoa e diga "*Por favor, ouça atentamente. Vou dizer três palavras que eu quero que você repita para mim agora e tente memorizar. As palavras são: [selecione uma lista de palavras nas versões abaixo]. Por favor, repita as palavras para mim*". Se a pessoa não conseguir repetir as palavras após três tentativas, passe para a Etapa 2 (Desenho do relógio).
As listas de palavras a seguir e outras listas foram usadas em um ou mais estudos clínicos. Para usos repetidos, recomendamos uma lista de palavras alternativas.

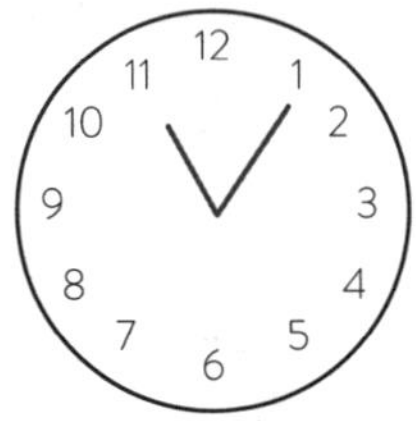

Versão 1	Versão 2	Versão 3	Versão 4	Versão 5	Versão 6
Banana	Líder	Vila	Rio	Capitão	Filha
Amanhecer	Estação	Cozinha	Nação	Jardim	Paraíso
Cadeira	Mesa	Bebê	Dedo	Imagem	Montanha

Etapa 2: Desenho do relógio

Diga: "***Agora, quero que você desenhe um relógio. Primeiro, coloque todos os números nos lugares certos***". Depois disso, diga: "*Agora desenhe os ponteiros marcando 11:10*".
Use um círculo já impresso para esse exercício. Repita as instruções se precisar, pois não se trata de um teste de memória. Passe para a Etapa 3 se o relógio não for concluído em três minutos.

Etapa 3: Lembrar de três palavras

Peça para a pessoa repetir as três palavras da Etapa 1. Diga "*Quais foram as três palavras que pedi para você memorizar?*" Registre abaixo o número da versão da lista de palavras e as respostas da pessoa.

Mini-Cog©	Pontuação	Resultado	Impressão
Desenho correto do relógio e horário. Desenho semelhante ao correto, com número em posições próximas ao lugar correto, sem que haja repetição dos números	2	0-2 pontos	Maior probabilidade de demência
Não fez o desenho ou desenho incompleto, repetido ou inadequado do relógio ou hora	0	3-5 pontos	Menor probabilidade de demência
Repetição das palavras	1 ponto para cada acerto		

ANEXO 3 IES-R (Weiss & Marmar, 1997; adaptada por Rocha et. al, 2006).

A seguir encontra-se uma lista de dificuldades que são sentidas, por vezes, pelas pessoas após acontecimentos de vida difíceis. Por favor, leia cada um dos itens e indique, com um círculo, a resposta que melhor descreve como se sente atualmente em relação a uma situação em concreto.

	Nunca	Um pouco	Moderadamente	Muitas vezes	Extremamente
1. Qualquer lembrança traz consigo sentimentos sobre o que aconteceu.	0	1	2	3	4
2. Tive dificuldades em dormir continuamente.	0	1	2	3	4
3. Outras coisas continuam a fazer-me pensar sobre o que aconteceu.	0	1	2	3	4
4. Senti-me irritada(o) ou zangada(o).	0	1	2	3	4
5. Evitei ficar perturbada(o) quando pensava ou me lembrava disso.	0	1	2	3	4
6. Pensei sobre o que aconteceu quando não o desejava.	0	1	2	3	4
7. Senti como se não tivesse acontecido ou que não era real.	0	1	2	3	4
8. Afastei-me de coisas que me lembravam o sucedido.	0	1	2	3	4
9. Surgiram-me imagens do que aconteceu.	0	1	2	3	4
10. Estive agitada(o) e assustava-me facilmente.	0	1	2	3	4
11. Tentei não pensar sobre isso.	0	1	2	3	4
12. Eu percebi que ainda tinha muitos sentimentos sobre o que aconteceu, mas não os suportava.	0	1	2	3	4
13. Os meus sentimentos sobre isso estavam como que paralisados.	0	1	2	3	4
14. Dei comigo a agir ou a sentir como se estivesse nos momentos em que aquilo aconteceu.	0	1	2	3	4
15. Tive dificuldades em adormecer.	0	1	2	3	4
16. Tive momentos de emoções intensas sobre o que aconteceu.	0	1	2	3	4
17. Tentei apagar da minha memória o que aconteceu.	0	1	2	3	4
18. Tive dificuldade em concentrar-me.	0	1	2	3	4

(continua)

ANEXO 3 IES-R (Weiss & Marmar, 1997; adaptada por Rocha et. al, 2006). *(continuação)*

(continuação)	Nunca	Um pouco	Moderadamente	Muitas vezes	Extremamente
19. As recordações do que aconteceu causaram-me sensações físicas como suores, dificuldade em respirar, náusea ou aperto no coração.	0	1	2	3	4
20. Sonhei sobre o que aconteceu.	0	1	2	3	4
21. Senti-me defensivo ou em alerta.	0	1	2	3	4
22. Tentei não falar sobre o que aconteceu.	0	1	2	3	4

ANEXO 4 Escala HAD – avaliação do nível de ansiedade e depressão. Adaptada de https://www.fmb.unesp.br/Home/ensino/Departamentos/Neurologia%2CPsicologiaePsiquiatria/ViverBem/had_com_escore.pdf.

DADOS PESSOAIS			
NOME			
ORIENTAÇÕES PARA REALIZAÇÃO DO TESTE			
Assinale com "X" a alternativa que melhor descreve sua resposta a cada questão.			
1. Eu me sinto tensa(o) ou contraída(o):			
( ) a maior parte do tempo [3]	( ) boa parte do tempo [2]	( ) de vez em quando [1]	( ) nunca [0]
2. Eu ainda sinto que gosto das mesmas coisas de antes:			
( ) sim, do mesmo jeito que antes [0]	( ) não tanto quanto antes [1]	( ) só um pouco [2]	( ) já não consigo ter prazer em nada [3]
3. Eu sinto uma espécie de medo, como se alguma coisa ruim fosse acontecer			
( ) sim, de jeito muito forte [3]	( ) sim, mas não tão forte [2]	( ) um pouco, mas isso não me preocupa [1]	( ) não sinto nada disso [1]
4. Dou risada e me divirto quando vejo coisas engraçadas			
( ) do mesmo jeito que antes [0]	( ) atualmente um pouco menos [1]	( ) atualmente bem menos [2]	( ) não consigo mais [3]
5. Estou com a cabeça cheia de preocupações			
( ) a maior parte do tempo [3]	( ) boa parte do tempo [2]	( ) de vez em quando [1]	( ) raramente [0]
6. Eu me sinto alegre			
( ) nunca [3]	( ) poucas vezes [2]	( ) muitas vezes [1]	( ) a maior parte do tempo [0]
7. Consigo ficar sentado à vontade e me sentir relaxado:			
( ) sim, quase sempre [0]	( ) muitas vezes [1]	( ) poucas vezes [2]	( ) nunca [3]

(continua)

ANEXO 4 Escala HAD – avaliação do nível de ansiedade e depressão. Adaptada de https://www.fmb.unesp.br/Home/ensino/Departamentos/Neurologia%2CPsicologiaePsiquiatria/ViverBem/had_com_escore.pdf. (*continuação*)

8. Eu estou lenta(o) para pensar e fazer coisas:			
( ) quase sempre [3]	( ) muitas vezes [2]	( ) poucas vezes [1]	( ) nunca [0]
9. Eu tenho uma sensação ruim de medo, como um frio na barriga ou um aperto no estômago:			
( ) nunca [0]	( ) de vez em quando [1]	( ) muitas vezes [2]	( ) quase sempre [3]
10. Eu perdi o interesse em cuidar da minha aparência:			
( ) completamente [3]	( ) não estou mais me cuidando como eu deveria [2]	( ) talvez não tanto quanto antes [1]	( ) me cuido do mesmo jeito que antes [0]
11. Eu me sinto inquieta(o), como se eu não pudesse ficar parada(o) em lugar nenhum:			
( ) sim, demais [3]	( ) bastante [2]	( ) um pouco [1]	( ) não me sinto assim [0]
12. Fico animada(o) esperando as coisas boas que estão por vir			
( ) do mesmo jeito que antes [0]	( ) um pouco menos que antes [1]	( ) bem menos do que antes [2]	( ) quase nunca [3]
13. De repente, tenho a sensação de entrar em pânico:			
( ) a quase todo momento [3]	( ) várias vezes [2]	( ) de vez em quando [1]	( ) não senti isso [0]
14. Consigo sentir prazer quando assisto a um bom programa de televisão, de rádio ou quando leio alguma coisa:			
( ) quase sempre [0]	( ) várias vezes [1]	( ) poucas vezes [2]	( ) quase nunca [3]
RESULTADO DO TESTE OBSERVAÇÕES:			
Ansiedade: [ ] questões (1,3,5,7,9,11,13) Depressão: [ ] questões (2,4,6,8,10,12 e 14)		Escore: 0-7 pontos: improvável 8-11 pontos: possível (questionável ou duvidosa) 12-21 pontos: provável	
NOME RESPONSÁVEL PELA APLICAÇÃO DO TESTE			
DATA			

Referências:

Zigmond AS, Snaith RP.The Hospital Anxiety and Depression Scale. Acta Psychiatrica Scandinavica. 1983;67,361-70.

Botega NJ, Bio MR, Zomignani MA, Garcia JR C, Pereira WAB. Transtornos do humor em enfermaria de clínica médica e validação de escala de medida (HAD) de ansiedade e depressão. Revista de Saúde Pública. 1995;29(5):355-63.

ANEXO 5 Escala Modificada de Bartel. Adaptada de https://www.acaoavc.org.br/profissionais-de-saude/escalas-de-avaliacao-em-avc/escalas-de-avaliacao-em-avc-indice-de-barthel.

Escala modificada de Barthel

Nome: __________ D.N_____/_______/_______ HD: _________________

CATEGORIA 1: HIGIENE PESSOAL

1. O paciente é incapaz de realizar higiene pessoal, sendo dependente em todos os aspectos.
2. Paciente necessita de assistência em todos os passos da higiene pessoal.
3. Alguma assistência é necessária em um ou mais passos da higiene pessoal.
4. Paciente é capaz de conduzir a própria higiene, mas requer mínima assistência antes e/ou depois da tarefa.
5. Paciente pode lavar as mãos e face, limpar os dentes e barbear, pentear ou maquiar-se.

CATEGORIA 2: BANHO

1. Totalmente dependente para banhar-se.
2. Requer assistência em todos os aspectos do banho.
3. Requer assistência para transferir-se, lavar-se e/ou secar-se; incluindo a inabilidade em completar a tarefa pela condição ou doença.
4. Requer supervisão por segurança no ajuste da temperatura da água ou na transferência.
5. O paciente deve ser capaz de realizar todas as etapas do banho, mesmo que necessite de equipamentos, mas não necessita que alguém esteja presente.

CATEGORIA 3: ALIMENTAÇÃO

1. Dependente em todos os aspectos e necessita ser alimentado.
2. Pode manipular os utensílios para comer, usualmente a colher, porém necessita de assistência constante durante a refeição.
3. Capaz de comer com supervisão. Requer assistência em tarefas associadas, como colocar leite e açúcar no chá, adicionar sal e pimenta, passar manteiga, virar o prato ou montar a mesa.
4. Independência para se alimentar em um prato previamente montado, sendo a assistência necessária para, por exemplo, cortar carne, abrir uma garrafa ou um frasco. Não é necessária a presença de outra pessoa.
5. O paciente pode se alimentar de um prato ou bandeja quando alguém coloca os alimentos ao seu alcance. Mesmo tendo necessidade de algum equipamento de apoio, é capaz de cortar carne, servir-se de temperos, passar manteiga, etc.

CATEGORIA 4: TOALETE

1. Totalmente dependente no uso do vaso sanitário.
2. Necessita de assistência no uso do vaso sanitário.
3. Pode necessitar de assistência para se despir ou vestir, para transferir-se para o vaso sanitário ou para lavar as mãos.
4. Por razões de segurança, pode necessitar de supervisão no uso do sanitário. Um penico pode ser usado à noite, mas será necessária assistência para seu esvaziamento ou limpeza.
5. O paciente é capaz de se dirigir e sair do sanitário, vestir-se ou despir-se, cuida-se para não se sujar e pode utilizar papel higiênico sem necessidade de ajuda. Caso necessário, ele pode utilizar uma comadre ou penico, mas deve ser capaz de esvaziá-los e limpá-los.

(continua)

ANEXO 5 Escala Modificada de Bartel. Adaptada de https://www.acaoavc.org.br/profissionais-de-saude/escalas-de-avaliacao-em-avc/escalas-de-avaliacao-em-avc-indice-de-barthel. (*continuação*)

CATEGORIA 5: SUBIR ESCADAS
1. O paciente é incapaz de subir escadas.
2. Requer assistência em todos os aspectos relacionados a subir escadas, incluindo assistência com os dispositivos auxiliares.
3. O paciente é capaz de subir e descer, porém não consegue carregar os dispositivos, necessitando de supervisão e assistência.
4. Geralmente, não necessita de assistência. Em alguns momentos, requer supervisão por segurança.
5. O paciente é capaz de subir e descer, com segurança, um lance de escadas sem supervisão ou assistência mesmo quando utiliza os dispositivos.
CATEGORIA 6: VESTUÁRIO
1. O paciente é dependente em todos os aspectos do vestir e incapaz de participar das atividades.
2. O paciente é capaz de ter algum grau de participação, mas é dependente em todos os aspectos relacionados ao vestuário.
3. Necessita assistência para se vestir ou se despir.
4. Necessita assistência mínima para abotoar, prender o sutiã, fechar o zíper, amarrar sapatos etc.
5. O paciente é capaz de vestir-se, despir-se, amarrar os sapatos, abotoar e colocar um colete ou órtese, caso eles sejam prescritos.
CATEGORIA 7: CONTROLE ESFINCTERIANO (BEXIGA)
1. O paciente apresenta incontinência urinária.
2. O paciente necessita de auxílio para assumir a posição apropriada e para fazer as manobras de esvaziamento.
3. O paciente pode assumir a posição apropriada, mas não consegue realizar as manobras de esvaziamento ou limpar-se sem assistência e tem frequentes acidentes. Requer assistência com as fraldas e outros cuidados.
4. O paciente pode necessitar de supervisão com o uso do supositório e tem acidentes ocasionais.
5. O paciente tem controle urinário, sem acidentes. Pode usar supositório quando necessário.
CATEGORIA 8: CONTROLE ESFINCTERIANO (INTESTINO)
1. O paciente não tem controle de esfíncteres ou utiliza o cateterismo.
2. O paciente tem incontinência, mas é capaz de assistir na aplicação de auxílios externos ou internos.
3. O paciente fica geralmente seco ao dia, porém não à noite e necessita dos equipamentos para o esvaziamento.
4. O paciente geralmente fica seco durante o dia e a noite, porém tem acidentes ocasionais ou necessita de assistência com os equipamentos de esvaziamento.
5. O paciente tem controle de esfíncteres durante o dia e a noite e/ou é independente para realizar o esvaziamento.

(continua)

ANEXO 5 Escala Modificada de Bartel. Adaptada de https://www.acaoavc.org.br/profissionais-de-saude/escalas-de-avaliacao-em-avc/escalas-de-avaliacao-em-avc-indice-de-barthel. *(continuação)*

CATEGORIA 9: DEAMBULAÇÃO
1. Totalmente dependente para deambular.
2. Necessita da presença constante de uma ou mais pessoas durante a deambulação.
3. Requer assistência de uma pessoa para alcançar ou manipular os dispositivos auxiliares.
4. O paciente é independente para deambular, porém necessita de auxílio para andar 50 metros ou supervisão em situações perigosas.
5. O paciente é capaz de colocar os braces, assumir a posição ortostática, sentar e colocar os equipamentos na posição para o uso. O paciente pode ser capaz de usar todos os tipos de dispositivos e andar 50 metros sem auxílio ou supervisão.
Não pontue esta categoria caso o paciente utilize cadeira de rodas.
CATEGORIA 9: CADEIRA DE RODAS*
1. Dependente para conduzir a cadeira de rodas.
2. O paciente consegue conduzi-la em pequenas distâncias ou em superfícies lisas, porém necessita de auxílio em todos os aspectos.
3. Necessita da presença constante de uma pessoa e requer assistência para manipular a cadeira e transferir-se.
4. O paciente consegue conduzir a cadeira por um tempo razoável e em solos regulares. Requer mínima assistência em espaços apertados.
5. Paciente é independente em todas as etapas relacionadas à cadeira de rodas (manipulação de equipamentos, condução por longos percursos e transferências).
Não se aplica aos pacientes que deambulam.
CATEGORIA 10: TRANSFERÊNCIAS CADEIRA/CAMA
1. Incapaz de participar da transferência. São necessárias duas pessoas para transferir o paciente com ou sem auxílio mecânico.
2. Capaz de participar, porém necessita de máxima assistência de outra pessoa em todos os aspectos da transferência.
3. Requer assistência de oura pessoa para transferir-se.
4. Requer a presença de outra pessoa, supervisionando, como medida de segurança.
5. O paciente pode, com segurança, aproximar-se da cama com a cadeira de rodas, frear, retirar o apoio dos pés, mover-se para a cama, deitar, sentar ao lado da cama, mudar a cadeira de rodas de posição e voltar novamente para a cadeira com segurança. O paciente deve ser independente em todas as fases da transferência.

(continua)

ANEXO 5 Escala Modificada de Bartel. Adaptada de https://www.acaoavc.org.br/profissionais-de-saude/escalas-de-avaliacao-em-avc/escalas-de-avaliacao-em-avc-indice-de-barthel. *(continuação)*

Pontuação da escala de Barthel modificada

Item	Incapaz de realizar a tarefa	Requer ajuda substancial	Requer moderada ajuda	Requer mínima ajuda	Totalmente independente
Higiene pessoal	0	1	3	4	5
Banho	0	1	3	4	5
Alimentação	0	2	5	8	10
Toalete	0	2	5	8	10
Subir escadas	0	2	5	8	10
Vestuário	0	2	5	8	10
Controle de bexiga	0	2	5	8	10
Controle intestino	0	2	5	8	10
Deambulação	0	3	8	12	15
Ou cadeira de rodas*	0	1	3	4	5
Transferência cadeira/cama	0	3	8	12	15
					100

Interpretação do resultado	75 a 51 pontos - dependência moderada
100 pontos – totalmente independente	50 a 26 pontos – dependência severa
99 a 76 pontos – dependência leve	25 e menos pontos – dependência total

REFERÊNCIAS BIBLIOGRÁFICAS

1. Cattelan J, Castellano S, Merdji H, Audusseau J, Claude B, Feuillassier L, et al. Psychological effects of remote-only communication among reference persons of ICU patients during COVID-19 pandemic. J Intensive Care. 2021;9:5. Acessado em: 03/08/22.
2. Folstein MF, Folstein SE, McHugh PR. "Mini-mental state". A practical method for grading the cognitive state of patients for the clinician. J Psychiatr Res. 1975;12:189-98. Acessado em: 12/07/22.
3. Huang C, Huang L, Wang Y, Li X., Ren L, Gu X, et al. 6-month consequences of COVID-19 in patients discharged from hospital: A cohort study. Lancet. 2021;397:220-32. Disponível em: https://doi.org/10.1016/ S0140-6736(20)32656-8. Acessado em 22/07/22.
4. Kamdar BB, Suri R, Suchyta MR, Digrande KF, Sherwood KD, Colantuoni E, et al. Return to work after critical illness: A systematic review and meta-analysis. Thorax. 2020;75:17-27. Acessado em: 09/08/22.
5. Marra A, Pandharipande PP, Girard TD, Patel MB, Hughes CG, Jackson JC, et al. Co-occurrence of post-intensive care syndrome problems among 406 survivors of critical illness. Crit Care Med. 2018;46:1393-401. Acessado em: 03/08/22.
6. Maruiti MR, Galdeano LE, Farah OGD. Ansiedade e depressão em familiares de pacientes internados em unidades de cuidados intensivos. Acta Paul Enferm. 2008;21(4). Acessado em 10/08/22.
7. Nakanishi N, Liu K, Kawakami D, Kawai Y, Morisawa T, Nishida T, et al. Post-intensive care syndrome and its new challenges in coronavirus disease 2019 (Covid-19) pandemic: A review of recent advances and perspectives. J Clin Med. 2021:10(17):3870. Acessado em 12/08/22.
8. Needham DM, Davinson J, Cohen H, Hopkins RO, Weinert C, Wunsch H, et al. Improving long term outcomes after discharge from intensive care unit: report of a stakeholders' conference. Crit Care Med. 2012;40(2). Acessado em 25/07/22.
9. Pun BT, Balas MC, Barnes-Daly MA, Thompson JL, Aldrich JM, Barr J, et al. Caring for critically ill patients with the ABCDEF bundle: Results of the ICU liberation collaborative in over 15,000 adults. Crit Care Med. 2019;47:3-14. Acessado em 12/08/22.
10. Rawal G, Yadav S, Kumar R. Post-intensive care syndrome: an overview. Journal of Translational Internal Medicine. 2017;5(2):90-2. Acessado em: 15/08/22.
11. Silva CL, Rodrigues MB, Miura CRM. Manifestações físicas da síndrome pós unidade de terapia intensiva e a funcionalidade do doente: revisão integrativa. Brazilian Journal of Health Review, Curitiba. 2021;4(4):17311-28. Acessado em 29/07/22.
12. Turan Z, Topaloglu M, Ozyemisci Taskiran O. Medical Research Council-sumscore: a tool for evaluating muscle weakness in patients with post-intensive care syndrome. Crit Care. 2020;24:562. Acessado em: 28/07/22.
13. Wu X, Liu X, Zhou Y, Yu H, Li R, Zhan Q, et al. 3-month, 6-month, 9-month, and 12-month respiratory outcomes in patients following COVID-19-related hospitalisation: A prospective study. Lancet Respir Med. 2021. Acessado em 25/07/22.

52

Reabilitação

Janete Maria da Silva

Sr. Adrielli, um homem de 74 anos, procurou o pronto atendimento (PA) com febre e rigidez 2 dias após uma biópsia transretal da próstata guiada por ultrassom. Seus antecedentes de saúde eram a hipertrofia benigna da próstata, insuficiência renal crônica estágio 2, hipertensão arterial sistêmica, dislipidemia e era ex-tabagista de 60 anos-maço. Na entrada no PA foram verificadas hipotensão arterial e convulsões tônico-clônicas generalizadas. Ele foi admitido na unidade de terapia intensiva (UTI) por choque séptico e foi tratado com antibióticos intravenosos de amplo espectro, suporte inotrópico e drogas antiepilépticas. Sua admissão na UTI cursou com insuficiência respiratória tipo 1 devido à pneumonia adquirida no hospital (pneumonia nosocomial). O paciente apresentou múltiplas falhas de desmame ventilatório e extubação, e por isso, foi traqueostomizado 1 mês após a intubação.

Após a traqueostomia o paciente obteve sucesso no desmame ventilatório e foi transferido para enfermaria após 5 semanas de internação na UTI. Na enfermaria ele recebia dieta por sonda nasoenteral. A equipe multidisciplinar que o assistia era composta por médicos, enfermeiras e técnicos de enfermagem, fisioterapeuta, terapeuta ocupacional, nutricionista e fonoaudióloga. Os principais aspectos limitantes da reabilitação do paciente eram a fadiga e as complicações decorrentes da internação na UTI.

O paciente passou por um programa de reabilitação que era composto por exercícios graduais individualizados. O paciente recebeu alta hospitalar 4 meses após a internação, conseguindo deambular com uso de andador. Após 1 ano, foi realizada a decanulação da traqueostomia e o paciente retornou à alimentação oral normal, e em 18 meses, o paciente se recuperou totalmente e conseguiu realizar com independência em todas as atividades da vida diária (AVDs).

Adaptado de Ahmad, Teo, 2021.

INTRODUÇÃO

Pacientes com doenças ameaçadoras à vida apresentam maior chance de internação na Unidade de Terapia Intensiva (UTI) ao longo do curso de evolução da doença, especialmente na fase de terminalidade, momento em que pode ocorrer uma elevada sobrecarga de sintomas, maior risco de eventos e complicações agudas e quando o declínio da capacidade funcional inerente à evolução da doença de base é mais notável.

O comprometimento funcional de pacientes em cuidados paliativos que são hospitalizados advém não somente da evolução da doença, mas também da interação de fatores como internação prolongada e implementação de medidas terapêuticas avançadas de suporte à vida, tais quais as drogas vasoativas, uso de via aérea artificial (tubo ou traqueostomia) associada à ventilação mecânica, diálise e dispositivos de suporte hemodinâmico (a exemplo do balão intra-aórtico).

A funcionalidade é a capacidade do indivíduo de desempenhar atividades da vida cotidiana, de forma independente ou com algum auxílio, e compreende diversos domínios: físico, psíquico, social, espiritual, econômico.

As atividades da vida cotidiana podem ser subdivididas em três grandes grupos: atividades de vida diária (AVDs – deambular, transferir-se, subir escadas, alimentar-se, controlar os esfíncteres vesical e fecal, vestir-se e higienizar-se; atividades para sobrevivência); atividades instrumentais de vida diária (AIVDs – controlar as finanças, realizar telefonemas, fazer compras no supermercado, administrar os medicamentos e utilizar o transporte público; estas dependem da integridade cognitiva da pessoa); e por fim as atividades avançadas de vida diária (AAVDs – realizar alguma prática esportiva, dirigir, viajar; menos descritas em pacientes pós-críticos).

Algumas doenças irão comprometer primariamente uma dessas atividades (exemplos: doenças reumatológicas comprometem primeiro as AVDs e, posteriormente as AIVDs, ao passo que as síndromes demenciais podem comprometer inicialmente as AIVDs e, mais tardiamente, as AVDs).

A prevenção dos prejuízos funcionais advindos da doença de base, das complicações dessa doença e da própria internação em UTI dependerá da abordagem de uma equipe de reabilitação. Essa equipe é constituída por profissionais de diferentes especialidades que assegurarão um olhar integral sobre as necessidades, preferências e valores daquela pessoa e de sua família.

A reabilitação tem sido implementada nos programas de tratamento do paciente pós-crítico cada vez mais precocemente, ainda durante sua permanência na UTI, e a depender do caso assistido pode ser prorrogada por um longo período.

> No caso clínico apresentado, o paciente levou 18 meses para retomar sua funcionalidade prévia.

SÍNDROME PÓS-UTI E COMPROMETIMENTO DA CAPACIDADE FUNCIONAL

Pacientes cuja internação em UTI foi prolongada podem desenvolver a síndrome do paciente pós-crítico ou síndrome pós-UTI, que é caracterizada pelo surgimento de novos problemas funcionais ou o agravo dos prejuízos existentes após internação na UTI em um ou mais domínios: cognitivo, físico, social e psíquico.

A Figura 1 aponta quais são as principais consequências funcionais e sintomas da síndrome pós-UTI.

Cerca de 50 a 70% dos pacientes que sobrevivem na UTI apresentam ao menos um prejuízo relacionado à síndrome pós-UTI que pode persistir por muitos anos após a alta.

A família e os cuidadores desses pacientes podem cursar com alguns comprometimentos funcionais, especialmente nos domínios psíquicos, físicos e sociais ao prestarem os cuidados ao paciente dentro da UTI e após a alta.

A Figura 2 aponta quais são os principais fatores de risco para o desenvolvimento da síndrome pós-UTI.

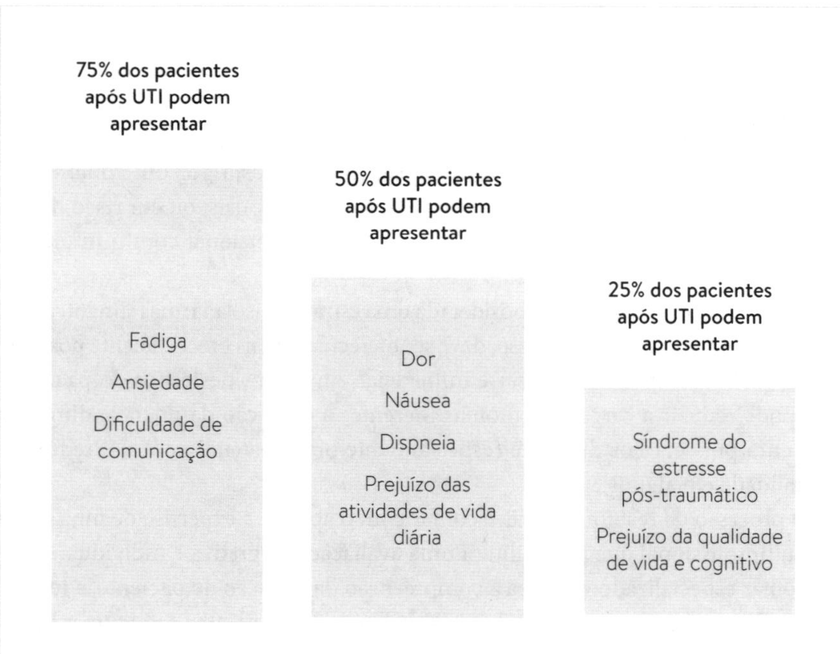

Figura 1 Estimativa da prevalência de sintomas crônicos e prejuízo funcional após internação em Unidade de Terapia Intensiva (UTI). Adaptada de Berlin A.[2]

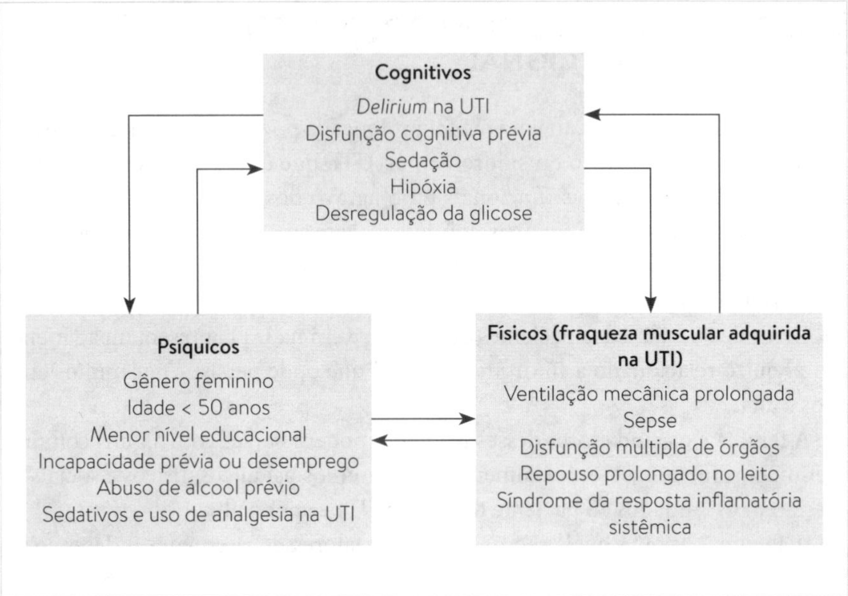

Figura 2 Fatores de risco para o desenvolvimento da síndrome pós-UTI. Adaptada de Ahmad MH et al.[1]

REABILITAÇÃO DO PACIENTE PÓS-CRÍTICO

A reabilitação é uma estratégia de assistência composta por um conjunto de intervenções que auxiliam pessoas com limitações funcionais, ou em risco de adquiri-las, a permanecer ou melhorar sua capacidade funcional com o intuito de interagir mais com o seu ambiente.

A reabilitação não pode ser considerada uma estratégia isolada, mas sim integrada ao tratamento do paciente, por isso, deve ser oferecida o mais precocemente possível.

A reabilitação pode modificar e influenciar em alguns desfechos do paciente, pois pode reduzir a carga de sintomas inerentes à evolução da doença, diminuir a procura por serviços de saúde (especialmente pronto atendimento) e reduzir a mortalidade em alguns casos.

O processo de reabilitação deve contar com o apoio e a expertise de uma equipe multiprofissional que possibilitará uma avaliação integrativa e individualizada. Esse olhar especializado viabiliza a compreensão da situação do paciente, a identificação dos fatores que podem influenciar e determinar a escolha de algumas intervenções e a monitorização dos resultados obtidos no processo.

As intervenções em reabilitação procuram otimizar ou melhorar a condição funcional do paciente, modificar o ambiente para mitigar barreiras arquitetônicas e priorizar facilitadores ambientais, além de aprimorar as estratégias de cuidado adotadas pelos cuidadores, reduzindo a possível sobrecarga física, psíquica e social decorrente dessa atividade. Esses desfechos podem ser alcançados com uso de medidas farmacológicas e não farmacológicas.

REABILITAÇÃO PALIATIVA

A reabilitação paliativa é um conceito relativamente novo que diz respeito à reabilitação oferecida a pacientes em cuidados paliativos nas diferentes fases de evolução da doença, portanto, pacientes que serão submetidos a abordagens terapêuticas proporcionais à sua condição, a despeito do conhecimento do prejuízo funcional inexorável e progressivo decorrente da doença. Pode ser oferecida na UTI, enfermaria e durante os cuidados de transição desse paciente.

A diferença entre a reabilitação convencional e a reabilitação paliativa está na construção de um plano de cuidados centrado no paciente e família, voltado às preferências e valores do paciente e realista, no sentido de apontar, gradualmente, as perdas funcionais do processo de adoecimento.

A reabilitação paliativa concentra esforços terapêuticos no controle dos sintomas, pois essa é uma estratégia que pode, diretamente, otimizar a capacidade funcional do paciente.

O plano de cuidados em reabilitação paliativa considera os desejos do paciente, a funcionalidade atual e a esperada para o momento de curso da doença, além da qualidade de vida do paciente e família. Ele é dinâmico, flexível e criativo, de forma a oferecer ao paciente experiências funcionais significativas e seguras.

A reabilitação é um momento muito oportuno para que a equipe multiprofissional contextualize ao paciente e família a real condição clínico-funcional do paciente, o que poderá ou não ser modificado, auxiliando-os a definir prioridades, para que tenham mais clareza no processo de tomada de decisão.

A comunicação é um pilar muito importante na reabilitação paliativa, pois o paciente vai apresentar prejuízos funcionais graduais que serão, primeiramente, percebidos por essa equipe. Comunicar os prejuízos evidenciados demandará o uso de estratégias adequadas para comunicação de notícias difíceis.

EQUIPE DE REABILITAÇÃO E ESTRATÉGIAS POSSÍVEIS

A composição da equipe de reabilitação em geral atende as demandas específicas dos pacientes assistidos nos serviços de saúde, contudo deve ser multidisciplinar, compreendendo, por exemplo, os seguintes profissionais de saúde: médico, enfermeiro, fisioterapeuta, terapeuta ocupacional, fonoaudiólogo, nutricionista, farmacêutico, assistente social, psicólogo, dentista e outras áreas que forem necessárias.

Essa composição multiprofissional poderá atuar de forma multi, inter ou transdisciplinar.

A complexidade do paciente pós-crítico demanda o olhar integral e peculiar sobre o seu processo de reabilitação.

> Considerando o caso do paciente mencionado no início do capítulo, a nutrição poderia melhorar a condição nutricional dele verificando necessidades nutricionais e os ajustes na dieta enteral; a fisioterapia poderia desenvolver exercícios progressivos para estabilização articular e fortalecimento muscular, estimular trocas posturais, facilitar e treinar transferências para melhorar a independência do paciente, auxiliar no processo de demame ventilatório e de traqueostomia. A enfermagem ofereceria os cuidados de higiene, enquanto estimularia o autocuidado e preveniria lesões de pele. A equipe médica faria a gestão de cuidados junto aos demais profissionais e auxiliaria no controle farmacológico da dor e outros sintomas. A fonoaudiologia poderia, por exemplo, reverter a disfagia do paciente, prevenir broncoaspirações, propiciar o retorno para dieta por via oral e melhorar o processo de comunicação do paciente com a família e equipe.

O processo de reabilitação é único, sistematizado e discutido em equipe para que o paciente e a família atinjam os melhores desfechos possíveis.

CONSIDERAÇÕES FINAIS

Os serviços de saúde atuais devem entender que todo o recurso tecnológico diagnóstico e terapêutico aliado ao recurso humano altamente especializado oferecido sobretudo nas UTIs aumentou a sobrevida de pessoas com doenças graves e incuráveis à custa da alta prevalência de morbidade e declínio funcional. Esse é um grande desafio aos sistemas de saúde e a reabilitação é uma alternativa viável, segura e importante para melhorar a qualidade de vida desses pacientes e de suas famílias.

REFERÊNCIAS BIBLIOGRÁFICAS

1. Ahmad MH, Teo SP. Post-intensive care syndrome. Ann Geriatr Med Res. 2021 Jun;25(2):72-8.
2. Berlin A. Goals of care and end of life in the ICU. Surg Clin North Am. 2017 Dec;97(6):1275-90.
3. Dubin R, Veith JM, Grippi MA, McPeake J, Harhay MO, Mikkelsen ME. Functional outcomes, goals, and goal attainment among chronically critically ill long-term acute care hospital patients. Ann Am Thorac Soc. 2021 Dec;18(12):2041-8.
4. Houchen-Wolloff L, Williams JE, Green RH, Woltmann G, Steiner MC, Sewell L, et al. Survival following pulmonary rehabilitation in patients with COPD: the effect of program completion and change in incremental shuttle walking test distance. Int J Chron Obstruct Pulmon Dis. 2017 Dec 20;13:37-44.
5. McPeake JM, Harhay MO, Devine H, Iwashyna TJ, MacTavish P, Mikkelsen M, et al. Exploring patients' goals within the intensive care unit rehabilitation setting. Am J Crit Care. 2019 Sep;28(5):393-400.

6. Neo HY, Yap CW, Teo LM, Lee LT, Tan HW, Xu HY, et al. Palliative rehabilitation improves health care utilization and function in frail older adults with chronic lung diseases. J Am Med Dir Assoc. 2021 Dec;22(12):2478-2485.e1.
7. Tardini F, Pinciroli R, Berra L. The intensive care unit: How to make this unfriendly environment geriatric-friendly. Eur J Surg Oncol. 2020 Mar;46(3):379-82.
8. Wade DT. What is rehabilitation? An empirical investigation leading to an evidence-based description. Clin Rehabil. 2020 May;34(5):571-83.
9. World Health Organization (WHO). World Report on Disability 2011. Disponível em: https://www.who.int/teams/noncommunicable-diseases/sensory-functions-disability-and-rehabilitation/world-report-on-disability. Acesso em 24/07/2022.

53

Continuidade de cuidados dentro das Redes de Atenção à Saúde (RAS)

Paula Pereira Pineli
Paula Damaris Chagas Barrioso

A equipe multiprofissional que assiste pacientes críticos, principalmente em unidades de urgência e emergência, precisa ter ciência da conexão desse ponto de assistência com toda a Rede de Atenção à Saúde (RAS) na localidade na qual se insere.

Tais unidades se configuram como porta de entrada de diversos pacientes em intenso sofrimento, por sintomas não controlados devido a condições de base.[1-3] O que se percebe é que essas equipes são normalmente habilitadas para aliviar sintomas agudos de pacientes em fase precoce de doença, mas à medida que a doença avança e medidas invasivas vão se tornando desproporcionais, fica evidente a falta de conhecimento para instituição de tratamentos adequados.[2,3] Como exemplo, podemos citar o despreparo para manejo de insuficiência respiratória em contexto de dispneia terminal com doses baixas e assertivas de opioide, com adjuvância de benzodiazepínico quando indicado.

Além disso, existem pacientes que terão seus sintomas controlados com medicações parenterais instituídas nessas unidades, mas não possuem serviço de contrarreferência para seguimento e obtenção de muitas delas na forma oral. Infelizmente, poucos são os municípios no nosso país com acesso, por exemplo, a opioides via Sistema Único de Saúde (SUS) e com profissionais da Atenção Primária à Saúde (APS) habilitados para seguimento desses pacientes.[4] Entender o impacto de uma alta nesse contexto e a conectividade com todo o sistema de saúde é de extrema importância para minorar a desassistência a que esse paciente pode ser exposto no seguimento em outros níveis de atenção.

Por outro lado, a falta de conectividade ainda observada nas RAS fragiliza o atendimento dos pacientes em fase avançada de doença ou fase final de vida (prognóstico estimado em menos de 6-12 meses) que comumente chegam com instabilidade clínica e sem qualquer relatório referenciador detalhado.[1] Tal situação gera um grande desafio para a equipe que se encontra nos serviços de urgência e emergência, no sentido de brevemente entender a fase de doença e promover um processo de comunicação empático, muitas vezes com famílias que não têm noção do prognóstico da pessoa a ser atendida. Contudo, é importante reforçar que essa conjuntura não é justificativa para a instituição corriqueira de tratamentos desproporcionais prolongadores de sofrimento sem benefício real.

Nesse sentido, este capítulo propõe algumas estratégias para repensar esse processo, diminuindo os danos do paciente, sem descontextualizar o tempo de ação necessário nesse ambiente de cuidado.

ABORDAGEM DE PACIENTES COM DOENÇAS GRAVES SEM REFERÊNCIA ADEQUADA

Na elaboração do plano de cuidados de paliação de sintomas deve-se sempre ponderar a proporcionalidade terapêutica indicada para a fase da doença.

- **Fase precoce:** condição habitualmente sem indicação clínica de limitação terapêutica.
- **Fase avançada:** condição na qual alguns tratamentos se tornam desproporcionais progressivamente.
- **Fase final de doença:** condição na qual uma série de condutas, em especial as invasivas, são desproporcionais.
- **Processo ativo de morte:** condição irreversível em que o foco do tratamento se pauta em controle rigoroso de sintomas e medidas de conforto.[1]

Pacientes que chegam às unidades de atendimento sem relatórios que identifiquem essa fase devem ser prontamente submetidos a avaliações para identificá-la a fim de poupar a instituição de medidas prolongadoras de sofrimento. No contexto de pronto atendimento, o tempo geralmente é escasso, por isso instrumentos de rápida aplicação são de grande valia, alguns inclusive podendo ser aplicados por qualquer profissional de nível superior já no acolhimento inicial. Um deles, de grande importância na tomada de decisão, é a avaliação funcional. Escalas como o ***Palliative Performance Scale version 2* (PPSv2)**[5] podem ser utilizadas, mas equipes que não estão ainda capacitadas para tal podem se valer de perguntas simples que ajudem a organizar o processo assistencial[6] sugeridas a seguir sobre o tempo de determinada limitação funcional, permitindo vislumbrar uma breve curva funcional:

1. Precisa de acompanhante para sair de casa?
2. Precisa de auxílio para banho?
3. Precisa de auxílio para banho e só o faz sentado?
4. É completamente acamado?

5. Faz uso de fraldas?
6. Possui sinais de imobilismo e/ou lesões por pressão?

Respostas positivas a partir da 3ª pergunta, prévias ao evento agudo atual, já sinalizam potencial de que o paciente não se encontra mais em fase precoce de doença. A partir da identificação dessa limitação funcional, a equipe médica pode sequencialmente aplicar o instrumento ***Supportive and Palliative Care Indicators Tool*** **(SPICT-BrTM)**,[5] complementando e respaldando melhor a definição necessária.

Outra medida recomendada é que gestores clínicos responsáveis por tais unidades identifiquem locais da rede cujos pacientes encaminhados chegam sem esses dados, solicitando junto à gestão regional a capacitação necessária para facilitar o processo de referência.

QUALIFICAÇÃO DA ASSISTÊNCIA DE PACIENTES COM DOENÇAS AVANÇADAS E/OU EM FASE FINAL DE VIDA

Outra situação bastante comum em nosso país é a falta de formação básica em cuidados paliativos para profissionais que assistem pacientes críticos. A inclusão da temática no processo de educação permanente é de extrema importância para melhorar a qualidade da assistência do sofrimento desses pacientes e familiares.

Contudo, mesmo que uma boa formação básica se estabeleça de forma sólida e que profissionais atuantes nestes serviços estejam capacitados para a prática de ações paliativas, não serão incomuns alguns casos de alta complexidade em que o apoio de equipes especializadas será essencial. É sabido que é inviável a presença de paliativistas em todas as unidades de cuidado de um sistema de saúde. Nesse sentido, um arranjo organizacional de grande valia é o método de matriciamento, no qual uma equipe especializada pode dar suporte técnico em casos complexos.[7,8] Os modelos de telematriciamento são um bom exemplo e têm ganhado força e se disseminado pelo país, servindo de suporte para equipes em diferentes localidades do nosso país.

A criação desses espaços físicos e/ou virtuais de troca de conhecimento pode auxiliar muito as equipes a melhorarem a qualidade da assistência do sofrimento e propiciar racionalização do uso de recursos disponíveis ao evitar medidas desproporcionais de alta tecnologia.

PLANO DE CUIDADOS PARA ALTA

A paliação de sintomas de sofrimento em qualquer doença grave, seja em fase precoce, avançada ou fase final de vida, pode exigir o uso de medicações parenterais que devem ser continuadas por via oral após alta das unidades de cuidados intensivos ou de urgência e emergência. Dessa forma, esses pacientes devem receber um relatório de contrarreferência que oriente a continuidade do cuidado, inclusive evitando readmissões em pronto atendimento. Caso não haja serviço de cuidados paliativos de referência e a equipe assistente identifique uma fragilidade na rede de saúde local em conduzir o caso, torna-se importante um relatório bem detalhado com algumas orientações:

- Descrição do evento agudo tratado.
- Contextualização do evento tratado com a doença de base.
- Evolução funcional durante o período do atendimento.
- Medicações utilizadas na crise (quais foram efetivas e quais não foram, e as doses necessárias).
- Sugestão de medicações orais de manutenção; no caso de pacientes usuários do SUS, dar preferência para aquelas disponíveis gratuitamente.
- Anexar receitas com tempo de duração viável com próximo atendimento ambulatorial ou domiciliar na rede e em impressos compatíveis com apresentação farmacêutica (atenção: opioides fracos podem ser prescritos apenas em receituários especiais, mas os fortes necessitam de notificação de receita tipo A – "receita amarela").

CONSIDERAÇÕES FINAIS

O compromisso de manutenção de uma linha de cuidado é de responsabilidade de todos os profissionais que atuam no sistema de saúde e deve ser apoiado pelos gestores de forma a se fortalecer tecnicamente. Só assim o paciente terá seu tratamento concretizado de forma efetiva e não mais pontual e transitória focada em eventos agudos, propiciando a sustentabilidade do sistema em si e a concretização das RAS como recomendado.

REFERÊNCIAS BIBLIOGRÁFICAS

1. Gómez-Batiste X, Connor S. Building integrated palliative care programs and services. 1.ed. Catalunha: Liberdúplex; 2017.
2. Knaul FM, Farmer PE, Krakauer EL, Lima L, Bhadelia A, Kwete XJ, et al. Alleviating the access abyss in palliative care and pain relief – an imperative of universal health coverage: the Lancet Commission report. Lancet. 2018;391:1391-454.
3. Center to Advance Palliative Care [homepage]. Serious illness strategies for health plans and accountable care organizations. Disponível em: https://media.capc.org/filer_public/2c/69/2c69a0f0-c90f-43ac-893e-e90cd0438482/serious_illness_strategies_web.pdf. Acesso em 15 de julho de 2020.

4. Academia Nacional de Cuidados Paliativos. Santos AFJ, Ferreira EAL, Guirro UBP. Atlas dos Cuidados Paliativos no Brasil 2019. 1. ed. São Paulo: ANCP; 2020.
5. Supportive and Palliative Care Indicators Tool. Disponível em: https://www.spict.org.uk/the-spict/spict-br/. Acesso em 15 de julho de 2020.
6. Fundação Oswaldo Cruz. Maciel MGS. Saúde mental e atenção psicossocial na pandemia COVID-19. Cuidados Paliativos Orientações aos Profissionais de Saúde. Fiocruz; 2020.
7. Organização Mundial da Saúde. Integrating palliative care and symptom relief into primary health care: a WHO guide for planners, implementers and managers. WHO; 2018.
8. Organização Mundial da Saúde. Planning and implementing palliative care services: a guide for programme managers. WHO; 2016.

54
Recursos e checklist para desospitalização

Letícia Andrade

ALTA HOSPITALAR SEGURA

O preparo para a alta de um paciente internado em um serviço de saúde deve se iniciar no momento da internação.

Nos casos de internação de média ou longa duração, há mais tempo para a elaboração de um plano de alta social; nos casos de internações de curta duração, como aqueles nos serviços de emergência, o tempo exíguo é fator limitante e requer agilidade e preparo técnico adequado da equipe de saúde.

Neste interim, o profissional do serviço social é central, porém toda a equipe precisa ter clareza de que uma alta planejada na perspectiva social será determinante para a adesão ao tratamento, o bom cuidado ao paciente e a garantia de suporte familiar. A alta não planejada socialmente pode levar à não adesão e acarretar sofrimento maior para paciente e família, relacionado à inadequação de cuidados.

Alguns checklists vêm sendo desenvolvidos por instituições de acreditação hospitalar e comissões de segurança do paciente, visando a alta hospitalar segura. Essa demanda surgiu do entendimento de que o período de transição entre uma internação e o cuidado domiciliar é propenso a eventos adversos evitáveis, em sua maioria provocados por uma comunicação ineficiente.

A utilização desses checklists pode auxiliar a equipe na contemplação de requisitos básicos para a estruturação de um cuidado domiciliar continuado, porém a "compreensão dos determinantes sociais, econômicos e culturais que interferem no processo saúde-doença e a atuação na busca de estratégias político-institucionais para o enfrentamento dessas questões"[1] é decisivo para uma alta hospitalar segura.

Partindo desse entendimento do conceito saúde-doença, e da realização de uma avaliação social ampla, no que se refere a uma alta segura é importante considerar:

Tabela 1 Checklist de alta hospitalar segura

1. Hospitalar
   a. Avalie se a internação hospitalar ainda é necessária.
2. Atenção primária
   a. Identifique quem é o médico que acompanha o paciente. Caso não haja, solicite que uma equipe assuma este papel.
   b. Entre em contato com o médico assistente e notifique sobre a internação, diagnóstico e previsão de alta.
   c. Agende um retorno de segurança com o médico assistente em 7-14 dias após a alta hospitalar (considere as particularidades de cada paciente).
3. Segurança medicamentosa
   a. Reconcilie as medicações de uso regular do paciente na admissão hospitalar.
   b. Ensine o paciente a usar adequadamente as medicações prescritas e explique como elas interagem com suas medicações de uso regular.
   c. Reconcilie as medicações prescritas na alta com as medicações regulares do paciente.
4. Seguimento
   a. Realize contato telefônico com o paciente 72 horas após a alta (para pacientes com *LACE Score** elevado).
      i. Se necessário, oriente o paciente e seus cuidadores a retornarem ao serviço para reavaliação, treinamento de cuidados e orientações.
   b. Se necessário, planeje a coleta de exames (laboratório, imagem etc.) após a alta.
   c. Se necessário, agende seguimento com especialista.
5. Atenção domiciliar
   a. Serviços de *homecare* podem fornecer informações sobre as condições preexistentes do paciente.
   b. Envolva os serviços de *homecare* no cuidado.
   c. Se necessário, programe visita do *homecare* após a alta.
6. Comunicação
   a. Forneça resumo de alta, formulário de reconciliação medicamentosa e o contato da equipe hospitalar ao paciente, ao cuidador e ao médico assistente.
7. Educação do paciente
   a. Oriente o paciente e cuidadores e peça que repitam as informações para checar o entendimento.
   b. Explique como as novas medicações agem sobre os diagnósticos realizados.
   c. Explique as informações contidas no sumário de alta.
   d. Oriente sobre potenciais sintomas, sinais de alerta, o que esperar da sua evolução em casa e quais as circunstâncias que devem levar o paciente a retornar ao hospital.

* *LACE Score*: (L) *Lenght of Stay*, (A) *Acuity on Admission*, (C) *Comorbidity*, (E) *Emergency Department Visits*. Pontuação ≥ 10 indica alto risco de readmissão hospitalar.
Adaptada de Soong C et al.[10]

- Diagnóstico, prognóstico e grau de dependência do paciente. Tanto diagnóstico quanto grau de dependência impactam sobremaneira no cuidado após a alta. Pacientes em cuidados paliativos já em total dependência podem apresentar maior fragilidade e demandar um maior número de recursos.
- Cuidadores familiares: importa saber quem da família será o responsável pelo cuidado, principalmente nos casos de perda de autonomia e dependência. É importante frisar que somente nas situações em que o paciente não se encontra mais lúcido é que orientações e informações são repassadas somente para o familiar. Do contrário, cabe ao paciente ser o detentor de tudo o que for relacionado ao seu quadro clínico e tratamento, se assim desejar.
- Dispositivos, materiais hospitalares e insumos: é de extrema importância averiguar as necessidades do paciente quanto a recursos materiais relacionados aos seus cuidados, principalmente quando a piora do quadro clínico ou a evolução para a dependência ocorreram durante a internação. É comum a demanda por cadeiras de roda e de banho, andadores, bengalas, camas hospitalares, materiais para curativos, insumos para diabetes, medicamentos (de uso contínuo, alto custo), oxigênio domiciliar etc. O serviço social deve atuar orientando sobre os direitos do paciente, os órgãos responsáveis pelo fornecimento desses insumos e os procedimentos para sua obtenção.
  - Oxigênio domiciliar: de responsabilidade da política de saúde municipal, requer, para solicitação, relatório médico com especificações quanto à indicação, diagnóstico de base e prescrição. Cabe ao assistente social averiguar no município para onde vai o paciente como proceder nos casos de necessidade de solicitação, pois há regras que diferem de município para município. São Paulo, por exemplo, tem legislação e organização específicas constantes na Política Pulmão Paulistano.[5]
  - Medicamentos: por estarmos nos referindo ao atendimento em um serviço hospitalar, quando se averigua onde o paciente dará continuidade ao seu tratamento, um dos aspectos a ser abordado é se há garantia da medicação. Em algumas situações é necessário o encaminhamento para farmácias de alto custo[6] (Secretarias Estaduais de Saúde) com documentação adequada (checar regras específicas), informando endereço e horário de funcionamento. Em cuidados paliativos há necessidade de medicações específicas que nem sempre estão disponíveis na atenção básica e nem sempre são de fácil aquisição, tanto pelo custo quanto pelas necessárias especificações na prescrição.

- Serviços de atenção domiciliar: em cuidados paliativos é muito comum o paciente já estar debilitado e, em algumas situações, já acamado, o que dificulta sobremaneira a frequência aos serviços ambulatoriais. Cabe ao assistente social, em consonância com a equipe hospitalar, averiguar a possibilidade de encaminhamento para serviços de atenção domiciliar no território onde reside o paciente. É imprescindível averiguar se há equipes nos modelos Estratégia de Saúde da Família (ESF), Melhor em Casa (EMADs) ou serviços ligados a hospitais terciários, quais as formas de encaminhamento e os documentos necessários.

Na Tabela 2 apresentamos um quadro sucinto sobre o que averiguar e as respectivas providências por ocasião da alta. Grande parte das intervenções pode e deve ser deflagrada pelo assistente social, mas depende da concordância e participação de outros profissionais.

Tabela 2

O que/quem conhecer	O que fazer	Outros profissionais envolvidos
Diagnóstico, prognóstico e grau de dependência	Orientar sobre necessidades do paciente relativas ao diagnóstico e necessária organização familiar para o cuidado	Equipe assistencial (médico, enfermagem, nutrição, fisioterapeuta etc.)
Cuidadores/familiares	Orientar sobre necessidades do paciente relativas à adesão ao tratamento e seguimento (ambulatorial, domiciliar), formação ou acionamento de rede de suporte social	Equipe assistencial (médico, enfermagem, nutrição, fisioterapeuta etc.)
Necessidade de dispositivos, materiais hospitalares, insumos	Averiguar serviços ou organizações que os disponibilizam e formas de encaminhamento	Equipe médica para relatórios médicos com justificativa de uso dos materiais/dispositivos
Oxigênio domiciliar	Checar no município de moradia do paciente as regras estabelecidas para solicitação e disponibilização, incluindo prazo entre solicitação e instalação	Equipe médica para relatórios médicos com justificativa de uso, tipo (concentrador ou cilindro) e prescrição
Medicamentos prescritos no serviço de urgência	Se há prescrição de medicamentos de alto custo, averiguar o serviço onde o paciente é matriculado e se terá acesso ao medicamento, caso contrário, encaminhar para farmácias de referência da região	Equipe médica para prescrição adequada (LME, receita especial etc.)

(continua)

Tabela 2 *(continuação)*

O que/quem conhecer	O que fazer	Outros profissionais envolvidos
Serviços de atenção domiciliar no território (Melhor em Casa, ESF, serviços específicos)	Orientar a família e o paciente sobre encaminhamento e melhor adequação do cuidado em domicílio diante do quadro clínico Averiguar formas de encaminhamento, documentos necessários, tempo de espera, serviços oferecidos e especificações necessárias no relatório médico	Equipe médica para relatórios médicos com diagnóstico, prescrição medicamentosa, justificativa de indicação de assistência domiciliar e demais informações necessárias

O PACIENTE EM CUIDADOS PALIATIVOS

Numerosos estudos documentaram os riscos associados à alta hospitalar. Em pacientes em cuidados paliativos é comum a ocorrência de múltiplas transições entre ambientes de cuidado nos últimos seis meses de vida. Familiares relatam que essas transições se relacionam com controle inadequado de sintomas, pouco ou excessivo suporte de vida, além de oferecerem barreiras para as preferências do paciente.[11]

Devemos prestar atenção particular a alguns aspectos na alta de pacientes em cuidados paliativos. Familiares e pacientes relatam uma comunicação inadequada das equipes no que diz respeito a informações sobre prognóstico, orientação no manejo e identificação de sintomas, e informação sobre onde e a quem recorrer em caso de dúvidas ou problemas.[12]

Orientação adequada sobre sintomas e seu manejo previne reinternações. Explicar detalhadamente sobre sintomas que podem surgir e seu tratamento, antecipando emergências, beneficia não apenas o paciente, mas previne ansiedade e desconforto do cuidador. Um plano de cuidado para situações de emergência deve ser elaborado antes da alta.[13]

A dificuldade de acesso a insumos pode ser fator limitante para a alta. Assim, o hospital deve fornecer as medicações e demais insumos necessários para uso do paciente até que este tenha seu acesso garantido. Uma iniciativa do sistema de saúde do Reino Unido implementou o fornecimento de kits "*Just-In-Case*", bolsas contendo medicações e insumos fornecidos ao paciente na alta hospitalar para serem utilizados pela equipe de saúde distrital em caso de sintomas não controlados.[14]

Outro fator relevante é o registro em prontuário e no sumário de alta acerca da condição de saúde do paciente, a discussão sobre cuidados paliativos, o planejamento de cuidado elaborado até aquele instante e as orientações dos próximos passos. Informações como "não realização de intubação", "não realização de RCP" e preferências ou desejos do paciente devem constar no relatório de alta e devem ser informadas diretamente à equipe que realizará o seguimento.[11,12,14]

CONSIDERAÇÕES FINAIS

Para uma alta responsável e adequada visando o bem-estar e cuidado do paciente em cuidados paliativos e família, é imprescindível a atuação de uma equipe multidisciplinar, contando com o apoio fundamental do serviço social no papel de articulador de recursos e avaliador de condição social, permitindo a identificação de possibilidades e limites dos cuidados em domicílio perante uma alta hospitalar. Tão importante quanto acolher paciente e família e realizar uma avaliação social ampla, é encaminhar o paciente de maneira adequada dentro da rede de atenção a saúde.

Uma alta segura é de extrema importância para paciente e família, mas também para a instituição em uma proposta de otimização de leitos e de não retorno do paciente ao pronto-socorro para resolução de questões que poderiam ter sido antecipadas em um planejamento em equipe. Uma alta hospitalar responsável é sempre uma alta planejada, não somente do ponto de vista clínico, mas também social.

PONTOS IMPORTANTES

- Forneça sumário de alta detalhado, contendo informações sobre o planejamento de cuidado.
- Elabore um plano de cuidado para situações de emergência.
- Faça encaminhamento seguro e contato telefônico com o médico assistente/ equipe de seguimento do paciente (ESF, EMAD, *homecare* etc.)
- Forneça insumos e medicações necessárias para o cuidado imediato após a alta. Garanta encaminhamento para acesso continuado.
- Reconcilie e oriente o uso adequado de medicações.
- Converse e oriente sobre prognóstico.
- Forneça um contato de emergência. Oriente a quais serviços recorrer.

REFERÊNCIAS BIBLIOGRÁFICAS

1. Brasil. Conselho Federal de Serviço Social. Parâmetros para atuação de assistentes sociais: na política de saúde. Disponível em http://www.cfess.org.br/arquivos/Parametros_para_a_Atuacao_de_Assistentes_Sociais_na_Saude.pdf. Acesso em 06 de julho de 2020.

2. Andrade L, et al. O papel do assistente social em equipes de cuidados paliativos. In: Carvalho RT, et al. (org.). Manual da residência de cuidados paliativos. Abordagem multiprofissional. Barueri: Manole; 2018. p. 756-92.
3. Flores AC, Serrano LCA. Visita interdisciplinar à beira do leito em unidade de transplante hepático. Rev Unaerp Bras. 3(3). São Paulo, s/d. Disponível em: https://www.unaerp.br/revista-cientifica-integrada/edicoes-anteriores/volume-3-edicao-3/2716-rci-visita-interdisciplinar-a-beira-do-leito-em-unidade-de-transplante-hepatico/file#:~:text=Resumo%3A%20O%20objetivo%20deste%20estudo,na%20elabora%C3%A7%C3%A3o%20do%20estudo%20quantiqualitativo. Acesso em: 02 jul. 2020.
4. Andrade L. Desvelos – Trajetórias no limiar da vida e da morte: Cuidados paliativos na assistência domiciliar. Tese de Doutorado em Serviço Social. São Paulo: Pontifícia Universidade Católica de São Paulo; 2007.
5. Brasil. Prefeitura de São Paulo. Programa Pulmão Paulistano. Disponível em: https://www.prefeitura.sp.gov.br/cidade/secretarias/saude/nupes/index.php?p=15634. Acesso em: 02 jul. 2020.
6. Brasil. Ministério da Saúde. Portaria de consolidação n. 2. Consolidação das normas sobre as políticas nacionais de saúde do Sistema Único de Saúde. Disponível em: http://bvsms.saude.gov.br/bvs/saudelegis/gm/2017/MatrizesConsolidacao/Matriz-2-Politicas.html. Acesso em: 02 jul. 2020.
7. Martinelli ML. O trabalho do assistente social em contextos hospitalares: Desafios cotidianos. In: Rev. Serviço Social & Sociedade, n. 107. São Paulo: Cortez; jul./set. 2011. Disponível em: http://www.scielo.br/scielo.php?script=sci_arttext&pid=S0101-66282011000300007. Acesso em 06 de julho de 2020.
8. Brasil. Tudo sobre encaminhamento no SUAS + modelo de formulário para download. Disponível em: https://www.gesuas.com.br/blog/encaminhamento-no-suas/. Acesso em 06 de julho de 2020.
9. Biffi RG, Mamede MV. Suporte social na reabilitação da mulher mastectomizada: O papel do parceiro sexual. Rev Escola de Enfermagem USP. 2004;38:262-9.
10. Soong C, Daub S, Lee J, Majewski C, Musing E, Nord P, et al. Development of a checklist of safe discharge practices for hospital patients. J Hosp Med. 2013 Aug;8(8):444-9.
11. Tolle SW, Tilden VP, Rosenfeld AG, Hickman SE. Family reports of barriers to optimal care of the dying. Nurs Res. 2000;49:310-7.
12. Benzar E, Hansen L, Kneitel AW, Fromme EK. Discharge planning for palliative care patients: a qualitative analysis. J Palliat Med. 2011 Jan;14(1):65-9.
13. Merlane H, Booth Z. Discharge planning in end-of-life care. Br J Nurs. 2020 Feb 27;29(4):202-3.
14. Thomas C. Improving hospital discharge for patients at the end of life. Nursing Times [online]; 2017;113(10):53-6. Disponível em: https://www.nursingtimes.net/clinical-archive/end-of-life-and-palliative-care/improving-hospital-discharge-for-patients-at-the-end-of-life-23-10-2017/.
15. Soares VS, Pinto MEB. Aplicação do escore LACE para predição de readmissões hospitalares: Uma revisão. Brazilian Journal of Development, Curitiba. 2021;7(12):111550-64.

Seção VIII

Tópicos especiais

55

Hipodermóclise

Fabiana Tomie Becker Chino dos Santos

Trata-se da infusão de fluidos no tecido subcutâneo. É uma técnica antiga, com relatos desde o século XVIII, que tem sido muito utilizada na abordagem dos cuidados paliativos.[1]

A indicação do uso em cuidados paliativos ocorre principalmente pela possibilidade de ser realizada em uma variedade de cenários, desde o domicílio, instituições de longa permanência, unidades de internação e até pronto atendimentos e unidades de terapia intensiva, tornando-se uma interessante via de administração de medicamentos.

Além disso, é uma alternativa relativamente simples, segura, de baixo custo e com reações adversas raras e geralmente reversíveis.[3]

INDICAÇÕES

- Demência avançada com disfagia.
- Pacientes com náuseas e/ou vômitos por períodos prolongados.
- Intolerância gástrica.

- Obstrução intestinal.
- Diarreia.
- Confusão mental.
- Dispneia intensa.
- Fase final de vida.
- Desidratação que não exija reposição rápida de volume.
- Antibioticoterapia (desde que o fármaco seja tolerado por via subcutânea).
- Situações em que o perfil de absorção do medicamento mais lento seja desejado (opioides para analgesia contínua, furosemida para controle de descompensação por insuficiência cardíaca congestiva).

CONTRAINDICAÇÕES ABSOLUTAS

- Trombocitopenia grave.
- Recusa do paciente.
- Emergências que necessitam de reposição rápida de volume.
- Desidratação severa.
- Anasarca.
- Soluções hipertônicas (concentrações máximas: solução glicosada a 5% e eletrólitos: NaCl 20% até 20 mL e KCl 19,1% até 15 mL por litro de solução).

CONTRAINDICAÇÕES RELATIVAS (GERALMENTE RELACIONADAS AO LOCAL DE PUNÇÃO E ADAPTAÇÃO DA TÉCNICA)

- Caquexia.
- Síndrome da veia cava superior.
- Ascite.
- Locais com inflamação, ulcerações, infecção.
- Proeminências ósseas e articulações.

Observação: devem ser evitadas as regiões irradiadas (radioterapia) por haver deficiência na absorção de grandes volumes e membros onde foram realizados esvaziamento ganglionar ou mastectomia.

Tabela 1 Vantagens objetivas e fatores promotores de uso da via subcutânea

	Vantagens objetivas da via subcutânea	Fatores promotores de uso da via subcutânea
Organização	Antecipação da alta hospitalar, diminuição de custos	Credibilidade, disponibilidade de fármacos e materiais
Profissional	Prestação de melhores cuidados, facilidade técnica, recurso terapêutico domiciliar, recurso em emergência, recurso terapêutico alternativo eficaz, necessidade de menor dispêndio de enfermagem, adaptação segura de materiais e fármacos	Formação, conhecimentos, confiança na técnica, consciência de necessidades em fim de vida, interesse, reconhecimento de benefício, experiência, prática técnica, perícia da equipe, avaliação de recursos e riscos, prognóstico de necessidades, disponibilidade, esclarecimento do cuidador, envolvimento do cuidador nas decisões, confiança no cuidador, evidência científica
Cuidador	Apoio no cuidado, facilidade de aprendizagem, facilidade de manutenção/manipulação, fácil aplicabilidade, controle de intercorrências ao bem-estar do doente, prevenção no controle de emergências, controle e segurança no cuidado, alternativa à via oral, eficácia	Aceitação, satisfação, esperança realista, ultrapassar limites pessoais, papel ativo no cuidado, envolvimento no cuidar, alívio de estresse, gratificante, impacto positivo no processo do luto, apoio da equipe de saúde, preservação da vida familiar, tranquilidade
Doente	Previsibilidade/prevenção de complicações, baixo índice de complicações locais, segurança, promotores de absorção, controle sintomático, alternativa a outras vias invasivas, eficácia, otimização de opioides, prevenção de hospitalização, facilidade de manutenção/manipulação, cuidados no domicílio, resposta à preferência do doente	Cuidados personalizados, benefício, aceitação, dignidade, qualidade de vida, esperança realista, conforto, comodidade, autonomia, satisfação, alívio de estresse, preservação da vida familiar, liberdade de escolha

Adaptada de Lopes[3].

Tabela 2 Desvantagens, dificuldades e entraves ao uso da via subcutânea

	Desvantagens da via subcutânea	Dificuldades e entraves ao uso da via subcutânea
Organização	Necessidade de apoio técnico	Acréscimo de custos, restrições/burocracias relacionadas com uso de opioides, restrições e falta de licenciamento de fármacos para uso por via subcutânea, indisponibilidade de recursos materiais e humanos, falta de programas de apoio
Profissional	Dificuldades técnicas de manipulação/manutenção	Conhecimentos inapropriados relacionados com fim de vida, falta de formação, inexperiência, insegurança, ausência de prescrição clínica, ausência de diagnóstico ou sistematização de necessidades, banalização/uso abusivo, subutilização, preferência de recurso à via endovenosa em emergências, desvalorização da via subcutânea, má *praxis*, falha na uniformização de práticas, escassez de estudos empíricos, falta de confiança nos cuidados terminais em domicílio, incoerência, carência de recursos humanos e materiais, limitações legais, restrição de fármacos, ideias extremistas da não hidratação artificial em fim de vida, controvérsia na administração/suspensão de terapêutica, medo, apoio institucional insuficiente, ideia de sobrecarga adicional de trabalho, insustentabilidade prática por ausência de equipe multidisciplinar, compromisso da estabilidade do medicamento, necessidade de ambiente estéril na preparação de medicamentos, condições sociais ambientais e clínicas do doente
Cuidador	Dificuldade de manipulação/manutenção, contraindicações relativas	Falta de apoio, informação, sobrecarga, insegurança, inquietação, não aceitação, recurso frequente ao hospital, renitência no cuidado, sensação de desvalorização
Doente	Efeitos adversos/ complicações, complicações locais, complicações maiores, contraindicações relativas, locais de punção desaconselhados, incidentes	Falta de apoio/informação, manifestação dos efeitos secundários dos opioides, desvalorização de valores, compromisso da visão holística, desconforto, dificuldade na designação de cuidador

Adaptada de Lopes[4].

ESCOLHA DO DISPOSITIVO

Os dispositivos para punção venosa podem ser utilizados em via subcutânea. A escolha do dispositivo será influenciada pela disponibilidade deles nos diversos cenários. Na Tabela 3 é apresentada uma breve descrição e comparação entre os dispositivos mais utilizados no país.

Tabela 3 Calibre e tempo de permanência dos cateteres

Dispositivo	Calibre	Tempo de permanência
Cateter agulhado (escalpe)	21G a 25G	3- 5 dias
Cateter não agulhado de Vialon	20G a 24G	7-11 dias
Cateter não agulhado de poliuretano	20G a 24G	7- 11 dias

Adaptada de Dawkins et al.[5]

Tabela 4 Comparação entre dispositivos

Características	Escalpe	Cateter não agulhado de Vialon	Cateter não agulhado de poliuretano
Material	Níquel, maior propensão a reações alérgicas	Plástico, menor propensão a reações alérgicas	Plástico, menor propensão a reações alérgicas
Mecanismo de estabilização	Possui asas Menor tendência de complicações mecânicas e mais ergonômico para inserir	Possui asas Menor tendência de complicações mecânicas e mais ergonômico para inserir	Sem mecanismos de estabilização Maior tendência de complicações mecânicas
Segurança	Risco de acidente com agulha	Menor risco de acidente com agulha, há dispositivos com sistema de proteção da agulha	Menor risco de acidente com agulha, há dispositivos com sistema de proteção da agulha

Adaptada de Neo et al.[5]

PROCEDIMENTO

Local de punção

O local para punção deve ser escolhido de acordo com o volume a ser administrado, já que cada região tem um volume de capacidade máxima nas 24 h (Figura 1).

Volume por local de punção

- Subclavicular – até 250 mL/24 h.
- Abdominal – até 1.000 mL/24 h.
- Deltóidea – até 250 mL/24 h.
- Interescapular – até 1.000 mL/24 h.
- Anterolateral da coxa – até 1.500 mL/24 h.

Material

- Ampola de SF 0,9%.
- Agulha 40x12.
- Luvas de procedimento.
- Algodão ou gaze com álcool 70° ou clorexidine alcoólico.
- Cateter intravenoso não agulhado de poliuretano ou vialon ou escalpe.
- Seringa 10 mL.
- Película semipermeável transparente.

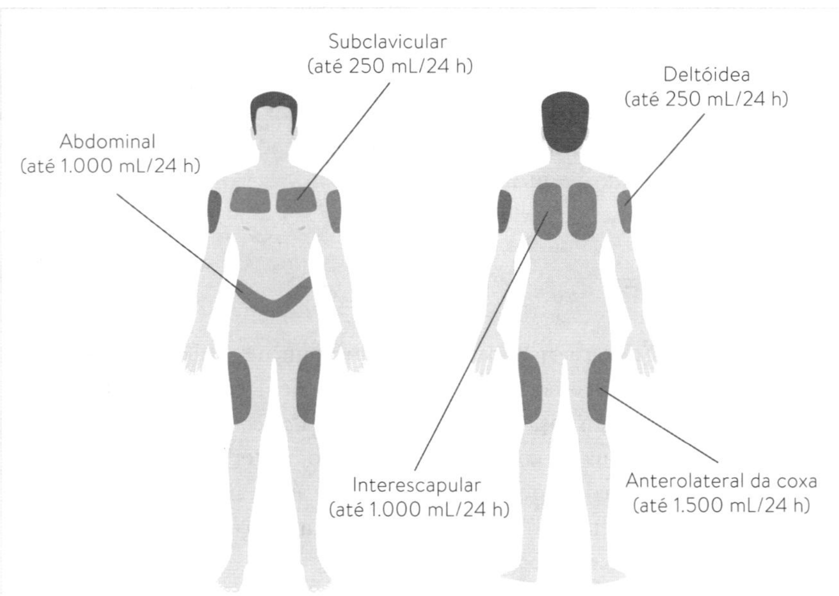

Figura 1 Capacidade volumétrica conforme região para punção.
Adaptada de Azevedo et al.[7]

Descrição do procedimento

- Checar na prescrição médica: nome do paciente, medicamento/soro, dosagem e via de administração, horário.
- Checar na prescrição médica se a medicação prescrita se encontra na lista dos medicamentos indicados por hipodermóclise.
- Verificar a compatibilidade das drogas ao aprazamento.
- Escolher e/ou avaliar o local a ser realizada a punção: coxa, abdome, região escapular e infraclavicular.
- Posicionar o paciente e expor apenas a área de aplicação.
- Realizar antissepsia da pele com *swab* de álcool até que o local esteja limpo.
- Fazer prega e puncionar com cateter não agulhado calibre 22 ou 24, em um ângulo de 30° a 45° abaixo da pele levantada.
- Aspirar com uma seringa para checar a ausência de sangue; em caso de retorno venoso, o dispositivo deve ser retirado e o procedimento deverá ser reiniciado.
- Fixar o cateter com película transparente, identificar com a data e o nome de quem puncionou.
- Realizar *flush* com SF 0,9% 2 a 5 mL.
- Conectar a medicação prescrita.
- Se infusão contínua, controlar gotejamento em bomba de infusão, com velocidade de infusão de até 62,5 mL/h (em caso de infusão noturna em complemento da hidratação oral diurna, esse limite pode ser estendido para 70 a 100 mL/hora em coxa).
- Orientar o paciente a comunicar sempre que sentir dor, queimação, ardência durante a infusão de medicações ou soros, ou quando perceber que o local da punção está inchado, vermelho ou quente.

COMPLICAÇÕES

- Relacionadas à técnica, materiais e cuidados: punções utilizadas por mais de 72 horas são favoráveis ao aparecimento de reações locais como rubor e calor, sendo que entre os dispositivos utilizados, o escalpe contribui mais para o surgimento desses sinais em comparação ao uso do cateter não agulhado.[5]
- Relacionadas às medicações: extremos de pH, ácido menor que 2 e alcalino maior que 11, aumentam o risco de reações/complicações, podendo causar lesões graves com necrose tecidual.[9]
- Relacionadas às soluções: soluções hipotônicas e hipertônicas também podem ser fonte de reações como dor e rubor, devido à diferença com a tonicidade fisiológica. Por isso, a escolha por soluções isotônicas.

Observação: sempre checar se a medicação necessita de sítio exclusivo por incompatibilidade, por exemplo, dexametasona.

MEDICAÇÕES E SOLUÇÕES POR VIA SUBCUTÂNEA'

Tabela 5 Antibióticos administrados pela via subcutânea com apresentação na literatura cientifica

Classe e nome do antibiótico
Carbapênicos: ertapenem
Cefalosporinas: ceftriaxona e cefepime
Glicopeptídeos: teicoplanina
Penicilinas: ampicilina
Aminoglicosídeos: tobramicina, amicacina, netilmocina, gemtamicina e sisomicina

Adaptada de: Azevedo EF, Barbosa LA, Cassiani SHB.

Tabela 6 Medicações em que há um consenso na literatura e que são utilizadas em serviços de cuidados paliativos no Brasil amplamente

Nome	Dose	Diluição	Orientações para infusão e comentários
Ampicilina	1-2 g a cada 4-6 horas	SF 0,9% 50 mL	Tempo de infusão: 20 minutos
Cefepime	1 g 12/12 h ou 8/8 h	Reconstituir 1 g em 10 mL de água destilada e diluir em SF 0,9% 100 mL	Tempo de infusão: 40 minutos Não há estudos para doses maiores
Ceftriaxone	1 g 12/12 h	Reconstituir 1 g em 10 mL de água destilada e diluir em SF 0,9% 100 mL	Tempo de infusão: 40 minutos
Dexametasona	2-16 mg a cada 24 h	Diluir 1 ampola de dexametasona 1 mL em SF 0,9% 1 mL ou diluir 1 ampola de dexametasona 2,5 mL em SF 0,9% 2,5 mL	Aplicação lenta Administração 1 ou 2 vezes ao dia, pela manhã Sítio exclusivo devido à incompatibilidade com outros medicamentos e risco de irritação local
Dimenidrinato	50-100 mg em 24 h	SF 0,9% 1 mL	
Dipirona	1-2 g até 6/6 h	SF 0,9% 2 mL	Aplicação lenta em *bolus*

(cotinua)

Tabela 6 Medicações em que há um consenso na literatura e que são utilizadas em serviços de cuidados paliativos no Brasil amplamente *(continuação)*

Nome	Dose	Diluição	Orientações para infusão e comentários
Ertapenem	1 g 24/24 h	Reconstituir em 10 mL de água destilada e diluir em 50 mL de SF 0,9%	Tempo de infusão: 30 minutos O protocolo original (Forestier, 2012) propõe alternativa de infusão em *bolus* com diluição de 1 g de ertapenem em 3,2 mL de lidocaína 1% (sem epinefrina)
Escopolamina	20 mg 8/8 h até 60 mg 6/6 h	SF 0,9% 1 mL (*bolus*)	Infusão em *bolus* ou contínua Não confundir com a apresentação combinada com dipirona
Fentanil	A critério médico	Diluir 4 ampolas de fentanil 50 mcg/mL em SF 0,9% 210 mL	Infusão contínua a critério médico
Furosemida	20-140 mg/24 h	SF 0,9% 2 mL (*bolus*) ou volumes maiores (infusão contínua)	
Haloperidol	0,5-30 mg/24 h	SF 0,9% 5 mL	Para idosos frágeis, começar com a menor dose possível Se a solução preparada tiver concentração de haloperidol ≥ 1 mg/mL, recomenda-se usar água destilada como diluente (risco de precipitação com SF 0,9%)
Metadona	50% da dose oral habitual	SF 0,9% 10 mL	Velocidade de infusão: 60 mL/h Mudar o local de punção a cada 24 h pelo alto potencial de irritação cutânea

Tabela 7 Soluções em que há um consenso na literatura e que são amplamente utilizadas em serviços de cuidados paliativos no Brasil

Soluções	Dose	Orientação para infusão e comentários
Soro fisiológico 0,9%	Máximo 1.500 mL/24 h por sítio	SF 0,45% segue as mesmas recomendações Volume de infusão máximo de 62,5 mL/h Coxa é preferencial para volumes maiores
Soro glicofisiológico (2/3 SG 5% + 1/3 SF 0,9%)	Máximo 1.500 mL/24 h por sítio	Volume de infusão máximo de 62,5 mL/h Coxa é preferencial para volumes maiores
Soro glicosado 5%	Máximo 1.000 mL/24 h por sítio	Volume de infusão máximo de 62,5 mL/h Coxa é preferencial para volumes maiores

Fonte: Azevedo et al.

Tabela 8 Compatibilidade de medicamentos em uma mesma infusão

Medicamentos	Cefepime	Ceftriaxona	Dipirona	Escopolamina	Furosemida	Haloperidol	Levomepromazina	Metoclopromida	Midazolam	Morfina	Octreotida	Ondansetrona	Ranitidina	Tramadol	Dexametasona
Cefepime		C	C	C	C	C	C	C	C	C	I	C	I	C	I
Ceftriaxona	C		C	C	C	C	C	C	C	C	I	C	I	C	I
Dipirona	C	C		C	C	C	C	C	C	C	I	C	I	C	I
Escopolamina	C	C	C		C	C	C	C	C	C	I	C	I	C	I
Furosemida	C	C	C	C		C	C	I	I	I	I	C	I	C	I
Haloperidol	C	C	C	C	C		C	C	C	C	I	C	I	C	I
Levomepromazina	C	C	C	C	C	C		C	C	C	I	C	I	C	I
Metoclopromida	C	C	C	C	I	C	C		C	C	I	C	I	C	I
Midazolam	C	C	C	C	I	C	C	C		C	I	C	C	C	I
Morfina	C	C	C	C	I	C	C	C	C		I	C	C	I	I
Octreotida	C	C	C	C	C	C	C	C	C	C		C	I	C	I
Ondansetrona	C	C	C	C	C	C	C	C	C	C	I		I	C	I
Ranitidina	I	I	I	I	I	I	I	I	C	C	I	I		I	I
Tramadol	C	C	C	C	C	C	C	C	C	I	I	C	C		I
Dexametasona	I	I	I	I	I	I	I	I	I	I	I	I	I	I	

C: compatível; I: incompatível. Fonte: Azevedo e Barbosa[1].

REFERÊNCIAS BIBLIOGRÁFICAS

1. Azevedo EF, Barbosa MF. Via subcutânea: a via parenteral de escolha para administração de medicamentos e soluções de reidratação em cuidados paliativos. In: Carvalho RT et al. Manual de Cuidados Paliativos ANCP. 2. ed. Porto Alegre: Sulina; 2012. p. 259-69.
2. Azevedo EF, Barbosa MF, Cassiani SHB. Administração de antibióticos por via subcutânea: uma revisão integrativa da literatura*. Acta Paul Enferm. 2012;25(5):817-22.
3. Humphrey P. Hypodermoclysis: An alternative to I.V. infusion therapy. Nursing. 2011;41(11):16-7. Disponível em: https://pubmed.ncbi.nlm.nih.gov/22005806/.
4. Lopes AP, Esteves R, Sapeta P. Vantagens e desvantagens da terapêutica e hidratação subcutânea. (Dissertação). Portugal: Instituto Politécnico de Castelo Branco; 2012. Disponível em: https://repositorio.ipcb.pt/handle/10400.11/1615. Acesso em: 3 ago. 2020.
5. Dawkins L, Britton D, Johnson I, et al. A randomized trial of winged Vialon cannulae and metal butterfly needles. Int J Palliat Nurs. 2000;6:110-6.
6. Neo SHS, Khemlani MH, Sim LK, Seah AST. Winged metal needles versus plastic winged and nonwinged cannulae for subcutaneous infusions in palliative care: a quality improvement project to enhance patient care and medical staff safety in a Singaporean hospital. Journal Palliative Medicine. 2016;19(3).
7. Azevedo DL, et al. O uso da via subcutânea em geriatria e cuidados paliativos. Rio de Janeiro: SBGG; 2016. Disponível em: https://sbgg.org.br/wp-content/uploads/2016/06/uso-da-via-subcutanea-geriatria-cuidados-paliativos.pdf.
8. Azevedo EF, Barbosa LA, Cassiani SHB. Administração de antibióticos por via subcutânea: uma revisão integrativa da literatura. Acta Paul Enferm. 2012:25(5):817.
9. Neto IG. Utilização da via subcutânea na prática clínica. Rev Soc Port Med Interna. 2008;15(4):277-83.
10. Pereira I. Hipodermóclise. In: Oliveira RA (Coordenação Institucional). Cuidado Paliativo. São Paulo: Conselho Regional de Medicina do Estado de São Paulo; 2008. p.259-72.
11. Sasson M, Shvartzman P. Hypodermoclysis: An alternative infusion technique. American Family Physician. 2001;64(9).
12. Sica DA, et al. Subcutaneous furosemide in heart failure. JACC: Basic to Translational Science. 2018;3(1):25-34.
13. Santos FTBC, et al. Cuidados específicos na administração de drogas oncológicas e medicamentos de suporte. In: Moura VT, et al. MOC ENFERMAGEM. São Paulo: 2, jan./abr. 2019; v. 25, cap. Cuidados de enfermagem na terapia por hipodermóclise. Disponível em: https://mocbrasil.com/moc-enfermagem/cuidados-especificos-na-administracao-de-drogas-oncologicas-e-medicamentos-de-suporte/13-cuidados-de-enfermagem-na-terapia-por-hipodermoclise.

56

Cuidados com a pele e ferida

Ednalda Maria Franck

INTRODUÇÃO

A pele é o maior órgão do corpo humano. Sua integridade e sua função protetora são modificadas pela idade, por medicações, microclima (temperatura e umidade geradas pelo contato da pele com superfícies de suporte e outras), funcionalidade de outros órgãos e presença de doença(s)/adoecimento(s).

Durante a evolução natural de doença(s)/adoecimento(s) é possível que a pele não consiga manter-se íntegra. Cerca de 1/3 dos pacientes apresentará alguma lesão ou ferida na fase final de vida e processo ativo de morte mesmo que todas as medidas de prevenção estejam adequadamente implementadas.

AVALIAÇÃO DA PESSOA E DA FERIDA

- Avaliação da pessoa: anamnese e exame físico que envolvem:
  - Conhecer a(s) história(s) de evolução natural da(s) doença(s) de base e as comorbidades associadas.
  - Tratamentos atuais e já realizados (conhecer resposta aos tratamentos e se são modificadores de doença ou paliativos).
  - Medicações em uso (exemplos: corticoides interferem na regeneração da pele; drogas vasoativas prejudicam a circulação periférica – geram risco de isquemia/necrose em extremidades – dose-dependente; quimioterápicos, esteroides e anti-inflamatórios – comprometem o processo de reparação tecidual; entre outros).

- Alergia: a medicamentos e insumos usados em curativos, como adesivos ou alguma cobertura.
- Exame laboratorial: albumina (se refere à nutrição; se menor que os valores normais, indica desnutrição); hemoglobina (se refere à oxigenação); glicemia/hemoglobina glicada (níveis altos de glicose circulante retardam o tempo de cicatrização).

- Avaliação da ferida:
  - Localização.
  - Tamanho (comprimento x largura x profundidade).
  - Tipo de tecido: no leito da ferida (tipos: desvitalizado [necrose amarela/castanha/marrom ou preta; esfacelo]; tecido rosa pálido liso/estagnado; granulação; hipergranulação; epitelização); na margem da ferida (viável; hiperemiado; macerado; desidratado etc.); na periferida (considerada a área até 4 cm do leito da ferida – viável; hiperemiado; macerado; desidratado etc.).
  - Presença de odor.
  - Umidade/exsudato (avaliar quantidade: ausente, pequeno, moderado e grande; qualidade: fino, viscoso ou espesso; coloração: seroso, sero-hemático, purulento, esverdeado etc.).
  - Sangramento.
  - Dor.
  - Infecção (sinais de infecção local: hiperemia periferida, aumento na quantidade de exsudato ou mudança da coloração e consistência do exsudato, odor, dor, calor, retardo da cicatrização, piora da ferida; sinais sistêmicos: hipertermia, mal-estar geral, leucocitose, linfangite).

Nota: existem vários instrumentos de avaliação de feridas (de risco, de avaliação, de classificação, de tratamento etc.) que norteiam a avaliação de modo fácil, organizado e consistente sem perda de informação significativa, possibilitando maior eficiência e eficácia na avaliação e garantindo confiança Inter observadores. Por isso, devemos utilizá-los em nossa prática profissional.

CUIDADOS COM A PELE E MEDIDAS GERAIS DE PREVENÇÃO DE FERIDAS

- No Quadro 1 estão sugeridos alguns cuidados com a pele e medidas de prevenção para alguns tipos de feridas que são prevalentes em cuidados paliativos.

Quadro 1 Cuidados com a pele e prevenção de lesão por fricção e por pressão

Gerenciamento da hidratação sistêmica e tópica

- Estimular ingestão de líquidos orais/enterais, se possível (é possível saborizar/flavorizar a água, oferecer sucos, chás frios e/ou gelatinas – o sabor pode estimular a ingestão –; atente se há disfagia). No final da vida e/ou processo ativo de morte, diminua a quantidade ofertada por risco de congestão pulmonar, edema e aumento de secreções que acarretarão hipersecreção em vias aéreas.
- Orientar hidratação cutânea com hidratante (umectantes: composto por D-pantenol, ácido hialurônico, ureia ou emolientes: composto por óleos vegetais, ácidos graxos e lipídios não gordurosos), conforme necessidade; realizar uma aplicação logo após o banho, pois terá melhor absorção e também maior umidade da pele.
  - Evitar vários banhos ao dia, banhos em água quente ou demorados, pois retiram a proteção lipídica natural da pele e a deixam suscetível à perda de água por evaporação, ao ambiente e risco de prurido.
- Preferir sabonetes líquidos aos em barra durante o banho e higiene íntima (o pH dos em barra é alcalino e prejudica a integridade da pele). Não é indicado uso de sabonetes antibacterianos em uso diário, por diminuírem a flora protetora da pele (usar somente quando orientado).

Gerenciamento da umidade

- Manter a pele sempre seca. Evitar exposição prolongada ou contato frequente com fontes de umidade (suor, urina, fezes diarreicas, vazamento de dieta enteral ou drenos, saliva, exsudato de feridas, entre outras) por deixar a pele macerada, o que acarreta maior risco de ruptura.
  - Sempre que for trocar o paciente (fralda ou roupa) é necessário realizar higiene da pele local para a remoção dos resíduos da fonte de umidade (só secar manterá algum resíduo e este continuará agindo e danificando a pele).
- Após a higiene íntima, secar, sem fricção, com tecido macio e aplicar um protetor cutâneo (à base de óxido de zinco, creme barreira ou outro) na região inguinal, perineal e perianal para prevenir dermatites.
- Mantenha o ambiente arejado e o paciente com roupas apropriadas ao clima, sempre que possível, para evitar transpiração excessiva e risco de dermatite intertriginosa.

Prevenção de lesão por fricção (*skin tears*)

- Lesão por fricção é uma ferida causada por fricção, cisalhamento e/ou traumática separando as camadas da pele (espessura parcial ou total).
- Realizar hidratação cutânea duas vezes ao dia (melhora resistência da pele ao atrito).
- Usar roupas compridas (blusas com mangas e calças), se o paciente tolerar, pois as roupas sofrerão o atrito e deslocamento caso a pele entre em contato com alguma superfície às transferências (e não a pele diretamente), mitigando a ocorrência da lesão por fricção.
- Ao realizar transferência do paciente, evitar segurá-lo somente pelas mãos/braços, pois pode haver ruptura da pele pela força exercida, uma vez que a pele é mais fina e frágil (naturalmente devido à idade, mas também pelo adoecimento ao longo do tempo).
- Evitar o uso de adesivos diretamente sobre a pele, se possível. Escolha adesivos mais suaves ou os de silicone. Retire o adesivo, sempre com suavidade, tensionando-o sobre ele mesmo e segurando a pele do lado oposto à retirada (Figura 1); se necessário, utilize removedor de adesivo. Utilize atadura ou malha/rede tubular para fixação, uma vez que não é aplicado adesivo sobre a pele.

(continua)

Quadro 1 Cuidados com a pele e prevenção de lesão por fricção e por pressão *(continuação)*

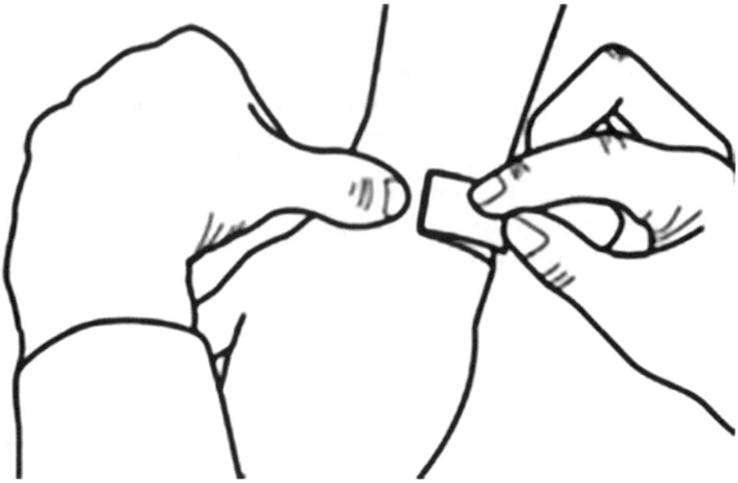

Figura 1 Orientação para remoção de adesivo.

Prevenção de lesão por pressão
▪ Utilizar escala estruturada para avaliação de risco, como a Escala de Braden (por exemplo) e, a partir do resultado de risco, planejar os cuidados preventivos individualizados. ▪ Implementar ações, sempre que possível, para as situações de risco ao paciente: gerenciamento da umidade, reposicionamento (mudança de decúbito e/ou alívio de pontos de pressão – é preciso adequar a frequência ao longo da evolução da doença: alguns precisarão ser reposicionados a cada 30 minutos e outros a cada 4 horas, por exemplo), adequação nutricional e hídrica, gerenciamento de fricção e cisalhamento (usar lençol móvel para facilitar reposicionamento), uso adequado de coxins para proteger as proeminências ósseas, manter calcâneos elevados e hidratação cutânea frequente.   ▪ O uso de cobertura profilática está indicada (atualmente as coberturas de espuma multicamadas com silicone têm maior nível de evidência), porém hidrocoloide, espumas e filme de poliuretano podem ser usados para minimizar o atrito, mas não eliminam a pressão local e por isso é preciso manter o reposicionamento.

SELEÇÃO DE COBERTURA PARA O TRATAMENTO DE FERIDAS EM CUIDADOS PALIATIVOS

A seleção da cobertura segue a mesma orientação que para outro perfil de pacientes: deve-se avaliar o paciente integralmente e a ferida e selecionar uma cobertura que atenda a(s) demanda(s) identificada(s) (Figura 2).

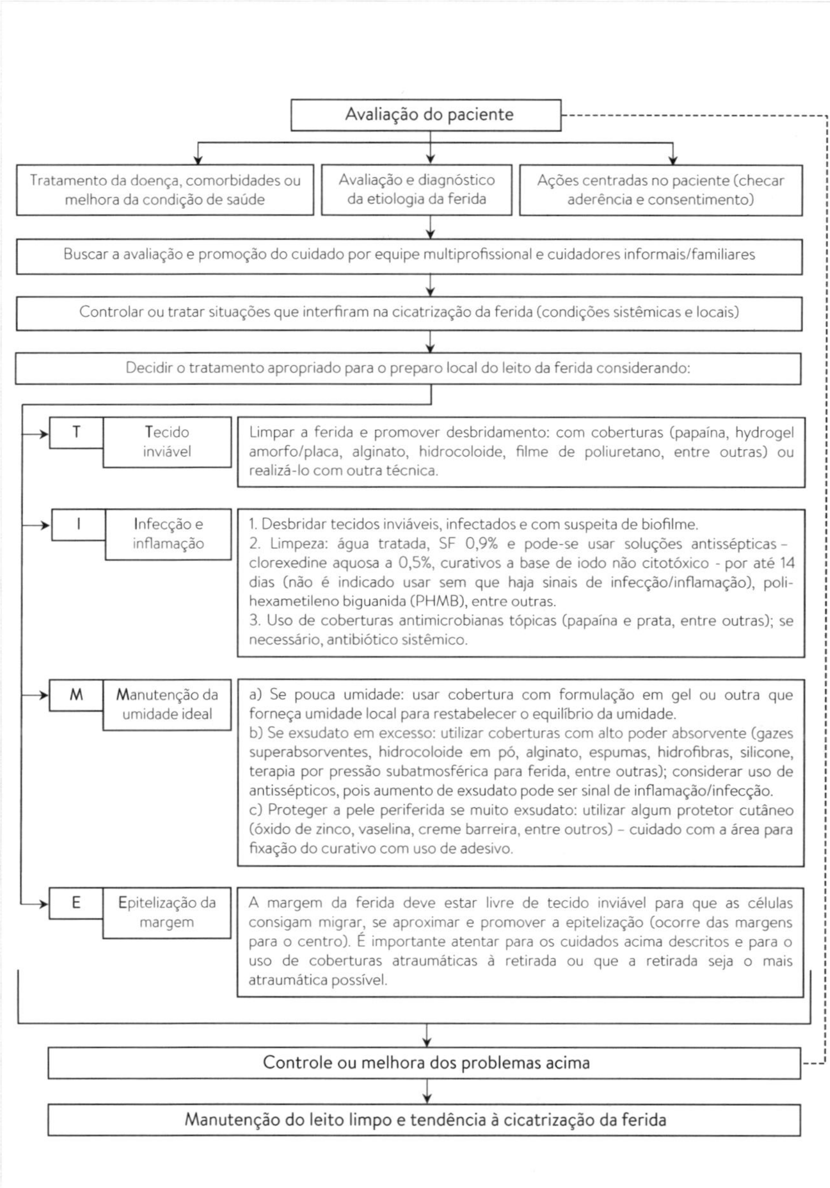

Figura 2 Avaliação da ferida e seleção de cobertura.

Adaptada de: Franck EM, Matuo CM. Cuidados com a pele e feridas. In: Manual da residência de cuidados paliativos: abordagem multidisciplinar. Carvalho RT, Souza MRBS, Franck EMF et al. (eds.). Barueri: Manole; 2018. p. 655-65; e Moore Z, Dowsett C, Smith Glenn, Atkin L, Bain M, Lahmann et al. TIME CDST: an updated tool to address the current challenges in wound care. J Wound Care. 2019;28(3):154-61. Disponível em: https://doi.org/10.12968/jowc.2019.28.3.154. Acesso em 25/06/2020.

O objetivo inicialmente também é a cicatrização, porém, à medida que a doença evolui, a manutenção do leito limpo e tecido viável ganha destaque, e isso possibilitará que a cicatrização aconteça se o paciente tiver substrato para isso (circulação, oxigenação, nutrição e hidratação adequadas, por exemplo).

Na fase final de vida e processo ativo de morte é comum que algumas condutas já não tragam benefício ao paciente e, por isso, é preciso ponderar que conduta tomar para atender aquela demanda a cada fase de evolução da(s) doença(s).

ALTERAÇÕES DE PELE NO FINAL DA VIDA

Devido à evolução natural da(s) doença(s) é esperado que no final da terminalidade, fase final de vida e processo ativo de morte os vários órgãos e/ou sistemas cursem com algum grau de falência – incluindo a pele. Por isso é possível que o paciente apresente alguma lesão ou ferida a partir deste momento (devido à hipoperfusão sanguínea que gera hipóxia da pele), mesmo com todas as medidas preventivas adequadamente implementadas.

Na finitude da vida o paciente apresenta, gradativamente, alteração da ingestão alimentar e hídrica devido à diminuição da necessidade de energia por conta da perda progressiva de funcionalidade. Com isso, o corpo utilizará tecido subcutâneo e músculo para a geração de energia, em algum momento, o que diminui a espessura dessas camadas, o que predispõe à menor tolerância em redistribuir a pressão nos pontos em contato com a superfície de suporte, elevando o risco de lesão por pressão e de outras etiologias.

Existe descrição na literatura de alterações de pele específicas da fase final de vida (nem todas são feridas) e elas devem ser interpretadas como marcadores de final de vida (Tabela 1).

As condutas para o gerenciamento das alterações de pele no final da vida envolvem:

- Identificar que as alterações de pele no final da vida são uma forma objetiva de identificar essa fase e é necessário alterar o plano de cuidados para um plano de cuidados de final de vida que requer a suspensão/alteração/não introdução de algumas condutas, visto não alterarem o processo fisiológico até que o paciente faleça e ainda podendo agregar distanásia.
- Envolver paciente, família, cuidadores e equipe no planejamento dos cuidados e respeitar a autonomia e desejos do paciente/família.
- Prover conforto e limitar o impacto da ferida e focar em manter o leito limpo (se possível).
- Manter conduta conservadora:
  - Não há indicação de desbridamento (exceto se flutuação local e risco de repercussão sistêmica) por não haver substrato suficiente para a reparação

Tabela 1 Alterações de pele específicas da fase final de vida

SCALE *Skin Changes at Lifes End*[11]	São alterações que podem ser objetivas: na cor, turgor ou integridade da pele, ou subjetivas: como dor. Indicam a falência cutânea causada por hipóxia devido à hipoperfusão sanguínea.
Úlcera terminal de Kennedy (UTK)[10]	É um tipo de lesão por pressão com formato característico; coloração vermelha, amarela, preta ou púrpura; com margens irregulares; de início abrupto e piora drástica em 48 h. Após sua ocorrência, estima-se sobrevida de até seis semanas, mas a morte costuma ocorrer em até três semanas.
Lesão tecidual terminal de Trombley-Brennan *Trombley-Brennan Terminal Tissue Injury*[1]	Trata-se de equimose rósea, púrpura ou marrom em extremidades ou tronco e não há perda da integridade da pele. Após seu surgimento estima-se de um dia e meio a três dias de sobrevida.
Sinal de Welam *Welam's sign*[12]	Trata-se de erupção eritematosa azul escura ou púrpura que não fica pálida à pressão geralmente próximo ou ao redor da cicatriz umbilical. Após seu surgimento estimam-se de 10-20 dias de sobrevida.
Alterações de coloração da pele[6]	São alterações da coloração da pele que podem ser observadas em todo o corpo e podem ter coloração: acinzentada, amarelo-esverdeada ou transparente (coloração pálida intensa em que é possível observar alguns microvasos sanguíneos sob a pele ao se aproximar do paciente).

e até tempo de sobrevida e, com isso, se desbridada, haverá nova necrose ou exposição de terminações nervosas, causando dor local.

- Utilizar coberturas que precisem de menos trocas ao dia, visto que a troca de curativo é o período em o paciente sente mais dor quando tem ferida.
- Hidratar a pele, conforme necessário, para tentar mantê-la mais resistente a danos externos e prevenir prurido por ressecamento (xerose).
- Realizar medidas de prevenção sempre, como o reposicionamento, adequando à necessidade e preferência individual do paciente e ao longo da evolução da(s) doença(s).
- Selecionar adequadamente a cobertura para tratar os sinais e sintomas nas lesões, conforme raciocínio clínico descrito na Figura 2.

CONSIDERAÇÕES FINAIS

É importante manter a realização de ações de prevenção à integridade da pele dos pacientes em cuidados paliativos, avaliar e orientar o tratamento de feridas apropriado em cada uma das fases de evolução natural da(s) doença(s) e reconhecer as alterações da pele características do final da vida como marcadores dessa fase e que requerem a implementação do plano de cuidados.

REFERÊNCIAS BIBLIOGRÁFICAS

1. Ayello EA, Levine JM, Langemo D, Kennedy-Evans KL, Brennan MR, Sibbald RG. Reexamining the literature on terminal ulcers, SCALE, skin failure, and unavoidable pressure injuries. Adv in Skin & Wound Care. 2019;32(3):109-21.
2. Bates-Jensen B, Sussman C. Tools to measure wound healing. In: Sussman C, Bates-Jensen B (eds.). Wound care, a collaborative practice manual for health professionals. 4. ed. Baltimore (US): Lippincott Williams and Wilkins; 2012. p. 131-72.
3. Beeckman D, Campbell KE, LeBlanc K, Dunk AM, Harley C., Holloway S, et al. Best practice recommendations for holistic strategies to promote and maintain skin integrity. Wounds International. Disponível em: http://www.skintears.org/wp-content/uploads/2020/06/best-practice-recommendations-holistic-strategies-promote-and-maintain-skin-integrity-ISTAP-2020.pdf. Acesso em: 15 de junho de 2020.
4. Campbell KE, Baronoski S, Gloeckner M, Holloway S, Idensohn P, Langemo D, et al. Skin tears: Prediction, prevention, assessment and management. Nurse Prescribing. 2018;16(12):600-7. Disponível em: https://www.magonlinelibrary.com/doi/full/10.12968/npre.2018.16.12.600. Acesso em 28 de junho de 2020.
5. European Pressure Ulcer Advisory Panel, National Pressure Ulcer Advisory Panel and Pan Pacific Pressure Injury Alliance. Prevention and treatment of pressure ulcers/injuries: quick reference guide. Haesler E (ed.). EPUAP/NPUAP/PPPIA; 2019. Disponível em: http://www.internationalguideline.com/guideline. Acesso em 28 de junho de 2020.
6. Franck EM. Alterações de pele em pacientes em cuidados paliativos na terminalidade da doença e final da vida: coorte prospectiva [dissertação]. São Paulo: Escola de Enfermagem, Universidade de São Paulo; 2016. Disponível em: https://teses.usp.br/teses/disponiveis/7/7139/tde-17052017-112324/pt-br.php.
7. Franck EM, Matuo CM. Cuidados com a pele e feridas. In: Manual da residência de cuidados paliativos: abordagem multidisciplinar. Carvalho RT, Souza MRBS, Franck EMF, et al. (eds.). Barueri: Manole; 2018. p.655-65.
8. Franck EM, Santos VLCG. Alterações de pele na fase final de vida: falência cutânea. In: Carvalho RT, Rocha JA, Franck EM (eds.) Cuidados paliativos: falências orgânicas. Barueri: Manole; 2019. p.181-91.
9. Fumarola S, Allaway R, Callaghan R, Collier M, Downie F, Geraghty J, et al. Overlooked and underestimated: medical adhesive-related skin injuries. Best practice consensus document on prevention. J Wound Care. 2020;29(Suppl 3c):S1-S24. Disponível em: https://www.magonlinelibrary.com/doi/full/10.12968/jowc.2020.29.Sup3c.S1?af=R. Acesso em 28 de junho de 2020.
10. Kennedy KL. Understanding the Kennedy terminal ulcer. Kennedy Terminal Ulcer website; 2014. [Atualizado 2019; citado 2020 jun. 15]. Disponível em: http://www.kennedyterminalulcer.com/. Acesso em 30 de junho de 2020.
11. Krasner D. Skin Changes At Life's End (SCALE): clinical considerations. 2012. Disponível em: http://uploads.documents.cimpress.io/v1/uploads/8fe5582f-626c-4926-ae8f-dcd7825e2d21-110/original?tenant=vbu-digital. Acesso em 30 de junho de 2020.
12. McKeown A, Davidson J, Adam J, Welsh J. Pre-morbid skin changes in patients with cancer: using 'Welam's sign' as a new prognostic marker? Int J Palliat Nurs. 2009;15(6):272-3. Acesso em 28 de junho de 2020.
13. Woo K, Santos VLCG, Alam T. Optimising quality of life for people with non-healing wounds. Wounds Asia. 2018;1(2):18-26. Disponível em: https://www.woundsinterna-

tional.com/resources/details/optimising-quality-of-life-for-people-with-non-healing-wounds. Acesso em 30 de junho de 2020.
14. Torres FS, Blanes L, Galvão TF, Ferreira LM. Manual de prevenção e tratamento de lesões por fricção. 2016. Curso de Mestrado Profissional - UNESP. Disponível em: https://proqualis.net/sites/proqualis.net/files/ManualJ%2804_11_2016%29_abril.pdf.
15. Tilley C, Lipson J. Palliative wound care for malignant fungating wounds: holistic considerations at end-of-life. Nurs Clin N Am. 2016;51:513-31. Disponível em: http://dx.doi.org/10.1016/j.cnur.2016.05.006.

57
Aspectos espirituais do cuidado do paciente crítico

Sabrina Corrêa da Costa Ribeiro

POR QUE É IMPORTANTE FALAR SOBRE ESPIRITUALIDADE?

Com o envelhecimento populacional e os avanços em tratamentos de doenças crônicas, pacientes muito idosos ou com doenças em fase avançada buscam com cada vez mais frequência o departamento de emergência e internam em unidades de terapia intensiva.[1] Em alguns casos, o principal motivo da procura ao departamento de emergência é a assistência à fase final de vida e o controle de sintomas.[2] Para esses pacientes, um cuidado de fim de vida adequado que considere aspectos multidimensionais pode melhorar desfechos importantes como controle da dor e qualidade de vida.[3] A emergência e a unidade de terapia intensiva como locais tradicionalmente focados em salvar vidas, podem não ter o aspecto multidimensional do cuidado[4] de uma forma estruturada e acabar negligenciando as necessidades espirituais dos pacientes.

Alguns estudos demonstram que, ao prover cuidado espiritual, podemos proporcionar ao paciente uma melhor qualidade de vida[5] e tomar decisões mais alinhadas com os valores e prioridades do paciente. Esse benefício parece se manter inclusive em pacientes com menor expectativa de vida.[6] Uma revisão sistemática da associação entre bem-estar espiritual e qualidade de vida em pacientes com câncer descreveu que a maioria dos estudos demonstrava uma associação positiva entre bem-estar espiritual e qualidade de vida, sendo que o maior impacto positivo era nas dimensões emocional e funcional em relação à dimensão física.[7]

A espiritualidade pode ser definida como: o aspecto da humanidade que se refere à forma com que as pessoas buscam e expressam propósito da vida e sentido e a forma com que experimentam a conexão com o momento, consigo mesmo, com os outros, com a natureza e com o sagrado.[8] A religião tem mais a ver com a estrutura formal e os ritos com que um indivíduo expressa sua espiritualidade em sua comunidade. A comunidade religiosa, portanto, se organiza ao redor de crenças, valores, tradições e práticas comuns.

O adoecimento, especialmente no caso de doenças graves, pode nos levar a questionar nossas escolhas, valores e sentido da vida. Ele tem impacto tanto no trabalho como na vida familiar e nos faz temer o desconhecido e a possibilidade de perder o controle sobre as circunstâncias da nossa rotina e da nossa vida.

O sofrimento espiritual é bastante frequente, acometendo até 50% dos pacientes com câncer e 27% dos pacientes que sobrevivem ao câncer. Esse sofrimento pode se manifestar de várias formas, às vezes sendo descrito como conflito consigo mesmo e com o próprio sagrado, como sentimento de ter sido abandonado por Deus ou dificuldade de encontrar sentido. Esse sofrimento está associado a dor física e emocional, além de pior qualidade de vida.[9]

COMO IDENTIFICAR O SOFRIMENTO ESPIRITUAL EM MEU PACIENTE?

O *screening* espiritual tem como objetivo:

- Avaliar a presença de emergências espirituais, que demandem a presença de um capelão ou outro profissional adequadamente qualificado o mais breve possível.
- Identificar pacientes que se beneficiam de uma avaliação espiritual mais profunda por um profissional qualificado.
- Essa triagem pode ser feita por um profissional de saúde (enfermeiro, médico, assistente social) e ser baseada em algumas perguntas simples.

Um estudo de 2017[9] comparou a acurácia de algumas perguntas utilizadas para *screening* espiritual, chegando à conclusão de que perguntas que abordavam perda da alegria e significado em conjunto com perguntas sobre conflitos religiosos ou espirituais atingiram a melhor sensibilidade na identificação de pacientes com necessidades espirituais. Algumas das perguntas estudadas (tradução livre) foram:

- Você está em paz?
- Você tem sentido que tem tido dificuldade em se alegrar e achar significado na vida?
- No momento você tem algum tipo de sofrimento que descreveria como religioso ou espiritual?

- Qual a importância da religião ou espiritualidade na sua vida (seguida por questionamento de como esses recursos têm ajudado o paciente na lida com a doença)?

Quando a situação emergencial e/ou condição clínica do paciente permitirem que ela seja realizada, a história espiritual deve ser obtida pelo profissional de saúde, como parte da anamnese. Essa avaliação mais detalhada nos permite uma conexão mais próxima com o paciente e uma melhor compreensão dos seus valores e prioridades.

Ao avaliar a história espiritual é importante identificar a importância desses aspectos na vida do paciente e de que forma eles podem ser incorporados como ferramenta de cuidado. Os acrônimos FICA[10] e SPIRIT[11] foram propostos respectivamente por Puchalski e Maugans para essa abordagem. Essas ferramentas não devem ser interpretadas como um *checklist* burocrático, e sim como um convite para que o paciente compartilhe sua espiritualidade e o que é sagrado para ele.

Tabela 1 Instrumento breve para anamnese espiritual FICA

Faith (Fé)	Você se considera uma pessoa religiosa ou espiritualizada? Tem alguma fé? Se não, o que dá sentido à sua vida?
Importance (Importância)	A fé é importante na sua vida? Quanto?
Community (Comunidade)	Você participa de alguma igreja ou comunidade espiritual?
Adress (Abordagem)	Como podemos abordar e incluir essa questão no seu atendimento?

Tabela 2 Instrumento breve para anamnese espiritual SPIRIT

Spiritual belief system (Crença religiosa)	Qual é a sua religião?
Personal spirituality (Espiritualidade pessoal)	Fale mais sobre as crenças e práticas de sua religião ou crenças com as quais você se identifica mais ou menos.
Integration within spiritual community (Integração em comunidade espiritual ou religiosa)	Você participa de alguma igreja ou outra comunidade espiritual? Qual a importância disso na sua vida?
Ritualized practices and restrictions (Rituais e restrições)	Quais são as práticas da sua religião ou comunidade espiritual? Quais os significados dessas práticas? Existe alguma restrição?
Implications for medical care (Implicações no cuidado)	A quais desses aspectos religiosos/espirituais você gostaria que eu dedicasse mais atenção no seu cuidado?
Terminal events planning (Planejamento de fim de vida)	No planejamento do seu cuidado de fim de vida, como seus valores interferem nessas decisões?

Como nos demais aspectos do cuidado paliativo, a colaboração interprofissional é essencial na abordagem da espiritualidade.[11] O capelão pode ser fundamental no aconselhamento e tratamento de questões espirituais, além de orientar os demais membros da equipe sobre como lidar com as questões espirituais e integrá-las ao plano de tratamento. Também pode auxiliar na integração dos líderes ou membros da comunidade a que o paciente pertence.

Importante

A abordagem espiritual deve ser sempre feita de forma respeitosa e que reconheça a diversidade de crenças dos pacientes ou mesmo a ausência delas. A discussão deve ser focada no paciente e na espiritualidade dele, não do profissional de saúde.

Eventualmente, um paciente pode pedir ao profissional de saúde que reze com ele ou participe de um ritual específico. Ele deve participar somente caso se sinta confortável. O próprio paciente pode iniciar a oração ou ritual ou isso pode ser feito pelo capelão. Se o profissional não se sente confortável em rezar ou participar do ritual, tem a opção de apenas assistir, sempre de forma respeitosa, ou, se o paciente estiver estável, deixá-lo aos cuidados do capelão durante a duração do ritual.

ESPIRITUALIDADE E FIM DE VIDA – O QUE É UMA BOA MORTE?

Uma revisão de 2017[13] avaliou estudos que definissem o que é uma boa morte, incluindo a visão do paciente, dos familiares e dos profissionais de saúde. Os três temas identificados como principais foram:

- Respeito às preferências de fim de vida.
- Estar sem dor.
- Bem-estar emocional.

No entanto, algumas discrepâncias foram notadas entre os diferentes grupos. Por exemplo, a perspectiva dos familiares incluiu uma vida plena/conclusão de vida (80%), qualidade de vida (70%), dignidade (70%) e presença da família (70%) com mais frequência do que a perspectiva dos pacientes, que trouxeram esses itens em uma proporção de 35 a 55% das ocasiões. Em contraste, a religiosidade/espiritualidade foi mencionada com mais frequência pelos pacientes (65%) do que pelos familiares.

Um estudo realizado com 863 pacientes[14] em cuidado paliativo demonstrou que o lugar em que o paciente desejaria morrer seria um hospice (60%), em casa (37%) ou em uma instituição de longa permanência (2,4%). Por outro lado, apenas 0,7% declararam que gostariam de morrer no hospital. No entanto, mortes na emergência e terapia intensiva não são infrequentes e é importante que a equipe trabalhe tendo o objetivo de que a morte seja uma experiência significativa e dignificada, independentemente do local em que ocorra.

É importante lembrar que devemos buscar uma experiência com significado na visão do paciente, não da equipe. Para alguns pacientes, o significado está em seu legado. Para outros, em uma reconciliação com um poder superior e na ressignificação de momentos importantes em suas vidas. Já outros pacientes não conseguem expressar seus objetivos nestes termos, ou nós não conseguimos compreendê-los adequadamente.

O controle de sintomas e a preocupação com o bem-estar do paciente e dos familiares é uma prioridade nesta fase. A reconciliação com entes queridos ou com Deus pode ser um objetivo adicional neste momento. O objetivo da equipe deve ser de auxiliar o paciente a encontrar seus próprios objetivos e elaborar um plano de cuidado que atenda da melhor forma possível (dentro de sua condição médica, opções de tratamento e o que é viável para o momento) a atingir seus objetivos não só em relação ao bem-estar físico, mas também espiritual e psicossocial.

O paliativista Ira Byock sugere em um livro de 2004 quatro frases simples como instrumentos de reconexão em relações interpessoais. Essas afirmações podem ganhar um significado maior ainda no final da vida: "Me perdoe", "Eu te perdoo", "Muito obrigada" e "Eu te amo".[15]

CASO CLÍNICO 1

Fernando, 56 anos, realizava acompanhamento por câncer de cólon metastático e recentemente havia suspenso quimioterapia por piora de funcionalidade. As causas de procura ao pronto-socorro foram dispneia e febre e a suspeita diagnóstica posteriormente confirmada foi de COVID-19. Foi indicada internação em UTI e o paciente aguardava em nossa retaguarda.

Fernando tinha uma fácies de sofrimento, estava gemente e se queixava de dores generalizadas, sem conseguir definir suas características ou localização de forma precisa. Parecia que o sofrimento de Fernando ia além do físico, e após medicação para dor, tentei perguntar o que o incomodava e me colocar à disposição para ouvir. Fernando não quis conversar comigo naquele momento. Respeitei e disse que estaria à disposição caso ele precisasse de mim.

Saí da unidade e retornei três horas depois. Fernando estava deitado com uma expressão de paz, movendo o corpo de forma rítmica, com os olhos fechados e um quase sorriso. Ao lado de seu rosto, um celular tocava baixinho música brasileira.

Perguntei o que havia ocorrido a Sara, médica responsável por ele. Ela me contou que, ao examinar Fernando, havia perguntado do que ele gostava. Ele disse que gostava de música e a partir desse início se abriu.

Contou que era um intelectual, biólogo e autor de dois livros. Não era religioso e levava uma vida boêmia de música e longas conversas com amigos, interrompida pelo diagnóstico e tratamento do câncer. Fernando foi o único a se formar em sua família e tinha uma neta a quem era muito apegado. A neta era estudiosa, amava os livros e Fernando sentia que ele poderia ajudar a conduzi-la para uma vida melhor, de estudos e sucesso acadêmico e profissional. Ele havia prometido à neta que comemoraria com ela seus 10 anos. A menina tinha oito e Fernando sofria. Pela vida que não era mais a mesma, porque não cumpriria a promessa feita à neta e não poderia mais ser inspiração e condutor dos estudos dela.

Sara perguntou se ele gostaria de ouvir um pouco de música e Fernando disse que sim. Ele escolheu uma lista de música brasileira, sua preferida. A música o retirou, mesmo que transitoriamente, do lugar onde só havia sofrimento. E o acompanhamento posterior com cuidados paliativos e uma abordagem muito cuidadosa que incluiu trabalho com os familiares e com a neta ajudou Fernando a morrer em paz, 3 semanas depois.

O caso de Fernando ilustra alguns conceitos importantes

- O sofrimento espiritual pode agravar o sofrimento físico e piorar a qualidade de vida.
- O paciente que não deseja falar naquele momento deve ser respeitado. Coloque-se à disposição e dê espaço no momento em que ele quiser falar.
- Não existe uma fórmula única para abordar a presença de sofrimento.
- O conceito de significado da vida e da transcendência independe de religião e intervenções não religiosas (no caso, a música) podem ser úteis no desenvolvimento de uma conexão com o paciente e alívio do sofrimento.
- A abordagem ao sofrimento espiritual é sempre um processo e um trabalho de equipe, que envolve a tríade paciente/família/equipe assistente.

CASO CLÍNICO 2

Sérgio, 59 anos, foi transferido à UTI após ser internado por insuficiência respiratória devido a uma pneumonia. Apresentava um quadro de fraqueza generalizada e na internação teve o diagnóstico de esclerose lateral amiotrófica (ELA).

Não foi possível o desmame da ventilação mecânica e Sérgio foi traqueostomizado. Ele se comunicava com a equipe através da escrita. Inicialmente, expressava intenso sofrimento e dúvidas em relação ao futuro. Em uma das conversas, fez o desenho da Figura 1, expressando a incerteza em relação a como viveria os próximos anos. Perguntava se no futuro conseguiria tomar uma taça de vinho, ter uma relação sexual, trabalhar.

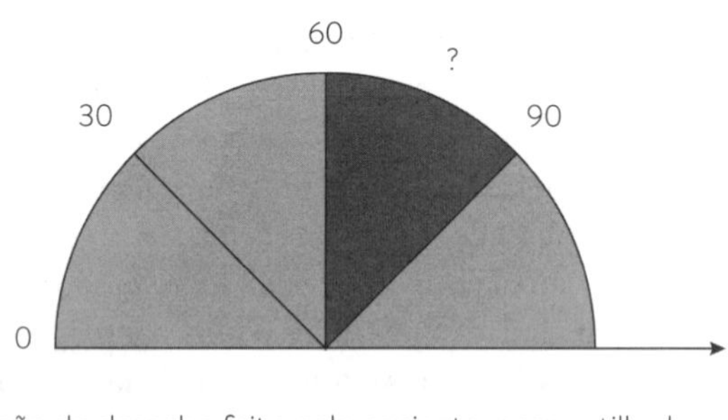

Figura 1 Adaptação de desenho feito pelo paciente, compartilhado com sua autorização. A linha de baixo se refere à passagem do tempo e a área em destaque, à incerteza de Sérgio sobre como seria sua vida a partir do diagnóstico da doença, aos 59.

Expressava também muito arrependimento em relação a ter priorizado o trabalho em detrimento do convívio familiar.

- Eu estava me preparando para "desacelerar", ter uma vida mais equilibrada e aconteceu o que aconteceu. A sensação que tenho é de nadar, nadar e morrer na pista.

Durante a internação, através da reaproximação com os filhos e elaboração das perdas pelo próprio paciente, a oscilação para o polo da esperança começou a se expressar.

- Tenho muita vontade de viver e em momento algum condenei o acontecimento (sic - a doença). Só penso em formas de adaptação.

Sérgio chegou a expressar a possibilidade de que a doença fosse uma forma de resgate de vidas passadas.

- Na minha ignorância, o resgate é bem pesado, pois recebi uma doença incurável.

Durante a internação, enquanto se adaptava fisicamente ao Bipap que utilizaria após a alta da UTI, começou a demonstrar prazer em pequenas coisas, como um passeio no pátio do hospital, uma conversa com a fisioterapeuta ou a médica. Começou também a planejar o futuro possível.

- Não vou mudar a minha essência. Eu quero ter uma vida normal, seja a adaptação que for. Coisa besta, assistir um jogo, seguir uma liga de preferência.

Conforme a alta da UTI se aproximava, Sérgio planejava o futuro. E trazia, cada vez mais, sonhos "possíveis" em sua condição atual.

- Eu quero ficar perto dos meus filhos. Quero trabalhar. E quero ser útil. Só isso. Me bota na sua pesquisa, no seu livro. Se achar que o que eu escrevo pode ser útil para os outros, isso me realiza.

O caso de Sérgio nos acrescenta outros ensinamentos

- Abordar sofrimento espiritual nos traz um recurso para ajudar o paciente a "*heal*" - cicatrizar, reconstruir, cuidar quando não é possível o "*cure*" de curar. Não tínhamos como curar a doença de Sérgio, mas seu período na unidade intensiva e sua busca por sentido e adaptação a uma nova condição foram profundamente transformadores - para ele e para nós.
- "Sonhos são ajustáveis." Esta frase, cunhada pela paciente-professora Frida Galera, norteou a jornada de Sérgio em direção à esperança de realização e sentido dentro de um futuro possível.
- A possibilidade de ser útil aos outros através de sua experiência em um processo de doença grave trazia sentido para a existência de Sérgio. Ao recolocarmos o paciente no papel de professor, como fazia Elisabeth Kubler-Ross, ele recupera o protagonismo da própria história, tendo a possibilidade de fazer a diferença para o outro.

CONCLUSÕES

- A espiritualidade é um elemento fundamental da experiência humana e é reconhecida internacionalmente como um dos domínios que caracterizam a qualidade do cuidado paliativo.
- Conflitos espirituais são cada vez mais reconhecidos como um fator importante relacionado ao sofrimento do paciente e à qualidade de vida.
- Todo profissional de saúde deve saber utilizar ferramentas de *screening* espiritual. Dentro do plano de tratamento, os objetivos de cuidado e as intervenções direcionadas à espiritualidade devem ser definidos e um profissional da área (capelão) acionado para dar suporte à equipe sempre que for necessário.
- O suporte ao sofrimento espiritual e o acompanhamento do paciente na busca de sentido são habilidades essenciais no cuidado do paciente crítico.
- Uma experiência de morte dignificada e significativa é um objetivo comum da equipe, dos pacientes e familiares. O conceito do que é uma experiência significativa sempre deve ser centrado nos conceitos e valores do paciente, não da equipe.

REFERÊNCIAS BIBLIOGRÁFICAS

1. Quest TE, Asplin BR, Cairns CB, Hwang U, Pines JM. Research priorities for palliative and end-of-life care in the emergency setting. Acad Emerg Med. 2011;18(6):e70-e76.
2. Grudzen CR, Stone SC, Morrison RS. The palliative care model for emergency department patients with advanced illness. J Palliat Med. 2011;14(8):945-50.
3. DeVader TE, Albrecht R, Reiter M. Initiating palliative care in the emergency department. J Emerg Med. 2012;43(5):803-10.
4. Jelinek GA, Marck CH, Weiland TJ, Philip J, Boughey M, Weil J, et al. Caught in the middle: tensions around the emergency department care of people with advanced cancer. Emerg Med Australas. 2013;25(2):154-60.
5. Thuné-Boyle IC, Stygall JA, Keshtgar MR, Newman SP. Do religious/spiritual coping strategies affect illness adjustment in patients with cancer? A systematic review of the literature. Soc Sci Med. 2006 Jul;63(1):151-64. Epub 2006 Jan 19.
6. Lin HR, Bauer-Wu SM. Psycho-spiritual well-being in patients with advanced cancer: an integrative review of the literature. J Adv Nurs. 2003 Oct;44(1):69-80.
7. Bai M, Lazenby M. A systematic review of associations between spiritual well-being and quality of life at the scale and factor levels in studies among patients with cancer. Palliat Med. 2015 Mar;18(3):286-98. Epub 2014 Oct 10.
8. Steinhauser KE, Voils CI, Clipp EC, Bosworth HB, Christakis NA, Tulsky JA. Are you at peace?: one item to probe spiritual concerns at the end of life. Arch Intern Med. 2006;166(1):10.
9. King SD, Fitchett G, Murphy PE, Pargament KI, Harrison DA, Loggers ET. Determining best methods to screen for religious/spiritual distress. Support Care Cancer. 2017;25(2):471. Epub 2016 Oct 6.

10. Fitchett G, Murphy PE, Kim J, et al. Religious struggle: Prevalence, correlates, and mental health risks in diabetic, congestive heart failure, and oncology patients. Int J Psychiatry Med. 2004;34:179-96.
11. Maugans TA. The SPIRITual history. Arch Fam Med. 1996;5(1):11-6.
12. Puchalski C, Ferrel B, Otis Green S. Overview of spirituality in palliative care. Up-to--date. Acesso em 05/07/2022.
13. Meier A, Gallegos J, Montross-Thomas L, et al. Defining a good death (successful dying): literature review and a call for research and public dialogue. Am J Geriatr Psychiatry. 2016 Apr;24(4):261-71.
14. Arnold E, Finucane A, Oxenhan D. Preferred place of death for patients referred to a specialist palliative care service. BMJ Support Palliat Care. 2015;5(3):294-6.
15. Byock I. The four things that matter most. Atria Books; 2004.

58

Cuidado paliativo em crises humanitárias

Paula Damaris Chagas Barrioso
Carolina Neiva Guedes da Silva
Juliana Mandato Ferragut
Paula Pereira Pineli

A Organização das Nações Unidas (ONU) prevê que até 2022 mais de 200 milhões de pessoas necessitarão de ajuda humanitária, principalmente por fatores como crise econômica global, mudanças climáticas e conflitos que aumentam a vulnerabilidade das pessoas.[1]

Crise humanitária é definida como qualquer evento de grandes proporções que afeta populações ou sociedades, causando consequências desafiadoras e angustiantes e que podem incluir: perda maciça de vidas, interrupção dos meios de subsistência, colapso da sociedade e deslocamento forçado, entre outras repercussões, sejam políticas, econômicas, sociais, psicológicas ou espirituais. Pode acontecer de diversas formas, como desastres naturais, guerras, fome e pandemias como a da COVID-19.[2]

Todos esses eventos têm um elemento em comum, o sofrimento humano, seja do indivíduo que é afetado diretamente pelo fenômeno ou do coletivo, que necessita enfrentar em diversas proporções o acontecimento e suas implicações a curto, médio e longo prazo.

Por exemplo, a pandemia da COVID-19, em 2020, revelou a necessidade de rápida adaptação de todas as instituições que compõem a sociedade. No que concerne à saúde, os serviços de urgência e emergência, como porta de entrada do sistema de saúde em situações de crise, formam a linha de frente na resposta a qualquer evento inesperado, precisando se readequar em curto espaço de tempo às necessidades, sejam elas de alocação de recursos para minimizar o impacto entre os níveis de atenção à saúde ou na introdução de novas tecnologias e conhecimentos para melhoria da assistência.

Recentemente, a Organização Mundial da Saúde (OMS) e outras organizações mundiais vêm legitimando cada vez mais a importância dos cuidados paliativos (CP) como parte essencial na ajuda humanitária. Em 2018, a OMS publicou um guia intitulado: "*Integrating Palliative Care and symptom relief into response humanitarian emergencies and crises*"[2], uma das primeiras e mais importantes publicações que reconhecem que o objetivo da ajuda humanitária é não é apenas salvar vidas, mas também utilizar todos os recursos disponíveis para fornecer cuidado e alívio do sofrimento.

O humanitarismo, definido de forma simples como uma resposta benevolente à necessidade do outro, é uma ação que visa prevenir e aliviar o sofrimento humano onde quer que seja encontrado, protegendo a vida e a saúde e garantindo o respeito ao ser humano. Esses valores estão totalmente conectados com os princípios da abordagem do CP, sendo imprescindíveis o seu reconhecimento, assimilação e execução em situações de crise e ainda mais na assistência aos pacientes críticos.

É notório que dentro da abordagem do CP há diversos saberes, habilidades e competências que podem auxiliar os profissionais de saúde que estão na linha de frente. Integrar os princípios do CP dentro do atendimento prioritário desde a triagem até o cuidado com famílias que vivenciam o luto nas mais diversas formas em crises humanitárias pode melhorar todos os aspectos assistenciais e colaborar para alocação adequada dos recursos e alívio dos mais diversos sofrimentos, prevalecendo assim o princípio da dignidade humana.

PRINCÍPIOS DO CUIDADO PALIATIVO APLICÁVEIS EM EMERGÊNCIA E CRISES HUMANITÁRIAS[2]

- O objetivo principal é aliviar o sofrimento; salvar vidas é uma das maneiras de se chegar a esse objetivo, mas não o único.
- Respostas humanitárias às emergências em crises devem incluir o CP com controle impecável de sintomas e a assistência que não inclua esse princípio é eticamente inepta e insatisfatória.
- Na assistência aos pacientes críticos e em crises humanitárias, o princípio paliativista de "considerar a morte como um processo natural" deve ser um norteador de condutas. Neste cenário, todos os profissionais da saúde devem se empenhar para salvar vidas, trata-se de conduta coerente pautada na beneficência.
- Pacientes com condições crônicas progressivas com risco de morte preexistentes devem ter plano de cuidados detalhado construído de forma proporcional, se abstendo de medidas prolongadoras que por si só perpetuem sofrimento.
- O CP em hipótese alguma objetiva acelerar o processo de morrer e por isso deve fornecer os recursos necessários para o alívio do sofrimento pautado nos valores do paciente.

RECOMENDAÇÃO DE TRIAGEM EM CRISES HUMANITÁRIAS

A OMS em 2018 recomendou um novo processo de triagem dos pacientes em todos os sistemas de saúde que inclui a abordagem do CP como resposta às emergências e crises humanitárias. Fica evidente a importância do CP alinhado ao objetivo de salvar vidas. Na Tabela 1, sugerimos algumas ações paliativas para exemplificar a atuação conjunta em todo o sistema de saúde.

Tabela 1 Recomendação de triagem em emergências em crises humanitárias incluindo a abordagem do cuidado paliativo e exemplos de ações que podem ser aplicadas (tradução e adaptação livre)[2]

Cor	Descrição da condição	Exemplos de ações paliativas
Vermelho Atendimento imediato	Sobrevivência possível se instituição de tratamento imediato. CP deve ser integrado às medidas de suporte de vida.	Encaminhamento para o serviço de urgência dentro de rede. Controle de sintomas associado ao tratamento para necessidades agudas. Ferramentas de comunicação com paciente e familiares.
Azul Urgente	Paciente com presença de condição crônica progressiva, caminhando para fase final de vida ou em processo de morte ativo, com sintomas.	Alívio dos sintomas. Comunicação com paciente e família. Plano de cuidados preventivo para sofrimentos. Prevenção de luto complicado ou traumático. Organização para atestado de óbito.
Amarelo Urgente	Paciente com presença de condição crônica que não está em fase final de vida, com sintomas.	Tratamento para condições tratáveis, desde que proporcional ao estágio da doença principal. Alívio dos sintomas. Comunicação com a família e monitoramento.
Verde Não urgente	Pacientes com sintomas leves, presença ou não de comorbidades.	Monitoramento, orientações de isolamento se necessário, prevenção de complicações. Alívio dos sintomas se necessário.

RECOMENDAÇÕES GERAIS PARA ORGANIZAÇÃO EM CRISES HUMANITÁRIAS

- Estabelecer critérios dentro dos serviços de saúde que estabeleçam o objetivo em comum de salvar vidas e aliviar sofrimento.
- Treinar profissionais de saúde para atingir um padrão mínimo de avaliação e controle de sintomas.
- Ter critérios claros e reprodutíveis de classificação de risco e definição de condutas em especial nos casos com indicação de limitação terapêutica.
- Desenvolver protocolos e guias com abordagem mínima, principalmente direcionados aos pacientes da classificação azul, que muitas vezes são negligenciados em situações de crise.
- Disponibilizar e criar fluxogramas de distribuição de medicações essenciais utilizadas para alívio de sintomas, principalmente opioides.
- Preparar ambientes de cuidado (p. ex.: hospitais de campanha) para situações de crise e disponibilizar equipamentos de saúde para as características do evento (p. ex.: respiradores).
- Organizar os serviços para que tenham profissionais especializados em cuidados paliativos para casos de maior complexidade.
- Desenvolver fluxogramas para continuidade de cuidados dentro do sistema de saúde.
- Estabelecer critérios para teleatendimento, principalmente em situações nas quais o isolamento social é medida protetiva.
- Promover ações que promovam saúde mental dos profissionais de saúde (p. ex.: salas de descompressão, presença de profissionais de saúde mental capacitados para acolher os profissionais de saúde na linha de frente no atendimento) ou capacitar profissionais de saúde para os primeiros cuidados emocionais.
- Promover a comunicação entre pacientes e familiares, mesmo em alas de isolamento (p. ex.: uso de tecnologia).
- Promover cuidado espiritual para pacientes e familiares.
- Estabelecer fluxo de pacientes durante o óbito.

CENÁRIO MUNDIAL DO CUIDADO PALIATIVO EM CRISES HUMANITÁRIAS[3,4]

São poucos os programas, porém eficazes, em países como Bangladesh, Jordânia, Palestina e Uganda que incluem a abordagem do CP junto à ajuda humanitária. Organizações internacionais de saúde humanitária, como os Médicos sem Fronteiras, reconheceram a necessidade de cuidados paliativos em seus programas e estão trabalhando para isso. Durante a pandemia do COVID-19, a OMS também reconheceu a importância do CP na pandemia com a publicação *Clinical management of COVID-19: interim guidance*. Além disso, a European Association for Palliative Care (EAPC) possui um grupo chamado *PalCHASE Palliative Care in Humanitarian Aid Situations and Emergencies* – uma colaboração de profissionais de cuidados paliativos e de ajuda humanitária, especialistas em ética, educadores, pesquisadores e advogados que promovem a integração de cuidados paliativos em todas as situações de ajuda humanitária e na resposta de saúde humanitária.

CONSIDERAÇÕES FINAIS

As estratégias de assistência em saúde e de proteção social utilizadas em contexto de crise humanitária devem, necessariamente, envolver a oferta qualificada de CP para toda população que se encontre em condição de vulnerabilidade, tendo em vista que o alívio do sofrimento e a preservação da dignidade humana são princípios pétreos dessa filosofia de cuidado. De forma complementar a todas as medidas necessárias para o reestabelecimento e a preservação da vida, a proteção contra o sofrimento deve ser a base sólida de toda estratégia que vise este objetivo.

REFERÊNCIAS BIBLIOGRÁFICAS

1. United Nations Office for the Coordination for the Humanitarian Affairs. Agenda for humanity. Disponível em: https://www.agendaforhumanity.org/. Acesso em: 27 de julho de 2020.
2. World Health Organization. Integrating palliative care and sympton relief into response humanitarian emergencies and crise. Geneva: WHO; 2018.
3. European Association for Palliative Care. Developing EAPC guidance on palliative care for refugees and migrants. Disponível em: https://eapcnet.wordpress.com/2019/11/25/developing-eapc-guidance-on-palliative-care-for-refugees-and-migrants/. Acesso em: 27 de julho de 2020.
4. World Health Organization. Clinical management of COVID-19: interim guidance. Geneva: WHO; 2020.

59

Alocação de recursos escassos e a contribuição do cuidado paliativo

Sabrina Corrêa da Costa Ribeiro
Lucas Lentini Herling de Oliveira

O objetivo deste capítulo é sugerir uma orientação sobre a alocação de recursos para pacientes com necessidade de vagas de terapia intensiva, respiradores ou hemodiálise durante uma situação em que uma emergência de saúde pública crie demanda em excesso por esses recursos. Estas recomendações deverão ser utilizadas apenas se:

1. A capacidade de cuidar de pacientes críticos está (ou será em breve) excedida, a despeito de todas as medidas possíveis para aumentar essa capacidade terem sido tomadas.
2. Tenha sido declarado estado de calamidade pública pela autoridade regional.

O modelo proposto na Tabela 1 está embasado em obrigações éticas que incluem o dever de cuidar, o dever de gerenciar recursos, justiça distributiva e transparência. Ele é consistente com recomendações mundiais existentes sobre como alocar recursos escassos para pacientes críticos durante uma emergência de saúde pública e foi amplamente discutido com cidadãos e especialistas em medicina de desastre.

Sugerimos a criação de um responsável ou time de triagem em cada hospital. A separação do papel de triagem do papel de atendimento direto aos pacientes tem o propósito de aumentar a objetividade, evitar conflitos de interesse e minimizar o sofrimento moral da equipe. Reconhecendo as relações que podem se desenvolver entre profissionais de saúde e as famílias e em um esforço para minimizar a exposição dos profissionais de saúde na comunicação de más notícias, os hospitais devem considerar treinar os profissionais de saúde para comunicarem ao paciente e à família as decisões relativas à triagem.

Importante

Em uma situação de catástrofe, as decisões sobre alocação de recursos não devem ser tomadas pela equipe que cuida dos pacientes, e sim por um grupo designado para este fim e que se utilizará de critérios previamente validados para essa alocação.

ONDE ENTRA O CUIDADO PALIATIVO?

Dentro de uma situação de calamidade, habilidades de cuidado paliativo podem fazer toda a diferença em relação a alguns aspectos:

- Realizar planejamento avançado de cuidados com seus pacientes e orientar e auxiliar profissionais de outras especialidades a fazerem o mesmo.
- Acolher pacientes e familiares e auxiliar na comunicação de más notícias, acolher o sofrimento da equipe que cuida de pacientes que não serão contemplados com recursos de terapia intensiva.
- Garantir aos pacientes não contemplados com recursos de terapia intensiva controle intensivo dos sintomas, mantendo a dignidade e a continuidade de cuidado dentro do melhor que pode ser oferecido com os recursos disponíveis.

EXISTEM PACIENTES QUE DE INÍCIO JÁ NÃO SE BENEFICIARIAM DE TERAPIA INTENSIVA?

Alguns pacientes em fase avançada de doença podem não ter benefício de internação em unidade de terapia intensiva por critérios técnicos, por terem baixa probabilidade de recuperação e grande probabilidade de prolongamento de sofrimento:

- Pacientes com diretivas antecipadas devem atualizá-las contemplando a possibilidade de infecção por COVID-19 e outras doenças virais emergentes. Essa atualização pode ser feita por meio de telemedicina e os familiares mais próximos devem ter ciência para comunicar os desejos do paciente caso isso seja necessário.
- Pacientes com doenças graves e avançadas e pergunta-surpresa modificada positiva (o médico não se surpreenderia se ele morresse nesta internação) apresentaram mortalidade hospitalar acima de 50% em estudo realizado em unidade crítica de emergência. O benefício de intervenções invasivas para esses pacientes deve ser cuidadosamente pensado por critérios técnicos, mesmo que não haja diretiva formalizada.
- Pacientes com doenças graves e incuráveis, mas com maior expectativa de vida continuam a ser candidatos à internação em UTI e medidas invasivas caso seja desejo deles após discussão e esclarecimento dos potenciais riscos e benefícios

dessas condutas. Eles serão avaliados conforme escore de prioridade, assim como todos os demais.

QUE CRITÉRIOS DEVEM SER USADOS PARA ALOCAÇÃO DE RECURSOS NESTA SITUAÇÃO?

Em consistência com os padrões aceitos durante emergências de saúde pública, é preciso usar um algoritmo de alocação, cujo objetivo é maximizar o benefício aos pacientes, especialmente maximizando a sobrevida até a alta hospitalar e além para o número máximo de pacientes possível. O uso de uma ferramenta objetiva auxilia o gestor na tomada de decisão.

Neste livro, sugerimos o uso do algoritmo usado como modelo de triagem da Associação de Medicina Intensiva Brasileira/Associação Brasileira de Medicina de Emergência (AMIB/ABRAMEDE), em conjunto com a Academia Nacional de Cuidados Paliativos (ANCP) e a Sociedade Brasileira de Geriatria e Gerontologia (SBGG). Esse algoritmo leva em conta a gravidade do paciente e sua possibilidade de recuperação. O escore SOFA estratifica pacientes críticos em relação à mortalidade, o que justifica sua inclusão no protocolo no que tange à tentativa de salvar o maior número possível de vidas.

A primeira versão do algoritmo utilizava idade como critério principal, o que foi criticado por um potencial viés discriminatório e porque um número não reflete o processo dinâmico que é o envelhecimento. Após ampla discussão, a variável prognóstica escolhida para estimar benefício de intervenção em um paciente individual foi o ECOG, escore de funcionalidade, que independe da idade cronológica e é um melhor preditor de desfechos. Um cuidado a ser tomado quando se utiliza ECOG é o grau de adaptação do paciente à sua limitação. Deve-se levar em conta pacientes com deficiência de longa data cuja qualidade de vida é considerada adequada pelo mesmo, lembrando que este é um valor subjetivo e individual.

O escore gera um valor numérico, sendo que a prioridade do leito de terapia intensiva deve ser do paciente com a menor pontuação. Outra maneira proposta de se utilizar o resultado do algoritmo é categorizar os resultados numéricos em estratos de prioridade (p. ex.: baixa, média e alta). Ela tem a vantagem de aproximar pacientes de um mesmo estrato, de forma que diferenças marginais na pontuação objetiva não discriminem o desfecho tão significativamente, mas, por outro lado, os cortes a serem definidos para "alta", "média" ou "baixa" prioridade serão inevitavelmente arbitrários, possivelmente incorrendo na mesma discriminação entre pacientes com diferenças numéricas marginais. O algoritmo está disposto no final do capítulo.

Além dos critérios dispostos no texto, existe a possibilidade de se incluir variáveis adicionais ao critério de triagem. A Universidade de Pittsburgh, por exemplo, tenta focar em equidade em vez de igualdade, sugerindo priorizar o suporte a pacientes que vivem em áreas carentes (de acordo com um indicador independente preexistente no local). O racional é evitar que os recursos sejam alocados privilegiando os pacientes que residem perto de áreas hospitalares apenas porque tiveram acesso mais fácil. Outra variável possível é a profissão do paciente, que poderia ser usada como critério de "desempate" em casos em que o paciente tenha função que impacte o bem comum na crise social (p. ex.: trabalhadores da saúde, funcionários hospitalares, da cadeia de alimentação, motoristas de ônibus, agentes carcerários e outros profissionais essenciais).

Todos os pacientes serão elegíveis para receber leitos e cuidados intensivos independentemente do escore de prioridade, mas os recursos disponíveis serão alocados de acordo com o escore de prioridade, de forma que a disponibilidade desses serviços determinará quantos dos pacientes elegíveis receberão cuidados intensivos.

É importante a reavaliação constante dos pacientes que recebem cuidados intensivos, no sentido de avaliar o benefício continuado das intervenções. Essa é tarefa a ser realizada em qualquer contexto, uma vez que o quadro clínico e as demandas dos pacientes e familiares são dinâmicos, e que é de suma importância evitar a distanásia em qualquer contexto.

Importante

Pacientes que não receberem leitos de UTI devem receber cuidados que incluem suporte psicossocial e controle intensivo de sintomas, quando disponíveis; equipes de cuidados paliativos deverão trabalhar como consultores e dar suporte adicional.

Tabela 1 Modelo de triagem AMIB/ABRAMEDE (adaptado)

Passos	Pontuação			
	1	2	3	4
Calcular o SOFA	SOFA ≤ 8	SOFA 9-11	SOFA 12-14	SOFA > 14
Paciente tem comorbidades graves, com expectativa de sobrevida < 1 ano? (utilizar o SPICT-BR: pelo menos 1 indicador de piora geral da saúde + 1 indicador de condição de saúde avançada)	–	–	Sim	–
ECOG	0-1	2	3	4
Alocar vagas de UTI e VM conforme pontuação dos critérios acima (priorizar aqueles com menor pontuação total)				
Em caso de empate: priorizar o paciente com o menor escore SOFA total				
Se persistência de empate, fica a critério do julgamento clínico da equipe de triagem				

REFERÊNCIAS BIBLIOGRÁFICAS

1. Pantilat S, Anderson W, Gonzáles M, Widera E. Hospital-based palliative medicine. A practical, evidence-based approach. Wiley Blackwell; 2015.
2. Desandre P, Quest T. Palliative aspects of emergency care. Oxford University Press; 2013.
3. Clinical guidelines for the management of COVID 19 in Australasian Emergency departments.
4. Recomendações da AMIB (Associação de Medicina Intensiva Brasileira), ABRAMEDE (Associação Brasileira de Medicina de Emergência), SBGG (Sociedade Brasileira de Geriatria e Gerontologia) e ANCP (Academia Nacional de Cuidados Paliativos) de alocação de recursos em esgotamento durante a pandemia por COVID-19. Disponível em: https://www.amib.org.br/fileadmin/user_upload/amib/2020/abril/24/VJS01_maio_-_Versa__o_2_-_Protocolo_AMIB_de_alocac__a__o_de_recursos_em_esgotamento_durante_a_pandemia_por_COVID.pdf.
5. Lin CA, Franco JB, da Costa Ribeiro SC, Dadalto L, Letaif LSH. Scarce resource allocation for critically ill patients during the COVID-19 pandemic: A public health emergency in São Paulo Brazil. Clinics (Sao Paulo). 2021 Jan 20;76:e2191.
6. White DB, Lo B. Mitigating inequities and saving lives with ICU triage during the COVID-19 pandemic. Am J Respir Crit Care Med. 2021 Feb 1;203(3):287-95.

60
Cuidando de quem cuida: equipe assistencial

Vanessa Menon de Oliveira Fonseca

> *Só quando eu me conecto com minha humanidade posso realmente fazer contato com a humanidade do outro e assim me relacionar com ele ou ela como uma pessoa e não como uma entidade indefinida – um paciente, uma doença.*
>
> Plínio Cutait[1] (p.57)

O contato com a finitude humana desperta necessidades distintas em cada membro da tríade paciente-equipe-família e neste capítulo será abordada a importância da atenção à equipe de saúde que lida com o cuidado de pacientes em fim de vida.

As ações com as equipes constituem um importante pilar, pois os profissionais e sua humanidade são a melhor ferramenta no contato com o outro. Contudo, ao serem tocados pela dor e pelo sofrimento dos pacientes e suas famílias, se expõem ao risco de contágio emocional e suas feridas e medos são ativados.[6] Neste sentido, a atenção aos profissionais de saúde objetiva:

- Instrumentalizá-los a lidar com aspectos subjetivos que envolvem a atenção ao paciente e sua família, como situações de luto, perdas, comunicação de notícias difíceis e a inserção de um paciente em cuidados paliativos.
- Auxiliar na identificação de sentimentos despertados ao cuidar de pessoas em situações de vulnerabilidade.
- Validação da dor e do sofrimento da própria equipe pelo cuidado, especialmente com o paciente com doença avançada.
- Auxiliá-los a encontrar estratégias de enfrentamento e que possibilitem o contato e a elaboração dos sentimentos.

As ações podem envolver trabalhos psicoeducativos, reflexões sobre rituais de despedida, além de estratégias que mitiguem o desgaste pelo cuidar e o reasseguramento emocional, como rodas de conversa e a realização do *debriefing*. Além disso, a literatura nos mostra que intervenções precoces funcionam como fator de proteção para prevenção do adoecimento das equipes de saúde.[6]

POR QUE CUIDAR DE QUEM CUIDA

Cuidar de pessoas gravemente doentes requer, além de habilidades técnicas avançadas, o contato constante com demandas psicológicas, emocionais e sociais de pacientes e seus familiares. Esse conjunto de fatores, associado a alta carga cognitiva e demanda de trabalho, por vezes em um ambiente não equacionado, sujeita os profissionais de saúde a altas taxas de adoecimento psíquico.

A prevalência de *burnout* tem aumentado, com alguns estudos relatando taxa de sintomas de *burnout* acima de 50% em profissionais da saúde. Dentre as consequências mais graves para os profissionais estão depressão, abuso de substâncias, comportamentos disfuncionais e ideação suicida.[13] Mulheres jovens estão particularmente sob maior risco. Na profissão médica, a taxa de suicídio entre mulheres chega a ser 130% maior do que na população geral.[14]

O adoecimento dos profissionais de saúde resulta não apenas em sofrimento individual, mas tem consequências para o sistema de saúde e para o cuidado aos pacientes, devendo ser encarado como um problema de saúde pública.[13]

O CUSTO DO CUIDADO

Os profissionais de emergências estão constantemente expostos a situações potencialmente estressantes que exigem uma conduta rápida e assertiva. Essas situações-limite podem tornar o profissional vulnerável.[6] Fatores como a cultura de cuidados, que envolve questões que vão da formação acadêmica das equipes de saúde até as expectativas sociais, ainda são muito permeados pelo desejo da cura e acabam por distanciar muitos profissionais de sua humanidade e lhes tirar a possibilidade de sofrimento.

Parece haver algo de heroico nos cuidados em saúde, contudo, o convívio com pacientes em fase avançada da doença sujeitos aos limites da cura desperta no profissional um sentimento de impotência e frustração,[7] além de convidá-lo a entrar em contato com sua humanidade, fazê-lo revisitar seus lutos e trazê-lo ao contato com sua própria finitude.[3,9]

De maneira geral, as questões suscitadas podem acionar estratégias de defesa nos profissionais. Essas defesas ativam recursos que visam manter a integridade psíquica do indivíduo, dentre as quais o afastamento do paciente e de sua família,[3,7,9] o adoecimento físico e psíquico da equipe e a banalização da dor e do sofrimento.[3]

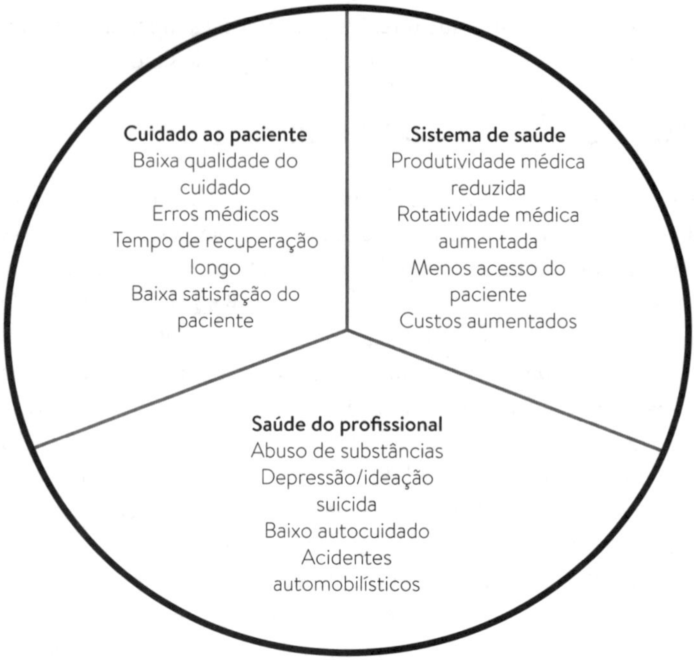
Cuidado ao paciente
Baixa qualidade do cuidado
Erros médicos
Tempo de recuperação longo
Baixa satisfação do paciente
Sistema de saúde
Produtividade médica reduzida
Rotatividade médica aumentada
Menos acesso do paciente
Custos aumentados
Saúde do profissional
Abuso de substâncias
Depressão/ideação suicida
Baixo autocuidado
Acidentes automobilísticos

Figura 1 Consequências do *burnout*. Adaptada de West et al.[13]

Dentre os principais adoecimentos descritos estão a fadiga por compaixão, o *burnout* e o sofrimento moral, que serão descritos na Tabela 1.

Tabela 1 Adoecimento dos profissionais de saúde

	Fadiga por compaixão	*Burnout*	Sofrimento moral
Características principais	Quando cuidar dói. Exaustão decorrente da empatia pelo convívio/exposição ao sofrimento do outro. Sentimentos negativos pela impossibilidade de cura.	Surge em resposta a estressores interpessoais crônicos no trabalho. É necessária a apresentação da tridimensionalidade: exaustão emocional; baixa realização pessoal; despersonalização.	Decorrente de situações geradoras de conflitos éticos e dilemas morais. Falta de segurança e apoio para agir conforme seus valores e crenças.

(continua)

Tabela 1 Adoecimento dos profissionais de saúde *(continuação)*

	Fadiga por compaixão	*Burnout*	Sofrimento moral
Fatores de risco	Falta de suporte institucional. Longos turnos de trabalho. Sobrecarga de afazeres. Formação profissional deficiente.	Comunicação disfuncional. Conflitos interpessoais. Alta demanda. Escassez de recursos.	Trabalha com equipe inapta a prestar assistência necessária. Não pode falar com pacientes sobre fim de vida. Necessidade de priorizar a assistência por falta de recursos.
Sintomas	Ansiedade persistente. Respostas somáticas e/ou defensivas em relação a seu trabalho. Declínio em sua habilidade de experimentar alegria ou sentir preocupação com alguém. Raiva, irritabilidade, abuso de substâncias, pensamento de morte.	Insônia. Cansaço físico. Irritabilidade. Falta de motivação. Distanciamento afetivo.	Sentimentos de impotência, frustração, raiva e tristeza. Descontentamento com o trabalho, relutância em ir trabalhar e até mesmo abandono das atividades laborais.

Esses quadros, embora decorrentes da prática assistencial, têm impactos globais na vida dos indivíduos afetados. Deste modo, faz-se necessário pensar em recursos que favoreçam o cuidado aos profissionais por meio de estratégias de enfrentamento. Pires destaca que é necessário:[4]

- Que a equipe tenha um espaço seguro psiquicamente para discutir as questões relativas aos cuidados com paciente em fase avançada da doença, favorecendo a expressão de sentimentos.
- Que seja garantida a comunicação efetiva.
- Que se fortaleça o trabalho em equipe.
- Que haja modificação dos processos de formação.

Essas estratégias contribuem para o desenvolvimento de recursos emocionais adequados para o enfrentamento e a mitigação do desgaste pelo cuidado.

Recursos individuais e coletivos devem ser considerados no processo de prevenção de adoecimento psíquico. Incentivo à prática de atividade física, higiene do sono e prática de *mindfullness* têm demonstrado benefício; assim como o trabalho em equipes, o suporte das lideranças e o reconhecimento profissional.[15] Alguns estudos têm sugerido que mesmo a prática de *mindfullness* assistida por dispositivos eletrônicos pode ajudar na redução de sintomas de *burnout*.[16]

DEBRIEFING COMO ESTRATÉGIA DE CUIDADOS

Para atender as necessidades descritas, o *debriefing* tem se mostrado como importante estratégia de cuidados com os profissionais. Esse procedimento é praticado pelas Forças Armadas, especialmente na aeronáutica, de forma que os envolvidos se reúnem antes das operações para alinhar os objetivos e detalhes da ação. Posteriormente se reuniam para avaliar os resultados obtidos, as dificuldades encontradas e as particularidades da missão.[7] Além disso, o *debriefing* tem sido muito utilizado como estratégia no processo de educação ou capacitação médica em comunicação de notícias difíceis, por exemplo.

Transpondo essa ação para o trabalho com a finitude humana: por vezes, a proximidade com a morte suscita nos profissionais diversas angústias e até algumas segregações relacionadas às condutas de limitação de suporte avançado de vida. Essas diferentes perspectivas em alguns casos se tornam ruídos na assistência prestada ao paciente e aos familiares e têm potencial para gerar conflitos. Deste modo, é importante um alinhamento prévio à limitação de suporte.

Na rotina da emergência e da terapia intensiva pode não ser possível o envolvimento de todas as equipes de cuidados, mas a partilha com ao menos um colega mostra-se como fator de proteção na tomada de decisões.[6]

Debriefing: são convidados os profissionais envolvidos na assistência do caso a ser discutido e as lideranças como forma de validar a importância da construção de um espaço de cuidados. Nesse encontro é essencial que seja ofertado espaço para que falem sobre:

- Pontos positivos da atuação.
- Pontos de melhoria.
- Sentimentos despertados na equipe.
- A percepção sobre como o ajuste de suporte foi conduzido – se houve instituição de medidas potencialmente inapropriadas, além do que a equipe se sentia confortável, se foi limitado o suporte muito precocemente ou se as medidas

foram delimitadas em um tempo considerado adequado pela condição clínica do paciente e compreensão da família e equipe.

Pontos de atenção para organização e realização do *debriefing*

- Reserve local protegido, de preferência fora da área assistencial, que não tenha presença de familiares e pacientes.
- Convide apenas as pessoas envolvidas no caso a ser discutido.
- A participação e o desejo de falar devem ser voluntários – alguns se beneficiam e sentem suas angústias validadas apenas com a escuta dos colegas.
- Que sejam estabelecidas regras como: objetivo do encontro.
- Que se assegure o compromisso de todos com sigilo (o que for discutido no grupo permanece entre o grupo).
- Não há certo ou errado no modo como cada um se sente ou percebe a situação e as diferentes formas de expressão devem ser respeitadas.
- O grupo não é lugar para *feedbacks* individuais. É espaço para que sejam trabalhadas questões relativas ao coletivo.
- Após a realização do grupo é importante que os envolvidos possam sinalizar suas percepções sobre o encontro trazendo a equipe para uma postura mais ativa no próprio cuidado e na construção desse espaço de partilha.

CONSIDERAÇÕES FINAIS

A literatura relacionada ao cuidado aos profissionais de saúde ainda é escassa, mesmo sendo observado que o contato com a fragilidade humana por vezes desnuda o profissional, expondo sua própria fragilidade e o levando a questionar seu mundo até então seguro.

Embora o contato com a morte seja frequente, o espaço para trabalhar suas repercussões ainda é raro e continua a ser um tema por vezes interdito nos serviços de saúde e na formação dos profissionais. É necessário lembrar que para falar da morte como um processo natural é necessário compreendê-la desse modo.

REFERÊNCIAS BIBLIOGRÁFICAS

1. Cutait P. O cuidado com o tempo. In: Prade CF (org.). Cuidando de quem cuida. São Paulo: Dínamo Editora; 2015. p. 57-63.
2. Prade CF. Para que cuidar de quem cuida. In: Prade CF (org.). Cuidando de quem cuida. São Paulo: Dínamo Editora; 2015. p. 28.
3. Kovács MJ. Instituições de saúde e a morte. Do interdito à comunicação. Psicologia Ciência e Profissão. 2011;31(3):482-503.

4. Pires LCB, Vargas MAO, Vieira RW, Ramos FRS, Ferrazzo S, Bitenco JVOV. Relação entre equipe de enfermagem e família de pessoas em cuidados paliativos. Enfermagem em Foco. 2013;4(1):54-7.
5. Lago KC. Fadiga por compaixão. In: Lago KC. Fadiga por compaixão: quando ajudar dói [dissertação]. Brasília: Universidade de Brasília; 2008.
6. Manzochi LA. O profissional invisível nas emergências: sua inserção social e institucional [dissertação]. São Paulo: PUC; 2013.
7. Guimarães LAM, Guimarães PM, Neves SNH, Del Cistia JMD. A técnica do debriefing psicológico em acidentes e desastres. Mudanças - Psicologia da Saúde. 2007. Disponível em: https://www.metodista.br/revistas/revistas-metodista/index.php/MUD/article/view/659/660. Acesso em: 8 de maio de 2020.
8. Moraes TM. Como cuidar de um doente em fase avançada de doença. O Mundo da Saúde São Paulo. 2009;33:231-8.
9. Genezini D. Assistência ao luto. In: Academia Nacional de Cuidados Paliativos. Manual de cuidados paliativos. Rio de Janeiro: Diagraphic; 2009.
10. Kappaun NRC, Gomez CM. O trabalho de cuidar de pacientes terminais com câncer. Ciência & Saúde Coletiva. 2013;18(9):2549-57.
11. Santos AG. Fadiga por compaixão, síndrome de Burnout e satisfação por compaixão em profissionais de enfermagem [dissertação]. Maceió: UFAL; 2018.
12. Baqeas MH, Davis J, Copnell B. Compassion fatigue and compassion satisfaction among palliative care health providers: a scoping review. BMC Palliat Care. 2021 Jun 23;20(1):88.
13. West CP, Dyrbye LN, Shanafelt TD. Physician burnout: contributors, consequences and solutions. J Intern Med. 2018 Jun;283(6):516-29.
14. Schernhammer ES, Colditz GA. Suicide rates among physicians: a quantitative and gender assessment (meta-analysis). Am J Psychiatry. 2004;161:2295-302.
15. Horn DJ, Johnston CB. Burnout and self care for palliative care practitioners. Med Clin North Am. 2020 May;104(3):561-72.
16. Heeter C, Lehto R, Allbritton M, et al. Effects of a technology-assisted meditation program on healthcare providers', interoceptive awareness, compassion fatigue, and burnout. J Hospice Palliat Nurs. 2017;19(4):314-22.

61
Sofrimento existencial

Ana Cláudia Mesquita Garcia

Sr. Antônio, 70 anos de idade, professor universitário aposentado, mantendo lucidez mental intacta, hospitalizado para o tratamento de câncer de pulmão metastático. Alguns dias depois de sua admissão, em uma conferência familiar junto com a equipe de saúde, Sr. Antônio manifestou claramente seu desejo quanto a "Não reanimar/não intubar". Dois dias depois, em uma segunda reunião de família, Sr. Antônio solicita receber apenas medidas de conforto, dizendo: "Estou com medo da morte, mas é hora de deixar ir". Posteriormente, ele relatou extrema ansiedade pensando nas implicações de sua decisão: "Quanto tempo vai demorar? Estou fazendo a coisa certa? Estou me suicidando? Como será a morte? Eu não tenho ideia... O que vem depois da morte?"*

O que é sofrimento existencial? Como podemos identificar um quadro de sofrimento existencial? Quais recursos podem ser utilizados para aliviar esse sofrimento?

INTRODUÇÃO

Doenças graves, principalmente aquelas avançadas e progressivas, podem causar sofrimento existencial como consequência inevitável da própria doença e de seu tratamento.[1]

O sofrimento existencial é uma das condições mais debilitantes em pessoas com doenças graves e, mesmo assim, trata-se de uma área negligenciada no contexto dos cuidados paliativos devido à confusão sobre definição, falta de compreensão conceitual, escassez de intervenções documentadas e ausência de treinamento adequado para profissionais de cuidados paliativos.[2]

Os profissionais de saúde podem ter um papel importante quanto a nutrir a coragem e manter o senso de significado, valor e propósito de cada pessoa por eles atendida.[1] Neste sentido, o objetivo deste capítulo é orientar profissionais de cui-

* O caso clínico apresentado neste capítulo foi adaptado de Amonoo et al., 2020.[11]

dados paliativos quanto à abordagem clínica do sofrimento existencial de pessoas com doenças graves.

SOFRIMENTO EXISTENCIAL: DEFINIÇÃO

Primeiramente, é importante ressaltar que não há uma definição amplamente aceita de sofrimento existencial nem um termo acordado para descrevê-lo, de modo que outros termos podem ser identificados na literatura para se referir a esse fenômeno, como *desmoralização, síndrome de desmoralização, dor total,*[3] *angústia existencial, sofrimento psicoexistencial* e *dor existencial.*[4]

Uma definição comumente utilizada é a de que o sofrimento existencial é um estado incapacitante de desespero resultante de uma percepção interior de que a vida é fútil e sem sentido,[5] e caracterizado por sentimentos de desesperança e desamparo devido à perda de propósito e significado na vida.[6] Quatro domínios existenciais foram reconhecidos através dos quais o sofrimento existencial pode se manifestar: mortalidade, liberdade, perda de sentido e isolamento.[4,7,8]

As principais questões relacionadas ao sofrimento existencial incluem (1) ansiedade da morte, (2) luto pela perda e mudança, (3) liberdade com escolha ou perda de controle, (4) dignidade do eu, (5) solidão, (6) qualidade alterada de relacionamentos, (7) busca por significado e (8) mistério sobre o que parece incognoscível.[1]

É importante ressaltar que sofrimento existencial e sofrimento espiritual não são sinônimos, embora esses fenômenos muitas vezes se sobreponham.[3] O sofrimento espiritual, definido como angústia relacionada a preocupações espirituais ou religiosas, pode ser conceituado como um subtipo de sofrimento existencial.[3] Ao olhar para o termo existencial, por exemplo, a partir da literatura de enfermagem, algumas raízes filosóficas podem ser encontradas a respeito da natureza do ser humano que existe no mundo e com os outros. Assim, a dimensão existencial, se compreendida nesse contexto, abrange todos os aspectos da vida humana, inclusive o espiritual.[9] Portanto, todo sofrimento espiritual é um tipo de sofrimento existencial, mas nem todo sofrimento existencial se trata de sofrimento espiritual.[3]

ABORDAGEM CLÍNICA DO SOFRIMENTO EXISTENCIAL

Avaliação

- Os profissionais de saúde devem buscar por "pistas existenciais" em todos os pacientes com doenças graves, especialmente quando os sintomas parecem desproporcionais à doença. Essas pistas podem ser expressões de dúvida sobre o significado da vida ou sobre a fé ou a expressão de sentimentos de isolamento (ex.: "*Ninguém entende o que estou passando*").[3] Uma ferramenta particularmente útil envolve simplesmente perguntar ao paciente: "*Você está em paz?*" ou "*O que mais o preocupa em relação à sua doença?*". Vale lembrar que a colaboração entre os profissionais da equipe é vital para entender melhor o sofrimento do paciente.[3]

- Considerando-se os domínios existenciais através dos quais o sofrimento existencial pode se manifestar, também pode-se identificá-lo por meio das manifestações clínicas relacionadas a esses domínios, como apresentado na Tabela 1.

Tabela 1 Manifestações clínicas de acordo com os domínios existenciais

Domínio existencial	Descrição	Manifestação clínica
Mortalidade	Consciência da inevitabilidade da morte e desejo de que a vida continue	Ansiedade sobre a morte ou sobre a vida após a morte; preocupação em se separar dos entes queridos
Liberdade	Realidade de que os seres humanos devem sempre escolher e todas as escolhas têm consequências	Arrependimento sobre escolhas passadas; conflitos não resolvidos consigo mesmo ou com os outros
Perda de sentido	Luta para encontrar sentido na vida apesar da realidade universal da morte	Perda de propósito; questionando o significado de sua doença, sofrimento ou fé
Isolamento	Sensação de isolamento de parte de uma comunidade maior (ex.: igreja, família etc.)	Sentimentos de abandono pela comunidade ou por Deus; sensação de desconexão

Fonte: adaptada de Grech e Marks.[3]

- As respostas aos desafios existenciais comuns apresentadas na Tabela 2, bem como os grupos de sintomas mais comuns, também podem auxiliar na identificação do quadro de sofrimento existencial.

Tabela 2 Respostas aos desafios existenciais comuns

Grupo de sintomas comuns	Natureza do desafio existencial	Ajuste adaptativo	Resposta desadaptativa
Medo do processo/estado de estar morto, incerteza do futuro	Ansiedade da morte	Coragem, mente aberta ao processo de morte/morrer	Pânico, pavor, angústia, transtorno de ansiedade
Momentos de choro, tristeza e emoção	Luto pela perda e mudança	Apesar do luto, mantém foco contínuo em viver	Luto complicado, raiva crônica, depressão

(continua)

Tabela 2 Respostas aos desafios existenciais comuns *(continuação)*

Grupo de sintomas comuns	Natureza do desafio existencial	Ajuste adaptativo	Resposta desadaptativa
Necessidade obsessiva de controle, medo de dependência	Liberdade e autonomia	Responsabilidade, aceitação dos cuidadores, adesão ao tratamento	Não adesão aos tratamentos, medo de ser um fardo
Vergonha, preocupações com a imagem corporal, constrangimento	Dignidade	Autoestima robusta, autoconfiança, aceitação da fragilidade, sentir-se respeitado	Sentir-se estigmatizado, agorafóbico (ansiedade em resposta a situações que a pessoa percebe como inseguras ou das quais é difícil escapar), evasivo
Retirada social, solidão	Solidão fundamental	Seguro consigo mesmo, integridade pessoal, conectividade	Sentindo-se inseguro, isolado, alienado
Conflito/disfunção familiar	Qualidade dos relacionamentos	Família harmoniosa, apoio mútuo	Sentindo-se "quebrado", caótico; falta de apoio da família, apoio insuficiente
Inutilidade, desesperança, futilidade, desejo de morrer	Significado da vida	Sensação de vida realizada, com realizações e legado	Desmoralização, depressão clínica
Culpa, perda de fé, perda de conexão com o transcendente	Mistério e aquilo que é incognoscível	Tranquilidade, fé religiosa, contentamento	Dúvida espiritual, angústia, desespero

Fonte: adaptado de Kissane.[1]

- É importante atentar para o fato de que os termos "espiritual" e "sofrimento existencial" não são termos com os quais os pacientes/familiares normalmente estão familiarizados ou confortáveis. Por isso, à beira do leito, pode ser melhor utilizar o termo "angústia" explicitamente ou refletir a linguagem do paciente que caracteriza o que é sofrimento para ele. Por exemplo: "*Parece que você está tentando entender como isso pôde acontecer com você*" ou "*Você disse que se sentiu muito distante de sua família e de sua comunidade religiosa desde que isso começou. Você pode me contar mais sobre isso?*".[3]
- São possíveis fatores de risco para o desenvolvimento de sofrimento existencial: apoio social deficiente – pacientes solteiros (incluindo divorciados, separados e viúvos) ou desempregados; sintomas físicos ou psicológicos mal controlados,

manifestação de autoculpa pela doença; baixo senso de controle da doença; e baixo nível de atividade física.[10]

Diagnóstico

Os filhos do Sr. Antônio, que ficaram visivelmente ansiosos com a angústia do pai, começaram a solicitar medicamentos para diminuir a ansiedade dele. No entanto, Sr. Antônio informou que não queria medicamentos que diminuíssem sua capacidade de estar lúcido, acordado e conversar com sua família pelo maior tempo possível antes de morrer. Sr. Antônio não preenchia os critérios para transtorno depressivo ou de ansiedade e estava com sintomas físicos controlados. Os esquemas psicofarmacológicos usuais para a ansiedade (benzodiazepínicos e antipsicóticos), portanto, não abordariam a raiz de seu sofrimento, que a equipe de consulta psiquiátrica sugeriu ser devido ao sofrimento existencial. A equipe se ofereceu para providenciar cuidados espirituais, que Sr. Antônio e sua família recusaram.

- A falta de uma definição universalmente aceita, déficit de conhecimento clínico e preocupações psicológicas, espirituais ou sociais concomitantes tornam desafiador o estabelecimento do diagnóstico de sofrimento existencial. Além disso, os pacientes podem ter dificuldade em se expressar sobre sua angústia ou podem não estar dispostos a revelá-la se sentirem que seus médicos estão muito ocupados, desinteressados ou resguardados de discutir preocupações existenciais.[3,4]
- Determinar se há doença psiquiátrica subjacente ou sintomas físicos que podem ser tratados é uma etapa importante do processo diagnóstico do sofrimento existencial. Um diagnóstico psiquiátrico subjacente não diagnosticado (delírio, depressão ou ansiedade) pode ser passível de medicação. A dor física também pode ser um gatilho para o sofrimento existencial.[11]
- Em geral, a depressão clínica pode ser definida por uma perda de interesse ou prazer no momento presente, enquanto o sofrimento existencial é tipicamente definido por uma perda de esperança, significado e prazer antecipatório.[6,12] Uma distinção possível entre sofrimento existencial e depressão pode ser feita em relação à motivação.[13] Entendendo a motivação como um conceito que consiste em magnitude e direção, no sofrimento existencial, a incompetência subjetiva é semelhante a uma perda de direção na motivação, enquanto a angústia contribui para a mudança na magnitude da motivação.[14] Com isso considerado, o indivíduo que está desmoralizado mesmo quando tem motivação suficiente pode experimentar uma sensação de inadequação e incerteza sobre o futuro. Na depressão, no entanto, é a diminuição da motivação que resulta em ação inibida, mesmo quando a direção da ação é conhecida. Outra distinção fundamental entre depressão e sofrimento existencial está na experiência do prazer. A depressão resulta na perda do prazer antecipatório e consumatório; no entanto, a experiência do sofrimento existencial resulta apenas na perda

do prazer antecipatório.[16] O prazer no momento presente ainda é possível em indivíduos desmoralizados, mas não deprimidos.[13]

Medidas gerais para intervenção nos quadros de sofrimento existencial

Como resultado a ser alcançado, essencialmente, o esperado é que o paciente tenha seu sofrimento existencial erradicado (quando possível) ou ao menos minimizado. No entanto, é importante que o profissional de saúde atente para o estabelecimento de resultados que sejam realistas, ou seja, possíveis de serem alcançados, considerando a individualidade de cada paciente assistido. Haverá casos nos quais não será possível a resolução por completo do quadro de sofrimento existencial da pessoa, uma vez que isso implica em questões extremamente profundas, complexas e que estão enraizadas na história de vida, no modo de ser, no sistema de valores e crenças e na cultura do paciente. Mas, ainda que não seja possível a resolução completa do quadro, mesmo a minimização do sofrimento existencial é algo essencial para a melhora da qualidade de vida do paciente.

Definidos os resultados que se pretende alcançar, faz-se necessário estabelecer as intervenções que possibilitarão o alcance desses resultados. A seguir estão apresentadas algumas possibilidades de intervenções nos casos de sofrimento existencial:

- Evite focar sua avaliação clínica apenas nos sintomas físicos. Como o sofrimento existencial, o sofrimento espiritual, os sintomas físicos e os sintomas psiquiátricos podem exacerbar uns aos outros. Por isso é importante garantir que os pacientes tenham seus sintomas adequadamente controlados, sejam eles de ordem física, espiritual, social ou psicológica. A falha em fazer isso pode resultar em aumentos inadequados de dose de analgésicos, ansiolíticos ou antidepressivos.[17]
- Estabeleça vínculos humanos de qualidade com o paciente: dado que o sofrimento existencial pode sobrecarregar e ameaçar a identidade e as conexões humanas de uma pessoa, ajudar os pacientes a sentir que um profissional de saúde tem empatia e os acompanhará na jornada pela doença pode ajudá-los a perceber que não estão sozinhos ou abandonados.[18,19] Validar as respostas dos pacientes à sua situação e normalizar sua angústia pode diminuir sua sensação de isolamento.[11]
- A perda de identidade ou de um papel definidor na vida é uma parte comum do sofrimento existencial. Ajudar os pacientes a ver que muitas coisas (possivelmente valores fundamentais, relacionamentos, interesses, habilidades) não foram alteradas pelo seu diagnóstico pode ser muito terapêutico. Por exemplo, um pai que sente que não está mais cumprindo seu papel de pai porque sua

doença o impede de jogar bola com seu filho pode se beneficiar se auxiliado a perceber como ele está cumprindo outro papel: ensinar para seu filho como passar por uma experiência extremamente difícil.[20]

- Faça uma história narrativa para melhorar a perspectiva: os profissionais de saúde atuam como testemunhas e criam uma realidade compartilhada ao ouvir a história da doença do paciente em relação à sua trajetória de vida.[21] Os pacientes também ganham perspectiva sobre sua situação atual à medida que esses profissionais dão coerência à sua história e os ajudam compreender o significado de seus estressores.[22] Além disso, os pacientes são lembrados de sua identidade como pessoas competentes que já superaram adversidades anteriores.[11,22]
- Analisar junto com os pacientes por que os estressores são tão ameaçadores; estar aberto à revelação do que o sofrimento dos pacientes significa para eles: ajudar os pacientes a expressar suas emoções pode ajudar a esclarecer o que é confuso ou assustador em sua situação. As circunstâncias desafiam sua autoestima? Eles se sentem com medo, traídos, presos? Eles sentem que estão sendo punidos por algo? Talvez os estressores tenham alterado suas opiniões sobre como o mundo funciona – por exemplo, "*Se eu for uma boa pessoa, nada de ruim vai acontecer comigo*".[11]
- Consultar percepções distorcidas, emocionalmente motivadas e incapacitantes: a sensação de desamparo é comum no sofrimento existencial. Embora, nos casos de doença, muitas vezes o paciente não esteja realisticamente no controle de seu tratamento ou sintomas corporais, o que pode ser abordado são percepções distorcidas, como "nada pode mudar" e a crença de que suas escolhas e ações não fazem diferenças significativas. A técnica de disputa, central para a terapia cognitivo-comportamental[18] (por exemplo, como o paciente chegou a tal crença e quão bem ela se ajusta aos fatos atuais), é útil para abordar crenças irracionais.[11]
- Ajude o paciente a acessar ativamente fontes de resiliência para reformular suas formas de abordagem do sofrimento: listar estratégias e técnicas que os pacientes utilizaram para lidar com momentos de crise existenciais em seu passado pode ser útil. O que lhes dá sentido na vida e esperança? Se os pacientes têm uma tradição religiosa ou espiritual, o que ela oferece? Se eles acreditam que o sofrimento deve ser de alguma forma redentor, ou pode ser a construção do caráter, de que maneira eles entendem isso?[11]
- Decidir sobre um curso de ação a seguir, uma vez que o paciente não esteja mais profundamente desmoralizado: para os pacientes imobilizados pelo sofrimento existencial, formular um curso de ação permite que eles recuperem a sensação de ser um agente ativo. Os pacientes precisam ser solicitados a considerar seus valores centrais, experiências anteriores e o contexto emocional que pode estar influenciando seu julgamento. Quais são suas prioridades e como eles querem

redirecionar seus esforços, dadas as novas limitações? O que é mais importante para eles preservarem – talvez um relacionamento-chave, um papel social, um ideal valorizado ou um aspecto de sua identidade?[11]

- Ajudar os pacientes a viver de acordo com seus valores fundamentais: atividades que reforçam um senso de comunidade, transcendência e significado podem ajudar os pacientes a passar de uma postura de recuo do sofrimento existencial para uma postura de resiliência.[11]
- Uma variedade de modalidades psicoterapêuticas pode aliviar o sofrimento existencial, como a terapia da dignidade, a psicoterapia de grupo centrada no significado e a psicoterapia individual centrada no significado, por exemplo.[17]
- Para aqueles pacientes que estão doentes demais para participar da psicoterapia formal, uma presença atenciosa e empática pode aliviar, até certo ponto, o sofrimento existencial que muitos pacientes experimentam.[17] Veja alguns exemplos de perguntas clínicas comuns que utilizam os princípios das modalidades psicoterapêuticas para ajudar os pacientes a explorar seu sofrimento existencial e buscar significado em sua doença: "*Parece que você está preocupado com alguma coisa. O que em particular está lhe causando mais preocupação?*"; "*Conte-me um pouco sobre sua vida, especialmente as partes que você mais se lembra ou pensa que são mais importantes.*"; "*Quais são os papéis mais importantes que você desempenhou na vida (papéis familiares, papéis vocacionais, papéis de serviço comunitário etc.)? Por que eles eram tão importantes para você? O que você realizou nesses papéis?*"; "*Existem coisas específicas que você sente que ainda precisa dizer aos seus entes queridos ou que gostaria de dizer mais uma vez?*"; "*Como você quer ser lembrado por seus entes queridos?*".[17]
- Os familiares do paciente também experimentam angústia e precisam de apoio. Todos nós internalizamos aspectos de nossos pais e, quando um dos pais está morrendo, tanto os filhos jovens quanto os adultos podem sentir que os pais são uma parte essencial de si mesmos ou que sua vida está morrendo. Relacionado a crianças que sentem que seu propósito ou valor é "tornar-se" algo para agradar os adultos encorajadores, as crianças podem sentir uma perda de identidade ou propósito com a morte de um dos pais.[20]
- Considerando que a perda de conexão com os outros é um tema comum nos quadros de sofrimento existencial, poucas coisas podem ser mais terapêuticas do que o uso do toque como forma de comunicação não verbal. Segurar a mão de um paciente moribundo que se encontra sozinho pode ser algo profundamente consolador para o paciente.[20] Da mesma forma, colocar a mão gentilmente no ombro de um paciente ao chegar ou ao sair da beira do leito pode comunicar uma conexão que pode ser difícil de se transmitir adequadamente em palavras. Contudo, a melhor prática é sempre observar os limites apropriados na relação profissional-paciente,[20] sempre considerando a individualidade

de cada paciente, afinal, o que pode ser um ato de acolhimento para um, pode causar constrangimento a outro.

- Muitos pacientes vivenciam sentimentos de culpa ou remorso relacionados a uma sensação de não ter aproveitado seu tempo de vida até aquele momento. Alguns pacientes também podem sentir que, considerando sua doença, não há mais oportunidade para nada além de morrer. Ajudar os pacientes com sofrimento existencial a perceber que ainda estão vivos é muitas vezes fundamental.[20]
- Embora a sedação paliativa seja reconhecida como uma prática aceitável no controle de sintomas refratários, há escassez de pesquisas clínicas e diretrizes referentes ao seu uso como tratamento de sintomas refratários existenciais em pessoas com doenças terminais.[23] De acordo com uma revisão de escopo que teve como objetivo analisar a literatura sobre sedação paliativa e sofrimento existencial, a sedação paliativa para tratar sintomas refratários existenciais foi rotulada como uma prática controversa, de forma que a escassez de recursos baseados em evidências limita a capacidade da literatura atual de indicar políticas e práticas clínicas.[23] A literatura sobre sedação paliativa e sofrimento existencial ainda é extremamente limitada e sub-representada em comparação com a literatura referente à sedação paliativa como tratamento para outros sintomas refratários.[23] De acordo com um estudo de revisão sistemática que teve como objetivo identificar a percepção de médicos sobre o uso da sedação paliativa para sofrimento existencial, esses profissionais não têm opiniões claras ou concordam se e quando a sedação paliativa é apropriada em casos de sofrimento existencial refratário.[24] Ainda não há consenso quanto aos critérios para distinguir entre condições necessárias e suficientes para a utilização da sedação paliativa neste contexto, de modo que mais pesquisas são necessárias para entender os fatores que influenciam as percepções dos médicos e os pressupostos filosófico-éticos subjacentes a essas percepções.[24]

Os profissionais da equipe se concentraram em auxiliar o Sr. Antônio, primeiro estabelecendo um vínculo humano de qualidade com o paciente. Juntamente com o Sr. Antônio, analisaram quais eram os estressores que o acometiam e por que eram percebidos como ameaçadores. Reconheceram o sofrimento do Sr. Antônio e o que esta experiência de sofrimento significava para ele – a profunda perda que a morte e o abandono de sua família acarretaram –, normalizando sua ansiedade de fim de vida. Identificaram ativamente fontes de resiliência para reformular a abordagem do sofrimento por meio da apreciação do amor e do apoio de seus amigos e familiares, e refletindo sobre seu legado para sua família, profissão e comunidade. O aconselhamento da equipe foi bem recebido e, algumas horas depois, o Sr. Antônio faleceu pacificamente durante o sono.

Mediante situações de sofrimento existencial, os profissionais de saúde podem temer estar ocupando o papel de uma autoridade espiritual se oferecerem aos pacientes uma visão do significado potencial de seu sofrimento. Contudo, essa preocupação fala da importância de desenvolver conhecimentos nesta área, de praticar a autoconsciência a respeito de seus próprios valores e crenças e de colaborar com prestadores de cuidados espirituais, como capelães, e profissionais de saúde mental, quando disponíveis.[11]

CONCLUSÃO

Um dos privilégios de ser um profissional de saúde é estar presente em muitos dos momentos significativos dos pacientes assistidos – nascimento, morte, doença que altera a vida, acidentes graves –, mas esses mesmos profissionais geralmente não recebem treinamento formal para lidar com o peso existencial de tais situações, além de não terem definido de forma clara seu papel nas situações de sofrimento existencial.[11] O treinamento de habilidades de comunicação é necessário, mas interações autênticas e compassivas com os pacientes, bem como aprender com uma equipe multiprofissional e interdisciplinar, incluindo prestadores de cuidados espirituais experientes, são essenciais.[11] Esse processo pode ser exigente e muitas vezes desafiador, mas assim como os profissionais de cuidados paliativos têm um papel importante quando a cura não é mais possível, eles têm um papel importante quando o alívio do sofrimento não parece possível.[11]

REFERÊNCIAS BIBLIOGRÁFICAS

1. Kissane DW. The relief of existential suffering. Arch Intern Med. 2012 Oct 22;172(19):1501-5.
2. Boston P, Bruce A, Schreiber R. Existential suffering in the palliative care setting: an integrated literature review. J Pain Symptom Manage. 2011 Mar;41(3):604-18.
3. Grech A, Marks A. Existential suffering Part 1: Definition and diagnosis #319. J Palliat Med. 2017a Jan;20(1):93-4.
4. Best M, Aldridge L, Butow P, et al. Assessment of spiritual suffering in the cancer context: A systematic literature review. Palliat Support Care. 2015 Oct;13(5):1335-61.
5. Kissane DW. Demoralization: a life-preserving diagnosis to make for the severely medically ill. J Palliat Care. 2014 Winter;30(4):255-8.
6. Kissane DW, Clarke DM, Street AF. Demoralization syndrome – a relevant psychiatric diagnosis for palliative care. J Palliat Care. 2001 Spring;17(1):12-21.
7. Yalom ID. Existential psychotherapy. New York: Basic Books; 1980.
8. Strang P, Strang S, Hultborn R, Arnér S. Existential pain – an entity, a provocation, or a challenge? J Pain Symptom Manage. 2004 Mar;27(3):241-50.
9. Mesquita AC, Caldeira S, Chaves E, Carvalho EC. An analytical overview of spirituality in NANDA-I taxonomies. Int J Nurs Knowl. 2018 Jul;29(3):200-5.
10. Robinson S, Kissane DW, Brooker J, Burney S. A systematic review of the demoralization syndrome in individuals with progressive disease and cancer: a decade of research. J Pain Symptom Manage. 2015 Mar;49(3):595-610.
11. Amonoo HL, Harris JH, Murphy WS, Abrahm JL, Peteet JR. The physician's role in responding to existential suffering: what does it mean to comfort always? J Palliat Care. 2020 Jan;35(1):8-12.

12. Clarke DM, Kissane DW. Demoralization: its phenomenology and importance. Aust N Z J Psychiatry. 2002 Dec;36(6):733-42.
13. Robinson S, Kissane DW, Brooker J, Burney S. A review of the construct of demoralization: history, definitions, and future directions for palliative care. Am J Hosp Palliat Care. 2016 Feb;33(1):93-101.
14. de Figueiredo JM. Demoralization and psychotherapy: a tribute to Jerome D. Frank, MD, Phd (1909-2005). Psychother Psychosom. 2007;76(3):129-33.
15. de Figueiredo JM. Depression and demoralization: phenomenologic differences and research perspectives. Compr Psychiatry. 1993;34(5):308-11.
16. Klein DF, Gittelman R, Quitkin F, Rifkin A. Diagnosis and drug treatment of psychiatric disorders: adults and children. Baltimore, MD: Williams & Wilkins Baltimore; 1980.
17. Grech A, Marks A. Existential suffering Part 2: Clinical response and management #320. J Palliat Med. 2017b Jan;20(1):95-6.
18. Cayley B. Comfort always. Fam Pract Manag. 2006;13(9):74.
19. Druss RG. To comfort always. Am J Psychiatry. 2003;160(1):25-6.
20. Bates AT. Addressing existential suffering. BC Medical Journal. 2016;58(5):268-73.
21. Weingarten K. Witnessing, wonder, and hope. Fam Process. 2000;39(4):389-402.
22. Viederman M, Perry SW III. Use of a psychodynamic life narrative in the treatment of depression in the physically ill. Gen Hosp Psychiatry. 1980;2(3):177-85.
23. Ciancio AL, Mirza RM, Ciancio AA, Klinger CA. The use of palliative sedation to treat existential suffering: a scoping review on practices, ethical considerations, and guidelines. J Palliat Care. 2020 Jan;35(1):13-20.
24. Rodrigues P, Menten J, Gastmans C. Physicians' perceptions of palliative sedation for existential suffering: a systematic review. BMJ Support Palliat Care. 2020 Jun;10(2):136-44.

62

Luto: o sofrimento do paciente crítico e seus familiares

Silvana Aquino
Erika Pallottino
Cecília Rezende

As unidades de terapia intensiva (UTIs) são parte de um cenário essencial para a assistência em saúde desde os avanços científicos e tecnológicos que caracterizam a prática da medicina moderna. As UTIs são diversificadas, com uma variação substancial relacionada à localização geográfica, à demografia do paciente, ao tamanho da UTI, à gravidade da doença e à disponibilidade de intervenções que visam prolongar a vida, o que aponta para a complexidade da gestão dos cuidados e ações promotoras da qualidade do atendimento prestado aos pacientes que apresentam condições clínicas graves.[1]

De acordo com a Portaria n. 2.338 do Ministério da Saúde (MS), o paciente crítico/grave é aquele que se encontra em risco iminente de perder a vida ou função de órgão/sistema do corpo humano, bem como aquele em frágil condição clínica decorrente de trauma ou outras condições relacionadas a processos que requeiram cuidado imediato clínico, cirúrgico, gineco-obstétrico ou em saúde mental.[2] Ela determina que a assistência deve ser ofertada por uma equipe multidisciplinar, alinhada com ações de cuidado, organizada para atuar 24 horas por dia, 7 dias por semana. Por se tratar de uma demanda de alta complexidade e que envolve diversos elementos, a UTI é um ambiente que deflagra respostas emocionais diversas, que oscilam entre o medo e a esperança. Cuidar de pacientes gravemente enfermos envolve uma alta carga de estresse e sofrimento, além da tensão decorrente das expectativas de recuperação e redução do risco de mortalidade.[2]

Considerando o impacto que a condição clínica grave provoca na vida do paciente e de sua família, seja ela de início súbito ou de caráter crônico, é preciso atentar para os modos de relação que permeiam a prática assistencial e considerar os cuidados fundamentais que promovem o melhor manejo possível do sofrimento que se vivencia. Isso inclui prezar pela comunicação, conduzir o processo de tomada de decisões diante de um paciente em risco de morte e estabelecer os cuidados/ações paliativas na UTI.[3]

A comunicação é um processo que pode promover um ambiente favorável para a formação do vínculo entre equipe, paciente e seus familiares. Envolve elementos verbais e não verbais, construindo barreiras ou pontes, dependendo das estratégias empregadas que podem facilitar o entendimento ou criar distanciamentos entre os envolvidos. Requer o uso de uma escuta ativa, uma linguagem clara, a combinação de horários para a transmissão das notícias e atualizações do quadro clínico, mas requer cuidado quanto à identificação de ruídos, distorções e sobrecarga para os familiares, que podem inviabilizar a criação de um espaço seguro para a circulação das informações, o que colabora para potencialização do sofrimento.[3]

Pacientes críticos podem evoluir para um estado de declínio progressivo que indica a proximidade da finitude, quando sua doença, independentemente das medidas terapêuticas adotadas, caminha de forma inevitável para a morte. A irreversibilidade da doença é definida de forma consensual pela equipe médica, baseada em dados objetivos e subjetivos. Estabelecido este diagnóstico, os cuidados paliativos constituem o objetivo principal da assistência ao paciente.[3]

Esta definição constitui parte da tomada de decisões recomendada pela equipe, compartilhadas com o paciente, se este estiver em condições de expressar suas vontades, e contemplar a participação de familiares, que precisam ser orientados e acolhidos. É uma condição que remete a perdas múltiplas que estão associadas às mudanças inevitáveis que alteram os papéis desempenhados por cada membro da família que é afetado pelo adoecimento, considerando os vínculos afetivos que alimentam o sistema familiar.

A adoção de cuidados/ações paliativas resulta do entendimento acerca do que é recomendado nos casos de maior criticidade, de progressão irreversível e que serão conduzidos a partir da indicação de tratamentos proporcionais que produzam alívio e conforto diante do sofrimento.[3] Considerando as intervenções dos cuidados intensivos, seus principais objetivos visam a reduzir a morbimortalidade relacionada à doença crítica e preservar a funcionalidade dentro de um padrão que contemple as necessidades do paciente, reduzindo as ocorrências de danos que comprometam sua qualidade de vida. No entanto, quando a oferta de suporte à vida produz resultados incompatíveis com a sua manutenção e ferem os valores e preferências do paciente, as ações dos profissionais de saúde da UTI devem priorizar o asseguramento da dignidade e de conforto para a assistência ao processo de fim de vida.[4]

O impacto da doença crônica ou da ocorrência de um quadro clínico súbito e/ou grave e potencialmente fatal na vida familiar é largamente descrito na literatura. A doença grave de qualquer um de seus membros rompe o equilíbrio familiar e alguns fatores podem contribuir para um grau maior de dificuldade para o enfrentamento desta crise, entre os quais o contexto social e étnico da família, o *timing* do ciclo de vida familiar, a natureza da doença, a posição e a função no sistema familiar da pessoa afetada e o grau de abertura e comunicação do sistema familiar.[5]

Isso implica em estabelecer mudanças nos papéis e rearranjos familiares, estruturação dos métodos de cuidado e acompanhamento da rotina, que envolve visitas hospitalares, contato frequente com notícias difíceis e ameaçadoras, manejo do sofrimento e das diferentes formas de lidar com a instabilidade. A ameaça de perda pode gerar movimentos de aproximação e afastamento, além de acionar o histórico de enfrentamento de doenças e perdas anteriores, e a capacidade familiar de dominá-las.[5]

Compreender qual o papel exercido pela pessoa adoecida no sistema familiar também é um fator de relevância para pensar o suporte que se fará necessário para a unidade familiar. A experiência pode ser muito diferente quando o paciente é uma pessoa idosa ou quando se trata de uma criança ou adulto jovem. Se é filho, se é mãe ou avô, se é alguém que ocupa um lugar norteador e de referência para o sistema familiar.

Este cenário implica na tomada de consciência sobre a perda iminente, mas aponta para outras lacunas que se abrem e que revelam a vivência da falta, que é a condição que conduz para o processo de luto. O luto, portanto, não se define unicamente como uma resposta à perda por morte, mas às perdas simbólicas e concretas que antecedem o evento final e implicam em ruptura e quebra de uma realidade presumidamente conhecida. A essa resposta que antecipa a morte propriamente dita, denomina-se luto antecipatório.

A ameaça de morte ou separação em relação a uma pessoa significativa é, por si só, indutora de reações de pesar, caracterizando-se, portanto, a resposta de luto.

O termo "luto antecipatório" teve origem na observação de Lindemann (1944) de que as esposas dos soldados que iam para a guerra tinham reações de enlutamento pela separação física de seus maridos e diante da possibilidade que eles morressem em batalha. Esse fenômeno foi considerado adaptativo para essas esposas, que vivenciavam períodos de depressão, raiva, desorganização e reorganização, antecipando o desligamento afetivo deles. Isso acontecia como uma forma de proteção, já que a morte efetiva de seus maridos teria efeitos mais avassaladores ainda.[6]

Foi na obra clássica *Sobre a Morte e o Morrer* que a psiquiatra Elisabeth Kubler-Ross (2008)[7] cunhou o termo "luto preparatório" para descrever o processo através do qual o paciente em fase final de vida se prepara para morrer, descrevendo essa experiência a partir de estágios, até que finalmente o paciente atingisse a aceitação de sua finitude. No entanto, a investigação recente não encontra evidências para essa teoria de fases sequenciais. Pelo contrário, os resultados sugerem que os sintomas frequentemente ocorrem simultaneamente, com tendência para se intensificarem ou desaparecerem.[8]

Profissionais de saúde precisam identificar, diagnosticar e acompanhar adequadamente as respostas de luto preparatório. A condição de intensidade e aumento de sofrimento no luto que antecede a morte pode estar associada a maiores dificuldades de adaptação à doença, aumento de ansiedade, risco de depressão e desesperança.[9] Kissane e colegas (2001) descreveram um quadro clínico grave chamado de síndrome da desmoralização, caracterizado por elevado sofrimento existencial, empobrecimento de valor pessoal, baixa autoestima, perda de propósito e de significado na vida, em pacientes que não encontram na experiência do luto preparatório fatores facilitadores para o ajustamento e adaptação do processo de adoecimento.[10]

Compreender a distinção entre luto preparatório e depressão também parece ser essencial. É importante destacar que cada fenomenologia clínica requer intervenções específicas, com abordagens terapêuticas distintas. Utilizamos o modelo de diagnóstico diferencial de Peryakoil e Hallenbeck (2002), citado por Coelho e Brito (2021)[11]:

- **Variação temporal:** o luto preparatório manifesta-se através de ondas reativas e perdas específicas cuja intensidade tem tendência a diminuir ao longo do tempo. A depressão, ao contrário, caracteriza-se por humor disfórico persistente, que não melhora sem tratamento adequado.
- **Autoimagem:** no luto antecipatório, verifica-se a manutenção da autoestima, proporcional ao estado de debilidade em que a pessoa se encontra. Na depressão, a autoestima está perturbada e a pessoa não atribui valor a si própria.
- **Capacidade de experimentar prazer:** essa capacidade não se encontra afetada no luto antecipatório, a maioria dos pacientes consegue apreciar pequenos prazeres e obter satisfação em ocasiões especiais. A depressão caracteriza-se pela anedonia.
- **Sentido de esperança:** a pessoa em luto mantém o sentido de esperança, embora ajustado às circunstâncias da doença: a pessoa pode já não ter esperança de cura, mas continua a ter esperança de um pequeno prolongamento da vida ou em seu conforto. Na depressão, verifica-se um estado de desesperança.
- **Resposta ao suporte:** as pessoas em luto preparatório se beneficiam da interação social, embora possam se isolar transitoriamente por necessidade de introspecção. A contrário, na depressão, as pessoas não encontram prazer no contato social e tendem a se isolar permanentemente.
- **Desejo de morte:** no luto antecipatório a morte pode ser considerada momentaneamente como forma de evitar o prolongamento do sofrimento ou a fim de controlar as circunstâncias da morte. O desejo persistente e ativo de morte, por sua vez, é sugestivo de depressão clínica.

Ao longo da trajetória crítica e/ou crônica da doença e do fim de vida do paciente, os familiares experimentam também o processo de luto antecipatório, reativo a diversas perdas, que acontecem pessoalmente e relacionalmente, decorrentes do processo de adoecimento, que culmina na morte do ente querido. Considerando que esse fenômeno é qualitativamente diferente do que é vivido pelo paciente que se prepara para a sua própria morte, a literatura distingue a experiência de luto dos familiares com a designação de luto antecipatório.[11]

Familiares e cuidadores são confrontados com a degradação da imagem do paciente, as alterações na qualidade da relação, restrições à autonomia pessoal e diversas mudanças na rotina. Podem acontecer, concomitantes a esse processo, a consciência da proximidade da morte do ente querido e o despertar para o futuro que não será vivido, o que pode ser gerador de ansiedade de separação, angústia, culpa do sobrevivente e busca intensa por manter a vinculação com o paciente.

Rando (2000) refere a experiência de luto antecipatório dos familiares como um processo complexo e dinâmico, marcado por sentimentos ambivalentes, resultantes de duas posições conflituosas: por um lado, a necessidade de se manter funcional, ativo e manter o vínculo com o paciente; por outro lado, a percepção da proximidade da morte e a necessidade de deixar o paciente partir.[12]

Alguns aspectos podem contribuir para que o luto se torne traumático e precisam ser levados em consideração no cuidado ao paciente e seus familiares:

- Surpresa (não antecipação, não poder se preparar).
- Impotência (não poder fazer nada).
- Transbordamento (não poder se autorregular).
- Incompreensão (falta de informação adequada, não poder entender).
- Incerteza (não ser capaz de prever os eventos).
- Rapidez (falta de tempo para assimilar).
- Solidão no momento (não ser sustentado e amparado).
- Solidão posterior (falta de relações restauradoras)[13].

A atenção, o cuidado e a possível prevenção em relação a esses aspectos podem contribuir para um melhor desfecho para o processo de luto dos familiares após a morte de um paciente em Unidade de Terapia Intensiva.

CONSIDERAÇÕES FINAIS

Familiares de pacientes admitidos em Unidade de Terapia Intensiva têm risco de morbidade psicológica durante e após a estadia no hospital.[14] A morte dentro desse cenário é considerada um fator de risco para o processo de luto dos familiares. O ambiente da UTI pode ser uma experiência traumática tanto para o paciente quanto para familiares, uma vez que eventos críticos, entre eles a morte, podem acontecer de maneira rápida e inesperada, sem a chance de os familiares serem informados a tempo ou de se despedirem adequadamente[15].

A atenção à trajetória do cuidado no período que vai do diagnóstico de uma doença grave, crítica e, por vezes incurável, até os cuidados de final de vida do paciente, configura-se em aspecto importante no luto pós-óbito dos familiares cuidadores.

Em cuidados paliativos, os cuidadores familiares são considerados não só como aliados no cuidado ao paciente, mas também como alvo de atenção clínica, sendo esse apoio extensivo a outros elementos da família, quando necessário. Preconiza-se a disponibilidade de suporte e apoio contínuos ao longo da trajetória da doença até o fim de vida e no período de luto pós-óbito.

REFERÊNCIAS BIBLIOGRÁFICAS

1. Aguiar LMM, Martins GS, Valduga R, et al. Perfil de unidades de terapia intensiva adulto no Brasil: revisão sistemática de estudos observacionais. Artigo de revisão. Rev Bras Ter Intensiva. 2021;33(04).
2. Ministério da Saúde. Portaria n. 2.338, de 3 de outubro de 2011.
3. Moritz R, Azevedo N. Terminalidade e cuidados paliativos na unidade de terapia intensiva. Artigos de revisão. Rev Bras Ter Intensiva. 2008;20(4).
4. Australian and New Zealand Intensive Care Society. ANZICS statement on care and decision-making at the end of life for the critically ill. Melbourne: ANZICS; 2014.
5. Carter B, McGoldrick M. As mudanças no ciclo de vida familiar. Porto Alegre: Artmed; 1995.
6. Lindemann E. Symptomatology and management of acute grief. American Journal of Psychiatry. 1944;101(2):141-8.
7. Kubler-Ross E. Sobre a morte e o morrer. Sâo Paulo: Editora WMF Martins Fontes; 2008.
8. Prigerson HG, Jacobs SC. Perspectives on care at the close of life. Caring for bereaved patients: "All the doctors just suddenly go". JAMA. 2001;286(11):1369-76.
9. Mystakidou K, Tsilika E, Parpa E, Katsouda E, Galanos A, Vlahos L. Assessment of anxiety and depression in advanced cancer patients and their relationship with quality of life. Quality of Life Research. 2005;14(8):1825-33.
10. Kissane DW, Clarke DM, Street AF. Demoralization syndrome: A relevant psychiatric diagnosis for palliative care. Journal of Palliative Care. 2001;17(1):12-21.
11. Coelho A, Brito M. Intervenção psicológica na doença crônica e cuidados paliativos em contexto hospitalar e domiciliário. In: Gabriel S, Paulino M, Baptista TM (coord.). Luto: Manual de intervenção psicológica. Lisboa: Pactor; 2021. P. 41-58.
12. Rando TA. Clinical dimensions of antecipatory mourning: theory and practice in working with the dying, their loved ones, and the caregivers. Research Press; 2000.
13. Puygarnau AP. El mensaje de las lagrimas: um guia para superar la perdida de um ser querido. Barcelona: Ediciones Paidos; 2014.

14. Probst DR, Gustin JL, Goodman LF, Lorenz A, Wells-di Gregorio SM. ICU versus non-ICU hospital death: Family member complicated grief, posttraumatic distress, and depressive symptoms. J Palliat Med. 2016;19:387-93.
15. Gesi C, Carmassi C, Cerveri G, Carpita B, Cremone IM, Dell'Osso L. Complicated grief: what to expect after the coronavirus pandemic. Front Psychiatric. 2020;11:489.

Guia de consulta rápida

Pedro Henrique Rodrigues Santana

Itens de consulta:

1. Indicando cuidados paliativos
2. Avaliando funcionalidade
3. Avaliação e manejo da dor
4. Controlando sintomas além da dor
5. Sedação paliativa
6. Manejo de hipodermóclise

INDICANDO CUIDADOS PALIATIVOS

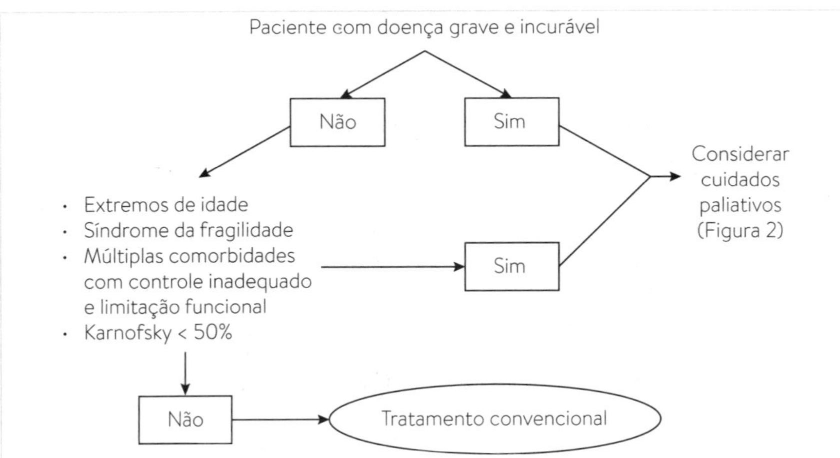

Figura 1 Identificação rápida de pacientes com indicação de cuidados paliativos.

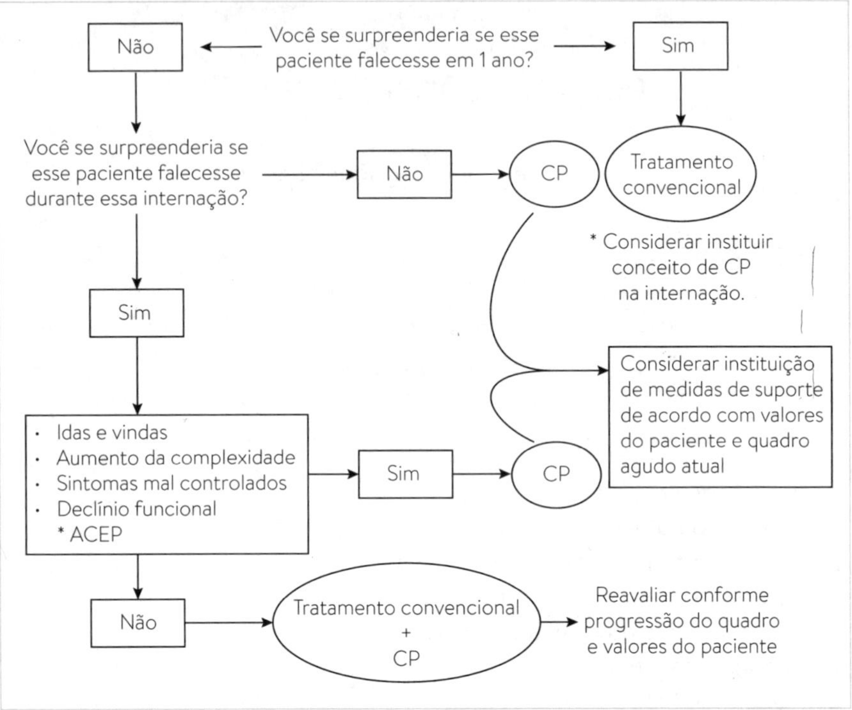

Figura 2 Identificação de pacientes com indicação de cuidados paliativos (CP) através da pergunta surpresa e pergunta surpresa modificada. IMPORTANTE: Pacientes com foco principal de tratamento em cuidados paliativos podem se beneficiar de medidas prolongadoras de vida não invasivas como antibioticoterapia, suporte ventilatório não invasivo e hidratação. Estas decisões devem ser individualizadas de acordo com situação clínica e objetivo de cuidado.

Tabela 1 SPICT-BR adaptado – critérios para identificação de pacientes com doença avançada em piora clínica

Patologia	Critérios
Critérios gerais	Internações hospitalares não programadas Capacidade funcional ruim ou em declínio com limitada reversibilidade (o paciente passa na cama ou cadeira mais de 50% do dia) Dependente de outros para cuidados pessoais devido a problemas físicos e/ou de saúde mental. É necessário maior suporte para o cuidador Perda de peso significativa nos últimos 3-6 meses e/ou um baixo índice de massa corporal Sintomas persistentes apesar do tratamento otimizado das condições de base O paciente ou sua família solicitam cuidados paliativos, interrupção ou limitação do tratamento ou um foco na qualidade de vida

(continua)

Tabela 1 SPICT-BR adaptado – critérios para identificação de pacientes com doença avançada em piora clínica *(continuação)*

Patologia	Critérios
Cardiovascular	Classe funcional NYHA IV com tratamento otimizado com diuréticos e redução de pós-carga Doença vascular periférica grave e inoperável Arritmias supraventriculares ou ventriculares sintomáticas PCR prévia Síncope não explicada Choque cardiogênico
Oncológica	Doença metastática na apresentação Progressão para doença metastática com declínio persistente apesar de terapia específica Recusa do paciente em seguir terapia específica para doença
Pulmonar	Dispneia incapacitante ao repouso, sem resposta ao tratamento Doença progressiva (FEV1 < 40 mL/ano) ou aumento de visitas ao departamento de emergência *Cor pulmonale* ou ICC direita Hipoxemia em repouso (PaO_2 < 55 mmHg ou Sat < 88% com oxigênio suplementar) Hipercapnia ($PaCO_2$ > 50 mm Hg) Taquicardia em repouso Necessidade prévia de ventilação mecânica por insuficiência respiratória
Demência	Estágio ≥ 7 em escala FAST + incapacidade de deambular, vestir-se ou tomar banho sem assistência + incontinência urinária ou fecal + comunicação verbal não significativa (≤ 6 palavras inteligíveis) Presença de comorbidades com diminuição de sobrevida (aspiração, pielonefrite, sepse, úlceras de pressão) Disfunção nutricional; perda de 10% de peso em 6 meses ou albumina < 2,5 g/L Fratura de fêmur, múltiplas quedas
Hepático	Não candidato a transplante Disfunção metabólica: albumina < 2,5 g/L e INR > 1,5 Ascite apesar de dose máxima de diuréticos PBE Encefalopatia hepática apesar de tratamento Sangramento varicoso recorrente
Renal	*Clearance* de creatinina < 10 mL/min (< 15 se DM) e creatinina sérica > 8 (> 6 se DM) Sinais e sintomas de uremia, hipercalemia ou pericardite Oligúria Hipervolemia refratária Decisão de suspender a diálise devido à piora clínica ou intolerância ao tratamento

(continua)

Tabela 1 SPICT-BR adaptado – critérios para identificação de pacientes com doença avançada em piora clínica *(continuação)*

Patologia	Critérios
HIV	CD4 < 25 apesar de TARV Diminuição de classe funcional em mais um de: linfoma de SNC, caquexia, bacteremia por *Mycobacterium avium*; leucoencefalopatia multifocal progressiva; sarcoma de Kaposi visceral ou linfoma sistêmico resistente a quimioterapia; *Cryptosporidium* ou toxoplasmose resistente a terapia

Adaptada de: Ferreira GD, Mendonça GN[1]; SPICT-BR™.[2]
DM: *diabetes mellitus*; FAST: *Functional Assessement Short Test*; ICC: insuficiência cardíaca congestiva; INR: *international normalized ratio*; NYHA: New York Heart Association; $PaCO_2$: pressão parcial de dióxido de carbono; PaO_2: pressão parcial de oxigênio; PBE: peritonite bacteriana espontânea; PCR: parada cardiorrespiratória; Sat: saturação; SNC: sistema nervoso central; TARV: terapia antirretroviral.

Tabela 2 *Screening* para necessidades de cuidados paliativos no departamento de emergência do ACEP (American College of Emergency Physicians)

A. Doença grave e incurável + B. Qualquer um dos seguintes critérios:
▪ Pergunta surpresa: "Você se surpreenderia se o paciente morresse em um ano ou não chegasse à idade adulta?" (se pediátrico)
▪ *Bounce-back* (idas e vindas): retorna ao DE em um período de meses por uma mesma condição ou sintoma
▪ Aumento de complexidade: aumento de dependência e da necessidade de cuidados a longo prazo
▪ Sintomas mal controlados: procura o DE por sintomas físicos ou psicológicos de difícil controle
▪ Declínio funcional: perda de funcionalidade, intolerância alimentar, perda de peso não intencional ou estresse do cuidador

Adaptada de: American College of Emergency Physicians[3].
DE: departamento de emergência.

AVALIANDO FUNCIONALIDADE

Tabela 3 Escala de performance ECOG

Pontuação	Descrição
0	Completamente ativo: capaz de realizar todas as atividades sem restrição (Karnofsky 90-100%)
1	Restrição a atividades físicas rigorosas; é capaz de trabalhos leves e de natureza sedentária (Karnofsky 70-80%)

(continua)

Tabela 3 Escala de performance ECOG *(continuação)*

Pontuação	Descrição
2	Capaz de realizar todos os autocuidados, mas incapaz de realizar qualquer atividade de trabalho; em pé aproximadamente 50% das horas em que o paciente está acordado (Karnofsky 50-60%)
3	Capaz de realizar somente autocuidados limitados, confinado ao leito ou cadeira mais de 50% das horas em que o paciente está acordado (Karnofsky 90-100%)
4	Completamente incapaz de realizar autocuidados básicos, totalmente confinado ao leito ou à cadeira (Karnofsky < 30%)

Adaptada de: Farias ST, et al.[4]

Tabela 4 PPS (*Palliative Performance Scale*)

PPS	Deambulação	Atividade e evidência da doença	Autocuidado	Ingesta	Nível de consciência
100%	Completa	Atividade normal e trabalho, sem evidência de doença	Completo	Normal	Completa
90%	Completa	Atividade normal e trabalho, alguma evidência de doença	Completo	Normal	Completa
80%	Completa	Atividade normal com esforço, alguma evidência de doença	Completo	Normal ou reduzida	Completa
70%	Reduzida	Incapaz para o trabalho, doença significativa	Completo	Normal ou reduzida	Completa
60%	Reduzida	Incapaz para hobbies/ trabalho doméstico, doença significativa	Assistência ocasional	Normal ou reduzida	Completa ou períodos de confusão
50%	Maior parte do tempo sentado ou deitado	Incapaz para qualquer trabalho, doença extensa	Assistência considerável	Normal ou reduzida	Completa ou períodos de confusão
40%	Maior parte do tempo acamado	Incapaz para a maioria das atividades, doença extensa	Assistência quase completa	Normal ou reduzida	Completa ou sonolência +/– confusão

(continua)

Tabela 4 PPS (*Palliative Performance Scale*) (*continuação*)

PPS	Deambulação	Atividade e evidência da doença	Autocuidado	Ingesta	Nível de consciência
30%	Totalmente acamado	Incapaz para qualquer atividade, doença extensa	Dependência completa	Normal ou reduzida	Completa ou sonolência +/- confusão
20%	Totalmente acamado	Incapaz para qualquer atividade, doença extensa	Dependência completa	Mínima a pequenos goles	Completa ou sonolência +/- confusão
10%	Totalmente acamado	Incapaz para qualquer atividade, doença extensa	Dependência completa	Cuidados com a boca	Sonolento ou coma +/- confusão
0%	Morte	-	-	-	-

©Victoria Hospice Society. Tradução livre de Maciel MG, Carvalho RT.[5]

Tabela 5 *Karnofsky Performance Status* (KPS)

Valor	Capacidade funcional	Definição
100	Normal, sem queixas, sem evidência de doença	Capaz de exercer atividade normal e trabalhar; nenhum cuidado especial necessário
90	Capaz de exercer atividade normal, sinais ou sintomas menores da doença	
80	Atividade normal com esforço, alguns sinais ou sintomas da doença	
70	Cuida de si mesmo, incapaz de exercer trabalho normal ou realizar trabalho ativo	Incapaz de trabalhar; capaz de viver em casa e cuidar da maioria das necessidades pessoais; variados graus de assistência necessários
60	Requer assistência ocasional, mas é capaz de executar a maioria das necessidades	
50	Requer assistência considerável e cuidados médicos frequentes	
40	Incapaz, requer cuidados especiais e assistência	Incapaz de cuidar de si mesmo; requer o equivalente a cuidado institucional ou hospitalar; doença pode estar progredindo rapidamente
30	Severamente incapaz, hospitalização indicada, apesar de morte não ser iminente	
20	Hospitalização necessária, muito doente, necessário tratamento de suporte ativo	
10	Moribundo, processo de morte em rápida progressão	
0	Morto	

AVALIAÇÃO E MANEJO DA DOR

Tabela 6 Escala PAINAD-Br para avaliação de dor no paciente com demência

Instruções: observe o paciente por cinco minutos antes de pontuar os comportamentos dele. Pontue de acordo com a tabela abaixo.

	0	1	2
Respiração	Normal	Dificuldade ocasional para respirar Curto período de hiperventilação	Respiração ruidosa ou com dificuldade Longo período de hiperventilação Respiração de Cheyne-Stokes
Vocalização	Nenhuma	Resmungos ou gemidos ocasionais Fala em baixo tom, conteúdo desaprovador ou negativo	Chamados perturbadores repetitivos Resmungos ou gemidos altos Choro
Expressão facial	Sorrindo ou inexpressiva	Triste Assustada Franzida	Careta
Linguagem corporal	Relaxada	Tensa Andar angustiado ou aflito Inquietação	Rígida Punhos cerrados Joelhos encolhidos Puxar ou empurrar Comportamento agressivo
Consolabilidade	Sem necessidade de consolar	Tranquilizado ou distraído por voz ou toque	Incapaz de ser consolado, distraído ou tranquilizado

Pontuação: 1-3 dor leve; 4-6 dor moderada; 7-10 dor intensa.
* Essas variações são baseadas em uma escala padrão de 0-10, mas não foram comprovadas na literatura para essa avaliação.

Tabela 7 BPS-Br. Escala comportamental de dor

Item	Descrição	Pontuação
Expressão facial	Relaxada	1
	Parcialmente tensa (ex.: abaixa a sobrancelha)	2
	Totalmente tensa (ex.: fecha os olhos)	3
	Careta (presença de sulco perilabial, testa franzida, pálpebras ocluídas)	4

(continua)

Tabela 7 BPS-Br. Escala comportamental de dor *(continuação)*

Item	Descrição	Pontuação
Membros superiores	Sem movimento	1
	Com flexão parcial	2
	Com flexão total e flexão dos dedos	3
	Com retração permanente: totalmente contraído	4
Adaptação à ventilação mecânica	Tolera movimentos	1
	Tosse com movimentos	2
	Briga com o ventilador	3
	Incapaz de controlar a ventilação mecânica	4
Interpretação: 0-3 sem dor; 4-6 dor leve; 7-9 dor moderada; 10-12 dor intensa.		

Tabela 8 Medicações adjuvantes no manejo de dor

Adjuvante	Dose inicial	Posologia	Dose usual	Indicação	Cuidados
Antidepressivos tricíclicos				Dor neuropática	Efeitos anticolinérgicos Sedação Evitar em cardiopatas
Amitriptilina	12,5-25 mg	1x dia	25-50 mg/dia		
Nortriptilina	10-25 mg	1x dia	50 mg/dia		
Inibidores seletivos de recaptação de serotonina e noradrenalina				Dor neuropática Dor pós-QT	Náusea Hipertensão Ajuste em DRC
Duloxetina	30 mg	1x dia	60-90 mg/dia		
Venlafaxina	37,5-75 mg	1x dia	75-150 mg/dia		
Anticonvulsivantes				Dor neuropática	Sedação Tontura Ajuste em DRC
Gabapentina	150-300 mg	1x dia até 8/8 h	900-3.600 mg/dia		
Pregabalina	25-50 mg	1x dia até 12/12 h	150-300 mg/dia		

Tabela 9 Doses equianalgésicas de opioides*

Opioide	Via oral	Via parenteral
Morfina	30 mg	10 mg
Codeína	200 mg	-
Metadona+	20 mg	10 mg
Oxicodona	20-30 mg	10-15 mg
Hidromorfina	7,5 mg	1,5 mg
Fentanil	-	100 mcg

Adaptada de: Minson FP, et al.[16]

* Na mudança de um fármaco por outro, fazer redução inicial de 25-50% da dose equianalgésica.

+ Quando a modificação for feita por metadona, reduzir a dose em 75-90%.

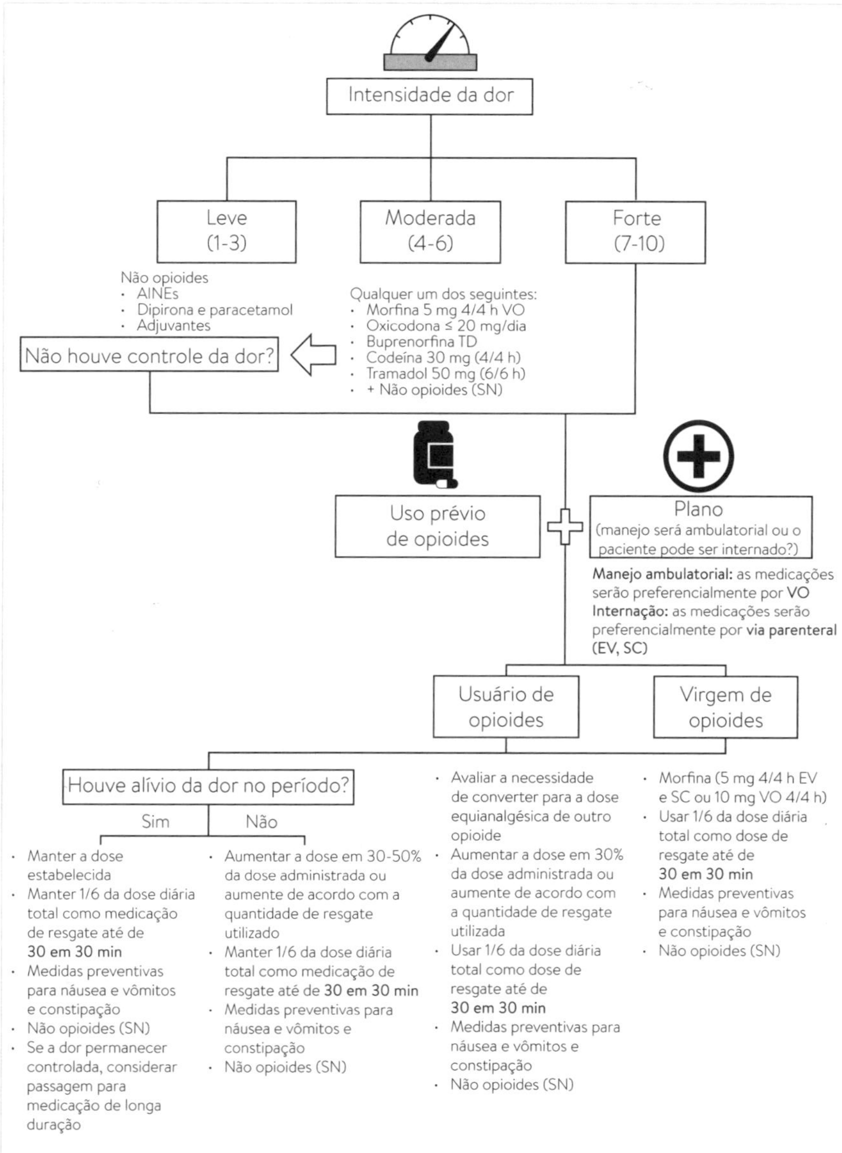

Figura 3 Manejo rápido da dor em cuidados paliativos.

Adaptada de: Ferreira GD, Mendonça GN12.

AINEs: anti-inflamatórios não esteroidais.

Tabela 10 Rotação de opioide: morfina x metadona*

Dose de morfina/dia	Morfina:metadona
< 100 mg	4:1
101 a 299 mg	8:1
> 300 mg	12:1

Adaptada de: Minson FP, et al.[16]
* Relação de equipotência analgésica não linear.

CONTROLANDO SINTOMAS ALÉM DA DOR

Tabela 11 Manejo da dispneia em cuidados paliativos

Intensidade da dispneia	Usuário de opioide	Virgem de opioide
Leve	Considerar manejo não farmacológico inicialmente. Se falhar, considere manejo com opioides segundo intensidade moderada	
Moderada	Morfina 0,5-2 mg EV/SC ou 2,5-5 mg VO 4/4 h Resgate: morfina 5 mg VO/SC até de 1/1 h ou EV/SC 0,5-2 mg até de 15/15 min	Aumentar a dose em 25% se não houver melhora após 2-3 doses de resgate
Grave	Morfina 5-10 mg VO 4/4 h ou 2-5 mg EV/SC 4/4 h Resgate: morfina 5-10 mg VO até de 1/1 h ou EV/SC 2-5 mg até de 15/15 min Se o objetivo de cuidado for conforto em fim de vida, considerar midazolam 2,5-5 mg EV/SC se sintoma refratário à morfina	Aumentar a dose em 25% se não houver melhora após 1-2 doses de resgate Utilizar apenas opioides de ação curta Considere o uso de adjuvantes se necessário (midazolam, prometazina)

Adaptada de: Ferreira GD, Mendonça GN[1].

1

- Oxigenioterapia se hipoxêmico
- Correção de hipervolemia
- Linfangite carcinomatosa – dexametasona 16 mg/dia

2

- MORFINA
  - 1º *bolus*: 0,5-2 mg (reavalie em 15 minutos)
  - Sem melhora 2º *bolus* 0,5-2 mg
  - Se melhora, manutenção:
    - Dose necessária para alívio 4/4 h OU BIC 1 mg/h

3

- MORFINA
  - Usuário crônio de opioide
    - 1º *bolus* 10-15% da dose diária de opioide
    - 2º *bolus* 50-100% do primeiro *bolus*

4

- Sem melhora após doses de morfina:
  - Midazolan 2,5-5 mg (até 2x – intervalo 15 minutos)

5

- Sem melhora após morfina e midazolan
  - Considere iniciar sedação paliativa com midazolan contínuo
    - *Bolus*: 0,03-0,05 mg/kg; dose *bolus* usual: 2,5-5 mg (repetir *bolus* até alívio)
    - Manutenção: BIC 0,02-0,1 mg/kg/h OU dose de alívio/hora

6

- Se disfunção renal: reduzir doses em 50%
- Sinais de intoxicação:
  - Rebaixamento de nível de consciência
  - Bradipneia
  - Miose

Figura 4 Fluxograma para manejo de dispneia em paciente em fase ativa de morte.

Tabela 12 Outros sintomas respiratórios

Sintoma	Tratamento não farmacológico	Tratamento farmacológico
Tosse	▪ Revisar uso de medicações como IECA e BRA ▪ Considerar doença de refluxo ▪ Posicionar o paciente de forma confortável	Primeiro investigar e tratar causas se possível. **Tosse seca ou não produtiva:** ▪ Levodropropizina xarope ou solução: 10 mL (75 mg) VO 8/8 h ▪ Morfina: iniciar com ½ cp de 10 mg (5 mg) de 4/4 h VO OU 10 a 20 gotas (2,5-5 mg) de 4/4 h VO ▪ Codeína: 15-30 mg de 4/4 h. Baixa evidência **Tosse produtiva:** ▪ Acetilcisteína: sachês 200 mg de 8/8 h OU 600 mg/dia VO ou 1 ampola de 300 mg diluídos em 3 mL de SF 0,9% uso inalatório **Tosse refratária:** ▪ Gabapentina: 300 mg de 8/8 h. Dose máxima 1.800 mg/dia
Soluços	▪ Respirar dentro de um saco de papel (especialmente se o paciente estiver hiperventilando) ▪ "Segurar" a respiração ▪ Manobra de Valsalva	▪ Baclofeno: 5-20 mg VO 2x ou 3x/dia (evitar interrupção abrupta) ▪ Gabapentina: 100-400 mg 3x/dia ▪ Clorpromazina: 25-50 mg VO/EV/SC 3-4x/dia (pode provocar sedação considerável) ▪ Metoclopramida: 10 mg 4x/dia VO/EV/SC (preferência na presença de distensão gástrica) ▪ Refluxo gastroesofágico: tratar com inibidor de bomba de próton omeprazol 40 mg/dia VO e antiácidos associados à simeticona ▪ Distensão abdominal: simeticona 40 a 125 mg até 4x/dia ▪ Compressão/irritação tumoral: dexametasona 4-8 mg VO/EV/SC pela manhã pode reduzir. Se não houver melhora em uma semana, interrompa o uso

(continua)

Tabela 12 Outros sintomas respiratórios *(continuação)*

Sintoma	Tratamento não farmacológico	Tratamento farmacológico
Sororoca	▪ Orientação aos familiares ▪ Reposicionamento do paciente: elevação de decúbito e lateralização ▪ Sucção gentil da orofaringe	Escopolamina 20 mg SC ou EV 6/6 h
Hemoptise (em processo ativo de morte)	▪ Orientação aos familiares ▪ Reposicionamento do paciente: elevação de decúbito e lateralização ▪ Se pulmonar: pulmão responsável voltado para baixo ▪ Lençóis escuros: reduzir impacto visual do sangramento	Ácido tranexâmico: nebulização 500 mg/5 mL 8/8 h Considerar sedação paliativa

Tabela 13 Sintomas gastrointestinais

Sintoma	Tratamento não farmacológico	Tratamento farmacológico
Anorexia/ caquexia	▪ Fornecer refeições com pequenas porções, priorizando os desejos do paciente ▪ Suplementos alimentares líquidos são caros, mas podem ser uma opção útil como prevenção na fase pré-caquexia ▪ Comunicação clara, compassiva e contínua sobre evolução da caquexia ▪ Se tolerado, adicionar às refeições complementos com alto teor calórico, como manteiga e queijo ▪ Preferir alimentos fáceis de mastigar, evitando alimentos secos, duros, picantes ou ácidos ▪ Avaliar afecções orais, garantir boa higiene oral e fornecer prótese dentária apropriada para proporcionar alimentações mais prazerosas ▪ Estimular exercício físico mínimo, prevenção de perda de massa muscular ▪ Apoio de equipe multiprofissional	Avaliar primeiro funcionalidade, prognóstico e estágio da caquexia: Estimulantes do apetite: dexametasona 4 mg ou prednisona 15 mg VO pela manhã por 2 semanas Acetato de megestrol: dose inicial 160 mg VO/manhã por 4 a 8 semanas. Dobrar dose se necessário a cada 2 semanas Mirtazapina: 15 mg/dia

(continua)

Tabela 13 Sintomas gastrointestinais *(continuação)*

Sintoma	Tratamento não farmacológico	Tratamento farmacológico
Constipação	▪ Apoio de nutricionistas para incorporação de medidas dietéticas ▪ Promover privacidade no momento da evacuação ▪ Orientar importância da regularidade e sempre respeitar o momento de evacuação ▪ Aumentar ingesta líquida ▪ Estimular deambulação e fisioterapia motora de acordo com a funcionalidade	Bisacodil: iniciar em 5 mg VO/dia ao deitar – máximo 30 mg/dia Picossulfato de sódio: 10 a 20 gotas ao deitar. Dose máxima 30 mg/dia (idosos frágeis, reduzir) Senna: 25 mg ao deitar. Dose máxima 90 mg/dia Lactulose: iniciar com 15-30 mL VO/dia – máximo 60 mL/dia divididos em 1-2 doses Macrogol: 1 sachê/dia diluído em 100 mL de água. Dose máxima 1 sachê 2 ou 3x/dia Enema de fosfato de sódio: aplicação pela via retal, orientar retenção de líquido até a vontade de evacuar. Dose máxima 1 aplicação/dia **Atenção! Se o paciente faz uso de opioides, deve haver laxantes de uso regular na prescrição. Prevenção de constipação**
Obstrução intestinal maligna (OIM)	▪ Umidificação de mucosa oral para conforto (p.ex.: geladinhos de sucos ou água) OU uso de lubrificantes em gel ▪ Higienização de cavidade oral ▪ Passagem de sonda nasogástrica (SNG) em sistema aberto em caso de vômitos frequentes ▪ Com presença de SNG, a dieta líquida sem resíduos para conforto do paciente se desejado pode ser indicada ▪ Considerar gastrostomia e dilatação endoscópica com prótese	Haloperidol (atua como antiemético): iniciar 1 mg de 12/12 h ou 8/8 h via SC. Dose máxima 10-15 mg/dia Ondansetrona (antiemético): 4-8 mg 8/8 h via SC/EV. Dose máxima 24 mg/dia Butilbrometo de escopolamina (antissecretor): iniciar de 60 a 120 mg/dia distribuídos de 6/6 h. Dose máxima 240 mg/dia Dexametasona (primeira fase, suspender após 5 dias): 12-16 mg/dia SC/EV sempre pela manhã Octreotide (antissecretor, suspender escopolamina): 600 a 900 mg/dia distribuídos de 8/8 h via SC/EV Atenção: correção de distúrbios eletrolíticos pode ser benéfica em pacientes com obstrução parcial **Avaliar dor e considerar indicação de analgésico correspondente**

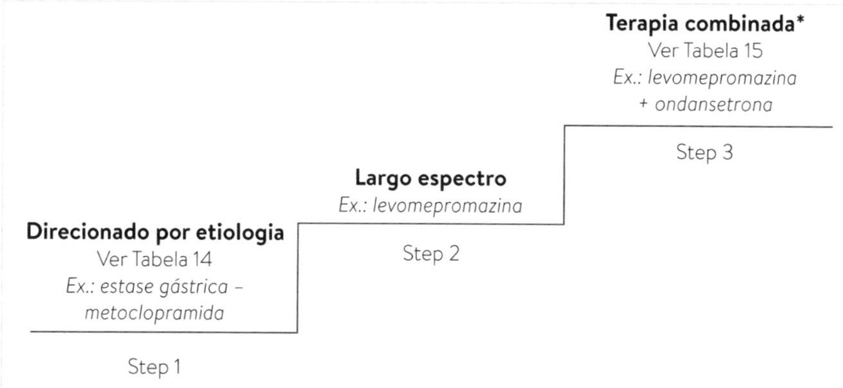

Figura 5 Escada de tratamento da náusea.

* Combinar drogas com diferentes mecanismos de ação. Adaptado de PFC 7ª ed.[17]

Tabela 14 Controle de náusea por etiologia

Síndrome	Achados	Causas	Mecanismo	Tratamento
Estase/retardo de esvaziamento gástrico	Dor, empachamento, pirose e refluxo, soluço. Melhora após vômito	Medicações (opioides, tricíclicos, anticolinérgicos). Ascite, carcinomatose peritoneal, compressão extrínseca do estômago	Distensão ativando receptores gástricos e via vagal	Metoclopramida 10 mg EV/SC 8/8 h Levomepromazina 6,5-25 mg EV 1x/dia
Químico/metabólico	Náuseas persistentes a despeito de vômito	Quimioterápicos (QT), drogas (opioides, antibióticos), ureia, hipercalemia	Ativação da zona de gatilho quimiorreceptora, receptores D2 e 5HT3	Ondansetrona 4-8 mg EV/SC 8/8 h Haloperidol 1-2,5 mg EV/SC 8/8 h
Obstrução intestinal	Dor em cólica. Vômito alivia náusea. Constipação, distensão abdominal. Aumento de peristaltismo, dor à palpação	Neoplasia primária ou metastática (carcinomatose), bridas/aderências, ascite	Ativação da zona de gatilho (receptores D2, HT3), distensão visceral ativando mecanorreceptores	Haloperidol 1-2,5 mg EV/SC 8/8 h Dexametasona 4-8 mg EV/SC 12/12 h Octreotide 100-300 UI/SC/EV dia, 8/8 h ou em infusão contínua

(continua)

Tabela 14 Controle de náusea por etiologia *(continuação)*

Síndrome	Achados	Causas	Mecanismo	Tratamento
Vestibular	Náusea associada ao movimento. Vertigem	Medicações, acometimento vestibular direto	Ativação do centro vestibular (receptores histamínicos/muscarínicos)	Dimenidrinato 30 mg EV 6/6 h Levomepromazina 6,2-25 mg EV 1x/dia
Hipertensão intracraniana	Cefaleia, alteração cognitiva ou neurológica focal, papiledema	Tumor cerebral (primário ou metastático), meningite, hemorragia intraparenquimatosa cerebral	Estimulação da zona quimiorreceptora	Dexametasona 4-8 mg IV/SC 12/12 h (pode ser utilizada dose de ataque de 10 mg)
Cortical	Associada a ansiedade	Náusea antecipatória pré-QT		Diazepam 5-10 mg VO/EV

Tabela 15 Mecanismo de ação de fármacos antieméticos

	Antagonista D2	Antagonista H1	Antagonista muscarínico	Antagonista 5HT2	Antagonista 5HT3	Antagonista 5HT4	GABAmimético
Clorpromazina	+++	+++	++	++			
Domperidona	++						
Haloperidol	+++				+		
Levomepromazina	++	+++	++	+++	+		
Lorazepam							+++
Metoclopramida	++				+	++	
Ondansetrona					+++		
Olanzapina	++	+	++	++	+		
Prometazina	++	++	++				

Atividade farmacológica: intensa +++; moderada ++; leve +.
Adaptada de PFC 7ªed.[17]

Tabela 16 Sintomas neuropsiquiátricos

Sintoma	Tratamento não farmacológico	Tratamento farmacológico
Ansiedade	▪ Psicoterapia ou terapia comportamental ▪ Técnicas de relaxamento ▪ Estimular atividade física conforme funcionalidade ▪ Apoio de psicólogos, terapeutas ocupacionais e capelões ▪ Acupuntura ▪ Musicoterapia ▪ Cuidado espiritual ▪ Grupos de suporte e encaminhamento para suporte especializado	Avaliar a causa e tratar de forma multidimensional ▪ Primeira linha: inibidores seletivos de recaptação de serotonina: sertralina 25-100 mg/dia, escitalopran 5-10/20 mg/dia, paroxetina 10-20 mg/dia ▪ Segunda linha: benzodiazepínicos: clonazepam 0,5-2 mg/dia, divididos em duas doses, alprazolam 1-6 mg/dia divididos em 3-4 doses – muito utilizados quando a ansiedade está associada a dispneia
Depressão	▪ Psicoterapia de suporte individual ou em grupo ▪ Hipnoterapia ▪ Terapia cognitivo-comportamental, terapia de resolução de problemas, terapia existencial e grupo de autoajuda, além de educação de paciente e familiar ▪ O controle adequado da dor contribui significativamente para a melhora dos sintomas depressivos ▪ Apoio de equipe multiprofissional	**Depressão leve:** ▪ Psicoterapia+ antidepressivos tricíclicos em baixas doses. Exemplo: amitriptilina de 12,5 a 25 mg ▪ Benzodiazepínicos devem ser indicados com cautela, de preferência em baixas doses e com supervisão de especialista **Depressão moderada:** ▪ Primeira linha: inibidores da recaptação de serotonina (ISRS); sertralina 25-100 mg/dia, escitalopran 5-10/20 mg/dia, inibidores da recaptação de serotonina e noradrenalina (IRSN) venlafaxina, 37,5-225 mg/dia e duloxetina 10-60 mg/dia (ação em dor neuropática) e atípico mirtazapina 7,5-60 mg à noite (sedativo, beneficia pacientes com insônia e anorexia). Psicoestimulantes são primeira linha em pacientes com menor expectativa de vida pela ação rápida:

(continua)

Tabela 16 Sintomas neuropsiquiátricos *(continuação)*

Sintoma	Tratamento não farmacológico	Tratamento farmacológico
Depressão		• Metilfenidato 2,5-10 mg VO 12/12 h • Dextroanfetamina 5 mg/dia a 15 mg/12/12 h VO • Modafinil 100-200 mg VO 1x/dia ▪ Segunda linha: antidepressivos tricíclicos (ATC); nortriptilina 10-150 mg/dia, amiltriptilina 25-100 mg à noite ▪ Terceira linha: inibidores de monoaminoxidase (IMAOs); menos utilizados pelos efeitos adversos, são reservados principalmente para paciente com resposta anterior favorável **Depressão grave:** deve ser acompanhada por especialista; quetamina pode ser uma opção de ação rápida para depressão grave, especialmente se associada a dor, no entanto há necessidade de mais estudos e a melhor forma de administração e dosagem ainda estão indefinidas

(continua)

Tabela 16 Sintomas neuropsiquiátricos *(continuação)*

Sintoma	Tratamento não farmacológico	Tratamento farmacológico
Delirium	▪ Promover ambiente confortável com pouca luz, redução de ruídos, poucas atividades à beira do leito e presença de uma pessoa do convívio ▪ Garantir o acesso a óculos ou aparelho auditivo se necessário ▪ Oriente periodicamente o paciente quanto ao horário, dia do mês e semana ▪ Evitar acordar o paciente para realizar procedimentos ou administrar medicações ▪ Reajustar o ritmo circadiano ▪ Explique para paciente e familiares a causa dos sintomas e comportamentos ▪ Adaptar dieta e ofertar sempre que o paciente estiver bem acordado ▪ A contenção mecânica está contraindicada e deve ser utilizada como último recurso, pois aumenta a agitação e favorece o surgimento de lesões ▪ Adotar medidas preventivas de *delirium*	Investigar e tratar a causa e promover hidratação de acordo com a necessidade Primeira linha: ▪ Haloperidol: iniciar com 0,5 mg-1 mg VO/SC de 12/12 h ou 8/8 h. Dose máxima 5 mg/dia ▪ Opções: • Risperidona: 0,5-2 mg VO 12/12 h • Olanzapina: 1,25-10 mg/dia VO • Quetiapina: dose recomendada 12,5-150 mg/dia VO (divididos em até 3 doses) ***Delirium* hipoativo:** não há evidência de benefício de tratamento farmacológico para o delirium hipoativo ***Delirium* hiperativo em processo ativo de morte:** ▪ Haloperidol: 0,5-1 mg a cada 2 horas EV/SC até melhora inicial. Com base na dose inicial eficaz, titular a 8/8 h conforme necessidade e deixar resgates de 1 mg até 3x/dia ▪ Midazolam: iniciar com doses de 2,5 mg até 4x/dia em *bolus* SC (controle rápido), manter 7,5-10 mg diluídos em 100 mL de SF 0,9% via SC em 24 h ▪ Clorpromazina (*off-label*): iniciar com 12,5-25 mg/dia via SC. Titular conforme necessidade e deixar doses de resgate de 25 mg 3x/dia (dose total 25-300 mg/dia)

(continua)

Tabela 16 Sintomas neuropsiquiátricos *(continuação)*

Sintoma	Tratamento não farmacológico	Tratamento farmacológico
Insônia	▪ Tratamento de sintomas físicos não controlados ▪ Ajuste de horário de corticoide ▪ Higiene do sono	Ajuste de medicações já utilizadas para manejo de outros sintomas e que cursem com sonolência ▪ Ex.: gabapentina ou pregabalina em dor neuropatica - aumento da dose noturna ▪ Quetiapina 25 mg/noite ▪ Mirtazapina 15 mg/noite
Sonolência	▪ Reajustar o ritmo circadiano ▪ Medidas de higiene do sono ▪ Apoio da Terapia Ocupacional ▪ Organização de rotina com atividades de estímulo	▪ Metilfenidato 5-20 mg pela manhã ▪ Modafinil (100-200 mg) 1x/dia pela manhã

Tabela 17 Sintomas gerais

Sintoma	Tratamento não farmacológico	Tratamento farmacológico
Sialorreia	▪ Elevar decúbito e reposicionar o paciente em decúbito lateral que favoreça a drenagem ▪ Apoio de fonoaudiólogos ▪ Realizar higiene oral e da prótese dentária, se houver ▪ Manter leito e travesseiros protegidos da umidade ▪ Pesar a real necessidade de aspiração das vias aéreas. Procedimento doloroso que causa desconforto ▪ Revisar prescrição para fluidoterapia endovenosa	▪ Atropina 1% colírio: 2 gotas VO ou sublingual de 8/8 h. Dose máxima 4 gotas de 4/4 h ▪ Brometo de propantelina gel 10 mg/g: aplicar nas regiões submandibular e parótida ▪ Butilbrometo de escopolamina: iniciar 20 mg VO/SC de 8/8 h. Dose máxima 120 mg/dia ▪ Amitriptilina: iniciar 10 mg ao se deitar. Se necessário, aumentar depois de 7 dias 25 mg ao se deitar. Dose máxima 150 mg ao se deitar. Pouco utilizada; ver contraindicações

(continua)

Tabela 17 Sintomas gerais *(continuação)*

Sintoma	Tratamento não farmacológico	Tratamento farmacológico
Boca seca	▪ Gel lubrificante e substitutos da saliva para hidratar a cavidade oral 6x/dia em quantidade suficiente para formar uma fina camada ▪ Apoio da Odontologia ▪ Tomar goles de água regularmente ▪ Manter regularidade na higiene oral ▪ Utilizar protetor labial e gel à base de água em cavidade oral	▪ Pilocarpina 4% colírio (40 mg/mL): 3 gotas VO após as refeições e higienização da cavidade oral. Ver contraindicações ▪ Tratar candidíase oral coexistente se presente (p. ex., fluconazol 50 mg VO 1x/dia por 7-10 dias)

(continua)

Tabela 17 Sintomas gerais *(continuação)*

Sintoma	Tratamento não farmacológico	Tratamento farmacológico
Prurido	▪ Apoio de equipe multiprofissional: diminuição de estresse ▪ Promover umidificação do ambiente (p. ex.: umidificadores) ou utilizar compressas úmidas para aliviar desconforto ▪ Hidratar a pele com creme hidratante 2x/dia ▪ Mantenha as unhas cortadas e limpas, evite coçar ▪ Utilize roupas frouxas e confortáveis (de preferência de algodão) ▪ Evite tomar banho com água morna ou quente, utilizar sabão neutro e líquido ▪ Enxugar a pele sem esfregá-la ▪ Avaliar suspensão de fármacos que possam ter causado prurido	**Uso tópico de primeira linha:** ▪ Calamina ou cloridrato de difenidramina + calamina + cânfora: de 3 a 4x/dia ▪ Capsaicina 0,025% loção tópica (prurido urêmico, braquiorradial): 1 a 4x/dia. Evitar áreas lesionadas, sensação de queimação inicial ▪ Lidocaína 2,5% + prilocaína 2,5%: 2x/dia **Uso sistêmico: avaliar a causa. Principais opções:** ▪ Colestiramina (prurido colestático): 4-12 g VO de 6/6 h, não apresenta benefício em obstrução total ▪ Sertralina (prurido colestático): 50-100 mg/dia VO ▪ Naltrexona (prurido urêmico): 50 mg/dia VO. Atenção! Avaliar uso de antagonista de opioides ▪ Ondasentrona (prurido urêmico): 4 mg de 12/12 h VO ▪ Hidroxizina (prurido por uso de opioides ou alergia): 25 mg 2-3x/dia ▪ Prednisona (linfoma de Hodgkin): 10-20 mg/manhã VO ▪ Prednisona (reação medicamentosa ou eritrodermia): 1-2 mg/kg/dia VO, reduzir gradualmente ▪ Dexametasona (linfoma de Hodgkin): 4-8 mg/manhã VO

(continua)

Tabela 17 Sintomas gerais *(continuação)*

Sintoma	Tratamento não farmacológico	Tratamento farmacológico
Edema e hipervolemia	▪ Ajustar controle de líquidos e eletrólitos ▪ Monitorar sinais de desidratação durante o uso de diuréticos ▪ Medidas de prevenção de trombose venosa profunda (TVP), celulite e linforreia ▪ Cuidados com pele e prevenção de lesões ▪ Orientar atividade física de acordo com a funcionalidade	▪ Furosemida: primeiro avaliar a necessidade de acordo com objetivo e funcionalidade. Dose de 20 a 80 mg/dia VO/SC/EV ao dia. Doses mais altas podem ser necessárias em pacientes com insuficiência renal ▪ O uso de albumina e diuréticos em associação não é recomendado
Fadiga	▪ Atividade física e exercício de acordo com a funcionalidade ▪ Acompanhamento de equipe multiprofissional ▪ Manejo de ansiedade e depressão ▪ Terapias de relaxamento ▪ Higiene do sono (evitar estimulantes à noite e tomar bebidas quentes antes de dormir) ▪ Programar atividades prazerosas, realizando-as uma de cada vez ▪ Técnicas de conservação de energia ▪ Organização de atividades de vida diária com menor impacto possível	**Uso off-label** **Psicoestimulantes:** ▪ Metilfenidato: 2,5-5 mg pela manhã. Dose máxima 40 a 60 mg/dia ▪ Modafinila: 200 mg pela manhã. Reduzir para 100 mg no caso de idosos e insuficiência hepática. Dose máxima 400 mg/dia **Corticoides:** ▪ Dexametasona: 4-8 mg pela manhã por 2-4 semanas ▪ Prednisona: 20-40 mg pela manhã por 2-4 semanas

Adaptada de: Twycross R, et al.[9]; Bruera E, et al.[10]; Cherny N[11].
BRA: bloqueadores dos receptores de angiotensina; IECA: inibidores da enzima conversora de angiotensina.

SEDAÇÃO PALIATIVA

Tabela 18 Critérios para sedação paliativa

Considerar início de sedação paliativa se:	
Sintomas	Exemplos
Sofrimento refratário por condição física com esgotamento de tratamento específico	Hemorragia maciça, asfixia, dispneia terminal grave, crise álgica intolerável etc.
Sintoma físico intolerável apesar de medidas de conforto otimizadas	*Delirium* hiperativo, dispneia, dor, crise convulsiva
Sintomas não físicos intensos associados ao fim de vida	Depressão refratária, ansiedade, desmoralização e crise existencial (indicação não consensual)

Tabela 19 Medicações para sedação paliativa

Droga	Via	Dose inicial	Manutenção	Dose máxima
Midazolam 5 mg/mL: amp de 3 e 10 mL 1 mg/mL: amp de 5 mL	SC ou EV	0,03-0,05 mg/kg (dose de indução habitual 2,5-5 mg) Repetir se necessário de 15/15 min por via SC e HDC ou a cada 5 min EV até alívio do sintoma	BIC: 0,02-0,1 mg/kg/h (dose por hora = dose necessária para alívio do sofrimento) Dose habitual 1-2,5 mg/h Ajuste de dose a cada 4 horas *Bolus*: 2,5 a 5 mg Idosos, baixo peso, insuficiência renal ou hepática, baixa albumina sérica, reduzir dose para 0,5-1,5 mg/h ou se *bolus* aumente intervalo entre as doses para 6-8 h Resgates = dose de indução necessária	20 mg/h
Fenobarbital 100 mg/mL: amp de 2 mL	SC, EV	1-3 mg/kg Repetir se necessário de 15/15 min	0,5 mg/kg/h Dose usual: 50-100 mg/h	1.600 mg/d

(continua)

Tabela 19 Medicações para sedação paliativa *(continuação)*

Droga	Via	Dose inicial	Manutenção	Dose máxima
Propofol 10 mg/mL: amp de 10, 20, 50 e 100 mL	EV	20-50 mg	BIC: 20 mg/h com ajuste de 10 mg a cada 15 min até conforto Dose habitual 50-70 mg/h Resgates 10-20 mg a cada 10 min Obs.: estabilidade da solução de 12 h, troca da bolsa não deve demorar mais que 1 min	4 mg/kg/h
Clorpromazina 5 mg/mL: amp de 5 mL	SC ou EV	12,5 mg	BIC: 3-5 mg/h *Bolus*: 12,5-25 mg a cada 4-12 h	300 mg/d
Dexmedetomidina 100 mcg/mL: amp de 2 mL	EV e relato bem-sucedido de SC	1 mcg/kg por 10 minutos	0,2-0,7 mcg/kg/h	

MANEJO DE HIPODERMÓCLISE

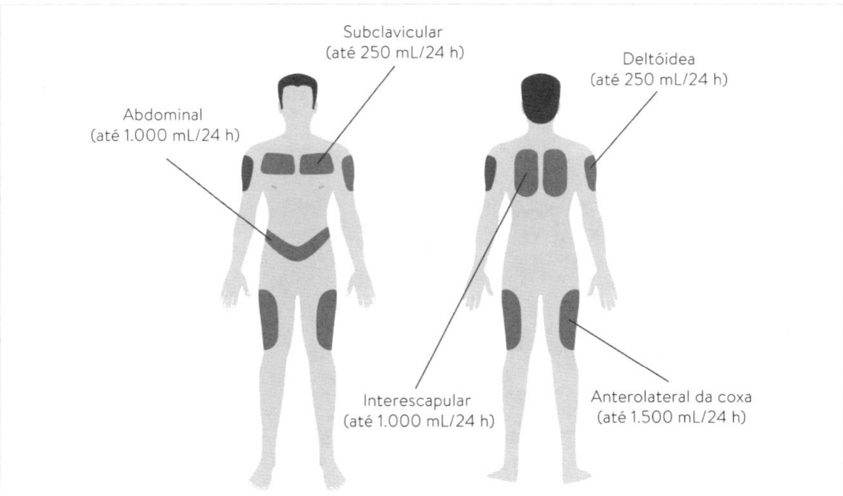

Figura 6 Locais de punção de hipodermóclise.
Adaptada de: Azevedo EF, et al.13; SBGG14.

Tabela 20 Medicações mais utilizadas em hipodermóclise (pacientes com função renal preservada)

Droga	Indicação	Doses	Diluente	Tempo de infusão	Comentários
Ampicilina	Infecções	1-2 g a cada 4-6 horas	SF 50 mL	20 minutos	*
Atropina	*	1,2 mg 1x/dia	*	*	
Cefepima	Infecções	1 g 12/12 ou 8/8 h	SF	40 minutos	*
Cefotaxima	Infecções	1-2 g 8/8 h	SF	30 minutos	*
Ceftazidima	Infecções	1 g 8/8 h	SF	30 minutos	*
Ceftriaxona	Infecções	2 g/dia	SF	30 minutos	*
Cetorolaco	Dor intensa	30-90 mg/dia	SF	*	Via exclusiva
Ciclizina	Náusea e vômitos	25-50 mg a cada 8 h (máximo de 150 mg/dia)	AD	*	Incompatível com SF
Clonazepam	Agitação e ansiedade	5-8 mg/dia	SF ou AD	*	É irritante, diluir o máximo tolerado
Dexametasona	Aumento da pressão intracraniana	4-16 mg/dia	SF ou AD	*	Via exclusiva
	Redução de edema peritumoral	4-20 mg/dia			
	Dispneia	4-16 mg/dia			
	Náusea e vômitos	8-20 mg/dia			
Diclofenaco	Dor	75-150 mg/dia	SF	*	É irritante, diluir o máximo tolerado
Dipirona	Dor	1 g a cada 6 h	SF	*	Via exclusiva
Ertapenem	Infecções	1 g a cada 24 h	SF	30 minutos	
Escopolamina	Cólicas intestinais	60-180 mg/dia. Máximo de 60 mg/dia em infusão contínua	AD	*	*

(continua)

Tabela 20 Medicações mais utilizadas em hipodermóclise (pacientes com função renal preservada) *(continuação)*

Droga	Indicação	Doses	Diluente	Tempo de infusão	Comentários
Fenobarbital	Convulsões	100-600 mg/dia	SF	40 minutos	Via exclusiva, compatível com morfina
Fentanil	Dor	Usual: 100-1.000 mcg/dia Resgate 10 mcg a cada 1 h	SF	1 mL/h = 5 mcg/h (solução de 500 mcg em 100 mL de diluente)	*
Furosemida	Dispneia devido à congestão pulmonar, edema	20-140 mg	SF	*	*
Haloperidol	Náusea e vômitos Sedação, agitação	2,5-30 mg/dia	AD	*	Concentração máxima 2 mg/mL. SF pode precipitar
Levomepromazina	Náusea e vômitos intensos	5-25 mg/dia	SF	*	É irritante, diluir o máximo tolerado
Metadona	Dor intensa	50% da dose oral	SF	60 mL/h	É irritante, variar o local da punção a cada 24 h
Metoclopramida	Náusea e vômitos	30-120 mg/dia	SF	*	É irritante, diluir o máximo tolerado
Meropenem	Infecções	500 mg-1 g 8/8 h	SF	40-60 minutos	

(continua)

Tabela 20 Medicações mais utilizadas em hipodermóclise (pacientes com função renal preservada) *(continuação)*

Droga	Indicação	Doses	Diluente	Tempo de infusão	Comentários
Midazolam	Agitação e confusão em pacientes em fase final	10-60 mg/dia *Bolus* 1-5 mg	SF ou AD	*	É irritante, diluir o máximo tolerado
	Mioclônus multifocal	10-30 mg/dia *Bolus* 2,5-5 mg			
Midazolam	Sedação	Iniciar com 1 mg/h e aumentar até 4 mg/h *Bolus* 1-5 mg			
Morfina	Dor e dispneia	50% da dose oral	SF ou AD	*	A dose de 10 mg/mL pode ser administrada a cada 4 h
Octreotide	Redução de secreção gástrica, motilidade, vômitos e diarreia	300-600 mcg/dia (máximo de 1.500 mcg)	SF	*	*
	Obstrução intestinal	250-500 mcg (máximo de 750 mcg)			
	Diarreia intratável	50-500 mcg (máximo de 1.500 mcg)			
Ondansetrona	Náusea e vômitos	8-24 mg/dia	SF ou AD	*	
Prometazina	Náusea e antialérgico	12,5-25 mg/dia	*	*	*
Tramadol	Dor	100-400 mg/dia	SF	*	*

Adaptada de: Azevedo DL[15].

REFERÊNCIAS BIBLIOGRÁFICAS

1. Ferreira GD, Mendonça GN. Cuidados paliativos: Guia de bolso. 1. ed. São Paulo: ANCP; 2017. p.5-62.
2. SPICT-BR™. Disponível em: https://www.spict.org.uk/the-spict/spict-br/. Acesso em 13/08/2020.
3. American College of Emergency Physicians. Palliative Care Toolkit for EM providers. 2014. Disponível em: www.acep.org.
4. Farias ST, et al. The measurement of everyday cognition (ECog): scale development and psychometric properties. Neuropsychology. 2008;22.4:531.
5. Victoria Hospice Society. A Escala de Desempenho em Cuidados Paliativos versão 2 (EDCP v2). Tradução livre de Maciel MG, Carvalho RT. Palliative Performance Scale (PPSv2). J Pall Care. 2009;9(4):26-32.
6. Baile WK, Buckman R, Lenzi R, et al. SPIKES-A six-step protocol for delivering bad news: application to the patient with cancer. Oncologist. 2000;5(4):302-11.
7. Limehouse WE, et al. A model for emergency department end-of-life communications after acute devastating events - Part II: Moving from resuscitative to end-of-life or palliative treatment. Academic Emergency Medicine. 2012;19:1300-8.
8. Fitchett G, Murphy PE, Kim J, et al. Religious struggle: Prevalence, correlates, and mental health risks in diabetic, congestive heart failure, and oncology patients. Int J Psychiatry Med. 2004;34:179-96.
9. Twycross R, et al. Palliative Care Formulary (PCF5+). UK; 2016.
10. Bruera E, Yennurajalingam S. Oxford American handbook of hospice and palliative medicine. Oxford: Oxford University Press; 2011. xv, 488 p.
11. Cherny N, Fallon M, Kaasa S, et al. Oxford textbook of palliative medicine. Oxford University Press; 2015.
12. Ferreira GD, Mendonça GN. Cuidados paliativos: Guia de bolso. 1. ed. São Paulo: ANCP; 2017. p.5-6.
13. Azevedo EF, Barbosa MF. Via subcutânea: a via parenteral de escolha para administração de medicamentos e soluções de reidratação em cuidados paliativos. In: Carvalho RT, Parsons H (eds.). Manual de Cuidados Paliativos ANCP. 2. ed. Porto Alegre: ANCP; 2012.
14. SBGG. Guia SBGG de uso da via subcutânea em Geriatria. SBGG; 2017.
15. Azevedo DL (org.). O uso da via subcutânea em geriatria e cuidados paliativos. Rio de Janeiro: SBGG; 2016. 60p.
16. Minson, FP, Garcia JBS, Junior OO, Siqueira JTT, Junior LHJ, et. Al. Opioides - Farmacologia básica. In: Carvalho RT, Parsons H (eds.). Manual de Cuidados Paliativos ANCP. 2. ed. Porto Alegre: ANCP; 2012.
17. Wilcock A, Howard P, Charlesworth S. Palliative care formulary. 7. ed. Londres: Pharmaceutical Press; 2020.

Índice remissivo

A

Abaulamentos 65
ABCDE do trauma 127
Abscessos/coleções 65
Acessos vasculares periféricos 67
Acidente vascular cerebral 106
Adoecimento dos profissionais de saúde 598
Alimentação de conforto 325
Alinhamento do meio-dia 222
Alocação de recursos escassos 591
Alta hospitalar segura 547
Alteração de paladar 486
Alterações de consciência 104
Alterações de pele no final da vida 572
Analgesia 67, 341
Analgésicos não opioides 393
Anamnese espiritual FICA 578
Anamnese espiritual SPIRIT 579
Anemia 313
Anestesia regional periférica 402
Anestésicos 403
Anorexia/caquexia 445, 633
Ansiedade 637
Antibioticoterapia 303
Antidepressivos 396
Antieméticos 636
APACHE (*Acute Physiologic and Chronic Health Evaluation*) 93
Artrocentese 67
Ascite 61
Aspectos espirituais 576
Aspectos ético-legais 176
Atendimento pré-hospitalar 31
Avaliação da dor 348
Avaliação global de necessidades do paciente 52

B

Behavioural Pain Scale 384
Bloqueadores neuromusculares 343
Bloqueio da fáscia ilíaca 407
Bloqueio do serrátil 409
Bloqueios regionais 67
Boca seca 641
Burnout 598

C

Calamidade pública 591
Câncer 134
Câncer de mama 25
Capacidade de decisão 169
CAR-T Cell 151
Cateter nasal de alto fluxo 331
Cessar esforços 263
Checklist de alta 55
Child-Pugh 87
Cirrose descompensada 85
Comer e beber com riscos reconhecidos 325
Compartilhamento de decisões 189
Competências da equipe paliativista 241
Compressão medular 386
Comprometimento da capacidade funcional 537
Comunicação de óbito 263
Conflito moral 270
Constipação 443, 634
Continuidade de cuidados 542
Córnea e conjuntiva 489
COVID-19 252, 586
Crises humanitárias 586
Critérios de Bokutoh 37
Critical Care Pain Observation Tool 384
Cuidado proporcional 210
Cuidados com a cavidade oral 487
Cuidados com a pele e ferida 567
Cuidados paliativos 2, 621
  identificação de pacientes com necessidade 3
  indicação 621
  princípios básicos 3

D

Debriefing 600
Declaração de óbito 267
Declaração Universal sobre Bioética e Direitos Humanos da Unesco 177
Definição de papéis 236
Delirium 461, 639
Demência 383, 623
Demência de Alzheimer 28
Depressão 617, 637
Derrames articulares 65
Desconforto respiratório 349
Desprescrevendo 162
Determinantes de mortalidade 197
Diagrama dos 4Cs 273
Diálise 352
Diminuição da acuidade visual ou perda de visão 489
Diretivas antecipadas de vontade 53, 185, 233
Disfagia 321
Dispneia 61, 413, 630
Diversidade sexual 70
Doador de órgãos 255
Documentação em prontuário 230
Doença cardíaca avançada 79
Doença crítica crônica 504
Doença hepática terminal 85
Doença infectocontagiosa 163
Doença pulmonar obstrutiva crônica 81
Doença renal crônica 84
Dor 453, 628, 629
Dor abdominal 59, 386
Dor aguda 402
Dor e edema em membros 64
Dor fantasma 386
Dor no departamento de emergência 380, 393
Dor ocular 489
Dor orofacial 486
Dor óssea 386
  oncológica 399

E

ECMO 360
ECOG 45
Edema 65, 643
Emergência de saúde pública 591

Entrevista familiar 258
Envelhecimento 113
Equipe assistencial 596
Equipe de cuidado paliativo 6
Equipe de reabilitação 539
Escada analgésica da Organização Mundial da Saúde 388
Escala Clínica de Fragilidade (ECF) 118
Escala comportamental de dor 348
Escala de performance ECOG 22, 624
Escala FRAIL 117
Escala *Functional Assessment Staging* (FAST) 28
Escala PAINAD-Br 383, 627
Escala RASS (*Richmond Agitation-Sedation Scale*) 348, 349
Escalas de dor 383
Escala Visual Analógica de Dor 348
Escalonamento de cuidados 42
Escores prognósticos em UTI 92
Espiritualidade 576
Estase 635
Estridor laríngeo 343
Expressão de gênero 72
Extubação paliativa 338

F

Fadiga 643
Falências orgânicas 78
Família 185, 280
Fase final de vida 156
Fragilidade no idoso 113
Funcionalidade 20, 45, 624

G

Gastrostomia descompressiva 457

H

Hemocomponentes 313
Hemoptise 434, 633
Hidratação artificial 325
Hipercalcemia maligna 135
Hipervolemia 643
Hipodermóclise 556, 645

I

Identidade de gênero 71
Identificação precoce 6
Idoso 113
Idoso frágil 116
Indicação de UTI 10
Infecções 485
Infiltração articular 67
Insônia 495, 640
Insuficiência cardíaca 27
Integração entre cuidados intensivos e paliativos? 236
Interação entre equipes 236
Intervenção fútil 285
Intoxicação por anestésico local (LAST) 406

K

Karnofsky Performance Status (KPS) 21, 22, 626

L

Lesão de córneas 489
Lesão neurológica aguda 103
Lesão por fricção e por pressão 569
Lesões sólidas 65
Leucemia mieloide aguda 146
LGBTQIA+ 70
LGBTQIA+fobia 73
Linfedema e edema 491
Linfoma de Hodgkin 148
Linfoma não Hodgkin 151
Luto 614
Luto preparatório 617

M

Manifestações oculares 489
Medicações e soluções por via subcutânea 563
Medidas invasivas 49

Mieloma múltiplo 149
Mioclonias 493
Modelo de triagem AMIB/ABRAMEDE 594
Modelos novos de cuidados hospitalares 16
Morte encefálica 256
MPM0 (*Mortality Predicted Model*) 97
Mucosite oral 485
Mucosites 400

N

Náusea 635
Náuseas e vômitos 440, 453
Necessidade de cuidado paliativo 2
Neoplasia hematológica 143
Nome social 73

O

Óbito 37
Objetivos de cuidado 190, 210
Obstrução intestinal 59
  maligna 449, 634
Opioides 380, 628
Orientação sexual 71
Oxigenoterapia 330

P

Paciente crítico crônico 502
Paciente estável 52
Paciente instável 40
Paciente oncológico 134
Palliative Outcome Scale 20
Palliative Performance Scale 46, 625
Papel da família 192
Paracentese 66
Parada cardiorrespiratória 35, 107
Passagem de caso 221
Pergunta surpresa 41
Plano de cuidado 233, 247, 483
Plano de cuidados para alta 544
POCUS 58
PPS 20, 21
Prevenção de feridas 568
Processo ativo de morte 157, 487, 490
Prognóstico na UTI 288
Prontuário médico 230
Protagonismo do paciente 272
Protocolo BLUE 62
Proximidade da morte 474
Prurido 488, 642

Q

Qualificação da assistência de pacientes com doenças avançadas e/ou em fase final de vida 544

R

Reabilitação 535
Reabilitação do paciente pós-crítico 538
Reabilitação paliativa 539
Reações transfusionais 316
Recursos e checklist para desospitalização 547
Redes de Atenção à Saúde (RAS) 542
Refratariedade 298
Remoção do paciente 34
Ressecamento das superfícies dos olhos 489
Ressuscitação cardiopulmonar 49
Retirada do suporte ventilatório 344
Reunião familiar 247
  roteiro 253
Reunião familiar virtual 252
Riscos transfusionais 316
Roteiro para sedação paliativa 480
Round interdisciplinar diário 219
Ruído da morte 343

S

Sangramento tumoral 138
SAPS (*Simplified Acute Physiologic Score*) 94
SAVED 40
Screening espiritual 577

Secreções de vias aéreas 428
Sedação 342
Sedação paliativa 471, 644
Serviço de Atendimento Móvel de Urgências (SAMU) 32
Sexo e gênero 70
Sialorreia 640
Síndrome de compressão medular 137
Síndrome pós-UTI 514, 537
Síndromes dolorosas em Oncologia 386, 387
Sintomas e cuidados negligenciados 482
Sintomas gastrointestinais 439
Sintomas/manifestações oculares e cuidados com os olhos 484
Sintomas/manifestações orais e cuidados com a boca 483
Sintomas neuropsiquiátricos 637
Sintomas respiratórios 422, 632
Situações de emergência 33
Sobrevivente pós-extubação paliativa 346
SOFA (*Sequencial Organ Failure Assessment*) 99
Sofrimento espiritual 577
Sofrimento existencial 603
Sofrimento intratável 472
Soluço 431
Soluços 632
Sonolência 640
Sororoca 429, 633
SPICT-BR 5, 138, 139
SPICT-BR adaptado 623
Stents 457
Sudorese 495
Suplementação de oxigênio 330
Suporte extracorpóreo 364
Suporte ventilatório não invasivo 330

T

Termination of Resuscitation do ACLS 36
Tomada de decisão 168, 185
Tomada de decisão de forma emergencial 40
Toracocentese 66
Tosse 422, 632
Trajetórias de doenças 18
Transfusão de hemocomponentes 313
Transição de cuidado 252
Transição de cuidados na UTI 202
Transplante 255
Tratamento fútil ou potencialmente inapropriado 282
Trauma no idoso 125
Traumatismo cranioencefálico 108
Triagem em crises humanitárias 588
Trial de diálise 356
Trial de UTI 194
Trombose venosa profunda 64
Tubo orotraqueal 341

U

Últimos dias/horas de vida 159
Ultrassonografia *point-of-care* 58
UTI 10
  indicações específicas de encaminhamento 12
  indicações inespecíficas de encaminhamento 11
  momento para indicação 12
  prioridades de encaminhamentos 13

V

Valores 43, 269
Ventilação não invasiva 82
Via de alimentação e hidratação 321
Via subcutânea 558
Videoconferência 253
Visita interdisciplinar diária à beira-leito 219

X

Xerostomia 485